T0202812

Renate Hutterer-Krisch
Vera Pfersmann
Ingrid S. Farag (Hrsg.)

Psychotherapie,
Lebensqualität und
Prophylaxe

Beiträge zur
Gesundheitsvorsorge in
Gesellschaftspolitik,
Arbeitswelt und beim
Individuum

SpringerWienNewYork

Dr. Renate Hutterer-Krisch
Dr. Vera Pfersmann
DSA Ingrid S. Farag
Wien, Österreich

© 1996 Springer-Verlag/Wien
Printed in Austria
Satz: Bernhard Computertext, A-1030 Wien
Druck: Manz, A-1050 Wien
Graphisches Konzept: Ecke Bonk

Gedruckt auf säurefreiem, chlorfrei gebleichtem Papier – TCF


Mit 7 Abbildungen


ISBN 3-211-82773-0 Springer-Verlag Wien New York

*„100 Jahre Psychotherapie*
*und der Welt*
*geht es immer schlechter"*
Hillman/Ventura

*„Aber der Mensch*
*ist kein Ding,*
*und wenn er sich in ein Ding verwandelt,*
*wird er krank,*
*ob er es weiß*
*oder nicht. "*
Erich Fromm (1958)

## Vorwort

Dieses Buch versteht sich als Ergänzung zur einschlägigen psycho-therapeutischen Fachliteratur. Im Vordergrund steht weniger die psychotherapeutische Methodendiskussion als vielmehr die Relevanz des psychotherapeutisch orientierten Handelns selbst. In diesem Sinne befaßt es sich mit einem sehr brisanten Thema in Zeiten der Kostenexplosion und Unbezahlbarkeit des Gesundheitswesens: dem Vorbeugen von Krankheiten, ausgehend von den Erkenntnissen der Psychotherapie.

Der medizinische Krankheitsbegriff erfaßte Krankheit lange Zeit als einen objektivierbaren, abgegrenzten Leidenszustand außerhalb der Norm. Jegliche Subjektivität, wie sie eine psychologische, soziale oder gesellschaftliche Betrachtungsweise einschließt, wurde in der Medizin lange vermieden oder auf die Ebene gesundheitspolitischer präventiver Maßnahmen beschränkt, die dem Primat der vorwiegend körperlichen Hygiene und Sicherheit gehorchten.

Die Psychotherapie als Behandlungsmethode befaßt sich mit der Heilung innerpsychischer und interindividueller Symptome und Konflikte und schließt somit die subjektive Befindlichkeit mit ein. So erlaubte eine gesellschaftliche Betrachtungsweise den Menschen und seine Krankheit auch als Symptom seiner Zeit zu erkennen und zu verstehen.

Wenn bislang der Leidensdruck des Einzelnen nach oftmals jahrelangem Irrweg durch den Dschungel der symptomorientierten Organmedizin oder erst nach Ausbildung eines schweren psychiatrischen Krankheitsbildes den Weg zur Psychotherapie öffnete, so blieb diese Behandlungsform doch zumeist wenigen Menschen vorbehalten, die in der privilegierten Position waren, sich diese Behandlungsform leisten zu können, einen erleichterten Zugang durch Vermittlung von Dritten fanden oder durch eigene Suche und Auseinandersetzung den Weg zur Psychotherapie fanden.

Zumeist bestand jedoch schon ein beträchtlicher Leidensdruck, der sich in einer mangelnden Lebenszufriedenheit bis hin zu einer deutlichen Beschränkung in der beruflichen und sozialen Lebenssituation des Betroffenen manifestieren konnte. Zusätzlich litten die Betroffenen oft unter der Angst vor Stigmatisierung durch ihre Umgebung. Seit der zunehmenden öffentlichen Anerkennung der Psychotherapie beginnt die Stigmatisierung erst langsam abzunehmen.

Sowohl von politischer als auch von wirtschaftlicher Seite gesehen ist das Interesse an den Erkenntnissen aus der Psychotherapie des Einzelnen und ihre weiterreichenden gesellschaftlichen Zusammenhänge deutlich gewachsen. Man hat erkannt, daß psychische Faktoren für das gesellschaftliche, betriebliche und wirtschaftliche Gefüge von großer Bedeutung sind und daß seelisches Wohlbefinden, die Genußfähigkeit und die Leistungsfähigkeit des Menschen eng beieinander liegen.

Psychotherapeuten brachten durch Supervision und Organisationsberatung zunehmend ihr Wissen und ihre Erfahrungen in Betrieben und Institutionen ein.

An dieser Stelle sei kritisch angemerkt, daß jegliche prophylaktische Erwägung in unserer Gesellschaft im gesamten Gesundheitssystem sowie in einzelnen Betrieben erst anläßlich der wirtschaftlichen Krise thematisiert wurde, die Umstrukturierungen und eventuelle Einsparungsmaßnahmen erforderlich machte. Es war also nicht primär eine Frage der humanistisch-ethischen Grundhaltung der Prävention von Krankheit, sondern vielmehr eine Begleiterscheinung der Wirtschaftskrise – oder vielleicht der Anpassung an Richtlinien der Europäischen Gemeinschaft?

Die Psychotherapie befaßt sich mit den lebensgeschichtlichen Zusammenhängen von Krankheiten und Leidenszuständen und mit der

Aktivierung persönlicher Ressourcen. Über die reichhaltigen Erfahrungen von Psychotherapeuten verschiedener Schulen wird dem Leser Einblick in die Entstehungsbedingungen, die Auslösefaktoren und den psychischen Hintergrund der Leidens- und Genesungsdynamik gegeben und der Bogen vom Verstehen individueller Leidenszusammenhänge zu gesellschaftlichen Faktoren geschlagen. Es scheint der Zeitpunkt gekommen, die Erkenntnisse und das Wissen der Psychotherapie für die Prophylaxe auf den verschiedenen Ebenen nutzbar zu machen.

Die oft leidige Frage der Zuschreibung von Verantwortlichkeiten im Sinne einer Schuld und Reduzierung auf eine moralische Leistungsfrage sollte – gerade in diesen wirtschaftlich gesehen schwieriger werdenden Zeiten – zu einer vereinten Aktivierung aller Ressourcen führen. Denn nur eine solche vermag längerfristig zu einer Veränderung beizutragen und kulturelle Bedeutung zu erlangen, – sonst verbleibt die Psychotherapie ein individueller Lösungsversuch zwischen Hilfeschrei und Selbstverwirklichung. Jede ausschließlich individuumzentrierte Sichtweise ist daher zu kurz gegriffen, wenn sie den Kontext außer Acht läßt.

Durch die bewußte Gliederung des vorliegenden Buches in drei Abschnitte: einem gesellschaftspolitischen, einem betriebsspezifischen/ arbeitspsychologischen und einem persönlichkeitsorientierten sollen Akzente gesetzt werden, die es dem Leser ermöglichen, über die verschiedenen Zugänge die Denk- und Arbeitsansätze der Psychotherapie im Rahmen ihrer prophylaktischen Möglichkeiten kennenzulernen. In der ursprünglichen Gliederung des Buches war ein vierter Teil vorgesehen, der sich mit krankheitsspezifischen Aspekten der Psychotherapie und ihrer Bedeutung für die Prophylaxe befassen sollte. Entgegen der usprünglichen Fassung spiegelt das nun vorliegende Buch unsere inhaltliche Umorientierung weg von der Krankheitslehre hin zur Erhaltung und Verbesserung der Gesundheit wider.

Dieses Buch richtet sich daher an alle Interessierte, insbesondere im psychosozialen Bereich Tätige, politisch und gesellschaftlich Engagierte, sowie an Arbeitgeber und Arbeitnehmer. Besonders hilfreich war Herr Dr. Günter Flemmich von der Kammer für Arbeiter und Angestellte Wien bei der thematischen Gliederung des Inhaltsverzeichnisses. Wir danken Herrn Petri-Wieder, der uns bis zur Fertigstellung des Buches geduldig begleitet hat, und die Buchherausgabe im Rahmen des Springer-Verlages hervorragend betreut hat. Weiters danken wir herzlich den Autoren, die ihr Wissen und ihr Engagement für Beiträge zu diesem Buch zur Verfügung gestellt haben. Wir sind uns dessen bewußt, daß es sich dabei um einen neuartigen Ansatz handelt, der eine pionierartige Geisteshaltung von den Autoren erforderte, abseits der Frage der Professionalität des Einzelnen hin zu einem Bewußtwerden ihrer gesellschaftlichen Metafunktion und Bedeutung.

Im Schein der Zeit mag es die Psychotherapie schlechtestenfalls in den Schatten des Zeitgeistes stellen. Ganz unmittelbar mögen doch die Gesamtheit der Beiträge einige kreative Möglichkeiten einer befriedigenden Gestaltung von Lebenszusammenhängen eröffnen und zur Reflexion anregen.

Wien, im Mai 1996                    R. Hutterer-Krisch
                                     V. Pfersmann
                                     I. S. Farag

# Inhaltsverzeichnis

# Zu Gesellschaft und Politik

Gesellschaftspolitische Beiträge der Psychotherapie
zur Prophylaxe

# Vom Krankheits- zum Gesundheitsbegriff

O. Frischenschlager

Es erstaunt, daß eine der grundlegendsten Fragen ärztlichen Handelns, was Gesundsein und was Kranksein bedeutet, kaum erörtert wird. Wie Wesiack (1983) feststellt, verfügt die Medizin bislang noch über kein Konzept vom gesunden und kranken Menschen, aus dem sich ärztliches Handeln ableiten ließe.

Es sollte jedoch nicht übersehen werden, daß jede Vorstellung vom Wesen der Krankheit (Krankheitsbegriff) die therapeutische Methode und Zielsetzung direkt beeinflußt. Die Therapie des Magengeschwürs etwa fällt sehr unterschiedlich aus, je nachdem, ob

a) direkt auf die Magensäure Einfluß genommen wird, weil die Ursache in einer Übersäuerung gesehen wird, oder

b) eine Vagotomie (= Durchtrennung eines den Magen innervierenden Nervenstranges) vorgenommen wird, weil die Behandlung a) keinen Erfolg brachte, oder ob noch weiter „aufwärts"

c) die Ursache der Fehlregulation zentralnervös geortet wird und daher mit Psychopharmaka die Stoffwechselstörung des Gehirns zu beeinflussen versucht wird und schließlich, ob

d) die Symptomatik auf einem psychosomatischen Hintergrund interpretiert wird und die Person in ihren Belastungsbewältigungen, Konflikten, sozialen Bezügen etc. psychotherapeutisch behandelt wird.

Innerhalb der Psychotherapie wäre wiederum eine Reihe von durchaus verschiedenen Krankheitskonzeptionen zu nennen, die zu jeweils verschiedenem therapeutischen Handeln führen. Noch einen Schritt weiter, sogar innerhalb der Psychoanalyse, sind im Laufe ihrer historischen Entwicklung eine Reihe von Theorien zur Genese der Neurosen formuliert worden, worauf Bräutigam (1988) hingewiesen hat.

Traditionell wurde Krankheit als ein objektiver, abgrenzbarer, d. h. nicht auf einem Befindlichkeitskontinuum angesiedelter Zustand definiert. Mit biochemischen, pathologischen, physiologischen, genetischen Prozessen wurde versucht, diesen Zustand objektivierend zu erklären. Damit wurde Krankheit jedoch vom subjektiven Erleben abgekoppelt, die Person mit ihrer psychologischen, sozialen und kulturellen Dimension ausgeklammert.

Im folgenden soll am Beispiel einiger Krankheitsbegriffe gezeigt werden, wie sehr die Konzeption von Krankheit die therapeutischen Maßnahmen prägt.

## Historische Krankheitsbegriffe

### Der ontologische Krankheitsbegriff

Er entspricht der magisch-mythischen Weltauffassung der Antike. Mit ontologisch ist gemeint, daß der Krankheit eine eigene Seinsform, gleichsam eine Personalität zugeschrieben wird. Man stellte sich vor, daß Krankheit von außen, als etwas Böses den Menschen befällt. Auch in unseren aufgeklärten Zeiten klingen immer wieder Reste dieses ontologischen Denkens durch, etwa wenn in einer Werbung für Impfstoffe verkündet wird: „Die Kinderlähmung kennt nur 2 Sorten von Menschen, die Geimpften und die nicht Geimpften." Wir verwenden manchmal den Ausdruck, jemand sei „von einer Idee besessen", „von einer Krankheit befallen", „mich hat's erwischt" usw. Mancherorts findet man auch noch Krebskranke als „Tumorträger" oder „Krebsträger" bezeichnet. Immer handelt es sich um Ontologisierungen, meist wird der Erkrankung eine böse oder aggressive Qualität zugeschrieben. Wenn, wie im Falle der Krebserkrankungen, die Bösartigkeit jedoch zum bestimmenden Merkmal der Erkrankung wird, besteht die Gefahr, daß die Therapie in bedenkliche Nähe zum Exorzismus gerät und damit magische Aspekte, von denen wir dachten, wir hätten sie in der Antike zurückgelassen, in die Behandlung einfließen. Es leidet die Arzt-Patient-Beziehung, wenn kriegerisches Denken überhandnimmt. Der Patient wird in einen guten und einen bösen Teil aufgespalten; alles Augenmerk richtet sich auf die Bekämpfung des bösartigen Tumors und der Kranke gerät womöglich aus dem Blickfeld. Es wurden lange Zeit im Dienste des Überlebens immer aggressivere Therapien entwickelt, die selbst fast an die Grenze des Aushaltbaren gingen. Viele

Jahre vergingen mit diesem verbissenen Kampf (siehe: „Kampf dem Krebs"), ehe man sich der Lebensqualität des Patienten wieder zu widmen begann.

## Der statistische Krankheitsbegriff

Die Medizin verfügt seit langem über Erfahrungswerte im Sinne von Durchschnittswerten, anhand derer beurteilt werden kann, ob eine Funktion noch als normal gelten oder bereits als pathologisch erachtet werden muß. Wenn es nicht gelingt, die objektiven Befunde mit subjektivem Erleben und Bewerten des Patienten in Verbindung zu bringen, sind Beeinträchtigungen der Arzt-Patient-Beziehung unausweichlich. Wenn z. B. ein Internist einem Patienten, der in Todesangst ist, weil er meint, einen akuten Herzinfarkt erlitten zu haben, den unauffälligen EKG-Befund entgegenhält und ihn mit den Worten: „Ihnen fehlt nichts!" kommentiert, so ist dies zumindest ein grobes Mißverständnis. Er negiert das Leiden des Patienten (anfallsartig auftretende Todesangst), weil sein Befund keine Abweichungen von der Norm anzeigt. Dasselbe Problem haben auch sehr häufig Patienten mit chronischen Schmerzen, wenn ihr Leiden aufgrund von nicht feststellbaren Funktionsabweichungen in Zweifel gezogen wird. Doch, selbst, wenn man sich ein Leiden einbilden könnte, wie dies immer noch behauptet wird, bedürfte auch dieses einer kundigen Behandlung.

## Der funktionale Krankheitsbegriff

Der funktionale Krankheitsbegriff ermöglicht bereits ein tieferes Verständnis von Krankheit, weil bereits das Funktionieren der Teile zum gesamten Organismus angesprochen ist. Die Sollwerte für das Funktionieren der Organe, an denen sich die Krankheitsdefinition orientiert, sind ganz auf das Überleben des Gesamtorganismus ausgerichtet. Wobei allerdings der Organismus einzig in seiner biologischen Dimension gesehen wird; also nur in seinem innerorganismischen Funktionieren. Daß der Organismus auch mit der Außenwelt in Bezug steht, wird kaum beachtet. Das Nicht-Funktionieren eines Teiles wird nicht auf seinen Sinn hin untersucht, sondern schlicht als störend empfunden. Lästigen Symptomen oder Beschwerden wird dementsprechend mit eingreifend-korrektiven Maßnahmen begegnet, bis hin zur Entfernung des

„störenden" Organs. Denken wir z. B. an den noch vor nicht so langer
Zeit gängigen Begriff der „Ausräumung", der operativen Entfernung
der Gebärmutter auf der Basis einer extrem weit gefaßten Indikation.
Ein anderes Beispiel aus der Welt der technischen Medizin, das hoffentlich ebenfalls veraltet ist, soll hier wiedergegeben werden, um die
eingeengte Perspektive dieser Medizin zu illustrieren. Basierend auf einer wissenschaftlichen Publikation, in einer Wiener Tageszeitung ver-
öffentlicht, und obwohl aus den 80er Jahren stammend, hoffentlich der
Medizingeschichte zuzurechnen:

> „Schweißflecken im Bereich der Achseln sind nicht nur unschön, sondern
> lassen sich meist mit den herkömmlichen Deodorants kaum bekämpfen. Mit
> einem kleinen operativen Eingriff allerdings ist das Achselnässen rasch zu be-
> heben. Für die Chirurgen ist es meist kein Problem. Die Schwitzfelder in den
> Achselhöhlen werden mit einem Schnitt freigelegt und ausgeschabt. Anschlie-
> ßend wird der Schnitt wieder vernäht. Ein Eingriff, der keinerlei Nebenwirkun-
> gen zeigt, unter Vollnarkose durchgeführt wird und lediglich einen 8–10-tägi-
> gen Krankenhausaufenthalt erfordert. Ein einziger Nachteil: eine Dauerlösung
> ist es nicht. Die Schwitzfelder „wachsen" wieder nach, und ein weiterer Eingriff
> wird notwendig. Ebenso bei einer anderen Methode. Einer Methode, bei der
> der entsprechende Nerv durchtrennt und so die Schweißabsonderung unter-
> bunden wird. Doch auch das hält nicht ewig. Der Nerv wächst nämlich eben-
> falls nach und die unangenehmen Flecken in Hemd oder Bluse sind wieder da.
> Für alle jene, die ihrer Achselnässe nicht gleich mit schweren chirurgischen Ge-
> schützen *(siehe die Bemerkungen zur Kriegssprache weiter oben!)* zu Leibe rücken wol-
> len, entwickeln die Mediziner zur Zeit ein nicht operatives Verfahren. Dabei
> werden Aluminiumchloridlösungen unter der Achsel aufgetragen. Die Wir-
> kungsweise: die Schweißdrüsen werden nicht chemisch ausgeschaltet (!!), son-
> dern vermutlich so verändert, daß es zu einer verminderten Schweißprodukti-
> on kommt bzw. dieser nicht an der Hautoberfläche austreten kann. Mögliche
> Nebenwirkung: Reizung und Rötung der Haut und damit verbundener
> Juckreiz. Wann die Aluminiumchloridmethode allerdings praxisreif sein wird,
> ist noch nicht abzusehen. Die Forscher sind jedoch optimistisch und glauben,
> daß der Schweißkiller (!!) bereits im Laufe des nächsten Jahres einsatzbereit
> sein könnte.

Offensichtlich hat man im Eifer des „Aussschaltens" und „Killens"
nicht daran gedacht, die Symptome in einen Zusammenhang mit aktuellen Belastungen, lebensgeschichtlichen Faktoren, neurotischen
Strukturen, mit einem Wort mit der an diesem Symptom leidenden Person in Verbindung zu bringen. Vielmehr wird nach diesem Krankheits-
verständnis korrigiert oder eliminiert, was aus der Reihe tanzt und negativ auffällt. Der Arzt wird zum Erfüllungsgehilfen der autoaggressiven
Tendenzen des Patienten, der einfach weghaben will, was ihn irritiert.
Die Sprache bei dieser Art von „Therapie" macht dies unübersehbar.

## Vom Krankheitsbegriff zur Konzeption von Gesundheit

Diese tradierten Konzeptionen von Krankheit betonen nur einen Teilaspekt der biologischen Funktionen. In diesem Denken existiert darüber hinaus, außer der Abwesenheit von Krankheit, keine positive Konzeption von Gesundheit (siehe Weiner 1983). Für Claude Leriche etwa, einem einflußreichen französischen Pathologen und Medizintheoretiker des 19. Jahrhunderts, lag Gesundheit „im Schweigen der Organe". Gesundheit wäre demnach dann gegeben, wenn wir frei von Krankheitssymptomen unseren Tätigkeiten und Interessen nachgehen können. Kein Wort davon, was wir aus unserem persönlichen Vermögen aktiv dazu beitragen könnten, alle Aufmerksamkeit ist ausschließlich darauf gerichtet, ob unsere biologische Befindlichkeit beeinträchtigt ist oder nicht. Eine solche Sichtweise hat bedeutsame Folgen für das Selbstverständnis der Medizin und der ärztlichen Praxis. Denn diese Konzeption von Krankheit mündet direkt in eine einseitig technische Reparaturmedizin, die insbesondere in den Jahrzehnten nach dem zweiten Weltkrieg mit zunehmender Kritik bedacht wurde. Auch die ältere (allerdings immer noch zumeist zitierte) Definition der WHO trägt noch die Spuren dieses Denkens. Wenngleich hier bereits zweierlei versucht wurde, nämlich einerseits Gesundheit positiv zu definieren (also nicht nur per exclusionem) und andererseits das subjektive Erleben der Person miteinzubeziehen. Gesundheit wurde von der WHO 1946 als umfassendes physisches, psychisches und soziales Wohlbefinden definiert. Es sind aber einige Mängel, die dieser Konzeption anhaften, zu nennen. Zum einen hat man dabei wieder, ähnlich den veralteten Konzepten von Krankheit, eine Entität im Auge, einen definierbaren Zustand und damit etwas Statisches, zum anderen mutet der Zustand umfassenden Wohlbefindens einen als Utopie oder zumindest als ein Zustand an, der nicht allzuhäufig erlangt werden kann. Das Freisein von jeglicher Belastung zum Ideal zu erheben, entspringt doch eher einem Denken, wie es in einer konsumorientierten Gesellschaft endemisch geworden ist. In Wahrheit sind jedoch die meisten Tätigkeiten, die uns zu persönlicher, körperlicher und kultureller Entwicklung verhelfen, von einem gewissen Maß an Mühe und auch Verzicht begleitet. Der Zustand umfassenden Wohlbefindens ist auf Dauer sicher nur unter Ausblendung der Realität erzielbar, nicht selten etwa unter Zuhilfenahme von Drogen. Beide Wege, diesen Zustand zu erlangen, kann niemand als gesund bewerten. Als weiteres Argument gegen diese etwas kurzsichtig anmutende Definition muß noch eingewendet werden, daß keinerlei

Übergangsstufen zwischen den beiden als distinkt konzipierten Zuständen des Krank- und Gesundseins vorgesehen sind. Verschiedengradige
Beeinträchtigungen des Wohlbefindens, die keineswegs bereits einen
Krankheitszustand kennzeichnen, fehlen. Und letztlich fehlt, das erachte ich als besonders folgenreich, in dieser Konzeption ein aktives,
über Regulations-, Adaptations- und Bewältigungsmechanismen verfügendes Subjekt. Denn gerade darin besteht die bedeutendste Veränderung unseres Menschenbildes. Wir sehen den Menschen heute weit
mehr unter dem Gesichtspunkt einer mehr oder weniger gelingenden
Selbstregulation als dies im vorigen oder zu Beginn unseres Jahrhunderts noch der Fall war. Wir sehen ihn als einen stets in Interaktion, Anpassung und Vorausplanung befindlichen psychophysischen Organismus, der über mehr oder weniger effektive und flexible Mechanismen
der Selbstregulation verfügt. Vor allem ist das interaktive Element in
den letzten Jahrzehnten in seiner Bedeutung erkannt worden. Seit
John Bowlbys bahnbrechenden Forschungen an Neugeborenen und
Kleinstkindern wissen wir, daß diese bereit, fähig und bedürftig sind, zu
einer Pflegeperson eine Bindung einzugehen (z. B. Bowlby 1969,
deutsch 1975). Die beeindruckenden Forschungsergebnisse der neuen
Entwicklungspsychologie (Überblick in: Stern 1992, Lichtenberg 1991,
Dornes 1993) haben unser Wissen von der Frühentwicklung, den angeborenen Fähigkeiten des Menschen entscheidend erweitert und verändert. Ein grundsätzliches Bedürfnis jedes Menschen nach sozialem
Eingebundensein und nach Selbstregulation lassen uns verstehen, weshalb soziale Isolation, mangelnde soziale Unterstützung generell mit
erhöhter Krankheitsanfälligkeit, im Falle von bereits bestehender
Krankheit, mit schlechterer Prognose einhergehen. Zu starke Fremdbestimmung im Arbeitsprozeß, also eine verringerte Möglichkeit, sich
selbst Arbeitsschritte zu überlegen, einzuteilen, den Rhythmus von Arbeit und Pausen selbst mitzubestimmen, wie dies etwa bei Fließbandarbeit der Fall ist, stellt eine gesundheitliche Belastung dar. Es ist daher
kein Zufall, daß in Betrieben und Schulen zunehmend Spielraum für
Motivationsfindung, Mitsprache und Mitbestimmung, freiere Zeitgestaltung und Gruppenarbeit geschaffen wird. Man hat erkannt, daß sich
dies sowohl auf die Zufriedenheit als auch auf die Leistung positiv auswirkt. Bessere Motivation bei geringerer Belastung fördert die Gesundheit. Diese Zusammenhänge können von einer Medizin, die sich auf
Reparatur konzentriert, nicht ausreichend erkannt werden. Die weitere Entwicklung hängt eng mit dem Verständnis von Gesundheit und
Krankheit zusammen.

Es wäre allerdings eine grobe Verkürzung, aus der Hervorhebung selbstregulatorischer Fähigkeiten des Individuums abzuleiten, daß Gesundheit ausschließlich selbstgemacht, folglich Krankheit sogar selbstverschuldet sei. Denn so wie Gesundheit einerseits nicht von Ärzten hergestellt werden kann, so kann sie auch nicht vom Individuum alleine verantwortet werden. Die umfassende Studie McKeowns (1982) zeigte z. B., welche Bedeutung neben dem Verhalten den äußeren Lebensbedingungen (Ernährung, Hygiene, Wohnverhältnisse etc.) für die Gesundheit zukommt (und wie sehr dabei die Bedeutung technisch-medizinischer Errungenschaften für die Erhöhung der Lebenserwartung relativiert werden mußte).

Den LeserInnen wird aufgefallen sein, und sie werden es vermutlich als Mangel empfinden, daß in diesem Beitrag zwar am historischen Verständnis von Gesundheit und Krankheit Kritik geübt wurde, eine positive Definition von Gesundheit jedoch noch aussteht. Daher versuchen wir uns nun, dieser positiven Bestimmung zu nähern:

Gesundheit ist kein statisches Zustandsbild, keine abgrenzbare Entität, sondern sie kommt vielmehr in der Effizienz ständiger Regulierungsvorgänge unter Einbeziehung von sozialen und Umweltaspekten zum Ausdruck. Es wird dies offensichtlich, wenn wir uns die Vielfalt der Lebensbedingungen vor Augen halten, unter denen gesundes Leben möglich ist, z. B. die enorme Variabilität klimatischer Bedingungen, kultureller und sozialer Verhältnisse, Ernährungsgewohnheiten usw. Sie nötigen uns Respekt vor der Anpassungskapazität ab, die es dem Menschen ermöglicht, unter so verschiedenen Umgebungsbedingungen Gesundheit zu erhalten. Gesundheit läßt sich daher nicht an bestimmten Kriterien festmachen, sie läßt sich aber auch nicht in Bereiche aufspalten. Sie ist immer total (wie auch Krankheit!!), d. h. die ganze Person betreffend. Schaefer kommt in seiner kulturvergleichenden Untersuchung daher zu dem Schluß: „Gesundheit ist erfülltes (vollzogenes, gelungenes) Leben" (1992, S 71). Dies schließt Ungleichgewichtszustände, Belastungen und Krisen mit ein. Daher müssen wir Canguilhem (1975) zustimmen, der in seiner Analyse von Gesundheit und Krankheit folgerte: „Gesundheit schließt die Fähigkeit mit ein, ab und zu ein bißchen krank zu werden." Damit ist die Elastizität des Organismus gemeint, der auf Überforderungen in vielfacher Weise, unter anderem auch mit körperlicher Krankheit reagiert. Gesundheit meint rationalen und selbstreflexiven Lebensvollzug, soziale Eingebundenheit und schließt Lebensbedingungen, die diese Kompetenzen des Subjekts nicht beschneiden, mit ein. Soziale, politische, psychische Lebensbedingungen können nur in ihrem komplexen ineinander Verflochtensein betrachtet werden. Die jüngste Bemühung der WHO um eine handlungsrelevante Definition von Gesundheit wird dieser Komplexität gerecht. Aus diesem Grund wird die 1986 in Ottawa verabschiedete Deklaration, die das Maß an seit 1946 erreichter Bewußtseinsveränderung illustriert, hier im Anschluß an diesen Beitrag wörtlich wiedergegeben.

Über diese Definition gelangen wir nahtlos zu einer umfassenden Bestimmung von Krankheit, Therapie und Heilung. Unter Krankheit verstehen wir demnach einen Ungleichgewichtszustand, der aus eigenen Ressourcen (Anpassungs- und Bewältigungsmechanismen, Eingriffen in die gegebene Situation etc.) nicht mehr korrigiert werden kann. Dazu gehören gleichermaßen psychische wie physische, akute wie chronische Krankheitszustände. Aus dieser interaktiven Perspektive müssen wir uns auch dessen bewußt sein, daß therapeutische Interventionen, welcher Art auch immer, einen Eingriff in die autoregulative Sphäre des Individuums darstellen (eine Tatsache, die der Reflexion durch den Behandelnden bedarf). Heilung schließlich setzt in diesem Verständnis eine gewisse Bescheidenheit voraus, indem wir uns darauf beschränken, Hilfe zu künftiger Selbsthilfe (= wiederhergestellte Autoregulation) zu geben. Das schließt jahrelange und mühevolle Arbeit nicht aus, stellt andererseits den Anspruch, sich nicht mit dem erfolgreichen Verschwinden von Symptomen zufriedenzugeben. Daß es eine „restitutio ad integrum", die Wiederherstellung des „status quo ante" nicht geben kann, und dies daher auch keine sinnvollen Heilungsziele sein können, wird aus den obigen Ausführungen deutlich geworden sein.

## Die Ottawa-Charta der Weltgesundheitsorganisation (WHO) von 1986

### Gesundheitsförderung

Gesundheitsförderung zielt auf einen Prozeß, allen Menschen ein höheres Maß an Selbstbestimmung über ihre Gesundheit zu ermöglichen und sie damit zur Stärkung ihrer Gesundheit zu befähigen. Um ein umfassendes körperliches, seelisches und soziales Wohlbefinden zu erlangen, ist es notwendig, daß sowohl einzelne als auch Gruppen ihre Bedürfnisse befriedigen, ihre Wünsche und Hoffnungen wahrnehmen und verwirklichen sowie ihre Umwelt meistern bzw. sie verändern können. In diesem Sinne ist die Gesundheit als ein wesentlicher

Bestandteil des alltäglichen Lebens zu verstehen und nicht als vorrangiges Lebensziel. Gesundheit steht für ein positives Konzept, das in gleicher Weise die Bedeutung sozialer und individueller Ressourcen für die Gesundheit ebenso betont wie die körperlichen Fähigkeiten. Die Verantwortung für Gesundheitsförderung liegt deshalb nicht nur beim Gesundheitssektor, sondern bei allen Politikbereichen und zielt über die Entwicklung gesünderer Lebensweisen hinaus auf die Förderung von umfassendem Wohlbefinden.

### Voraussetzungen für die Gesundheit

Grundlegende Bedingungen und konstituierende Momente von Gesundheit sind Frieden, angemessene Wohnbedingungen, Bildung, Ernährung, ein stabiles Öko-System, eine sorgfältige Verwendung vorhandener Naturressourcen, soziale Gerechtigkeit und Chancengleichheit. Jede Verbesserung des Gesundheitszustandes ist zwangsläufig fest an diese Grundvoraussetzungen gebunden.

### Interessen vertreten

Ein guter Gesundheitszustand ist eine wesentliche Bedingung für soziale, ökonomische und persönliche Entwicklung und ein entscheidender Bestandteil der Lebensqualität. Politische, ökonomische, soziale, kulturelle, biologische sowie Umwelt- und Verhaltensfaktoren können alle entweder der Gesundheit zuträglich sein oder sie schädigen. Gesundheitsförderndes Handeln zielt darauf ab, durch aktives, anwaltschaftliches Eintreten diese Faktoren positiv zu beeinflussen und der Gesundheit zuträglich zu machen.

### Befähigen und ermöglichen

Gesundheitsförderung ist auf Chancengleichheit auf dem Gebiet der Gesundheit gerichtet. Gesundheitsförderndes Handeln bemüht sich darum, bestehende soziale Unterschiede des Gesundheitszustandes zu verringern sowie gleiche Möglichkeiten und Voraussetzungen zu schaffen, damit alle Menschen befähigt werden, ihr größtmögliches Gesundheitspotential zu verwirklichen. Dies umfaßt sowohl Geborgenheit und Verwurzelung in einer unterstützenden sozialen Umwelt, den Zugang zu allen wesentlichen Informationen und die Entfaltung von praktischen Fertigkeiten als auch die Möglichkeit, selbst Entscheidungen in bezug auf die persönliche Gesundheit treffen zu können. Menschen können ihr Gesundheitspotential nur dann weitestgehend entfalten, wenn sie auf die Faktoren, die ihre Gesundheit beeinflussen, auch Einfluß nehmen können. Dies gilt für Frauen ebenso wie für Männer.

*Vermitteln und vernetzen*

Der Gesundheitssektor allein ist nicht in der Lage, die Voraussetzungen und günstigen Perspektiven für die Gesundheit zu garantieren. Gesundheitsförderung verlangt vielmehr ein koordiniertes Zusammenwirken unter Beteiligung der Verantwortlichen in Regierungen, im Gesundheits-, Sozial- und Wirtschaftssektor, in nichtstaatlichen und selbstorganisierten Verbänden und Initiativen sowie in lokalen Institutionen, in der Industrie und in den Medien. Menschen in allen Lebensbereichen sind daran zu beteiligen als einzelne, als Familien und als Gemeinschaften. Die Berufsgruppen und sozialen Gruppierungen sowie die Mitarbeiter des Gesundheitswesens tragen große Verantwortung für eine gesundheitsorientierte Vermittlung zwischen den unterschiedlichen Interessen in der Gesellschaft.

## Aktives, gesundheitsförderndes Handeln erfordert

### Entwicklung einer gesundheitsfördernden Gesamtpolitik

Gesundheitsförderung beinhaltet weit mehr als medizinische und soziale Versorgung. Gesundheit muß auf allen Ebenen und in allen Politiksektoren auf die politische Tagesordnung gesetzt werden. Politikern müssen dabei die gesundheitlichen Konsequenzen ihrer Entscheidungen und ihre Verantwortung für die Gesundheit verdeutlicht werden. Dazu wendet eine Politik der Gesundheitsförderung verschiedene, sich gegenseitig ergänzende Ansätze an, u. a. Gesetzesinitiativen, steuerliche Maßnahmen und organisatorisch strukturelle Veränderungen. Nur koordiniertes, verbündetes Handeln kann zu einer größeren Chancengleichheit im Bereich der Gesundheits-, Einkommens- und Sozialpolitik führen. Ein solches gemeinsames Handeln führt dazu, ungefährlichere Produkte, gesündere Konsumgüter und gesundheitsförderlichere soziale Dienste zu entwickeln sowie sauberere und erholsamere Umgebungen zu schaffen.
    Eine *Politik der Gesundheitsförderung* muß Hindernisse identifizieren, die einer gesundheitsgerechteren Gestaltung politischer Entscheidungen und Programme entgegenstehen. Sie muß Möglichkeiten einer Überwindung dieser Hemmnisse und Interessengegensätze bereitstellen. Ziel muß es sein, auch politischen Entscheidungsträgern die gesundheitsgerechtere Entscheidung zur leichteren Entscheidung zu machen.

### Gesundheitsförderliche Lebenswelten schaffen

Unsere Gesellschaften sind durch Komplexität und enge Verknüpfung geprägt; Gesundheit kann nicht von anderen Zielsetzungen getrennt werden. Die enge Bindung zwischen Mensch und Umwelt bildet die Grundlage für einen sozialökologischen Weg zur Gesundheit. Oberstes Leitprinzip für die Welt, die Länder, die Regionen und Kommunen ist das Bedürfnis, die gegenseitige Unterstützung zu fördern – sich um den anderen, um unsere Gemeinwesen und unsere natürliche Umwelt zu sorgen. Besondere Aufmerksamkeit verdient die Erhaltung der natürlichen Ressourcen als globale Aufgabe. Die sich verändernden Lebens-, Arbeits- und Freizeitbedingungen haben entscheidenden Einfluß auf die Gesundheit. Die Art und Weise, wie eine Gesellschaft die Arbeit, die Arbeitsbedingungen und die Freizeit organisiert, sollte eine Quelle der Gesundheit und nicht der Krankheit sein. Gesundheitsförderung schafft sichere, anregende, befriedigende und angenehme Arbeits- und Lebensbedingungen.

Eine systematische Erfassung der gesundheitlichen Folgen unserer sich rasch wandelnden Umwelt – insbesondere in den Bereichen Technologie, Arbeitswelt, Energieproduktion und Stadtentwicklung – ist von essentieller Bedeutung und erfordert aktives Handeln zugunsten der Sicherstellung eines positiven Einflusses auf die Gesundheit der Öffentlichkeit. Jede Strategie zur Gesundheitsförderung hat den Schutz der natürlichen und der sozialen Umwelt sowie die Erhaltung der vorhandenen natürlichen Ressourcen mit zu ihrem Thema zu machen.

## Gesundheitsbezogene Gemeinschaftsaktionen unterstützen

Gesundheitsförderung wird realisiert im Rahmen konkreter und wirksamer Aktivitäten von Bürgern in ihrer Gemeinde: in der Erarbeitung von Prioritäten, der Herbeiführung von Entscheidungen sowie bei der Planung und Umsetzung von Strategien. Die Unterstützung von Nachbarschaften und Gemeinden im Sinne einer vermehrten Selbstbestimmung ist ein zentraler Angelpunkt der Gesundheitsförderung: ihre Autonomie und Kontrolle über die eigenen Gesundheitsbelange sind zu stärken.

Die Stärkung von Nachbarschaften und Gemeinden baut auf den vorhandenen menschlichen und materiellen Möglichkeiten auf. Selbsthilfe und soziale Unterstützung sowie flexible Möglichkeiten der größeren öffentlichen Teilnahme und Mitbestimmung für Gesundheitsbelange sind dabei zu unterstützen bzw. neu zu entwickeln. Kontinuierlicher Zugang zu allen Informationen, die Schaffung von gesundheitsorientierten Lernmöglichkeiten sowie angemessene finanzielle Unterstützung gemeinschaftlicher Initiativen sind dazu notwendige Voraussetzungen.

## Persönliche Kompetenzen entwickeln

Gesundheitsförderung unterstützt die Entwicklung von Persönlichkeit und sozialen Fähigkeiten durch Information, gesundheitsbezogene Bildung sowie die Verbesserung sozialer Kompetenzen und lebenspraktischer Fertigkeiten. Sie will dadurch den Menschen helfen, mehr Einfluß auf ihre eigene Gesundheit und ihre Lebenswelt auszuüben, und will ihnen zugleich ermöglichen, Veränderungen in ihrem Lebensalltag zu treffen, die ihrer Gesundheit zugute kommen.

Es gilt dabei, Menschen zu lebenslangem Lernen zu befähigen und ihnen
zu helfen, mit den verschiedenen Phasen ihres Lebens sowie eventuellen chronischen Erkrankungen und Behinderungen umgehen zu können. Dieser Lernprozeß muß sowohl in Schulen wie auch zu Hause, am Arbeitsplatz und innerhalb des Gemeinwesens erleichtert werden. Erziehungsverbände, die öffentlichen Körperschaften, Wirtschaftsgremien und gemeinnützige Organisationen
sind hier ebenso zum Handeln aufgerufen wie die Bildungs- und Gesundheitsinstitutionen selbst.

## Die Gesundheitsdienste neu orientieren

Die Verantwortung für die Gesundheitsförderung wird in den Gesundheits-
diensten von Einzelpersonen, Gruppen, den Ärzten und anderen Mitarbeitern
des Gesundheitswesens, den Gesundheitseinrichtungen und dem Staat getragen. Sie müssen darauf hinarbeiten, ein Versorgungssystem zu entwickeln, das
auf die stärkere Förderung von Gesundheit ausgerichtet ist und über die me-
dizinisch-kurativen Betreuungsleistungen hinausgeht. Die Gesundheitsdienste
müssen dabei eine Haltung einnehmen, die feinfühlig und respektvoll die unterschiedlichen kulturellen Bedürfnisse anerkennt. Sie sollten dabei die Wünsche von Individuen und sozialen Gruppen nach einem gesünderen Leben aufgreifen und unterstützen sowie Möglichkeiten der besseren Koordination zwischen dem Gesundheitssektor und anderen sozialen, politischen, ökonomischen Kräften öffnen.
    Eine solche Neuorientierung von Gesundheitsdiensten erfordert zugleich
eine stärkere Aufmerksamkeit für gesundheitsbezogene Forschung wie auch
für die notwendigen Veränderungen in der beruflichen Aus- und Weiterbildung. Ziel dieser Bemühungen soll ein Wandel der Einstellungen und der Organisationsformen sein, der eine Orientierung auf die Bedürfnisse des Menschen als ganzheitliche Persönlichkeit ermöglicht.

## Auf dem Weg in die Zukunft

Gesundheit wird von Menschen in ihrer alltäglichen Umwelt geschaffen und
gelebt: dort, wo sie spielen, lernen, arbeiten und lieben. Gesundheit entsteht
dadurch, daß man sich um sich selbst und für andere sorgt, daß man in die Lage versetzt ist, selber Entscheidungen zu fällen und eine Kontrolle über die
eigenen Lebensumstände auszuüben sowie dadurch, daß die Gesellschaft, in
der man lebt, Bedingungen herstellt, die all ihren Bürgern Gesundheit ermöglichen.
    Füreinander Sorge zu tragen, Ganzheitlichkeit und ökologisches Denken
sind Kernelemente bei der Entwicklung von Strategien zur Gesundheitsförderung. Alle Beteiligten sollten als ein Leitprinzip anerkennen, daß in jeder Phase der Planung, Umsetzung und Auswertung von gesundheitsfördernden
Handlungen Frauen und Männer gleichberechtigte Partner sind.

## Gemeinsame Verpflichtung zur Gesundheitsförderung

Die Teilnehmer der Konferenz rufen dazu auf:
- an einer gesundheitsfördernden Gesamtpolitik mitzuwirken und sich dafür einzusetzen, daß ein eindeutiges politisches Engagement für Gesundheit und Chancengleichheit in allen Bereichen zustande kommt;
- allen Bestrebungen entgegenzuwirken, die auf die Herstellung gesundheitsgefährdender Produkte, auf die Erschöpfung von Ressourcen, auf ungesunde Umwelt- und Lebensbedingungen oder auf eine ungesunde Ernährung gerichtet sind; sie verpflichten sich, Fragen des öffentlichen Gesundheitsschutzes wie Luftverschmutzung, Gefährdungen am Arbeitsplatz sowie Wohn- und Raumplanung in den Mittelpunkt der Aufmerksamkeit zu stellen;
- die gesundheitlichen Unterschiede innerhalb der Gesellschaften und zwischen ihnen abzubauen und die von den Vorschriften und Gepflogenheiten dieser Gesellschaften geschaffenen Ungleichheiten im Gesundheitszustand zu bekämpfen;
- die Menschen selber als die Träger ihrer Gesundheit anzuerkennen, unterstützen und auch finanziell zu befähigen, sich selbst, ihre Familien und Freunde gesund zu erhalten. Soziale Organisationen und die Gemeinde sind dabei als entscheidende Partner im Hinblick auf Gesundheit, Lebensbedingungen und Wohlbefinden zu akzeptieren und zu unterstützen;
- die Gesundheitsdienste und ihre Mittel auf die Gesundheitsförderung umzuorientieren und auf das Zusammenwirken der Gesundheitsdienste mit anderen Sektoren, anderen Disziplinen und – was noch viel wichtiger ist – mit der Bevölkerung selbst hinzuwirken;
- die Gesundheit und ihre Erhaltung als wichtige gesellschaftliche Investition und Herausforderung zu betrachten und die globale ökologische Frage unserer Lebensweisen aufzuwerfen. Die Konferenzteilnehmer rufen auf, sich in diesem Sinne zu einer starken Allianz zur Förderung der öffentlichen Gesundheit zusammenzuschließen.

## Aufruf zu internationalem Handeln

Die Konferenz ersucht die Weltgesundheitsorganisation und alle anderen internationalen Organisationen, für die Förderung von Gesundheit Partei zu ergreifen und ihre einzelnen Mitgliedsländer dabei zu unterstützen, Strategien und Programme für die Gesundheitsförderung zu entwickeln.

Die Konferenz ist der festen Überzeugung, daß dann, wenn Menschen in allen Bereichen des Alltags, wenn soziale Verbände und Organisationen, wenn Regierungen, die Weltgesundheitsorganisation und alle anderen betroffenen Gruppen ihre Kräfte entsprechend den moralischen und sozialen Werten dieser Charta vereinigen und Strategien der Gesundheitsförderung entwickeln, daß dann „Gesundheit für alle" im Jahre 2000 Wirklichkeit werden wird.

## Literatur

Bowlby J (1975) Bindung. Kindler, München

Bräutigam W (1988) Realistische Beziehung und Übertragung. In: Kutter P, Paramo Ortega R, Zagermann P (Hrsg) Die psychoanalytische Haltung. Verlag Internationale Psychoanalyse, München Wien

Canguilhem G (1975) Das Normale und das Pathologische. Ullstein, Stuttgart

Dornes M (1993) Der kompetente Säugling. Fischer, Frankfurt

Göckenjan G (1992) Gesundheitsbegriff – warum Gesundheit definieren? Siehe: Trojan A, Stumm B

Lichtenberg J D (1991) Psychoanalyse und Säuglingsforschung. Springer, Berlin Heidelberg New York Tokyo

McKeown T (1982) Die Bedeutung der Medizin. Edition Suhrkamp, Frankfurt

Schäfer G (1992) Der Gesundheitsbegriff bei verschiedenen Völkern. Siehe: Trojan A, Stumm B (Hrsg)

Stern D N (1992) Die Lebenserfahrung des Säuglings. Klett-Cotta, Stuttgart

Trojan A, Stumm B (1992) Gesundheit fördern statt kontrollieren. Fischer Sachbuch, Frankfurt

Weiner H (1983) Gesundheit, Krankheitsgefühl und Krankheit – Ansätze zu einem integrativen Verständnis. Psychother, Psychosom. Med Psychol (Sonderheft) 33: 15–34

Wesiack W (1983) Das Situationskreiskonzept Thure von Uexkülls und seine Bedeutung für die Theorie und Praxis der Medizin. Psychother Med Psychol (Sonderheft) 33: 41–44

# Über Werte

## Psychotherapeutische Beiträge zur Gesellschaftskritik

### R. Hutterer-Krisch

> *„Aber der Mensch ist kein Ding,*
> *und wenn er sich in ein Ding verwandelt,*
> *wird er krank,*
> *ob er es weiß oder nicht."*
> Erich Fromm, 1958, 323

Es ist eine Herausforderung unserer Zeit, sich mit den verändernden und zum Teil widersprüchlichen Werte unserer pluralistischen Gesellschaft auseinanderzusetzen. Unsere Zeit „schreit" förmlich nach Werten. Die natürlichen Reserven der Erde werden durch menschliche Ausbeutung zunehmend erschöpft. Unsere Zeit ist gekennzeichnet durch Überbevölkerung, Überbebauung, Umweltverschmutzung, Arbeitslosigkeit, Ungleichheit der Ressourcenverteilung, wachsende Kriminalität, Drogenkonsum, überhöhte Wohnungspreise und Obdachlosigkeit. Gefühle der Verdrängung und Entfremdung, der Isolation und Nutzlosigkeit sind im Zunehmen. Es ist eine Zeit, in der viele Menschen nicht mehr wissen, wo sie hingehören, wofür sie leben, mit welchem Ziel sie leben. Neben psychischen Krankheiten sehen wir das Bild einer Zeit, die um für die Probleme dieser Zeit geeignete Werte kämpfen muß. Die Probleme haben sich im Laufe der letzten hundert Jahre massiv verschoben. Während Sigmud Freud und andere Pioniere der Psychotherapie sich mit der puritanischen Denkweise der Jahrhundertwende beschäftigten und ihren Einfluß auf seelische Störungen erkundeten, haben in der Zwischenzeit zwei Weltkriege, industrieller Aufschwung und soziale, sexuelle und technologische Entwicklungen in

ungeheurem Ausmaß grundlegend zur Veränderung der „gelebten"
Werte unserer Gesellschaft beigetragen. Vor diesem Hintergrund rief
zum Beispiel Prof. Emmy van Deurzen-Smith, Europa-Delegierte des
Europäischen Verbandes für Psychotherapie (European Association for
Psychotherapy – EAP) die Psychotherapeuten auf, – neben den persönlichen – auch den politischen Implikationen ihrer Arbeit einen
Raum zu geben: „Im Atomzeitalter einer verschmutzten und überbe-
völkerten, post-industriellen Gesellschaft zu leben, verlangt sogar von
den Privilegiertesten unter uns einen Tribut. Spirituelle und die Familie betreffenden Werte sind im Abnehmen begriffen, und die Fragen,
die persönliches Wohlbefinden und den Sinn des Lebens betreffen,
sind aktuell wie nie zuvor... Wenn wir es schaffen, die Herausforderung
anzunehmen und es möglich zu machen, daß diese friedliche Revolution in den Köpfen der Europäer des einundzwanzigsten Jahrhunderts
stattfindet, dann gibt es viel zu tun für uns in den nächsten sechs Jahren. Wir müssen uns klar werden, daß unser Beruf eine wichtige Bedeutung hat. Weiterhin müssen wir die politische Dimension unserer
Arbeit ernstnehmen... Es ist meine Überzeugung, daß die Psychotherapie sich mit angewandter Philosophie befaßt, oder spezifischer gesehen, mit angewandter Ethik und der Politik des Einzelnen, das heißt,
sie beschäftigt sich mit Weltanschauungen und subjektiven Realitäten.
Dennoch muß die subjektive Realität verbunden sein mit gesellschaftlicher und kultureller Realität. Deshalb sollten wir Interesse haben an
Soziologie, der Politischen Wissenschaft, der Anthropologie, aber auch
an Biologie, Ökologie und Wirtschaft..." (EAP-Tagung 1994)

Die gesellschaftlichen Strukturen haben sich grundlegend geändert, die Rollenbilder sind flexibler und vielfaltiger, die Medien schreiben über Werteverlust, überlieferte Normen sind gelockert und geben
keine klare Linie mehr vor. Rein vom materiellen Wohlstand her sagen
viele, es ginge uns, der westlichen Zivilisation, so gut wie nie zuvor,
überhaupt nach zwei überstandenen Weltkriegen im 20. Jahrhundert.
Dennoch stehen wir vor neuen Herausforderungen, die es zu meistern
gilt.

Es stellt sich daher die Frage, wie wir angesichts der neuen Herausforderungen unserer Zeit am besten handeln sollen und welche Werte
in diesen Handlungen zum Ausdruck kommen. Welche Werteverschie-
bung ist in der heutigen Zeit angebracht, um das Wohl des einzelnen
und der Gesellschaft, das in Wechselbeziehung zueinander steht, zu gewährleisten oder zumindest zu begünstigen? *„Moralische Gründe hängen
von Überlebensgründen ab."* schreibt Horacio Spector *„Und um die Moral*

*sorgen wir uns, weil wir uns um unser Überleben sorgen. "* (Spector 1993, 184)
Ich möchte mich daher im folgenden vorerst mit dem Begriff „Wert"
befassen, anschließend einige grundlegende Werte und deren Wandel
der letzten Zeit skizzieren und einige Überlegungen aus psychotherapeutischer Sicht darstellen.

Als *Wert* kann man das betrachten, was als Norm für die Bevorzu-
gung einer Handlung vor anderen Handlungen zugrundeliegt. Werte
sind weder Eigenschaften einer Sache oder einer Handlung, noch
eigenständige abstrakte Wesenheiten. *Werte existieren in Beziehung auf den
Menschen dadurch, daß er Werte setzt, d. h. etwas anerkennt oder erstrebt.* Da
menschliches Verhalten grundsätzlich zu dem des Tieres in geringerem
Ausmaß biologisch festgelegt ist, bedarf der Mensch Orientierungshilfen, nach denen er sein Verhalten ausrichtet. Einen Bewertungsmaß-
stab für Handlungen zu geben, aus einer Menge von Handlungsalter-
nativen die beste auszuwählen, sind ethische Fragen (vgl. Hutterer-
Krisch 1996). Normen, die dem Menschen ein bestimmtes Verhalten
„vorschreiben", können prinzipiell diese Hilfe geben. Die Einhaltung
von Normen kann in unterschiedlichem Ausmaß als Zwang erlebt werden. Je mehr ein Mensch die Vernünftigkeit einer Norm einsieht, umso weniger empfindet er ihre Einhaltung üblicherweise als Zwang. Die
Vielfältigkeit und Flexibilität der neuen Rollenbilder und die Veränderung der Normen und Werthaltungen zeichnen ein neues Bild unserer
Gesellschaft.

## Zum Wertewandel

Werfen wir einen Blick zurück in das 19. Jahrhundert, so sah da die
Welt noch ganz anders aus. Erich Fromm faßt fünf „Laster" des 19. Jahrhunderts zusammen, die im Grunde Werte und Normen dieser Zeit re-
präsentierten und vergleicht sie mit jenen des 20. Jahrhunderts. Seine
Überlegungen sind heute aktuell wie damals (Fromm 1958, 320 ff). Dabei ging es ihm um folgende fünf Punkte: 1. Der Autoritarismus, die
Forderung nach blindem Gehorsam. 2. Die Ausbeutung, und zwar die
rohe Ausbeutung. 3. Die mangelnde Gleichberechtigung der Geschlechter und Rassen. 4. Geiz und Horten, das Sparen als größte Tugend. 5. Der egozentrische Individualismus. Heute sind wir mit schwer-
wiegenden ethischen Problemen konfrontiert, die anders aussehen wie
jene der Vergangenheit. Dazu möchte ich die von Fromm angeführten
Werte kurz skizzieren:

*1. Der Autoritarismus, die Forderung nach blindem Gehorsam.* Den Autoritäten hatten Kinder, Frauen wie Arbeiter blindlings zu gehorchen, ohne über deren Befehle nachzudenken und ohne Fragen zu stellen. Ungehorsam war Tabu. Der Autoritarismus des 19. Jahrhunderts ist heute nicht mehr in dieser Weise anzutreffen. Fromm unterscheidet in diesem Zusammenhang eine offene und eine anonyme Autorität. Die offene und die anonyme Autorität sind in nachfolgender Gegenüberstellung kurz charakterisiert:

| *Offene Autorität* | *Anonyme Autorität* |
|---|---|
| Beispiel: „Tu das nicht, sonst weißt Du, was passiert." | Beispiel: „Ich bin sicher, daß Du das nicht tun möchtest." |
| Die Autorität ist offen und unverblümt. | Die Autorität ist anonym und gibt sich den Anschein von Nachgiebigkeit. |
| Sie charakterisiert das 19. Jhdt. | Sie charakterisiert das 20. Jhdt. |
| Der Betreffende kann sich gegen den Anspruch der Autorität zur Wehr setzen. | Der Betreffende kann sich gegen den Anspruch der Autorität nur schwer zur Wehr setzen. |
| (Das haben auch viele im 19. Jhdt. getan). Die offene Autorität bietet die Chance, über die Auseinandersetzung seine Persönlichkeit zu entwickeln. | Er weiß, daß er tun muß, was ihm still schweigend zu verstehen gegeben wird, weil er sonst unangenehme Folgen zu erwarten hätte. |
| | Die anonyme Autorität ist nahezu unangreifbar und wirkt aus dem Hinterhalt. |

„Wie aber sieht die anonyme Autorität des zwanzigsten Jahrhunderts aus? Sie ist der Markt, die öffentliche Meinung, der gesunde Menschenverstand, das, was alle tun, der Wunsch, sich nicht vom anderen zu unterscheiden, und die Angst, drei Meter von der Herde entfernt ertappt zu werden. Jeder lebt dabei in der Illusion, er handle aus eigenem freien Willen. In Wirklichkeit aber macht er sich über nichts so viele Illusionen, wie über sich selbst."(Fromm 1958, 320)

*2. Die Ausbeutung, und zwar die rohe Ausbeutung.* Kinderarbeit in den Fabriken, skrupellose Ausbeutung der Neger im Kongo, Sklavenhandel der guten Gesellschaft sind einige Beispiele dafür. Die schamlose Ausnützung der Kinder in Fabriken, die rohe Ausbeutung, wie sie im 19. Jahrhundert existiert hat, ist heute in den westlichen Demokratien verschwunden und kaum mehr vorstellbar, daß sie im 19. Jahrhundert noch stattgefunden hat. Darauf können wir stolz sein. Die Kolonialvölker werden nicht mehr dermaßen ausgebeutet wie im 19. Jahrhundert, doch Ende des 20. Jahrhunderts wie auch zu Fromms Zeiten müssen wir sagen, daß eine Form der materiellen Ausbeutung, bei der andere Menschen zum eigenen Vorteil (der jedoch ausschließlich materieller Natur ist, oft auch nur kurzfristig) ausgenützt werden, nach wie vor gibt (zur Ausbeutung in Entwicklungsländern vgl. S 41 ff). Fromm ist hier optimistisch und meint, daß diese Ausbeutung in den nächsten Generationen ganz verschwinden dürfte. Gleichzeitig betont er, daß etwas ganz anderes geschehen ist: „Jeder benutzt sich selbst zu Zwecken außerhalb seiner selbst. Es gibt nur ein allmächtiges Ziel, die Produktion von Dingen, und es geht gerade nicht um Ziele, zu denen wir uns mit den Lippen bekennen: um die volle Entwicklung der Persönlichkeit... In jenem Prozeß, bei dem es uns letzten Endes nur um die Produktion von Dingen, um die Umwandlung von Mitteln in Zwecke geht, verwandeln wir uns selbst in Dinge. Wir stellen Machinen her, die sich wie Menschen benehmen, und wir produzieren Menschen, die mehr und mehr wie Maschinen handeln... Die Gefahr des 20. Jahrhunderts ist, daß wir zu Robotern oder Automaten werden... Aber der Mensch ist kein Ding, und wenn er sich in ein Ding verwandelt, wird er krank, ob er es weiß oder nicht." (Fromm 1958, 323) Wir gehen heute auf das Ende des 20. Jahrhunderts zu und es gibt viele Menschen, die ihre Krankheiten und Symptome – soferne es die Art der Erkrankung erlaubt – vor anderen Menschen verstecken. Diese Erfahrung machen Psychotherapeuten in ihrer Praxis, aber auch Menschen in der Bevölkerung mit guten Freunden. Andere – außer vielleicht ein guter Freund – sollen nicht wissen, daß sie nicht „perfekt funktionieren". Helmut Seethaler bringt dieses Funktionieren-Müssen und die Angst vor Ausgrenzung im Falle des Nicht-Funktionierens folgendermaßen auf den Punkt: *„Er verbringt sein Leben in Schichten. Sie haben ihn so geprägt, daß von ihm nicht mehr viel übrig ist. Je länger er in Schichten lebt, umso weniger bleibt er er selbst. Sein Leben wurde zum Fließband, das zu bestimmten Stunden in Betrieb ist. Wird er eines Tages unbrauchbar, wechselt man ihn aus."* (Helmut Seethaler).* Durch die Kündigung von nicht mehr gut funktionierenden Menschen (z. B. kranken, u. a. etwa alkohol- oder geisteskranken Menschen), durch die Aussperrung bestimmter Gruppen (z. B. behinderte, auch z. B. ältere Menschen) versprechen sich viele Menschen – bewußt oder unbewußt – eine Entlastung von eigenen Ängsten. So kommt es zu

---

* Dieses Zitat stand auf einem Zettel, der neben vielen anderen kleinen Zetteln mit anderen Zitaten auf einem Baumstamm auf der Kärntnerstraße des 1. Wiener Gemeindebezirks zur freien Abnahme durch die Passanten der Fußgängerzone gegangen ist. Ich habe es treffend und berührend gefunden, sodaß ich es mitgenommen und aufgehoben habe.

einem negativen, sich selbst verstärkenden Kreislauf: Aus Angst vor
dem Schicksal der Isolierten flüchten viele aus deren Nähe und tragen
damit indirekt zu deren weiterer Isolation bei. Die Normen unserer
hochindustrialisierten Gesellschaft unterstützen diesen Prozeß noch:
Wer möglichst jugendlich, fit, kontrolliert, unauffällig und zugleich
durchsetzungsfähig ist, kann sich als gesichert in unserer Wettbewebs-
gesellschaft fühlen. Die Furcht vor dem Verlust der eigenen sozialen Integration unterstützt dadurch indirekt die soziale Ausschließung der
anderen. „Die Unfähigkeit der Gesellschaft, mit dem Isolationsproblem
umzugehen, drückt sich u. a. in ihrer irrationalen und in sich widersprüchlichen Strategie aus, bestimmte Gruppen auszustoßen, aber deren Isolation und Isolationsschäden wiederum zu verleugnen." (Richter 1976, 117) Daß jüngere Arbeitnehmer für den Arbeitgeber noch dazu billiger sind, unterstützt diesen Prozeß noch.

   *3. Die mangelnde Gleichberechtigung der Geschlechter und Rassen.* Im
19. Jahrhundert herrschte die Überzeugung vor, daß die mangelnde
Gleichberechtigung der Geschlechter und Rassen wohl begründet war.
Man lebte sie ganz selbstverständlich und bemerkte keinen Widerspruch zwischen den religiösen Inhalten und der geltenden Moral (vgl.
zum Begriff der Moral Hutterer-Krisch 1996). Fromm gibt sich optimistisch: er meint, es würde nur noch einige Generationen dauern, bis die
Rassendiskriminierung ganz abgeschafft sein wird – zumindest in den
Vereinigten Staaten. In jüngster Geschichte erleben wir neuerdings An-
griffe von Menschen und Gruppierungen auf Ausländerwohnheime
und Minderheiten, die sich in europäischen Ländern niedergelassen
haben. Frankreich und Deutschland sind uns zeitlich „vorangegangen",
doch auch in Österreich gibt es in der Zwischenzeit tragische Beispiele,
wo „ausländerfreundliche" Politiker oder andere in der Öffentlichkeit
stehende Personen mit „ausländerfreundlichem Ruf" mit Briefbomben
bedroht und/oder verletzt wurden.

   Was das Verhältnis der Geschlechter betrifft, so hat Fromm zweifellos recht, daß sich heute kaum eine Frau mehr das von ihrem Mann gefallen läßt, was noch vor hundert Jahren ein Ehemann seiner Frau im
allgemeinen zumutete. Doch haben wir die Diskriminierung der Frau-
en noch lange nicht abgeschafft. Die letzten Statistiken, die in der täglichen Nachrichtensendung „Zeit im Bild" zum Beispiel genannt wurden, besagen, daß in europäischen Ländern die Frauenlöhne ungefähr
um 40% niedriger sind als die Löhne der Männer (z. B. in Österreich
um 23%, in England um 50% usw.); auch Akademikerinnen verdienen
insgesamt weniger als ihre männlichen Kollegen (Statistische Aussagen

n. „Zeit im Bild" vom 13. 4. 1995). Auch die Aufstiegschancen für Frau-
en sind wesentlich geringer als die von Männern. Selbst Quotenrege-
lungen, so sie bloß empfehlenden und nicht gesetzlichen Charakter haben, helfen da in der Regel wenig. Dennoch kann man sagen, daß es in
der Zwischenzeit mehr Gleichberechtigung als vor hundert Jahren gibt,
man denke nur z. B. an den Bereich der Bildung und des Wahlrechts,
und darauf können wir zu recht stolz sein. Fromm beobachtete in diesem Zusammenhang ein interessantes Phänomen, das er folgendermaßen beschreibt: „Dennoch (obwohl es nicht notwendig wäre, Anm.
R. H.-K.) ist die Neigung, mit anderen konform zu gehen, heute weitaus größer, als man es aus den gesellschaftlichen Verhältnissen erklären
kann. Der Mensch erlebt sich selbst, seine Überzeugungen, seine Gefühle nicht mehr als etwas Eigenes. Er fühlt sich mit sich identisch,
wenn er sich nicht mehr von den anderen unterscheidet. Paßt er sich
ihnen aber nicht an, so fühlt er sich von einer schrecklichen Einsamkeit
bedroht und läuft Gefahr, aus der Gruppe ausgestoßen zu werden."
(Fromm 1958, 324 f). Ähnliche Phänomene finden wir auch heute gegen Ende des 20. Jahrhunderts.

   *4. Geiz und Horten, das Sparen als größte Tugend.* Das Sparen galt für
die Mittelklasse des 19. Jahrhunderts als größte Tugend. Durch Horten,
Sparen, Geld-Zusammenhalten, Nichts-Ausgeben wurde man reich. In
diesem Bereich haben wir eine totale Wertumkehr erlebt: weg vom Sparen hin zum Konsumieren. Im 20. Jahrhundert muß der Mensch Geld
ausgeben und konsumieren, kaufen und verbrauchen. Würde jemand
heute das Sparen als Wert gewaltsam durchsetzen, so würde in der Folge unsere Wirtschaft zusammenbrechen.** Was Fromm 1958 in Amerika schrieb, ist heute auch in Europa höchst aktuell: „Wir sind die ewigen Verbraucher. Wir konsumieren Zigarette, Alkohol, Vorträge, Bücher, Filme und Menschen… Wir sind passive Verbraucher, wir leben
inmitten eines ungeheuren Reichtums und sind die ewigen Säuglinge… wir konsumieren, warten und sind ständig enttäuscht, weil wir
nicht produktiv sind. Wir produzieren zwar Dinge, aber in unserer Beziehung zu anderen Menschen – in unserer Beziehung zu den Dingen
– sind wir höchst unproduktiv." (Fromm 1958, 325) Während es dem
„Gesellschaftscharakter des Kapitalismus des neunzehnten Jahrhun-

---

** „Sparpakete", die politisch durchgesetzt werden und die Wirtschaft nicht
   auch gleichzeitig ruinieren, gehören der Gegenwart (1996) und vielleicht
   der Zukunft an. Das Prinzip des Konsumierens und der Ärger über den
   Konsumverzicht gehören jedoch auch zum Bild der Gegenwart.

derts" vor allem auf Besitz und Reichtum" ankam, herrschte im „Gesellschafts-Charakter des zwanzigsten Jahrhunderts" zu Fromms Zeiten der „Charakter des *homo consumens*" der hochindustrialisierten Gesellschaften vor. „Der *homo consumens* ist der Mensch, dessen Hauptziel es nicht ist, Dinge zu besitzen, sondern immer mehr zu konsumieren, um auf diese Weise seine innere Leere, Passivität und Angst zu kompensieren. In einer Gesellschaft, die durch Großunternehmen und durch riesige Bürokratien in Industrie, Verwaltung und Gewerkschaften gekennzeichnet ist, fühlt sich der einzelne, der seine Arbeitsbedingungen nicht mehr selbst unter Kontrolle hat, ohnmächtig, einsam, gelangweilt und von Angst erfüllt. Gleichzeitig verwandelt ihn das Profitstreben der großen Konsumindustrien durch das Medium der Werbung in ein unersättliches Wesen, …(das) immer mehr konsumieren möchte und für den alles zu einem Konsumartikel wird… Neue künstliche Bedürfnisse werden erzeugt, und der Geschmack der Menschen wird manipuliert. (In seinen extremeren Formen ist der Charakter des *homo consumens* ein wohlbekanntes psycho-pathologisches Phänomen. Man findet es häufig bei depressiven oder angsterfüllten Menschen, die sich in übermäßiges Essen und Einkaufen oder in den Alkoholismus flüchten, um ihre heimliche Depression oder Angst zu kompensieren.) Die Konsumgier (eine extreme Form dessen, was Freud als den „oralrezeptiven Charakter" bezeichnete) wird in der gegenwärtigen Industriegesellschaft zur dominierenden psychischen Kraft. Der homo consumens lebt in der Illusion, glücklich zu sein, während er unbewußt unter Langeweile und Passivität leidet. Je mehr Macht er über Maschinen besitzt, um so machtloser wird er als menschliches Wesen; je mehr er konsumiert, um so mehr wird er zum Sklaven der ständig wachsenden Bedürfnisse, die das Industriesystem erzeugt und manipuliert. Er verwechselt Sensationslust und aufregende Erlebnisse mit Freude und Glück und materiellen Komfort mit Lebendigkeit… Die Freiheit zu konsumieren wird zum Wesen der menschlichen Freiheit." (Fromm 1985, 28)

*5. Der egozentrische Individualismus.* Individualismus und Egozentrik war in der Mittel- und Oberschicht des 19. Jahrhunderts noch weit verbreitet, heute haben wir es mit dem genauen Gegenteil zu tun: Gemeint ist damit die Unfähigkeit, mit sich selbst allein sein zu können und das eigene Zurückgezogensein ertragen zu können, die Unfähigkeit, ein Privatleben führen zu können, der Drang, mit anderen Menschen zusammensein zu müssen. Um dies zu verdeutlichen, gibt Fromm die Äußerung einer Frau wider, die froh ist, daß ihre Wände so dünn seien; denn wenn ihr Mann verreist ist, höre sie immer die Geräusche der Nachbarn durch, sodaß sie nie das Gefühl habe, allein zu sein. Analog zu sehen ist der ständige Drang, sich vom Fernsehen berieseln oder betäuben zu lassen, das Herumspringen von einem Programm zum anderen, das Non-Stop-Fernsehen ohne konkrete Auswahl einer Sendung ist ein weiteres Beispiel für diesen Drang.

## Gesellschaftscharakter und Profit

Der Begriff des „*Gesellschaftscharakters*" stammt von Erich Fromm und meint „den Kern der Charakterstruktur, den die meisten Mitglieder ein und derselben Kultur miteinander gemeinsam haben, im Unterschied zum individuellen Charakter, in welchem sich Menschen ein und derselben Kultur voneinander unterscheiden." (Fromm 1955, 72) Jede Gesellschaft ist auf eine spezifische Art und Weise strukturiert und funktioniert in Zusammenhang mit bestimmten spezifischen Bedingungen (wie z. B. Produktions- und Verteilungsmethoden), die vom Klima, von Rohmaterialien, von industriellen Verfahren, von der Bevölkerungsgröße, von politischen, geographischen und kulturellen Faktoren usw. abhängen. In diesem Sinne gibt es keine „Gesellschaft" im allgemeinen Sinn, sondern lediglich spezifische gesellschaftliche Strukturen unterschiedlicher Funktionsweise. „Der Gesellschaftscharakter hat die Funktion, die Energien der einzelnen Mitglieder der Gesellschaft so zu formen, daß ihr Verhalten nicht von der bewußten Entscheidung abhängt, ob sie sich nach dem gesellschaftlichen Modell richten wollen oder nicht, sondern daß sie *so handeln wollen, wie sie handeln müssen* und daß es ihnen gleichzeitig eine gewisse Befriedigung gewährt, wenn sie sich den Erfordernissen ihrer Kultur entsprechend verhalten... es ist die Funktion des Gesellschafts-Charakters, *die menschliche Energie in einer bestimmten Gesellschaft so zu formen und zu kanalisieren, daß diese Gesellschaft auch weiterhin funktioniert.*" (Fromm 1955, 73) Die moderne Industriegesellschaft hätte ihre Ziele nicht erreichen können, ohne die Energie freier Menschen in einem nie dagewesenen Ausmaß in die Arbeit einzuspannen. „Der Mensch mußte so umgewandelt werden, daß er geradezu erpicht darauf war, den größten Teil seiner Energie auf die Arbeit zu verwenden." (Fromm 1955, 73) Disziplin, Ordentlichkeit und Pünktlichkeit wurden zu neuen Werten, und zwar in einem Ausmaß, das bei anderen Kulturen unbekannt war. Es ging also im Grunde um die Internalisierung von neuen Werten, denn die bewußte Entscheidung jedes einzelnen oder Drohungen und Zwang hätten als Motiv in der modernen Industriegesellschaft nicht ausgereicht, bzw. nicht diesen einheitlichen Effekt gehabt. Um die Genese des Gesellschaftscharakters zu verstehen, muß man die Wechselwirkung der soziologischen und ideologischen Faktoren verstehen. Die ökonomischen Faktoren lassen sich weniger leicht ändern und besitzen daher nach Fromm in diesem Wechselspiel ein gewisses Übergewicht. Sind die Bedingungen von Gesellschaft und Kultur stabil, so hat der Gesellschaftscharakter eine stabilisierende Funktion. „Ändern sich die äußeren Bedingungen in einer Weise, daß sie nicht mehr zum herkömmlichen Gesellschafts-Charakter passen, dann kommt es gleichsam zu einer Verschiebung. Der Gesellschafts-Charakter wird dann zu einem Element der Desintegration und nicht mehr der Stabilisierung – er wirkt gleichsam als Dynamit und nicht als gesellschaftlicher Kitt." (Fromm 1955, 74) Die sozio-ökonomischen Bedingungen der modernen Industriegesellschaft prägen die Persönlichkeit des modernen westlichen Menschen und sind für die Störungen seiner seelischen Gesundheit mitverantwortlich. Wir müssen, so Fromm, jene Elemente verstehen lernen, die für die kapitalistische Produktionsmethode und für eine auf Erwerb ausgerichtete Gesellschaft im Industriezeitalter charakteristisch ist.

Der *Kapitalismus* ist das Wirtschaftssystem, das im 17. und 18. Jahrhundert im Westen die Vorherrschaft gewann. Charakteristische Merkmale des Kapitalismus haben sich bis heute erhalten, und zwar: 1. die Existenz von politisch und rechtlich freien Menschen, 2. der Verkauf von Arbeitskraft freier Menschen (Arbeiter, Angestellte) an Besitzer von Kapital auf dem Arbeitsmarkt durch einen Vertrag, 3. der Gebrauchsgütermarkt als Mechanismus, durch den die Preise bestimmt werden und der Austausch des Sozialprodukts reguliert wird, 4. das Prinzip, daß der einzelne den eigenen Profit im Auge hat und durch den Wettbewerb aller „angeblich der größtmögliche Vorteil für alle erzielt wird." (Fromm 1955, 76) Fromm nennt – neben den Gemeinsamkeiten – auch Veränderungen und Werteverschiebungen innerhalb der Jahrhunderte, die durch ein kapitalistisches Wirtschaftssystem im Westen gekennzeichnet sind. Im 17. und 18. Jahrhundert steckten Technik und Industrie noch in den Anfängen und Werte der mittelalterlichen Kultur hatten noch eine Auswirkung auf Handlungen und Gesetze. Wenn z. B. ein Kaufmann versuchte, einem anderen durch niedrige Preise oder andere Machenschaften die Kunden abspenstig zu machen, so wurde dies als unchristlich und unsittlich beurteilt. Es galt als unsittlich, seine Waren direkt beim Erzeuger verbilligt oder mit Mengenra-

batt zu kaufen und sie billiger als der übliche Handel zu verkaufen. Ein
solcher Mann wurde als habsüchtig betrachtet, der Vorteil dieses Mannes als belanglos beurteilt und die Wunden des Handels als unverhält-
nismäßig hoch. Deswegen findet man z. B. in Deutschland und Frankreich während des ganzen 18. Jahrhunderts Verbote einer Preisunter-
bietung. Einer der wichtigsten Grundsätze früherer Jahrhunderte lau-
tete: „Die Gesellschaft und die Wirtschaft sind für den Menschen da
und nicht der Mensch für sie." Wenn wirtschaftlicher Fortschritt einer
Gruppe innerhalb der Gesellschaft Schaden zufügte, wurde er nicht als
gesund angesehen. Diese Auffassung hing eng mit dem traditionalisti-
schen Denken zusammen, insofern auf diese Weise das gesellschaftliche
Gleichgewicht erhalten werden sollte, während eine Störung dieses
Gleichgewichts als schädlich beurteilt wurde. Diese traditionalistische
Einstellung des 18. Jahrhunderts änderte sich im 19. Jahrhundert. Die
skrupellose Ausbeutung des Arbeiters charakterisiert den Kapitalismus
des 19. Jahrhunderts. „Der lebendige Mensch mit seinen Wünschen
und Kümmernissen verliert mehr und mehr seine zentrale Stellung im
System, und Geschäft und Produktion nehmen nun diesen Platz ein."
Und: „Man hält es für ein Naturgesetz oder auch für ein gesellschaftliches Gesetz, daß Hunderttausende von Arbeitern am Rande des Hungertodes lebten. Man glaubt, der Kapitaleigner befinde sich moralisch
im Recht, wenn er auf seiner Jagd nach Profit die von ihm eingestellten
Arbeiter soviel wie möglich ausbeute. Zwischen dem Kapitaleigner und
seinen Arbeitern gibt es kaum ein Gefühl menschlicher Solidarität. Auf
wirtschaftlichem Gebiet herrscht das Gesetz des Dschungels. Alle Beschränkungen früherer Jahrhunderte läßt man hinter sich. Man sucht
sich seinen Kunden und versucht die Konkurrenz zu unterbieten, und
der Konkurrenzkampf gegen Gleichgestellte ist ebenso skrupellos und
hemmungslos wie die Ausbeutung des Arbeiters... Das kapitalistische
Prinzip, daß ein jeder den eigenen Profit sucht und auf diese Weise
zum Glück aller beiträgt, wird zum Leitprinzip menschlichen Verhaltens." (Fromm 1955, 78) So wird der Markt als Hauptregulator von herkömmlichen Beschränkungen befreit und kommt im 19. Jahrhundert
zu voller Macht. Und, weiter Fromm: „Während jedermann im eigenen
Interesse zu handeln glaubt, wird er in Wirklichkeit von den anonymen
Gesetzen des Marktes und der Wirtschaftsmaschinerie in seinem Handeln bestimmt... Tatsächlich muß man sein Geschäft, wenn es wächst,
immer weiter ausdehnen, ob man will oder nicht. In dieser Funktion
des ökonomischen Gesetzes, das hinter dem Rücken der Menschen arbeitet und das sie dazu zwingt, bestimmte Dinge zu tun, ohne selbst dar-

über entscheiden zu können, sehen wir den Anfang einer Konstellation, die dann im zwanzigsten Jahrhundert ihre Früchte trägt." (Fromm
1955, 78 f) Das Gesetz des Marktes entwickelt sein Eigenleben wie auch
die Entwicklung der Naturwissenschaft und Technik. Der wissenschaftliche Fortschritt (z. B. in der theoretischen Physik) beeinflußt das Tempo der technischen Entwicklung (z. B. Atomenergie). Der einzelne
Mensch entwickelt immer mehr ein Gefühl der Ohnmacht und der
Angst, er erlebt sich zunehmend als bloßes Anhängsel von einem System, das über sich selbst hinaus weder Zweck noch Ziel hat.

Das Funktionieren des Marktes hängt mit dem Wettbewerb der einzelnen zusammen, die ihre Waren bzw. ihre Arbeitskraft verkaufen. In
der zweiten Hälfte des 19. Jahrhunderts bildete sich – charakterolo-
gisch gesehen – eine immer stärkere Wettbewerbshaltung heraus. Die
Menschen wollten ihre Konkurrenten übertreffen und kämpften um
die besten Plätze in der Gesellschaft. Damit entstand eine neue gesellschaftliche Mobilität – im Gegensatz zur Feudalzeit, in der jeder seinen
traditionellen Platz in der Gesellschaftsordnung gehabt hatte. „In diesem allgemeinen Gerangel um Erfolg brachen die gesellschaftlichen
und moralischen Regeln der menschlichen Solidarität zusammen. Das
einzig Wichtige im Leben war, in diesem Wettlauf der Erste zu sein. Ein
weiterer Faktor, der die kapitalistische Produktionsweise bestimmt, ist
der *Profit,* denn der Profit ist in diesem System das Ziel einer jeden wirtschaftlichen Aktivität." (Fromm 1955, 80) Auch in der vorkapitalisti-
schen Zeit ging es um die Rentabilität der Produktion; der Handwerks-
meister gab für Rohmaterial und Gesellenlohn weniger aus, als er für
sein Produkt verlangte, um seinem Lebensunterhalt zu verdienen und
neues Werkzeug zu kaufen. Heute geht es jedoch nicht um das Problem
der Rentabilität: Es geht vielmehr darum, daß das Motiv für die Güter-
erzeugung *allein der Profit* ist, den die Kapitalanlage abwirft, und nicht
der Nutzen für die Gesellschaft oder für den einzelnen. Fromm sieht in
der Geldgier des einzelnen nicht unbedingt ein charakteristisches
Merkmal der kapitalistischen Produktionsweise. In der frühen Phase
des Kapitalismus ortet er eher Habgier als in der Mitte des 20. Jahrhunderts, wo die Eigentümer und die Manager eines Unternehmens
oft nicht ident sind und es weniger um einen Zuwachs an Profit ging als
um eine weitere Ausdehnung des Unternehmens und um die Sorge für
ein reibungsloses Funktionieren.

In diesem System kann der Verdienst eines Menschen völlig unabhängig von seiner Leistung und seiner Anstrengung sein. Ohne zu arbeiten, ja ohne überhaupt anwesend zu sein, kann z. B. der Kapitaleig-

ner Geld verdienen. Auch wenn man den Profit als Entschädigung für das Investitionsrisiko oder für frühere Verzichtleistungen zum Zwecke der Kapitalansammlung betrachten kann, ist es ein Faktum, daß im Kapitalismus die Möglichkeit besteht, ohne persönliche Anstrengung und ohne produktive Funktion Gewinne zu erzielen. Weiters führt Fromm Mißverhältnisse im Bereich des Einkommens an; so z. B. wenn eine Lehrerin nur einen Bruchteil eines Arztes verdient oder ein Kohlengrubenarbeiter nur einen Bruchteil eines Betriebsleiters. Für die Einkommensverteilung im Kapitalismus charakteristisch ist das Mißverhältnis zwischen der Schwere der Arbeit und der gesellschaftlichen Anerkennung, die sich in der finanziellen Entschädigung ausdrückt. Dabei geht es Fromm nicht um die materiellen Auswirkungen dieses Mißverhältnisses, sondern um seine moralischen und psychologischen Folgen: 1. um die Unterbewertung der Arbeit, der menschlichen Anstrengung und Geschicklichkeit und 2. um den Zusammenhang zwischen Gewinn und Wunscherfüllung. Auch die Wünsche brauchen keine Grenzen mehr kennen, wenn man – im Vergleich zu seiner Arbeitsleistung – überproportional viel Geld verdient. Bestimmte Marktsituationen und nicht die eigenen Fähigkeiten ermöglichen dann großen Profit und grenzenlose materielle Wunscherfüllung.

Während der Feudalherr das Recht hatte, von seinen Untertanen Dienst- und Sachleistungen zu verlangen, gleichzeitig aber auch die Verpflichtung hatte, sie zu schützen und für ihren Lebensunterhalt zu sorgen, wurde die Arbeitskraft in der Ausbeutung des 19. Jahrhunderts zu einer Ware, die auf dem Arbeitsmarkt gekauft wurde und keinerlei gegenseitige menschliche Verpflichtungen mehr beinhaltete. Die Ausbeutung war keine persönliche, sondern eine anonyme. „Wenn Hunderttausende von Arbeitern arbeitslos und am Rande des Hungertodes waren, dann war das eben ihr Pech, die Folge ihrer mangelnden Begabung oder einfach ein soziales oder naturgegebenes Gesetz, an dem nichts zu ändern war… Niemand war dafür verantwortlich und daher konnte auch niemand diese Situation ändern. Es handelte sich um die ehernen Gesetze der Gesellschaft oder jedenfalls schien es so." (Fromm 1955, 84)

Die kapitalistische Ausbeutung des 19. Jahrhunderts ist zwar verschwunden; dennoch herrscht im 20. Jahrhundert das *Prinzip der Benutzung des Menschen durch den Menschen* vor. Der Arbeitgeber kauft die Dienstleistungen des Arbeitnehmers und gibt ihm Befehle; für ein Prinzip der Gegenseitigkeit ist in dieser Hierarchie kein Platz. Das *Wertsystem,* das dem kapitalistischen System zugrunde liegt, drückt sich in der

Benutzung des Menschen durch den Menschen aus: „*Das Kapital, die tote Vergangenheit, stellt die Arbeitskraft – die lebendige Vitalität und Kraft der Gegenwart – für seine Zwecke an.* In der kapitalistischen Hierarchie der Werte steht das Kapital höher als die Arbeitskraft; angehäufte Dinge stehen
höher als die Manifestationen des Lebens. Das Kapital bedient sich der
Arbeitskraft, und nicht die Arbeitskraft des Kapitals. Wer Kapital besitzt,
befiehlt dem, der „nur" sein eigenes Leben, seine menschliche Geschicklichkeit, seine Vitalität und seine kreative Produktivität besitzt.
Die Dinge werden höher bewertet als der Mensch. Der Konflikt zwischen Kapital und Arbeitskraft bedeutet viel mehr als der Konflikt zwischen zwei Klassen, viel mehr als deren Kampf um einen größeren Anteil am Sozialprodukt. Es handelt sich um den Konflikt zwischen zwei
Wertprinzipien: *zwischen der Welt der Dinge und ihrer Anhäufung und der
Welt des Lebens und seiner Produktivität.* (Vgl. R. M. Tawney 1920, 99, zit.
n. Fromm 1955, 86)

### Zur quantitativen Fortschritts-Maxime:
### Schneller werden – besser werden

Die Ausbeutung der eigenen Person, von der Fromm bereits in den
Sechzigerjahren schrieb, wird heute zunehmend zum Thema. Von Per-
sonalberatern als Wert hochgejubelt, von einzelnen Wissenschaftlern
der Wirtschafts- und Sozialpädagogik, der Psychotherapie oder etwa
auch der Musikwissenschaft kritisch beäugt. Aus der Sicht von Perso-
nalberatern: Erst vor kurzem las ich Karriere-Tips in einer bekannten
österreichischen Wochenzeitschrift (Nowotny 1995). Diese Tips verdeutlichen die Werte unserer Gesellschaft; es muß sich dabei um hoch
bewertete Eigenschaften oder gesellschaftlich erwünschte Handlungen
und Haltungen handeln, wenn sie für einen gelungenen Einstieg in das
Berufsleben und einen Aufstieg wesentliche Kriterien sein sollen. Er-
stellt wurden diese Ratschläge von „Top-Personalberatern", die sich mit
Personalvermittlung und Karriereplanung auseinandersetzen. Angesichts einer gerade halbwegs überstandenen Rezession und einem „engen" Arbeitsmarkt würden nur die besten vorwärts kommen. Und wer
ist am besten? Da heißt es zum Beispiel: *„Hackeln bis zum Umfallen.*\*\*\*
Mögen Lebenslauf und der bisherige Karriereweg noch so spannend

---

\*\*\* Umgangssprachlich: Mit „Hackeln bis zum Umfallen" ist „Arbeiten, bis
man nicht mehr kann" gemeint.

sein – wer nicht bereit ist, ohne Rücksicht auf sein Privatleben enormen Einsatz zu zeigen, wird nicht weiterkommen... 'Fragen Sie schon beim Vorstellungsgespräch nach Entwicklungsmöglichkeiten innerhalb des Unternehmens. Demonstrieren Sie Leistungsbereitschaft.' Wer - sich wirklich anstrengt und ohne Murren Überstunden oder Wochenendarbeit leistet, hat dafür rasante Aufstiegschancen." (Novotny 1995, 97) Deutlicher kann die „freiwillige" Selbstausbeutung im Sinne Fromms wohl kaum demonstriert werden. Oder: „Überlegen Sie sich am besten schon während der Ausbildung, welche Karriere Sie anstreben. Wer weiß, wohin er will, spart Energie und Zeit. Und Effizienz ist gefragt." (Novotny 1995, 97) Energie und Zeit dürfen also nicht vergeudet werden, sollen also nur eingesetzt werden, um effizient zu sein. Wer schnell sein Studium absolviert, gilt als wertvoll. Die Schnelligkeit und Effizienz ist ein hoher Wert, qualitative Kriterien scheinen quantitativen Kriterien gegenüber in den Hintergrund zu rücken.

Aus der Sicht des Wirtschafts- und Sozialpädagogen Karlheinz A. Geißler: „Der Geschwindigkeits-Kult der modernen Gesellschaft beruht auf der quantitativen Fortschritts-Maxime 'Schneller werden – besser werden'. Eine fatale Illusion, wie vor allem zunehmende Öko-Krisen, Unfälle und Krankheiten zeigen. Unsere Welt der linearen Beschleunigung wird den drohenden 'Zeitinfarkt' nur vermeiden können, wenn sie sich wieder stärker an den existentiellen Entwicklungs- und Gestaltungsprinzipien zeitlicher Rhythmen orientiert. Der Rhythmus als eines der zentralen Entwicklungsprinzipien des Lebendigen und Orientierungskategorie für das, was man das 'rechte Zeitmaß' nennen könnte, spielt im heutigen Leben keine bestimmende Rolle mehr", und zynisch fahrt er fort: „Ent-Rhythmisierung heißt das Programm der sich aufgeklärt wähnenden Industriegesellschaft, an dem man üblicherweise den sogenannten 'Fortschritt' festmacht." (Geißler 1995, 60)

*Zum Begriff des Rhythmus:* Rhythmus (griech.-lat. Fließen) ist eine allgemeine Bezeichnung für das periodische Wiederauftreten von Ereignissen oder subjektiven Erscheinungen innerhalb einer Reihe von Ereignissen bzw. wahrgenommenen Prozessen. Die Bedeutung reicht von der Beschreibung des musikalischen Rhythmus als zeitlicher Intervallgliederung bis zu der rhythmischen Gliederung als Eindrucksmerkmal bei der Beschreibung von Bewegungsabläufen. Biologische und Entwicklungsprozesse sind auch unter dem Gesichtspunkt des Rhythmus betrachtbar, z. B. der Wach-Schlafrhythmus, rhythmische Schritte in der Entwicklung des Kindes, usw. Rhythmus bezeichnet das „Gleichmaß" bzw. eine „gleichmäßig gegliederte Bewegung". Die Rhythmik ist eine allgemeine Grundeigenschaft des Lebens und dessen anorganische Voraussetzungen. Gemeint ist das wiederholte Durchlaufen von Zuständen in etwa gleicher Ausprägung, die Wiederholung des Ähnlichen und nicht des Gleichen, d. h. Wiederholung mit Variationen. Dabei handelt es sich bloß um eine ungefähre, nicht um eine starre Dauer der Wiederholung. Wichtige Lebensfunktionen wie z. B. Puls oder Atmung werden durch rhythmisch gestaltete Zeitordnungen in einem komplexen Zeitgeschehen koordiniert. Natürliche und auch soziale Systeme verlaufen rhythmisch; ihre „Wiederholungsdynamik" weist „Unschärfen" auf, die für deren Entwicklungsprozeß notwendig sind. Da Rhythmen nicht starr fixiert sind, erlauben sie dem System eine flexible Anpassung an sich verändernde Umweltbedingungen. Der Rhythmus kann demnach als harmonisches Maß gesehen werden, dessen Nichtbeachtung oder Verletzung – z. B. wie beim Schlafentzug – zu negativen, lebensbedrohlichen Folgen führen kann. In unserer Industriegesellschaft haben die Menschen unter der Vorherrschaft der Technik und der Wirtschaft die rhythmische Gliederung des Werdens und Vergehens verloren; wir Menschen sind jedoch nicht frei verfügbare Eigentümer der Natur und in unserer Individualität *eingeschränkt*. „Es ist daher notwendig, die individualitätsbegrenzenden Bedingungen – die wiederum Voraussetzungen für Individualität sind –, realistisch zu erkennen und zu berücksichtigen. Nur dann besteht 'Fortschritt' nicht im permanenten Überschreiten der Maße, nur dann wird der Fortschritt und werden auch wir nicht maßlos." (Geißler 1995, 61) Die Suche nach dem rechten Maß, die Frage nach dem Angemessenen, nach den Gleichgewichten zwischen den dynamischen Verhältnissen, in denen sich die Rhythmik der Lebensvorgänge gestaltet, sind ethische Fragen. Die Antwort Geißlers, die Menschen mögen doch die in den Rhythmen der Natur und Evolution angelegten Freiheitsgrade als grundlegendes Orientierungsmaß in heutigen Zeiten des höheren Orientierungsbedarfs verwenden, eine Möglichkeit und Chance, daß wir nicht gegen unsere Natur und gegen die Natur um uns herum leben. Es wäre nach Geißler eine bindende Freiheit an der Ordnung des Lebendigen.

## Das Non-Stop-Ziel am Ende des 20. Jahrhunderts

Geißler demonstriert anhand von einigen Beispielen die Non-Stop-Ziele unserer Zeit: Dazu möchte ich in Anlehnung an Geißler (1995, 60 ff) einige Beispiele anführen, wie etwa Non-Stop-Pflanzen, -Tiere, -Licht, -Glück, -Arbeiten, -Reisen, -Fernsehen usw. Mit Non-Stop-Pflanzen ist gemeint, daß die lichtperiodische Sensitivität bei Pflanzen weggezüchtet wird. Non-Stop-Tiere: Es wird als Erfolg und wissenschaftlicher Durchbruch gefeiert, wenn angeborene Zeitprogramme bei Tieren eliminiert werden können, wie dies jüngst nach Geißler dem Japaner Takahashi bei Mäusen gelang. Non-Stop-Licht: Nimmt die Tageslänge im Rhythmus der Jahreszeiten ab, werden inzwischen Lichtboxen angeboten, mit deren Hilfe die Dunkelheit kompensiert werden kann. Non-Stop-Glück: Ähnliches wird alltäglich in verbreitetem Ausmaß beim Menschen mit medikamentöser Beeinflussung versucht. Non-Stop-Arbeiten: Jüngst wurde ein Arbeitsgesetz verabschiedet, das noch mehr Nacht- und Wochenendarbeit zuläßt, um die Anpassung des Menschen an wechselnde und weitgehend entrhythmisierte Arbeitserfordernisse zu erhöhen. Non-Stop-Reisen: Die Mobilitätsbedingungen werden erhöht: das Durchqueren der verschiedenen Zeitzonen kann noch rascher und häufiger geschehen. Non-Stop-Fernsehen: Programme laufen rund um die Uhr, stundenlanges Fernsehen als Freizeitbeschäftigung ist weit verbreitet, „Programm-Surfen" ist eine neue Fernsehgewohnheit (d. h. langweilt man sich bei einem Fernsehprogramm, so schaltet man von einem Programm zum nächsten). Non-Stop – ohne den Rhythmus von Schlafen und Wachen, von Hunger und Sättigung, von Werden und Vergehen, von Anspannung und Entspannung – soll unsere Gesellschaft sowie der Mensch in ihr funktionieren.

### Zum Zeitalter des Narzißmus

Die siebziger Jahre wurden als Ego-Jahrzehnt bekannt. Während die sechziger Jahre von sozialem Interesse und Kulturrevolution geprägt waren, wurden die siebziger Jahre durch selbstzentrierte Einstellungen und Rückzug aus dem politischen Leben charakterisiert. Christopher Lasch, einer der führenden amerikanischen Sozialkritiker dieser Zeit, wurde im deutschsprachigen Raum mit seinem Bestseller „Das Zeitalter des Narzißmus" bekannt. Für Lasch ist der Begriff Narzißmus nicht einfach ein Synonym für Selbstsucht und das Ego-Jahrzehnt nicht bloß ein Rückzug vom politischen Aktivismus der sechziger Jahre; Ausgangspunkt seiner Studien bildete vielmehr die Familie, deren Bedeutung in unserer Gesellschaft über einen Zeitraum von mehr als hundert Jahren stetig zurückgegangen war. Viele Erziehungsfunktionen der Familie

übernahmen die Schulen, Peer-groups, Massenmedien und helfenden
Berufe. Lasch (1995) folgerte daraus, daß derartige große Veränderungen weitreichende psychologische Auswirkungen haben mußten. Er
unternahm den Versuch, diese Auswirkungen zu analysieren und die
psychologische Dimension langfristiger Veränderungen in der Struktur
der kulturellen Autorität zu erforschen. Grundlegende Prämissen leitete Lasch aus der kulturanthropologischen, soziologischen und psychoanalytischen Forschung ab, die sich mit dem Einfluß der Kultur auf
die Persönlichkeit befaßte. Jede Kultur entwickelt charakteristische Muster der Kindererziehung und der Sozialisation, die einen bestimmten
Persönlichkeitstypus hervorbringen soll, der den Anforderungen der
jeweiligen Kultur entspricht. Verschiedene Wissenschaftler kamen zu
ähnlichen Schlußfolgerungen über die Richtung der Veränderung des
Persönlichkeitstypus: Der „innengeleitete" Persönlichkeitstyp wurde allmählich durch einen an der Peer-group orientierten „außengeleiteten"
Persönlichkeitstyp abgelöst (Riesmann 1958); neben dem wachsenden
Einfluß der Peer-groups, der alters- und interessenorientierten Bezugs-
gruppen, wurden auch „Schwächung des Über-Ich" und „Zusammenbruch der Impulskontrollen" als Charakteristika genannt. Auch in den
psychotherapeutischen Praxen nahmen Klienten mit „klassischen Neurosen" ab. An die Stelle von Menschen mit scharf umrissenen neurotischen Symptomen traten immer häufiger Menschen mit diffusen Verstimmungen, Unzufriedenheiten, Sinn- und Ziellosigkeit, dem Gefühl
innerer Leere und schwankenden Selbstwertgefühls. Die klinischen Bilder haben sich gewandelt: Während früher die Patienten mit oft star-
ren moralischen Normen, die zu schweren Verdrängungen führten,
mit ihrem strengen inneren „Zensor" fertigwerden mußten, sind die Patienten heute häufiger durch einen „chaotischen, impulsgetriebenen
Charakter" charakterisiert, der Konflikte nicht verdrängt oder subli-
miert, sondern „ausagiert". Weitere Charakteristika sind nach Lasch: oft
ein gewinnendes Wesen, eher oberflächliche emotionale Beziehungen,
Unfähigkeit zu trauern, starke Wut gegen verlorene Liebesobjekte, pro-
miskuöse Sexualität, Vermeidung enger Bindungen, die intensive Wut-
empfindungen freisetzen könnten, Hypochondrie, Allmachtsphanta-
sien und die Überzeugung, andere ausbeuten zu dürfen und ein Recht
auf die Erfüllung der eigenen Wünsche zu haben, Anpassung mehr aus
Angst vor Strafe als aus Schuldgefühlen. (Lasch 1995, 67 f) Zwischen
dem Normalen und dem Abnormen gibt es fließende Übergänge. In
diesem Sinne kann die klinische Beschreibung der narzißtischen Störungen etwas über die typische Persönlichkeitsstruktur unserer Gesell-

schaft aussagen und einiges zum Verständnis des Narzißmus als eines sozialen Phänomens beitragen. Einschlägige Untersuchungen von Persönlichkeitsstörungen liefern ein Bild, das in abgeschwächter Form ein heute „von Beobachtern der zeitgenössischen kulturellen Szene sofort wiedererkannt werden müßte: Es fällt diesem Typus leicht, auf andere Eindruck zu machen; er giert nach Bewunderung, verachtet aber alle, die er dazu bewegen kann, ihm Bewunderung zu zollen; er ist unersättlich in seinem Hunger nach Gefühlserlebnissen, mit denen sich die innere Leere füllen ließe; und er ist geängstigt von Alter und Tod." (Lasch 1995, 68)

„Der Narziß der Mythologie ertrinkt in seinem eigenen Spiegelbild, ohne je verstanden zu haben, daß es ein Spiegelbild ist. Der entscheidende Punkt der Geschichte ist nicht, daß Narziß sich in sich selbst verliebt, sondern daß er sein eigenes Spiegelbild nicht erkennt, daß ihm jedes Verständnis für den Unterschied zwischen seinem eigenen Selbst und seiner Umwelt fehlt." (Lasch 336 f) Die Erzählung von dem schönen Jüngling Narkissos, der die Liebe der Nymphe Echo verschmäht und deshalb von Aphrodite mit unstillbarer Selbstliebe bestraft wird, stammt aus der griechischen Mythologie. Narkissos beugt sich beim Trinken über eine Quelle und verliebt sich in sein eigenes Bild. Er verzehrt sich immer mehr vor Sehnsucht, da ihm der Gegenstand seiner Liebe unerreichbar bleiben muß, bis er schließlich in die Narzisse, die nach ihm benannt ist, verwandelt wird (narke bedeutet Betäubung).

Die Theorie des primären Narzißmus – so Lasch – läßt uns den Schmerz der Trennung, der mit der Geburt beginnt, als die eigentliche Quelle der menschlichen Malaise erkennen. Die Erfahrung der Hilflosigkeit ist umso schmerzlicher, als wir in der Zeit der Schwangerschaft, d. h. des Untrauterinzustands, automatisch die grundlegenden Bedürfnisse erfüllt bekommen haben („ozeanische" Glückseligkeit nach Freud, zit. n. Lasch 1995, 337). In der Theorie des primären Narzißmus wird kein Unterschied zwischen Ich und Objekt gemacht. Beim sekundären Narzißmus wird die Libido den Objekten entzogen und wieder dem Ich zugeordnet. (Dies ist z. B. bei der Regression eines Schizophrenen der Fall. Aber auch normalerweise stehen Narzißmus und Objektlibido in einem reziproken Verhältnis zueinander. Wenn die eine zunimmt, nimmt die andere ab, und umgekehrt.) „Das neugeborene Kind erfährt zum ersten Mal Hunger und Trennung und spürt seine hilflose, unterlegene und abhängige Position in der Welt, die sich so sehr von der Omnipotenz des Intrauterinzustands unterscheidet, in dem Bedürfnis und Befriedigung aus derselben Quelle hervorgingen.

Die wiederholte Erfahrung der Befriedigung und die Erwartung ihrer Wiederkehr geben dem Kind allmählich die innere Kraft, Hunger, Unbehagen und emotionalen Schmerz zu ertragen. Aber dieselben Erfahrungen verstärken auch das Gewahrsein von Trennung und Hilflosigkeit. Sie machen deutlich, daß die Quelle der Sättigung und der Befriedigung außerhalb des Selbst liegt, das Bedürfnis oder Verlangen aber innerhalb des Selbst. …(und) das Kind… beginnt zu verstehen, daß es die Welt nicht durch seine eigenen Wünsche beherrschen kann. Vorzeitige Geburt und lang anhaltende Abhängigkeit sind die dominanten Fakten der menschlichen Psychologie." (Lasch 1995, 337) Frustration und Trennungsangst kann gelindert werden, indem das Kind sich weigert, zu erkennen, daß die Erwachsenen seine Bedürfnisse befriedigen oder frustrieren können: statt dessen idealisiert es sie als Quelle nie endender, unambivalenter Befriedigung, oder es trennt zwischen ihren frustrierenden von ihren lustspendenden Eigenschaften. Wege der Verleugnung des Getrenntseins bestehen 1. in einer regressiven Symbiose, der Vorstellung einer Verschmelzung oder Wiedervereinigung mit der Mutter oder 2. in der Illusion von Omnipotenz, der Vorstellung eines „Zustands vollkommener Unabhängigkeit und das Verleugnen jeder Abhängigkeit von anderen… Die größte Hoffnung auf emotionale Reife scheint also darin zu liegen, daß wir unser Verlangen nach und unsere Abhängigkeit von anderen Menschen anerkennen – Menschen, die dennoch von uns getrennt bleiben und sich weigern, sich unseren Launen zu unterwerfen. Sie liegt in der Anerkennung der anderen, nicht als Projektionen unserer eigenen Wünsche, sondern als unabhängige Wesen mit eigenen Bedürfnissen und Wünschen. Oder, weiter gefaßt: Sie liegt darin, daß wir unsere Grenzen akzeptieren. Die Welt existiert nicht nur, um unsere eigenen Bedürfnisse und Wünsche zu erfüllen; es ist eine Welt, in der wir Erfüllung und Sinn finden können, sobald wir begreifen, daß auch andere ein Recht auf diese Dinge haben. Die Psychoanalyse bestätigt die uralte religiöse Einsicht, daß es nur einen Weg gibt, das Glück zu erlangen: dadurch nämlich, daß wir Begrenzungen im Geist der Dankbarkeit und der Demut akzeptieren, statt nach dem Annullieren dieser Begrenzungen zu streben oder sie bitter zu hassen." (Lasch 1995, 338)

### Vom Narzißmus zur Technologiegläubigkeit

„Ein Weg, unsere Abhängigkeit von der Natur (von der Mutter) zu verleugnen, ist die Erfindung von Technologien, die dazu bestimmt sind, uns zu Herrschern über die Natur zu machen. Technologie, in diesem Sinn verstanden, stellt eine Einstellung zur Natur dar, die der erkundenden Haltung... (im Sinne Melanie Kleins) diametral entgegengesetzt ist. In dieser Einstellung drückt sich eine kollektive Rebellion gegen die Begrenztheit der menschlichen Verfassung aus. Sie appelliert an die noch vorhandenen Überreste des Glaubens, daß wir die Welt unseren Wünschen unterwerfen, die Natur für unsere eigenen Zwecke einspannmnen und einen Zustand völliger Unabhängigkeit erreichen können. Diese faustische Sichtweise der Technologie war eine gewaltige Kraft in der Geschichte der westlichen Welt, die in der industriellen Revolution mit ihren bemerkenswerten Produktionssteigerungen und in den noch erstaunlicheren Fortschritten, die die Explosion der postindustriellen Informationstechnologien verspricht, ihren Höhepunkt erreicht." (Lasch 1995, 340) Mit Hilfe von Genmanipulation liegt das „Geheimnis des Lebens" in unserer Reichweite, die Langlebigkeitsbewegung und die Versuche, das Altern zu besiegen, sind weitere Beispiele des menschlichen Versuchs, Begrenzungen zu überwinden. Der Traum von der Unterjochung der Natur ist nach Lasch psychologisch ausgedrückt – „die regressive Lösung unserer Kultur für das Problem des Narzißmus – regressiv deshalb, weil sie danach strebt, die ursprüngliche Illusion der Omnipotenz wiederherzustellen, und sich weigert, irgendeine Begrenzung unserer kollektiven Unabhängigkeit zu akzeptieren... Die Wissenschaft der Ökologie – ein Beispiel für die ‚erkundende' Haltung der Natur gegenüber, im Unterschied zur faustischen Haltung – läßt keinen Zweifel an der Unausweichlichkeit dieser Abhängigkeit. Die Ökologie geht davon aus, daß das menschliche Leben Teil eines größeren Organismus ist und daß menschliche Eingriffe in natürliche Prozesse weitreichende Konsequenzen haben, die bis zu einem gewissen Grad immer unkalkulierbar bleiben werden. Die Natur behält die Oberhand: Eben die Technologien, die natürliche Beschränkungen für das menschliche Wohlbehagen und die menschliche Freiheit überwinden sollen, zerstören die Ozonschicht, erzeugen einen Treibhauseffekt und machen die Erde für Menschen unbewohnbar." (Lasch 1995, 341) In diesem Sinne bezeichnet Lasch unsere Gesellschaft in viel tieferem Sinne als narzißtisch, als es journalistische Slogans über eine „Ego-Gesellschaft" oder einen selbstsüchtigen Individualismus, nahelegen. Gleichzeitig werden uralte abergläubische Vorstellungen wiederbelebt, das Okkulte und bizarre Formen von Spiritualität, die mit der New-Age-Bewegung assoziiert werden, erfreuen sich wachsender Begeisterung. Die Revolte gegen die rationale Vernunft ist

weit verbreitet und charakterisiert unsere Welt wie unser Glaube an
Wissenschaft und Technologie. „Archaische Mythen und alter Aber-
glauben sind mitten im Herzen der modernsten und progressivsten wissenschaftlich aufgeklärten Nationen der Welt wiederaufgetaucht. Die
Koexistenz von fortgeschrittener Technologie und primitiver Spiritualität legt den Gedanken nahe, daß beide ihre Wurzeln in sozialen Bedingungen haben, die es Menschen zunehmend schwermachen, die
Realität von Leid, Verlust, Altern und Tod zu akzeptieren, kurz gefaßt:
mit Begrenzungen zu leben. Die Ängste, die für die moderne Welt
eigentümlich sind, scheinen alte Abwehrmechanismen intensiviert zu
haben." (Lasch 1995, 342) Beide, technologischer Utopismus wie New-
Age-Spiritualität, sind aus der Sicht Laschs im primären Narzißmus ver-
wurzelt. Technologischer Utopismus strebt danach, die frühkindliche
Illusion der Symbiose wiederherzustellen. Die New-Age-Spiritualität verleugnet die Realität der materiellen Welt, betrachtet Materie als Illusion und beseitigt damit „jedes Hindernis, das der Wiedererschaffung
eines uranfänglichen Gefühls der Ganzheit und des Gleichgewichts –
der Rückkehr ins Nirvana – entgegensteht... Mehr als alles andere ist
diese Koexistenz einer Hyperrationalität und einer weitverbreiteten Revolte gegen das rationale Denken, die es gerechtfertigt erscheinen läßt,
unsere gegenwärtige Lebensweise im zwanzigsten Jahrhundert als eine
Narzißmuskultur zu charakterisieren. Diese einander widersprechenden Sensibilitäten haben eine gemeinsame Quelle. Beide wurzeln in
den Gefühlen der Heimatlosigkeit und des Vertriebenseins, von denen
so viele Menschen heute erfüllt sind, in ihrer erhöhten Anfälligkeit für
Leiden und Deprivation und in dem Widerspruch zwischen dem Versprechen, daß sie 'alles haben können', und der Realität ihrer Begrenzungen." (Lasch 1995, 346)

Kurz nach seinem Tod erschien Laschs jüngstes Buch „Die blinde
Elite. Macht ohne Verantwortung", in dem er die amerikanische Elite
kritisiert. Diese Elite, Makler, Banker, EDV-Spezialisten, Ärzte, Journali-
sten, Professoren und wer sonst noch Rang und Namen hat, leben „in
einer eigenen Welt mit privaten Schulen, privaten Sicherheitsdiensten,
privaten Krankenversicherungen. Ständig mobil auf Konferenzen, Ver-
nissagen und Geschäftsreisen, isoliert in ihren Vorortvillen, haben sie
nur noch einen touristischen Blick auf ihre Umwelt, der kaum zu Verantwortung oder gar Engagement verpflichtet. Die klassischen demokratischen Werte, z. B. die öffentliche Debatte, ein chancengleiches Bil-
dungssystem und die Orientierung an ethischen Wertvorstellungen,
gelten in ihrer Scheinwirklichkeit voll Überfluß und Zynismus nicht

länger; familiäre, nachbarschaftliche und geistige Bindungen haben kaum noch Bedeutung." (Lasch 1995)

## Einige Werte und Ziele
## angesichts der Herausforderungen der Gegenwart

Angesichts aktueller Herausforderungen unserer Zeit geht es um die Überwindung alter Sichtweisen und Werthaltungen bzw. um Neubewertungen. Die Tatsache, daß wir in einer technisch hochgerüsteten Zeit leben, Massenmedien und neue Kommunikationsmöglichkeiten und erhöhte Mobilität ungeheuren Ausmaßes unser Leben prägen, heißt nicht, daß das Individuum, der einzelne Mensch, mit den Problemen unserer Zeit konstruktiv umgehen kann. Der heutige Informationsüberfluß wirkt eher als Informationsüberflutung – und bedeutet eher Überforderung des Einzelnen – denn als Stütze in einer komplexen Welt. Wir leben in einer Zeit des Umbruchs, in der sich die Frage stellt, welche neuen Werte internalisiert werden sollen und damit handlungsleitende Funktion und Bedeutung erhalten.

Fromm hatte in den sechziger Jahren die Vision, daß Automatisierung und Entfremdung in den nächsten fünfzig bis hundert Jahren weiter voranschreiten und zu einer immer schlimmeren seelischen Erkrankung führen werden. Fromm spricht in diesem Zusammenhang von der Gefahr einer schizoiden Selbstentfremdung, von Gefühlen der Freud- und Leblosigkeit, mangelnder Liebesfähigkeit und anderen Symptomen, wie wir sie in den siebziger- und achziger Jahren in der psychotherapeutischen Fachliteratur wiederfinden. Daß jeder Mensch nur ein Zahnrädchen in der Maschinerie ist und reibungslos funktioniert, werde durch die Methode der psychologischen Konditionierung, durch Massensuggestion und finanzielle Anreize erreicht. Als wesentliche Werte für die Zukunft nennt er Werte, die auf unterschiedlichen Ebenen zum Tragen kommen, – auf der persönlichen, auf der betrieblichen und arbeitspsychologischen, auf der politischen und gesellschaftlichen Ebene. Dazu gehören nach Fromm: die Selbstverwirklichung des Menschen, eine neue und gerechtere Verteilung der wirtschaftlichen Rohstoffquellen und des Reichtums, die internationale wirtschaftliche Planung und Zusammenarbeit, völlige Abrüstung und Kriegsvorbeugung, weitgehende Dezentralisierung der Arbeit bei Beibehaltung der industriellen Methode, Mitbestimmungsrecht aller innerhalb eines Unternehmens zur Ermöglichung einer aktiveren und verantwortungsbewußten Mitarbeit im wirtschaftlichen Bereich, Diskussionen in kleinen Gruppen mit persönlichem Kontakt im politischen Bereich (Gemeindeversammlungen, neues „Unterhaus"), Angleichung der Einkommen und eine grundsätzliche produktive Orientierung anstelle der ausbeuterischen und hortenden Orientierung des 19. Jahrhunderts oder anstelle der rezeptiven und Marketing-Orientierung des 20. Jahrhunderts. „Das Kapital muß im Dienst der Arbeit, und die Dinge müssen im Dienst des Lebens stehen... Dem Menschen muß sein übergeordneter Platz in der Gesellschaft wieder eingeräumt werden." Und: „Keine Neugestaltung darf gewaltsam herbeigeführt werden, und sie muß gleichzeitig im wirtschaftlichen, politischen und kulturellen Bereich erfolgen... Der Mensch kann sich vor den Folgen seines eigenen Wahnsinns nur dadurch schützen, daß er eine gesunde Gesellschaft schafft, die den Bedürfnissen des Menschen entspricht, jenen Bedürfnissen, die in den Bedingungen seiner Existenz begründet sind." (Fromm 1955, 305)

Im folgenden möchte ich einige Schlußfolgerungen der oben dargestellten Überlegungen kurz zusammenfassen. Dabei beschränke ich mich auf die wesentlichen Schlußfolgerungen, die sich aus den bisher angeführten Charakteristika unserer Zeit ergeben; und zwar geht es dabei um die Überwindung der Spaltung des Menschen in Intellekt und Affekt, die Überwindung unserer Haltung des Konsumierens und Empfangens, um einen vernetzten und solidarischen Umgang mit aktuellen Problemen, nicht zuletzt um die Überwindung des mechanistischen Menschenbildes und um die Überwindung der Technologiegläubigkeit sowie um das Akzeptieren der existentiellen Beschränkungen.

*Zur Überwindung der Spaltung des Menschen in Intellekt und Affekt.* Fromm sieht als eine der Ursachen, warum unser Denken so kopflastig geworden ist, unsere Schwerpunktverlagerung aufgrund unserer Produktionsweise, die mit einer zunehmenden Wertschätzung der Technik Hand in Hand geht. In einer Gesellschaft, in der die Produktion zum Hauptanliegen wird, wird der Intellekt zum höchsten Wert. „Doch wenn wir mit unserem gegenwärtigen ethischen Problem fertig werden wollen, müssen wir uns ernsthaft anstrengen, die Spaltung zwischen Affekt und Intellekt zu überwinden... Wir müssen den wirklichen Menschen wieder entdecken. Ich bin nicht getrennt in Geist und Körper. Ich bin ich und du bist du; mein Herz und meine Gefühle können ebenso rational sein wie mein Denken. Und meine Gedanken können ebenso irrational sein wie mein Herz. Doch ist es mir nicht möglich, unabhängig voneinander von meinem Herzen und meinem Denken zu reden, weil sie in Wirklichkeit eines sind, nur zwei Aspekte des gleichen Phänomens... Ob wir psychosomatische Krankheiten oder Erscheinungen von Massenhysterie untersuchen, immer geht es um ein und dasselbe. Das Denken kann durch das Gefühl verdummt oder erleuchtet werden, und umgekehrt. Dies gilt es zunächst zu erkennen..." (Fromm 1958, 327) Menschen kommen oft in Psychotherapie und meinen, sie wären glücklich – wenn sie nur die Symptome nicht hätten. Nur die Symptome stünden ihrem uneingeschränkten Glück im Wege. Um sich vor unangenehmen *Gefühlen* zu schützen, z. B. vor der Traurigkeit, kann sich der Mensch mit Hilfe einer Illusion über sein Gefühl, die eine *verstandesmäßige* Annahme ist, schützen.

*Zur Überwindung unserer Haltung des Konsumierens und Empfangens.* Schöpferisch zu werden stellt für Fromm eine Lösungsmöglichkeit dar, unsere Konsumhaltung zu überwinden. Dabei geht es ihm um Kreativität als einer Haltung den Menschen und der Welt gegenüber, bei der man sich der Welt bewußt ist und auf sie antwortet. Oft sehen wir die Dinge nicht bewußt oder eingeschränkt. Wir sind heute geschäftig, wollen vieles gleichzeitig tun und werden dabei unkonzentriert. Wir hören Radio oder sehen Fern und lesen dabei die Zeitung. Nebenbei unterhalten wir uns mit Partner oder Kindern oder telefonieren usw. Wir können uns nicht mehr auf etwas konzentrieren. Auch ein Buch lesen, verstehen und darüber reden kann in einer Konsumentenhaltung erfolgen. „...dann kann ich ein Buch aber auch so lesen, daß ich nicht nur das, was der Autor sagt, in mich aufnehme, sondern daß dabei in mir selbst etwas zum Leben kommt, daß mir neue Gedanken kommen. Dann setze ich mich mit dem Buch tatsächlich auseinander und bin ein veränderter Mensch, wenn ich das Buch gelesen habe. Bin ich nach dem Lesen noch der gleiche, dann taugt entweder das Buch nichts, oder ich tauge nichts, das heißt ich habe das Buch nur konsumiert." (Fromm 1958, 328)

*Zum vernetzten und solidarischen Umgang mit aktuellen Problemen.* Ein Beispiel für Solidarität liefert Abbé Pierre am Beispiel der *Obdachlosigkeit* als gesellschaftspolitisches Problem in Frankreich. In der Normandie gibt es z. B. einen Pfarrer, Abbé Pierre, der dadurch Aufsehen erregt und Schlagzeilen macht, weil er illegalerweise leerstehende Häuser besetzt, um sie den Obdachlosen von Paris zukommen zu lassen. Er sagt, gefragt nach seinem Verhältnis zu Recht und Gesetz: „Ich respektiere das Gesetz, solange es respektabel ist. Ein Gesetz, das Häuser leer stehen läßt und Menschen obdachlos werden läßt, ist für mich nicht mehr respektabel. Dann folge ich einem höheren Gesetz" (Fernsehin-

terview vom Juli 1995). Pfarrer Pierre hat eine der höchsten Auszeich-
nungen vom Staat Frankreich und benutzt diese bei seinen Hausbeset-
zungen, um sich Respekt zu verschaffen, da die Polizisten dann vor ihm
salutieren müssen. Ähnlich wie Pfarrer Pierre müssen z. B. auch so
manche Greenpeace-Vertreter manchmal Gesetze übertreten, um ihrer
Aufgabe als Umweltorganisation und ihren Werten des Umweltschutzes
gerecht werden zu können.

Ein Beispiel für einen vernetzten Umgang mit aktuellen Problemen
im Bereich der *Gesundheitspolitik* wäre, wenn man davon ausgeht, was
für den Menschen am besten, d. h. am gesündesten ist; am Beispiel der
Psychotherapieforschungsergebnisse konnte demonstriert werden, wie
für einzelne Institutionen (z. B. die Krankenkassen) die „scheinbar bil-
ligste" Lösung de facto die „insgesamt teuerste" Lösung ist (gesamtge-
sellschaftlich betrachtet). Es ist verständlich, daß die Krankenkassen angesichts der derzeitigen Ressourcenknappheit davor zurückscheuen,
neue Leistungen, zu denen die Psychotherapie zählt, allzu freizügig zu
zahlen. Allerdings ist der gesellschaftliche Nutzen von Psychotherapie
durch unzählige wissenschaftliche Untersuchungen längst ausreichend
nachgewiesen; das bezieht sich auf verschiedenste Patientengruppen,
auf Menschen, die z. B. unter Alkoholabhängigkeit, einer Erkrankung
des schizophrenen oder manisch-depressiven Formenkreises, einer
neurotischen oder psychosomatischen Störung leiden, sowie auf Menschen vor und nach einer Operation usw. In der Zwischenzeit gibt es
ausreichend Belege dafür, daß durch den Einsatz von Psychotherapie
nicht nur die Gesellschaft einen Nutzen hat (z. B. durch kürzere Krankenstände, weniger Unfälle, weniger Leistungen für Schadenersatz,
höhere Arbeitsproduktivität, geringere Arbeitsunfähigkeit, geringere
Frühberentung durch geringere chronifizierte Krankenkarrieren), sondern auch die Krankenkassen als einzelne Institutionen (z. B. durch
verringerte medizinische Behandlungskosten, geringere Ausgaben für
Medikamente, kürzere stationäre Krankenhausaufenthalte). Die positiven Folgen von Psychotherapie beziehen sich somit nicht „nur" auf die
Besserung der Gesundheit und der Lebensqualität des einzelnen und
damit auch seiner Familienangehörigen, sondern auch auf die anderen
Steuerzahler, das Staatsbudget, andere Versicherungsnehmer und nicht
zuletzt auch auf die Krankenkassen. Es ist offenbar nicht leicht, zu verstehen, daß die ethische Forderung nach einer geeigneten Behandlung
des erkrankten Menschen, in der neben medizinischen und anderen
Behandlungsformen auch die Psychotherapie ihren Platz hat, nicht die
teuerste, sondern eher eine billige und kostensparende Version dar-

stellt. Hier liegt eine weitere gesundheitspolitische Herausforderung der Gegenwart sowohl in dem Anliegen, den Menschen wieder in den Mittelpunkt des Interesses zu stellen, als auch der Vernetzung aller an Gesundheit interessierter Ebenen (verschiedene politische Ebenen/ Bundesebene/Landesebene usw.) und Institutionen (z. B. Krankenkassen, Pensionsversicherungsanstalten, Arbeitsmarktservice).

Solidarität ist auch – angesichts *globaler Bedrohungen* wie z. B. Zerstörung der Ozonschicht, Erzeugung eines Treibhauseffekts, Bedrohung der Umwelt durch Verschmutzung des Wassers und der Luft, Bedrohung durch Atomversuche und Atomkraftwerkskatastrophen – mit der Natur und dem Menschen gefordert; ebenso ein vernetzter Umgang, nicht zuletzt deshalb, weil die Natur keine Landesgrenzen respektiert. Beck (1995) spricht in diesem Zusammenhang von einer „Weltrisikogesellschaft". 1. Die in der Industriegesellschaft entwickelten Institutionen und Normen – Risikokalkül, Versicherungsprinzip, Unfallbegriff, Katastrophenschutz, vorsorgende Nachsorge versagen gerade im Bereich umstrittener Technologien wie z. B. Kernenergie, Gentechnologie, riskante chemische Produktionen. 2. Die Entscheidungen des „technisch-ökonomischen Fortschritts" sind noch nationalstaatlich und betrieblich organisiert, nicht jedoch deren bedrohliche Folgen. In diesem Sinne hat der ökologische Diskurs das Ende der Außenpolitik eingeleitet; „im entfalteten Gefahrenindustrialismus" ist es keine ausschließlich nationalstaatlich zu lösende Aufgabe mehr, die Sicherheit und Gesundheit der Bürger zu gewährleisten. Beck spricht in diesem Zusammenhang nicht von „Naturzerstörungen", sondern von der „Weltrisikogesellschaft": „Die Verwandlung der ungesehenen Nebenfolgen industrieller Produktion in globale ökologische Krisenherde ist gerade kein Problem der uns umgebenden Welt – kein „Umweltproblem" –, sondern eine tiefgreifende Institutionenkrise der ersten, nationalstaatlichen Industriemoderne selbst." (Beck 1995, 52 f) Dabei unterscheidet Beck drei Arten von globalen Gefahren: 1. Konflikte um „bads", die als die Gegenseite von „goods" erzeugt werden, also reichtumsbedingte ökologische Zerstörungen und technisch-industrielle Gefahren (z. B. das Ozonloch, der Treibhauseffekt, die unvorhersehbaren Folgen von Gentechnik und Fortpflanzungsmedizin). 2. Armutsbedingte ökologische Zerstörungen und technisch-industrielle Gefahren. 3. Massenvernichtungswaffen, fundamentalistischer oder privater Terrorismus, Kriegsgefahren. Viele der reichstumsbedingten ökologischen Gefährdungen resultieren aus der Externalisierung von Produktionskosten, bei der armutsbedingten ökologischen Zerstörung handelt es sich hingegen um eine Selbstzerstörung der Armen mit Nebenwirkungen auch für die Reichen. Dadurch verteilen sich reichtumsbedingte Umweltzerstörungen gleichmäßig auf dem Globus, während armutsbedingte in erster Linie an Ort und Stelle anfallen und sich erst in Form von mittelfristig auftretenden Nebeneffekten internationalisieren (z. B. das Abholzen der tropischen Regenwälder). Begonnene und abgebrochene Modernisierungsprozesse schaffen derartige Gefahren; Umwelt- und Leben-gefährdende Technologien wachsen, ohne daß diese Länder über ausreichende institutionelle und politische Mittel verfügen, die die mögliche Zerstörung verhindern könnten. Die neuen, selbstgeschaffenen Gefahren heben „tragende Säulen des herkömmlichen Sicherheitskalküls" auf: Schäden verlieren erstens ihre raumzeitliche Beschränkung – sie sind global und nachhaltig; sie sind zweitens kaum mehr bestimmten Verantwortlichen zuzuschreiben – das Verursacherprinzip verliert an Trennschärfe; drittens können derartige Schäden nicht mehr finanziell kompensiert werden – es ist sinnlos, sich gegen die schlimmsten Auswirkungen der globalen Bedrohungsspirale zu versichern. Folglich existieren auch keine Pläne für die Nachsorge (Beck 1995, 53). Angesichts globaler Gefährdungen entstand die Herausforderung zur Ausbildung internationaler Institutionen. „Die Öffentlichkeit im Westen wird in ihrer Doppelfunktion als Konsument und Gewissen zu einem 'Dauerzwangsbeichtvater' einer sündigen Wirtschaft. Was bislang nur auf dem Papier stand und von niemandem ernst genommen wurde – Kontrolle, Sicherheit, Schutz vor den zerstörerischen Folgen des Wirtschaftswachstums-, wird plötzlich zu einem Hebel, über den Staat, Öffentlichkeit, Bürgergruppen, Verwaltung und Recht ihre politischen Interventionen in die Festungen der Wirtschaft im Namen eines neuen ökologischen Kreuzrittertums planen und ausführen können. Verlierer erzeugen Gewinner… Eine Wirtschaft, die ökologisch lernfähig wird, spaltet sich. Diese Spaltung wiederum ermöglicht die Herstellung der Lernfähigkeit mit politischen Mitteln." Es kann zu einer „Repolitisierung der Politik" kommen „beim Übergang von der nationalen, ökologischen Moral zur international-kooperativen ökologischen Politik." (Beck 1995, 53) Als Voraussetzung dafür sieht Beck allerdings eine klare ökologische Machtpolitik („ökologischer Machiavellismus") mit dem Ziel des „Ökologischen Umbaus der Industriegesellschaft".

*Zur Überwindung des mechanistischen Menschenbildes,* – insbesondere in der Gesundheitspolitik – und zwar nicht nur in Worten, sondern auch in Taten. In diesem Sinne schrieb Romano Guardini in seinem Buch

„Ethik. Vorlesungen an der Universität München (1950–1962)“: „Das Problem beginnt bei der Mechanisierung der ärztlichen Theorie und Praxis, wie sie in den letzten Jahrzehnten des vergangenen Jahrhunderts eingesetzt hat. Es ist deswegen so schwierig, weil die Mechanisierung ihrerseits im engsten Zusammenhang mit den eigensten Fortschritten der medizinischen Wissenschaft und Technik steht. Was den Fortschritt getragen, hat auch die Gefahrdung gebracht. Was ist damit gemeint? Vor allem die mechanistische Grundauffassung des Menschen selbst. Diese Vorstellung, die durch Descartes und die französischen Enzyklopädisten begründet, dann von Materialismus und Positivismus entwickelt wurde und den Menschen als eine hochdifferenzierte Apparatur verstand, war fur das wissenschaftlich-medizinische Denken eine große Versuchung. Sie schien eine exakte Auffassung der Krankheit zu ermöglichen, sofern deren Entstehung und ihr Verlauf als chemisch-physikalischer Naturprozeß verstanden werden konnte – was ebenso, nur in umgekehrter Sinnrichtung, für die Heilung gilt. Die Vorstellung schien klar, präzis und wissenschaftlicher Methode entsprechend – in Wahrheit war sie einfachhin falsch. So war auch die Erleichterung, welche dieses Schema fur Theorie und Praxis zu bringen schien, in Wahrheit ein Schaden. Denn der Mensch ist an keiner Stelle seines Bestandes und seiner Aktivität eine Apparatur.“ Und: „Jene Vorstellung hat aber auch eine Mechanisierung des ärztlichen Verfahrens selbst verursacht. Das zeigt sich vor allem in dem ungeheuren Einfluß der pharmazeutischen Industrie. Der Vorgang der Heilung kommt immer mehr in den Charakter eines chemischen Prozesses... das neuzeitliche Kassen- und Versicherungswesen (muß sich notwendig durchorganisieren)... um die Menge der Ansprüche zu bewältigen... Daraus kommt die Gefahr, die Menschen als Objekte zu nehmen, wiederum mit den Folgen, die eine solche Handlung nach sich zieht: Der Einzelne wird unwichtig; die Behandlung wird schematisch, die Vorschriften werden bürokratisch... Dazu die Tendenz, jedes System als Selbstzweck zu nehmen, und zu vergessen, daß es der Kranken, *nur ihretwegen* da ist.“ (Guardini 1993, 959 ff, Hervorh. d. d. Verf.) Die Notwendigkeit der Überwindung des mechanistischen Weltbildes läßt sich – neben dem gesundheitspolitischen Bereich – auch in anderen Bereichen, etwa am Beispiel von Arbeitsbedingungen von Menschen in Betrieben demonstrieren (vgl. dazu z. B. die Beiträge von Dolleschka, Döring, Karazmann und Ahrer in Teil II dieses Buches).

*Zur Überwindung der Technologiegläubigkeit und Akzeptieren der existentiellen Beschränkungen.* „Unsere wachsende Abhängigkeit von Technologien, die niemand zu verstehen oder zu beherrschen scheint, läßt zunehmend Gefühle der Hilflosigkeit und des Opfer-Seins aufkommen. Es fällt uns immer schwerer, einen Sinn für Kontinuität, Permanenz oder Verbundenheit mit der Welt, die uns umgibt, zu entwickeln. Unsere zwischenmenschlichen Beziehungen sind erschreckend zerbrechlich, Güter werden hergestellt, um verbraucht und weggeworfen zu werden, die Realität wird als instabiles Environment aus flackernden Bildern erfahren." Und: „Die besten Verteidigungsstrategien gegen die Schrecken der Existenz sind die einfachen Tröstungen der Liebe, der Arbeit und des Familienlebens; sie verbinden uns mit einer Welt, die von unseren Wünschen unabhängig und dennoch für unsere Bedürfnisse empfänglich ist… Liebe und Arbeit geben uns allen die Möglichkeit, einen kleinen Teil der Welt für uns zu entdecken und die Welt schließlich so anzunehmen, wie sie ist." (Lasch 1995, 346) Daraus ergeben sich Herausforderungen für den einzelnen wie für die Politik. Von Arbeit und Liebe dürfe man weder zuviel erwarten noch sie entwerten. „Unsere Maßstäbe von 'kreativer, sinnerfüllter Arbeit' sind zu übertrieben, um Enttäuschungen zu überleben. Unsere Idealvorstellungen von 'wahrer Liebe' erlegen unseren persönlichen Beziehungen eine Bürde auf, die sie unmöglich tragen können. Wir verlangen zuviel vom Leben, zuwenig von uns selbst." (Lasch 1995, 347)

Letztendlich sollte es uns um den Menschen gehen. Erich Fromm schreibt: „Wir müssen uns entscheiden, ob es uns mit unserer westlichen religiösen und humanistischen Tradition ernst ist, daß der Mensch das Ziel von allem ist. Wenn es uns damit nicht ernst ist, sollten wir es wenigstens zugeben. Heute beherrschen die Dinge den Menschen. Unsere Aufgabe ist es, dem Menschen wieder den Vorrang zu geben." (Fromm 1958, 330)

## Literatur

Beck U (1995) Zur politischen Dynamik globaler Gefahren. Natur. Zeitschrift für eine ökologische Zukunft 12: 52–53
Fromm E (1955) Wege aus einer kranken Gesellschaft. Eine sozialpsychologische Untersuchung. dialog und praxis. dtv, München
Fromm E (1958) Die moralische Verantwortung des modernen Menschen. In: Fromm E (1981) Erich Fromm Gesamtausgabe, Bd XI. Sozialistischer Humanismus und Humanistische Ethik. [Funk R (Hrsg)] Deutsche Verlagsanstalt, Stuttgart
Fromm E (1965) Sind wir geistig noch gesund? In: Funk R (Hrsg) (1990) Ethik und Politik. Antworten auf aktuelle politische Fragen. Schriften aus dem

Nachlaß. I. Sozialpsychologische Erkenntnisse und ihre politische Umsetzung. Beltz, Weinheim Basel
Fromm E (1967) Der geistige Zustand Amerikas. In: Funk R (Hrsg) (1990) Ethik und Politik. Antworten auf aktuelle politische Fragen. Schriften aus dem Nachlaß. I. Sozialpsychologische Erkenntnisse und ihre politische Umsetzung. Beltz, Weinheim Basel
Fromm E (1981) Erich Fromm Gesamtausgabe, Bd I. Analytische Sozialpsychologie. [Funk R (Hrsg)] Deutsche Verlagsanstalt, Stuttgart
Fromm E (1981) Erich Fromm Gesamtausgabe, Bd II. Analytische Charaktertheorie. [Funk R (Hrsg)] Deutsche Verlagsanstalt, Stuttgart
Fromm E (1981) Erich Fromm Gesamtausgabe, Bd III. Empirische Untersuchungen zum Gesellschafts-Charakter. [Funk R (Hrsg)] Deutsche Verlagsanstalt, Stuttgart
Fromm E (1981) Erich Fromm Gesamtausgabe, Bd IV. Gesellschaftstheorie. [Funk R (Hrsg)] Deutsche Verlagsanstalt, Stuttgart
Fromm E (1981) Erich Fromm Gesamtausgabe, Bd V. Politik und Sozialistische Gesellschaftskritik. [Funk R (Hrsg)] Deutsche Verlagsanstalt, Stuttgart
Fromm E (1981) Erich Fromm Gesamtausgabe, Bd VI. Religion. [Funk R (Hrsg)] Deutsche Verlagsanstalt, Stuttgart
Fromm E (1981) Erich Fromm Gesamtausgabe, Bd VII. Aggressionstheorie. [Funk R (Hrsg)] Deutsche Verlagsanstalt, Stuttgart
Fromm E (1981) Erich Fromm Gesamtausgabe, Bd VIII. Psychoanalyse. [Funk R (Hrsg)] Deutsche Verlagsanstalt, Stuttgart
Fromm E (1981) Erich Fromm Gesamtausgabe, Bd IX. Sozialistischer Humanismus und Humanistische Ethik. [Funk R (Hrsg)] Deutsche Verlagsanstalt, Stuttgart
Fromm E (1981) Erich Fromm Gesamtausgabe, Bd X. Register. [Funk R (Hrsg)] Deutsche Verlagsanstalt, Stuttgart
Fromm E (1985) Über den Ungehorsam. dialog und praxis. dtv, München
Geißler K A (1991) Zeit leben. Vom Hasten und Rasten, Arbeiten und Lernen, Leben und Sterben. Beltz, Weinheim
Geißler K A (1992) Haben Sie Zeit! Psychologie Heute 11
Geißler K A ( 1995) Auf der Suche nach dem verlorenen Lebens-Rhythmus. Psychologie Heute 5: 60–63
Guardini R (1993, 1994) Ethik. Vorlesungen an der Universität München (1950–1962), Bd 2. Sachbereich Anthropologie und Kulturkritik. Grünewald/Schöningh, Mainz Paderborn
Held M, Geißler K A (1995) Von Rhythmen und Eigenzeiten. Universitas, Stuttgart
Hutterer-Krisch R (Hrsg) (1996) Fragen der Ethik in der Psychotherapie. Springer, Wien New York
Hutterer-Krisch R (1996) Zum Verhältnis von Ethik und Psychotherapie. In: Hutterer-Krisch R (Hrsg) Fragen der Ethik in der Psychotherapie. Springer, Wien New York, S 18–59
Hutterer-Krisch R (1996) Werte in den Psychotherapiemethoden. In: Hutterer-Krisch R (Hrsg) Fragen der Ethik in der Psychotherapie. Springer, Wien New York, S 74–108
Hutterer-Krisch R (1996) Behandlungsfehler in der Psychotherapie. In: Hutte-

rer-Krisch R (Hrsg) Fragen der Ethik in der Psychotherapie. Springer, Wien New York, S 133–154

Hutterer-Krisch R (1996) Zu den aktuellen Berichtserstattungsforderungen der Krankenkassen. Derzeitige Lösung der Verhandlungen zu den Berichtserstattungsforderungen. In: Hutterer-Krisch R (Hrsg) Fragen der Ethik in der Psychotherapie. Springer, Wien New York, S 506–514

Hutterer-Krisch R (1996) Fragen der Ethik. In: Sonneck G (Hrsg) Bibliothek Psychotherapie, Bd 5. Psychotherapie als Wissenschaft – Fragen der Ethik. Facultas, Wien

Lasch C (1995) Das Zeitalter des Narzißmus. Hoffmann und Campe, Hamburg

Lasch C (1995) Die blinde Elite. Macht ohne Verantwortung. Hoffmann und Campe, Hamburg

Nowotny V (1995) 9 Karriere-Tips. Karriereplanung, aber richtig. News befragte Österreichs Top-Personalberater, wie man optimal ins Berufsleben einsteigt und schnell nach oben kommt. News 6/95: 96–97

Richter H E (1976) Flüchten oder Standhalten. Rowohlt, Reinbek bei Hamburg

Schneider N J (1995) Die Kunst des Teilens. Zeit, Rhythmus und Zahl. Piper, München

Spector H (1993) Analytische und postanalytische Ethik. Untersuchungen zur Theorie moralischer Urteile. Alber-Reihe Philosophie. Alber, Freiburg München

# Psychotherapie und Sozialplanung

## Anmerkungen zur Entwicklung der „sozialstaatlichen Leistungen" im Spannungsfeld zwischen Individualisierung und Gemeinwesenorientierung

### R. Popp

### Einleitende Überlegungen

In der einschlägigen fachwissenschaftlichen Literatur läßt sich sowohl für den Begriff *Sozialplanung* als auch für den Begriff *Psychotherapie* keine allgemein akzeptierte Definition auffinden.

Bezüglich des Begriffes *„Psychotherapie"* bietet sich jedoch mit Hilfe des § 1 (1) des Psychotherapiegesetzes wenigstens auf einer pragmatischen Ebene eine jedenfalls für Österreich gültige Präzisierung an.

„Psychotherapie ist die nach einer allgemeinen und besonderen Ausbildung erlernte, umfassende, bewußte und geplante Behandlung von psychosozial oder auch psychosomatisch bedingten Verhaltensstörungen und Leidenszuständen mit wissenschaftlich-psychotherapeutischen Methoden in einer Interaktion zwischen einem oder mehreren Behandelten und einem oder mehreren Psychotherapeuten mit dem Ziel, bestehende Symptome zu mildern oder zu beseitigen, gestörte Verhaltensweisen und Einstellungen zu ändern und die Reifung, Entwicklung und Gesundheit des Behandelten zu fördern." (Kierein et al. 1991)

Für den Begriff *Sozialplanung* gibt es leider nicht einmal auf einer vergleichbar pragmatischen Ebene eine allgemein gültige Definition.

Ich möchte daher in aller Kürze einleitend präzisieren, was ich meine, wenn ich im Folgenden den Begriff „Sozialplanung" verwende:

Mit dem Begriff *Sozialplanung* kennzeichne ich die Gesamtheit aller wissenschaftlich angeleiteten Maßnahmen, die der Vorbereitung,

Durchführung und Evaluation der quantitativ und qualitativ orientierten Entwicklungssteuerung der *sozialstaatlichen Leistungen* durch das politisch-administrative System auf Bundes-, Landes- und kommunaler
Ebene dienen. (Sehr ausführlich zu Fragen der „Sozialplanung": Deutscher Verein für öffentliche und private Fürsorge 1986)

Die im obigen Definitionsversuch angesprochenen *sozialstaatlichen
Leistungen* treten in einer Vielzahl von sehr unterschiedlichen Ausprägungsformen auf, z. B. in Form von schulischer Bildung, Sozialhilfe,
Pflegegeld, sozialem Wohnbau, Sozialversicherung, Krankenhaus-fi-
nanzierung, Sozialarbeit,...

*Sozialstaatliche Leistungen* lassen sich als institutionalisierte Reaktionen des politisch-administrativen Systems auf gesamtgesellschaftliche
Entwicklungserfordernisse einerseits und auf individuelle bzw. grup-
penspezifische Krisen und Notlagen andererseits begreifen.

*Sozialstaatliche Leistungen* haben also nichts mit „Geschenken" oder
„milden Gaben" zu tun sondern beziehen sich (in Anlehnung an Offe
u. a.) etwas vereinfacht auf zwei eher nüchterne Zwecke:

*Erstens* beziehen sich sozialstaatliche Leistungen auf die *Reproduktion
der individuellen und kollektiven Arbeitskraft,* also auf die Wiederherstellung der Arbeitskraft, einerseits im Hinblick auf Einzelne (z. B. in Form
von Hilfestellungen für die individuelle Erholung oder in Form von individuell bezogener Beratung, Krisenintervention, Therapie, u. ä.), andererseits aber auch im Hinblick auf gesamtgesellschaftliche Perspektiven (z. B. in Form der Angebote für die Bildung und Sozialisation der
jeweils nachfolgenden Generation oder in Form von bio-psycho-sozial
orientierten Maßnahmen der Hygiene).

*Zweitens* beziehen sich sozialstaatliche Leistungen auf die *Absicherung der Massenloyalität,* also der Loyalität der Staatbürger/innen gegenüber dem politischen und damit indirekt auch gegenüber dem wirtschaftlichen Subsystem unserer Gesellschaft.

Sozialstaatliche Leistungen zielen also – nüchtern betrachtet – immer auf Gegenleistungen der betroffenen Bürgerinnen und Bürger ab.

Die spezifischen Ausprägungsformen der sozialstaatlichen Leistungen hängen freilich in hohem Maße von den gesellschaftlichen Bedingungen ab, unter denen Massenloyalität gesichert bzw. Arbeitskraft wiederhergestellt wird. Ändern sich die Bedingungen, so ergibt sich auch
im Bereich der sozialstaatlichen Leistungen entsprechender Innovati-
onsbedarf.

(Ich werde diese Gedankengänge weiter unten im vorliegenden Beitrag noch ein wenig vertiefen.)

Spätestens mit dem Beschluß des Psychotherapiegesetzes (1990) und der in der Folge erreichten Teil-Finanzierung psychotherapeutischer Interventionen aus Sozialversicherungs-Mitteln wurde das Handlungssystem der *Psychotherapie* (im Sinne des § 1(1) des Psychotherapiegesetzes) in den Rang eines „offiziellen" Dienstleistungsangebots im Kontext der sozialstaatlichen Leistungen erhoben.

Mit diesem Institutionalisierungsschub wurde die Psychotherapie freilich auch in den Steuerungszusammenhang der *Sozialplanung* integriert.

In diesem Sinne werden die Qualitätsstandards psychotherapeutischer Interventionen in der Zukunft nicht nur den methodologischen und methodischen Ansprüchen des Psychotherapiebeirats bzw. der anerkannten Psychotherapieschulen genügen müssen, sondern werden sich in wachsendem Ausmaß auch an der Meßlatte der sozialstaatlichen „Versorgungslogik" zu orientieren haben.

### „Reproduktion der Arbeitskraft" und „Sicherung der Massenloyalität"

So wenig sich die weiter oben angesprochenen *zentralen Begründungszusammenhänge* dieser Versorgungslogik („Reproduktion der Arbeitskraft" und „Sicherung der Massenloyalität") geändert haben, so sehr fordern die *gewandelten gesellschaftlichen Bedingungen* für die Reproduktions- und Loyalitätssicherung *erhebliche Innovationen* im gesamten Angebotsspektrum der sozialstaatlichen Leistungen heraus.

In diesem Sinne greift die allzu umstandslose Warnung vor dem drohenden *Sozialabbau* zu kurz und animiert nur zu allzu ängstlich-defensiven Reaktionen.

Angemessener erscheint es mir, die aktuellen und bevorstehenden, z. T. gravierenden Veränderungen der sozialen (einschließlich gesundheitsbezogenen) Angebotstruktur als *„Umbau des Sozialstaates"* zu begreifen. Diese Sichtweise ermöglicht es nämlich, nicht nur die unbestreitbaren Gefahren sondern auch die Chancen dieser Entwicklung zu sehen.

(Die „Legalisierung" der Psychotherapie erscheint mir übrigens eine besonders typische Ausprägungsform dieses Umbauprozesses zu sein, was ich weiter unten im vorliegenden Beitrag noch genauer darstellen werde.)

Im Folgenden möchte ich einige – insbesondere auch für das Verständnis des sozialplanerischen Stellenwerts der Psychotherapie relevante – Zusammenhänge zwischen gesellschaftlichen Bedingungen und sozialstaatlichen Leistungen diskutieren:

Bereits in den vergangenen Jahrzehnten wurden die Bedingungen für die *individuelle und kollektive Reproduktion der Arbeitskraft* sowie für die *Sicherstellung der Massenloyalität* generell von der schrittweisen Abnahme der Tragfähigkeit der traditionellen sozialen Netze von Familie und Nachbarschaft gekennzeichnet.

Allem Anschein nach setzt sich dieser Prozeß der *„Individualisierung"* (Beck 1986), also die Herauslösung des Einzelnen aus historisch vorgegebenen Sozialformen und Bindungen sowie des Verlustes traditioneller Sicherheiten (im Hinblick auf Handlungswissen, Glauben und leitende Normen) ungebrochen fort.

Als Reaktion auf die *systembedrohten* Konsequenzen dieses „Individualisierungsprozesses" wurde quasi *kompensatorisch* ein immer dichteres Netz gesellschaftlich organisierter und institutionalisierter Reproduktionshilfen und loyalitätssichernder Infrastrukturangebote geschaffen (z. B. Schulen, Erwachsenenbildungseinrichtungen, Krankenhäuser, Kuranstalten, ambulante psychosoziale und medizinische Einrichtungen, soziokulturelle Angebote).

Phänomene wie *Intensivierung der Arbeitszeit, zunehmende Arbeitsteilung, Zunahme der Bevölkerung in hochkapitalisierten Ballungsräumen sowie abnehmende Massenloyalität* führten und führen jedoch zu einer weiter wachsenden und offensichtlich nur mehr schwer kontrollierbaren *Nachfrage* nach reproduktionsfördernden und loyalitätsichernden Angeboten in quantitativer und qualitativer Hinsicht.

Im Folgenden möchte ich auf einige Aspekte dieses Entwicklungszusammenhanges in aller gebotenen Kürze etwas detaillierter eingehen:

Ein für die psychosoziale Arbeit – und in diesem Kontext eben auch für die Psychotherapie – besonders wichtiges Phänomen läßt sich mit dem Begriff *Intensivierung der Arbeitszeit* kennzeichnen.

Dieses Phänomen äußert sich u. a. in der *Beschleunigung von beruflichen Arbeitsabläufen*, in *verstärkter Mobilität der Arbeitskräfte* sowie in der *Einführung neuer Technologien und Kooperationsformen* in beruflichen Arbeitszusammenhängen.

Die für unseren thematischen Zusammenhang relevanten Folgen dieses *Intensivierungsprozesses* lassen sich auf mehreren Ebenen erkennen:

- Arbeitsunfähe, Berufskrankheiten (im weiteren Sinne) und Streß erfordern eine Zunahme der medizinischen bzw. psychosozialen Versorgungsleistungen. Die Zunahme von krankmachenden Faktoren ist also durch *individuelle* Reproduktionsleistungen immer weniger zu kompensieren und erfordert eine *Vergesellschaftung* der Reproduktionsleistungen in wachsendem Ausmaß. Würden diese Leistungen freilich nach dem herkömmlichen Organisationsprinzip medizinischer bzw. psychosozialer Versorgung angeboten werden, wäre damit eine Steigerung der einschlägigen Budgetmittel (einschließlich Sozialversicherung) in unfinanzierbare Dimensionen verbunden.

Der Erhöhung von einschlägigen finanziellen Beitragsleistungen (Steuern, Sozialversicherungsbeiträge, Eigenmittelanteile) sind im Hinblick auf die Sicherstellung von *Massenloyalität* offensichtlich Grenzen gesetzt. Wo diese Grenzen liegen, kann freilich niemand eindeutig vorhersagen. Möglicherweise ist die aktuelle Variante der Mitfinanzierung von Psychotherapie durch Sozialversicherungsträger eine Art *Testsituation,* um diese Grenzen pragmatisch auszuloten.

- Abgesehen von der vorsichtigen Erhöhung der Eigenmittelanteile bietet sich als weitere Einsparungsvariante die möglichst breite Beteiligung der Bevölkerung an der Planung gerade auch von *präventiv* orientierten medizinischen bzw. psychosozialen Angeboten und Einrichtungen an.

Dies erfordert freilich *Fachleute* für die *Aktivierung* der Bevölkerung sowie *dezentrale Organisationsstrukturen* (z. B. Sozial- und Gesundheitssprengel).

Erhebliche Umverteilungsprozesse im Bereich der Sozial- u. Gesundheitsbudgets deuten sich in diesem Zusammenhang an.

- Insbesondere im Bereich der komplexeren Dienstleistungsfunktionen steigt der Bedarf an kommunikativ und selbstreflexiv orientierten Qualifikationen. Diesbezügliche Qualifikationsanforderungen lassen sich mit Hilfe der bestehenden Aus- und und Fortbildungsinstrumente offensichtlich nur mehr unzureichend befriedigen. Zur Vermittlung von (vorwiegend kognitiv orientierten) Qualifikationen im Bereich der schulischen, hochschulischen und universitären Ausbildung sowie der (herkömmlichen) Erwachsenenbildung müssen sich in zunehmendem Maße Ergänzungsangebote im Hinblick auf *Selbstreflexion* und *soziale Kompetenzen* gesellen.

(Das steigende Angebot der zumeist aus der Theorie und Methodik von Psychotherapieschulen abgeleiteten Handlungszusammenhänge wie z. B.. Kommunikationstrainings, Selbsterfahrungsseminare, Supervision, Coaching u. ä. belegt diesen Trend.)

Auch in diesem Sektor freilich ist eine unfinanzierbare Kostenexplosion nur durch die möglichst breite Beteiligung der Angehörigen der betroffenen Berufsgruppen an der Finanzierung derartiger Angebote zu vermeiden. (Die derzeitige Regelung im Bereich der Psychotherapeuten- bzw. Supervisoren-Ausbildung läßt sich u. a. auch als „Testfall" für das Ausmaß der Bereitschaft zu dieser Art von Mit- bzw. Selbstfinanzierung deuten.)

– Mit dem oben angesprochenen *Intensivierungsprozeß* ist auch eine *kollektive Umverteilung* von beruflicher Arbeit verbunden, deren Folgen nicht zuletzt zu problemspezifischen Ausprägungsformen und neuen Zielgruppen sozialstaatlicher Leistungen insbesondere auch im psychosozialen Bereich führen: Durch Senkung der Lebensarbeitszeit (z. B. durch Ausbildungsverlängerung, Frühpensionierung) sowie vor allem auch durch Ausgliederung wachsender Bevölkerungsanteile aus dem Arbeitsprozeß (Dequalifizierungsprozesse, „Verschleißerscheinungen") wächst der n i c h t im (beruflichen) *Arbeitsprozeß stehende Bevölkerungsanteil.*

Diese Entwicklung wird durch die weitere Zunahme der Lebenserwartung und das damit verbundene Anwachsen des im Pensionsalter befindlichen Bevölkerungsanteils noch massiv verstärkt.

Ein anderes für die Entwicklung der „sozialstaatlichen Leistungen" im allgemeinen und der psychosozialen Dienstleistungen im besonderen relevantes Phänomen ist die weiter zunehmende *Arbeitsteilung,* verbunden mit einer wachsenden Konkurrenzstruktur in wachsenden Teilen des Berufslebens. Die psychischen und sozialen Folgen dieser Entwicklung lassen sich mit dem Begriff der *Entfremdung* zusammenfassen.

Mit Ertler (1994, S 204) meint der Begriff *Entfremdung* „…sowohl das subjektive Empfinden als auch die objektive gesellschaftliche Situation, in der die menschlichen Arbeitsprodukte, die gesellschaftlichen Verhältnisse, Institutionen und Ideologien den Menschen als fremde, sie beherrschende Mächte entgegentreten."

*Entfremdung* u. a. als Folge zunehmender Arbeitsteilung wurde in der sozialpsychologischen, soziologischen und politikwissenschaftlichen Fachliteratur ausführlich diskutiert. Hier sollen nur einige für unsere Zusammenhänge wichtige Aspekte stichwortartig angesprochen werden:

*Entfremdung* äußert sich u. a. in Form von *Warenfetischismus* und Konsumfixierung, in politischer Apathie und im *Rückzug ins Private* aber auch in „ideologischer Entfremdung" (ebd.) – besonders deutlich auch im aktuellen „Esoterik-Boom".

Aus der Sicht der *Sozialplanung* des politisch-administrativen Systems sind die Folgen von Entfremdung vor allem dort kontraproduktiv, wo sie der für die Umgestaltung des Sozialstaates so wichtigen Bereitschaft zur aktiven Mitgestaltung jedes Einzelnen an der „Daseinsvorsorge" entgegensteht.

In diesem Sinne steigt die Attraktivität jener Ausprägungsformen der sozialstaatlichen Leistungen, die die *Mündigkeit* und *Eigenverantwortung* des Individuums betonen.

Im *psychosozialen* Angebotssystem führt diese Entwicklung zum Bedeutungsverlust von vorwiegend durch die Logik der *Versorgung* und *Fürsorge* geprägten Angebotstypen zugunsten von Angeboten der *Beratung, Psychotherapie* u. ä.

In Folge wachsender Entfremdung wird psychosoziale Arbeit zunehmend eine Instanz der *Sinnstiftung*.

Eine weitere wichtige Entwicklung, die die Bedingungen für die *Reproduktion der Arbeitskraft* sehr wesentlich mit deutlicher Relevanz für die psychosoziale *Arbeit* beeinflußt, ist die *Zunahme der Bevölkerung in „hochkapitalisierten Ballungsräumen"*.

Die mit diesem Wachstumsprozeß verbundenen Folgen können in aller gebotenen Kürze und ohne Anspruch auf Vollständigkeit folgendermaßen betrieben werden:

– Die Zunahme der Bevölkerung in *hochkapitalisierten Ballungsräumen* führt u. a. zu wachsender Wohnungsnot, was wiederum erhebliche Unterstützungsmaßnahmen für einkommensschwache Bevölkerungsgruppen erfordert.
– Die im Zusammenhang mit der Schaffung neuen Wohnraumes unvermeidliche Verdichtung des Wohnbaues führt vielfach zu Wohnformen, die u. a.
  • nachbarschaftliche Sozialkontakte durch kommunikationshemmende Baustrukturen behindern,
  • generationsübergreifende Kontakte durch altershomogene Bewohnerstrukturen einschränken und
  • Spiel- bzw. Bewegungsbedürfnisse insbesondere der Kinder und Jugendlichen nur unzureichend befriedigen.
– Diese Defizite wiederum erfordern kompensatorische Infrastruktureinrichtungen. Die Entwicklung psychosozialer bzw. soziokulturel-

ler Einrichtungen und Angebote im Wohnumfeld stößt jedoch häufig auf erhebliche Schwierigkeiten:
Bei der Verteilung von Grund und Boden kommt nämlich eine Werthierarchie zum Tragen, in der p s y c h o s o z i a l e bzw. s o - z i o k u l t u r e l l e Infrastruktureinrichtungen die letzten Ränge einnehmen. Je knapper die Bodenressourcen werden, desto mehr verschärfen sich die Verteilungskämpfe zwischen wirtschaftlicher Infrastruktur einerseits und p s y c h o s o z i a l e r bzw. s o z i o - k u l t u r e l l e r Infrastruktur andererseits.
In Anbetracht meist fehlender einschlägiger Kompetenzen der jeweils betroffenen Bevölkerungsgruppen ist die Durchsetzung psychosozialer und soziokultureller Infrastruktureinrichtungen oft nur mit Hilfe qualifizierter Fachleute für *partizipative Projektentwicklung* möglich. (Die dafür nötigen planerischen, organisatorischen und kommunikativen Kompetenzen können im Regelfall weder in Familie und Schule noch im beruflichen Bereich erworben werden.)
– Die Verteilung verschiedener Bevölkerungsgruppen innerhalb der Ballungsräume läßt sich mit den Stichworten *Parzellierung, Ghettoisierung* und *Funktionalisierung* kennzeichnen. Jedenfalls im Bereich der *Wohnfolgeeinrichtungen* (Infrastruktur), aber auch im Wohnbereich selbst findet eine deutliche Zuordnung der voneinander klar getrennten Standorte zu gesellschaftlichen Funktionen sowie zu sozialen Merkmalen verschiedener Berufsgruppen statt: So gibt es Wohnbereiche („Ghettos") für alte Menschen, kinderreiche Familien, Reiche, Arme, Ausländer, Kranke usw.
Wohngebiete sind wiederum deutlich von Industriegebieten, Einkaufszentren u. ä. getrennt. Bei den Infrastruktureinrichtungen – auch bei den sozialen und kulturellen – wird ebenso scharf nach Funktionen und sozialen Merkmalen (der Nutzer) unterschieden: z. B. Schulen, Krankenhäuser, Altersheime, Jugendzentren, Seniorenzentren, Beratungsstellen, Mutter-Kind-Heime.
Dieser mit der Ghettoisierung und Funktionalisierung auch der psychosozialen und soziokulturellen Dienste verbundene kontraproduktive Koordinationsmangel läßt sich u. a. durch den Ausbau von „Netzwerken" kompensieren. Derartige Netzwerke können *funktional* (z. B. Dachverband aller Beratungseinrichtungen), *zielgruppenbezogen* (z. B. Arbeitsgemeinschaft aller Seniorenvereinigungen) und vor allem auch *regional* (z. B. Zusammenschluß aller Träger psychosozialer und soziokultureller Angebote in einem Stadtteil) organisiert sein.

Nicht nur im Bereich der *Reproduktion der Arbeitskraft*, sondern auch im Hinblick auf die „*Sicherstellung der Massenloyalität*" haben sich die gesellschaftlichen Bedingungen – mit besonderer Relevanz für die *sozialstaatlichen Leistungen* – erheblich verändert:

Allem Anschein nach nimmt die *Loyalität* gegenüber dem „herrschenden" politisch-administrativen Subsytem der Gesellschaft (und damit indirekt auch gegenüber dem bestehenden *ökonomischen* Subsystem) bei einem wachsenden Bevölkerungsanteil ab.

Dies läßt sich durch einige Beispiele belegen:

- Die Zahl der „Protestwähler" (Nichtwähler, Wähler von „Protestparteien", …) wächst von Wahlgang zu Wahlgang.
- Die herkömmlichen Formen politischer Partizipation haben bereits heute relativ geringe Bedeutung. Offensichtlich nimmt ihre Bedeutung weiter ab.
- Während die herkömmlichen Strategien zur *Sicherung der Massenloyalität* in hohem Maße auf die „zentralen Werte" Einkommen/ Konsum/(berufliche) Arbeit bezogen waren, müssen im Zusammenhang mit einem deutlich aufkommenden „Wertewandel" ergänzende Werte wie *Lebensqualität/Selbstverwirklichung* berücksichtigt werden.
- Die zur kompensatorischen Unterstützung von Reproduktionsleistungen geschaffenen Sozial-, Gesundheits- und Bildungseinrichtungen geraten im Hinblick auf ihre normativ-disziplinierende und tendenziell entmündigende Wirkung zunehmend in das Kreuzfeuer der Kritik breiter Bevölkerungsgruppen.

Zur Sicherung der „Massenloyalität" muß sich das *politisch-administrative System* (auf allen Ebenen der Politik) u. a. durch *sozialstaatliche Leistungen* zur Befriedigung offensichtlicher Bevölkerungsbedürfnisse l e g i t i m i e r e n .

Die herkömmlichen Ausprägungsformen der sozialstaatlichen Leistungen insbesondere auch im Bereich der *psychosozialen Arbeit* entsprechen aber den gewandelten Bedürfnissen breiter Bevölkerungsgruppen nur mehr zum Teil. Im Kontext einer weit fortgeschrittenen „Individualisierung" (Beck) und einer weit verbreiteten „Konsumorientierung" wünschen sich offensichtlich immer mehr Menschen psychosoziale Angebote, die von der Logik einer bei Bedarf abrufbaren *Dienstleistung* geprägt sind.

### Die „Legalisierung" der Psychotherapie paßt in die Logik des „Umbaus des Sozialstaates"

Die auf den letzten Seiten angestellten Überlegungen verdeutlichen, daß die „Legalisierung" der Psychotherapie durchaus in die Logik des Umbaus der sozialstaatlichen Leistungen paßt und in diesem Sinne allenfalls der Zeitpunkt der Beschlußfassung und manche inhaltliche Aspekte des Psychotherapiegesetzes mehr oder weniger „zufälligen" personellen und institutionellen Konstellationen zu verdanken sind.

War die Entwicklungslogik des Sozialstaates lange Zeit vom Anspruch auf Versorgung und Fürsorge durch kompensatorisch orientierte Sozial-, Gesundheits- und Bildungsinstitutionen geprägt, sollen diese Institutionen nun zunehmend in *Service- und Dienstleistungszentren* umgestaltet werden, deren vielfältige Angebotsstruktur vom „mündigen Konsumenten" im Falle eines je spezifischen Unterstützungsbedarfes genutzt werden kann.

Dies setzt freilich ein Individuum voraus, das „sich selbst als Handlungszentrum, als Planungsbüro in bezug auf seinen eigenen Lebenslauf, seine Fähigkeiten, Orientierungen und Partnerschaften..." begreift (Beck 1986, S 217)

Gefordert ist also ein Individuum, das sich selbst als „lebensweltliche Reproduktionseinheit des Sozialen" versteht (a.a.O., S 209), das sich durch auf den eigenen „Handlungsradius" bezogene „Maßnahmenphantasie" auszeichnet (a.a.O., S 217) und das unter möglichst optimaler Nutzung des immer vielfältigeren Waren- und Dienstleistungsangebotes seine bio-psycho-sozial vorgegebene Biographie in *„selbst hergestellte und herstellende* Biographie" transformiert (a.a.O., S 216).

Diesem Individuum erscheint es keineswegs eigenartig, u. a. auch medizinische oder psychosoziale Dienstleistungen zu einem angemessenen Preis zu „kaufen".

Auf der Seite der *Institutionen* wiederum ist – wie schon erwähnt – die Transformation vom „Versorgungs-" zum „Dienstleistungsangebot" gefordert. Aus der Sicht des politisch-administrativen Systems kann freilich in diesem Transformationsprozeß der Aspekt der *sozialen Kontrolle* nicht völlig in Verlust geraten.

Gefordert sind allerdings „sanfte" Formen der Kontrolle, die Normabweichungen nicht umstandslos sanktionieren oder „behandeln" sondern über den Weg der *Selbstreflexion*, die möglichst in *Selbstkontrolle* münden soll, in die Hände des „sich selbst regulierenden" Individuums legen. Die Verknüpfung von *Hilfe* (oder besser: „Service") mit *Kontrolle* (im Sinne von Anleitung zur „Selbst-Normalisierung") verspricht besondere Effektivität.

*Psychotherapie* scheint ein für diese Entwicklungszusammenhänge maßgeschneidertes Handlungskonzept zu sein!

Die Ausrichtung weiter Teile der *psychosozialen Angebotsstruktur* nach der Handlungslogik der Psychotherapie scheint sich anzubahnen.

Der außerordentlich große Zustrom zu den Lehrgängen für das „Psychotherapeutische Propädeutikum", die weitgehende Orientierung weiter Teile des Methodenspektrums der psychosozialen Arbeit an psychotherapeutischen Konzepten, der Ausbau von Beratungsstellen für diverse Zielgruppen und Problemlagen belegen, daß jedenfalls im Handlungszusammenhang der psychosozialen Arbeit die Zeit des „Homo Therapeutikus" (Hellerich 1985) gekommen ist.

Während sich also die von der *Individualisierung* gesellschaftlicher und sozialer Problemlagen gekennzeichnete *„Psychotherapeutisierung"* weiter Teile der psychosozialen Arbeit als besonders deutlicher *Trend im Bereich der Sozialplanung* abzeichnet, scheint – eher weniger spektakulär – eine neue Spielart der traditionellen *Gemeinwesenarbeit*, die *Gemeinwesenorientierung*, imstande zu sein, den Mangel an soziokultureller und politischer Orientierung der psychotherapeutischen Handlungslogik zu kompensieren.

Auf den folgenden Seiten möchte ich das Konzept der *Gemeinwesenarbeit* (bzw. „Gemeinwesenorientierung") vorerst im Hinblick auf seine historische Entwicklung und schließlich im Hinblick auf seine aktuellen Ausprägungsformen kurz charakterisieren:

### Gemeinwesenarbeit (bzw. „Gemeinwesenorientierung") – einige historische Anmerkungen (mit besonderer Berücksichtigung von Deutschland und Österreich)

„Gemeinwesenarbeit" ist aus österreichischer Sicht ein „Importprodukt" aus den USA – im Wege über die Niederlande sowie über die BRD.

Seit etwa 1960 wurde die Entwicklung der Gemeinwesenarbeit in Österreich vor allem von der GWA-Diskussion in der BRD beeinflußt, was im Folgenden in aller gebotenen Kürze skizziert werden soll:

1. In der ersten Phase der „GWA"-Entwicklung im deutschsprachigen Raum, die sich ab ca. 1960 in Form von nennenswerten Projekten nur in einigen größeren Städten der BRD ausprägte, bezog sich „Ge-

meinwesenarbeit" zumeist auf „soziale Brennpunkte" (z. B. Obdachlo-
sen-Siedlungen). Die Trägerschaft der damaligen „Gemeinwesen"-Pro-
jekte lag zumeist bei religiösen und caritativen Gruppen. Im Vordergrund stand die Errichtung familien- bzw. schulergänzender sozialer Infrastruktur (z. B. Kindergärten, Spielstuben, Lernhilfegruppen) mit besonderer Berücksichtigung von Kindern und Jugendlichen.

Allerdings kam die Hilfe – ganz im Sinne der klassischen „Fürsorge-
tradition" von außen und es gehörte kaum zu den Absichten, „die eigenen Kräfte der Betroffenen zu mobilisieren" (Boulet et al. 1980, S 50).

2. Die zweite Phase der GWA-Entwicklung (ab ca. 1963), die sich eigentlich nur in der BRD realisierte, war von der Rezeption der Ideen und
Methoden Richard Hausers gekennzeichnet (Hauser und Hauser 1971).

Im Vordergrund dieses GWA-Konzeptes stand die politische Bildungsarbeit mit „Betroffenen", die dadurch zur „Selbsthilfe" befähigt
werden sollten.

In dieser Phase wurde das Konzept der projektbegleitenden „kataly-
tischen Gruppenarbeit" entwickelt, das wesentliche Elemente der „akti-
vierenden Sozialforschung" (z. B. die „aktivierende Befragung") beinhaltet.

Großer Wert wurde auf die Anwendung „politisierender" und „akti-
vierender" gruppenpädagogischer Handlungsansätze gelegt.

3. Dieser stark gruppenbezogene Ansatz wurde sehr bald (etwa ab
1965) durch die stärkere Einbeziehung von „strukturellen" Aspekten
ergänzt.

In dieser dritten Phase der GWA-Entwicklung wurde neben der „ka-
talytischen Gruppenarbeit" großer Wert auf die Veränderung struktu-
reller Ursachen von Benachteiligungen gelegt. In diesem Zusammenhang entstand eine Reihe von GWA-Projekten in Altbau-Sanierungsge-
bieten sowie in den damals in großer Zahl in den Randzonen vieler
größerer Städte (meist im Billig-Bauverfahren und ohne angemessene
Infrastruktur) errichteten Neubausiedlungen.

Noch immer wurde „Gemeinwesenarbeit" allerdings sehr *theorielos*
betrieben. „Zielgruppenarbeit" (oft mit Kindern und Jugendlichen)
stand meist *neben* „politischer" Arbeit.

Die bis ca. 1970 erschienenen GWA-Publikationen erschöpften sich
fast immer in der Nachzeichnung von Projektverläufen. Theoretische
Analysen waren eher selten. Die große Leistung der bisher vorgestellten
3 Phasen bestand wohl in der Entwicklung von praktischen Hand-
lungsansätzen der Gemeinwesenarbeit – allerdings mit überwiegendem
Bezug zu sozialarbeiterischen Problemzusammenhängen.

4. Ihre „Blütephase" erlebte die Gemeinwesenarbeit in den siebziger Jahren. In dieser Phase entwickelten sich auch in Österreich erste GWA-Projekte.

Im Gefolge der „Studentenbewegung" begann ab ca. 1970 eine ganze Reihe von Autor/inn/en über Gemeinwesen- und Stadtteilarbeit auch *theoretisch* nachzudenken. In diesem Zusammenhang wurden ausländische GWA-Modelle kritisch aufgearbeitet und die Erfahrungen der bisherigen Phasen der GWA-Entwicklung in der BRD und z. T. auch in Österreich unter gesellschaftstheoretischen Aspekten analysiert.

Der Publikationsboom zu Fragen der Gemeinwesenarbeit führte u. a. auch zu einer stärkeren *Professionalisierung* dieses methodischen Handlungszusammenhanges. In zunehmendem Maße fand die Methodologie und Methodik der Gemeinwesenarbeit in den Curricula der Ausbildungsgänge für Sozialarbeiter/Sozialpädagogen und Erwachsenenbildner und der Psychiatrie („Gemeindepsychiatrie") entsprechende Berücksichtigung. Besonders wichtig für die weitere Entwicklung der Gemeinwesenarbeit war jedoch in dieser Phase die Überwindung der „Randgruppenperspektive"!

Ab Anfang der siebziger Jahre begann man sich nämlich auch in den Bereichen Erwachsenenbildung (z. B. „Stadtteilvolkshochschule") und Schulpädagogik („Gemeinwesenschule", „Community Education") mit der Theorie und Praxis der „Gemeinwesenarbeit" auseinanderzusetzen.

Besonders fruchtbar erwies sich die Verbindung von zentralen Elementen der Gemeinwesenarbeit mit der damals im Aufstreben begriffenen „Soziokulturbewegung".

Im „vorprofessionellen" Raum hatte vor allem die Verknüpfung von Gemeinwesenarbeit und „Bürgerinitiativen"-Bewegung eine phasenübergreifende Bedeutung. In Boulet (a.a.O., S 60) wird die Entwicklung der Gemeinwesenarbeit in dieser vierten Phase folgendermaßen überblicksartig zusammengefaßt:

**Übersicht: Entwicklung der GWA in den 70 Jahren**

*Beilage*

– Im letzten Drittel der siebziger Jahre kam es zu einer deutlichen Verlangsamung der Gemeinwesenarbeit-Entwicklung. Die Zahl der einschlägigen Publikationen verringerte sich, die Attraktivität des Konzepts der GWA ließ spürbar nach. Die fünfte Phase der Entwicklung moderner Gemeinwesenarbeit in der BRD und in Österreich war von einer (häufig auf „Boom"-Phasen folgenden) merklichen Ernüchterung geprägt.

Ohne Anspruch auf Vollständigkeit lassen sich die kennzeichnenden Merkmale der Gemeinwesenarbeits-Diskussion der ausklingenden siebziger Jahre sowie der achtziger Jahre folgendermaßen zusammenfassen:

- Abkehr von den großen politischen Utopien, die in der zuletzt angesprochenen (vierten) Entwicklungsphase mit Gemeinwesenarbeit häufig verbunden wurden (GWA als „Politikersatz", GWA als „Allheilmittel" der psychosozialen und soziokulturellen Arbeit)
- Beeinflussung der GWA-Diskussion durch Konzepte der „Anti-Pädagogik" bzw. der „non-direkten" Pädagogik (z. B. bei Hinte)
- Einbeziehung von „sozialökologischen" Wissensbeständen (Alltags- und Lebensweltorientierung; (Re-)Konstruktion „kleiner sozialer Netze")
- endgültige Abwendung vom Verständnis der Gemeinwesenarbeit als „dritter Methode der Sozialpädagogik/Sozialarbeit" (neben „Einzelfallhilfe" und „Gruppenarbeit")
- Hinwendung zu einem ganzheitlichen Verständnis von Gemeinwesen- und Stadtteil*orientierung* als zentrales Arbeitsprinzip moderner psychosozialer und soziokultureller Arbeit
- Verbindung von Gemeinwesenarbeit und „kommunaler Sozial-, Gesundheits- und Kulturplanung" im Hinblick auf die Neuorganisation der sozialen, gesundheitsbezogenen und (sozio-) kulturellen Angebotsstruktur
- erste Versuche einer Verknüpfung von Gemeinwesenarbeit (bzw. „Gemeinwesenorientierung") und „Freizeitpädagogik" (z. B. Zeitschrift „Freizeitpädagogik", Heft 1–2/1982)
  In diesem Zusammenhang wurde (und wird) u. a. hervorgehoben, daß ca. drei Viertel der gesamten Lebenszeit eines Menschen im (vorwiegend „freizeitbezogenen") Lebensraum von Wohnung und Wohnumfeld gestaltet werden.
- Die heutige Diskussion zur „Gemeinwesenarbeit" ist von der Fortsetzung des „pragmatischen" Kurses der achtziger Jahre gekennzeichnet.

In diesem Sinne begreift sich Gemeinwesenarbeit nicht so sehr als „Gegenmodell" zu Konzepten der psychotherapeutisch angeleiteten „Einzelfallhilfe", sondern eher als *Ergänzungs- und Kompensationskonzept,* das die allzu umstandslose *Individualisierung und Psychologisierung* von sozialen Problemen kritisch hinterfragt, sozialökologische, sozialökonomische und sozialplanungsorientierte Sichtweisen fördert und die möglichst enge Verknüpfung von psychologisch und soziologisch angeleiteten Interventionsstrategien propagiert.

Moderne Gemeinwesenarbeit begreift sich nicht so sehr als eigenständige „Handlungsansatz", sondern eher als eine auf die Verhinderung von krankmachenden und integrationsfeindlichen Bedingungen in überschaubaren räumlichen Einheiten gerichtete „*Handlungslogik*", die die Gestaltung möglichst vieler sozialstaatlicher Leistungen bestimmen sollte.

In diesem Sinne wird heute zumeist weniger von „Gemeinwesen*arbeit*" als vielmehr von „Gemeinwesen*orientierung*" gesprochen.

Der heutige Diskurs zu Fragen der „*Gemeinwesenorientierung*" wird wesentlich durch folgende Diskussionsstränge beeinflußt:

- „Dezentralisierung" psychosozialer und soziokultureller Arbeit in Form von *Gesundheits- und Sozialsprengeln;* in diesem Zusammenhang auch Diskussion über das optimale Zusammenspiel unterschiedlicher Einrichtungen und Angebote der sozialen Infrastruktur (u. a. Glatz et al. 1993)
- Stärkung von politischer Partizipation und „zivilem Engagement" sowie Unterstützung von Formen der Selbstorganisation benachteiligter Bevölkerungsgruppen durch die Methodik des „*Empowerment*" (u. a. Herriger 1993)
- gezielte Nutzung von *sozialen Netzwerken* in der psychosozialen Arbeit (z. B. Stark 1989, Damkowski und Luckey 1990)
- Die mit der zunehmenden „Privatisierung" psychosozialer und soziokultureller Dienste verbundene Entwicklung von Konzepten des „Sozialmanagements" und „Sozialmarketings"; in diesem Zusammenhang auch Diskussion über Ziele, Leistungsspektrum und Effektivitätskriterien für soziale Dienste (z. B. Effinger und Luthe 1993, Stemmle 1992)
- Die Wiederaufnahme des Diskurses zur „*Gemeindepsychologie*" (z. B. Böhm et al. 1992, Keupp 1988)
- „Entdeckung" *neuer Zielgruppen,* insbesondere der Zielgruppe „alte Menschen" (u. a. Hummel 1991)

(Eine Zusammenfassung einiger „kritischer Aspekte" der Gemeinwesenorientierung der sozialen Dienste, die sich allerdings nicht am
neuesten Diskussionsstand im deutschsprachigen Raum orientiert, findet sich bei Klicpera 1993, S 254 ff.)

## Psychosoziale Arbeit im Spannungsfeld zwischen der „psycho-therapeutischen" und der „gemeinwesenorientierten" Handlungslogik

„Psychosoziale Arbeit" als spezielle Ausprägungsform der „sozialstaatlichen Leistungen" ist derzeit in hohem Maße von der tendenziell „indi-
vidualisierenden" Handlungslogik der „Psychotherapie" geprägt.

Dadurch ist ein erheblicher Zuwachs an Wissen über die Mechanismen der subjektiven Verarbeitung soziokultureller Einflüsse sowie eine
beachtliche Qualitätssteigerung im Bereich der psychosozialen Arbeit
mit Einzelnen bzw. Kleingruppen bei einem großen Teil der Ex-
pert/inn/en im Sozial- und Gesundheitsbereich zu erwarten.

Allerdings mündet die allzu umstandslose „Psychotherapeutisierung" der psychosozialen Arbeit in der Ausblendung von gesellschafts-
theoretischer Reflexion sowie der Vernachlässigung der notwendigen
Veränderung jener materiellen und institutionellen Bedingungen, die
eine emanzipatorisch orientierte psychosoziale Entwicklung von Individuen erschweren oder verhindern. (Dazu u. a. auch: Ertler 1994,
Keupp 1988)

„Gemeinwesenarbeit" bzw. „gemeinwesenorientiertes" Denken und
Handeln bietet sich in diesem Sinne durch die Betonung des Einge-
bundenseins von Klient/inn/en in lebensweltliche Zusammenhänge
und soziale Netzwerke sowie durch den Hinweis auf die ökonomischen
und organisatorischen Bedingungen und Erfordernisse jeder subjektiven Veränderung als sturkturbezogene „Ergänzung" psychotherapeutisch angeleiteter Einzelfall- bzw. Gruppenarbeit an und stellt eine Vielzahl von Methoden zur Aktivierung „entmutigter" Bürger und zur par-
tizipativen Veränderung krankmachender und integrationsfeindlicher
Sozialstrukturen zur Verfügung.

Die meisten der dem psychotherapeutisch angeleiteten psychosozialen Handeln zugrunde liegenden *Persönlichkeitstheorien* zeigen wiederum die frühen Grenzen der allzu „technologisch" orientierten Pla-
nungs- und Managementkonzepte auf und weisen darauf hin, daß noch
so gut gemeinte strukturbezogene Interventionen zum Scheitern ver-
urteilt sind, wenn sie den „subjektiven Faktor" vernachlässigen.

„*Psychosoziale Arbeit*" kann also im Sinne der Ausführungen des vorliegenden Beitrages mittel- bis langfristig nur dann erfolgreich sein, wenn die Verknüpfung der „psychotherapeutischen" Handlungslogik mit der „gemeinwesenorientierten" Handlungslogik gelingt.

## Literatur

Beck U (1986) Risikogesellschaft. Auf dem Weg in eine andere Moderne. Suhrkamp, Frankfurt M

Böhm I, Faltermaier T, Krause-Jacob M (Hrsg) (1992) Gemeindepsychologisches Handeln. Ein Werkstattbuch. Lambertus, Freiburg im Breisgau

Boulet J, Kraus E, Oelschlägel D (1980) Gemeinwesenarbeit als Arbeitsprinzip. AJZ-Verlag, Bielefeld

Damkowski W, Luckey K (1990) Neue Formen lokaler Sozial- und Gesundheitsdienste. Bund-Verlag, Köln

Deutscher Verein für öffentliche und private Fürsorge (Hrsg) (1986) Handbuch der örtlichen Sozialplanung. Verlag des Deutschen Vereins für öffentliche und private Fürsorge, Frankfurt am Main

Effinger H, Luthe D (Hrsg) (1993) Sozialmärkte und Mangement. Verlag der Universität Bremen, Bremen

Ertler W (1984) Psychotherapie zwischen Anpassung, Heilung und Emanzipation. Verlag für Gesellschaftskritik, Wien

Glatz E, Kain E, Schaffenberger E (1993) Integrierte Gesundheits- und Sozialsprengel. Verlag des Österr Bundesinstituts für Gesundheitswesen, Wien

Hauser R, Hauser E (1971) Die kommene Gesellschaft. Jugenddienst-Verlag, Wuppertal

Hellerich G (1985) homo therapeuticus. Der Mensch im Netz der Helfer. Psychiatrie-Verlag, Bonn

Herriger N (1993) Selbstbestimmt leben, Interessen vertreten, Selbstorganisation fördern. Perspektiven des „Empowerment" in der Gesundheitsförderung. Soziale Arbeit, Heft 12

Hummel K (1991) Freiheit statt Fürsorge. Vernetzung als Instrument zur Reform der kommunalen Altenhilfe. Vincentz-Verlag, Hannover

Keupp H (1988) Riskante Chancen. Das Subjekt zwischen Psychokultur und Selbstorganisation. Asanger, Heidelberg

Kierein M, Pritz A, Sonneck G (1991) Psychologengesetz/Psychotherapiegesetz. Orac, Wien

Klicpera Ch (1993) Soziale Dienste. Anforderungen, Organisationsformen, Perspektiven. WUV-Universitätsverlag, Wien

Popp R (Hrsg) (1990) Sozialplanung/Sozialmanagement. Verlag des Instituts für soziale Infrastruktur, Salzburg

Popp R (1993) Außerschulische Jugendarbeit im Spannungsfeld zwischen psychosozialen und soziokulturellen Angeboten. In: Popp R, Zellmann P (Hrsg) Soziokultur und Stadtteilarbeit. Verlag „Spektrum", Salzburg

Stark W (Hrsg) (1989) Lebensweltbezogene Prävention und Gesundheitsför-
    derung. Konzepte und Strategien für die psychosoziale Praxis. Lambertus,
    Freiburg im Breisgau
Stemmle D (Hrsg) (1992) Marketing im Gesundheits- und Sozialbereich. Paul-
    Haupt, Bern Stuttgart Wien

# Macht und Gewalt aus der Perspektive der Leiblichkeit

K. Höll-Stoffl

## Einleitung

Macht und Gewalt sind – auch ohne die erschreckende Aktualisierung durch rassistisch motivierte Gewalttaten im Österreich der Jahre 1994 und 1995 – beherrschende Phänomene des zu Ende gehenden Jahrhunderts. Wurden sie nach dem Ende des 2. Weltkrieges weitgehend aus dem westeuropäischen Bewußtsein ausgespart, da der Faschismus überwunden und der Krieg nur mehr als „kalter Krieg" weiterzugehen schien, war doch die Gewalt – als atomarer „overkill" – allgegenwärtig wenn auch gleichsam geronnen in diversen politischen und militärischen Szenarios. Und in der Bezeichnung einer ganzen Generation als „no-future"-Generation.

Alle Gespenster von Holocaust, Krieg und Bürgerkrieg schienen in dieser einen Overkill-Drohung gebannt zu sein; man richtete sich quasi häuslich in dem Gedanken ein, es könne doch nicht wirklich zu dieser atomaren „Endlösung" kommen. Merkwürdigerweise erscheint diese Zeit heute, nach dem Zusammenbruch der kommunistischen Regime und dem (zumindest vorläufigen) Ende dieser gegenseitigen Bann- und Drohkonstellation, da kleinräumige Konflikte in gewohnter Brutalität ausbrechen und faschistische Menschenhatz wieder als – schlecht verdeckter – Volkssport betrieben wird, also heute erscheint diese Zeit als Zeit des Friedens. Das historische Gedächtnis ist kurz und sehr lückenhaft.

Zeigt sich darin nicht auch, daß Gewalt, obwohl also nach wie vor ein bedrängendes Thema, begrifflich verschwommen bleibt wie ein unentschlüsseltes Naturereignis, dessen Auswirkungen hingenommen werden müssen und das lediglich in individuellen Situationen, an individuellen „Tätern" versucht wird zu verstehen, anstatt es sowohl als menschliches wie auch gesellschaftliches wie auch historisch zu erfassendes Phänomen von möglichst vielen Seiten her zu begreifen? Der Begriff der Macht bleibt ähnlich verschwommen.

Macht und Gewalt als gesellschaftliche Praxis sollen im folgenden mit psychotherapeutischen Wahrnehmungsmethoden genauer „unter die Lupe genommen" und mit vorhandenen theoretischen Konzepten, welche die Vermittlung zwischen individueller und gesellschaftlicher Ebene zum Gegenstand haben, verknüpft werden. Ich will auf knappem Raum versuchen, einige Ansätze zu beiden Themenbereichen darzustellen und vorläufige Schlüsse daraus zu ziehen; auch, um zum Weiterarbeiten anzuregen. In einer Zeit wuchernder Machtkartelle, riesenhafter Staatengebilde und in Zweidrittelgesellschaften zerfallender Bevölkerungen, wo sich Teile im rechten Abseits radikalisieren, sollten die vorhandenen Kräfte für ein Gegensteuern und für die Entwicklung neuer Konzepte eingesetzt werden.

## Macht und Gewalt –
## Versuch einer ersten begrifflichen Klärung

Ich berufe mich hier auf Hannah Arendt in ihrem diesem Thema gewidmeten Buch.[1] Sie hat mit großer Klarheit eine Unterscheidung zwischen beiden Begriffen vorgenommen, die in den gängigen Darstellungen, etwa bei Max Weber, fehlt.

Traditionellerweise werden nämlich beide Begriffe und damit Phänomene gedanklich so nahe beieinander angesiedelt, daß sie dadurch eher verwischt erscheinen als geklärt.

## Zum Begriff der Macht

An der Macht scheint es mir das Entscheidende zu sein, daß es keine Gruppe ohne Macht gibt. Das fängt bei zwei Menschen an, gesetzt der Fall, es besteht die Notwendigkeit einer gemeinsamen Willensbildung. Man könnte sagen, daß Macht der Prozeß der Willensbildung ist, der durch Über- und Unterordnung in einer Gruppe oder in einer anderen sozialen Einheit zustandekommt.

Arendt argumentiert in diese Richtung, wenn sie schreibt: „Macht entspricht der menschlichen Fähigkeit, sich mit anderen zusammenzu-

schließen und im Einvernehmen mit ihnen zu handeln. Macht ist immer im Besitz der Gruppe."[2] Also gibt es ohne Gruppe keine Macht
und keine Macht ohne Gruppe.

Macht ist demnach der gebündelte Wille einer Mehrzahl von Menschen, die im Hinblick auf ein bestimmtes Ziel oder Ergebnis – auch
über längere Zeit gesehen – einen gemeinsamen Willen benötigen und
ihre Willensbildung bestimmten Personen oder Gruppen überlassen.
Dieses muß den Betreffenden nicht bewußt sein.

Die bekannteste Definition von Macht, die auch von H. Arendt zitiert wird, ist die von Max Weber: Macht ist „jede Chance, innerhalb
einer sozialen Beziehung den eigenen Willen auch gegen Widerstand
durchzusetzen."[3] So hat man im allgemeinen versucht, Macht als
Eigenschaft eines einzelnen *gegenüber* einem anderen oder einer Gruppe zu bestimmen. Der nächste Schritt war der Versuch, sich Macht als
komplementäre Beziehung vorzustellen. Schließlich begreift H. Arendt
sie als Eigenschaft einer Gruppe. Nur entfernt ähnlich damit ist die Definition, die Luhmann gibt, indem er Macht unter die Kommunikati-
onsmedien einreiht, zu denen ebenfalls Geld und Informationen
gehören.[4]

Was es so schwer macht, sich Macht als Beziehung einer Gruppe zu
sich selbst, als Steuerungsmodalität vorzustellen, ist die im europäischen Selbstverständnis tiefverwurzelte Ideologie des Menschen als Individuum. Seit wir eine Evolutionstheorie haben, wissen wir jedoch, daß
der Mensch kein Individuum, sondern ein Gruppenwesen ist. Als solches kann er/sie überleben, anders nicht. Unser Theoretisieren stellt
sich erst allmählich darauf ein, in Beziehungsmustern und -strukturen
die wichtigsten Informationen über gesellschaftliche Prozesse zu entdecken.

Die Evolutionstheorie zeichnet ein Bild vom Menschen als einem
Lebewesen, das von Anfang an in Gruppen lebt und nur so überleben
kann. Die Gruppe als Ganze überliefert Kenntnisse, Fähigkeiten und
Verhaltensweisen, die Gruppe als Ganze erobert sich ein Gebiet und
verläßt es wieder. Sie überschreitet die Grenzen des Bisherigen und bewältigt die dadurch ausgelöste Angst in gemeinsamer Aktion (vgl.
Pühl).[5] Angst als Realangst ist somit der subjektive Ausdruck von Risiko
beim Überschreiten von Grenzen. Der Mensch ist auf die Gruppe als
Orientierung angewiesen: sie weiß, hört und sieht mehr als der einzelne. Die potentielle Offenheit menschlichen Verhaltens, ermöglicht
durch wachsende zerebrale Kapazitäten und zunehmende technische
Ausstattung, erzwingt von vornherein viel Kooperation. Schon primiti-

ve Formen der Arbeitsteilung setzen verläßliche Verhaltensweisen voraus, also Gewohnheiten. Diese werden in großem Stil durch Institutionen garantiert (vgl. Gehlen).[6] Organisierte Zusammenarbeit regelt also die Handlungsoffenheit, was übrigens Luhmann als die ungeheuer zunehmende Notwendigkeit von Selektionsleistungen bezeichnet.[7]

Marx hatte ja bereits bemerkt, daß der isolierte Einzelne nicht am Anfang, sondern am Ende der Menschheitsgeschichte stehe.[8] Das Bedürfnis nach Zugehörigkeit zu einer Gruppe ist lebensnotwendig.

Die Gruppe kann aber als Orientierung nur funktionieren, wenn sie zu einer einheitlichen Lagebeurteilung und zu einer einheitlichen Handlung gelangt. Gerade dazu ist „Macht" nötig: Sie regelt die Willensbildung und Handlungsbereitschaft einer Gruppe.

Noch ein weiterer Aspekt, der auch in der Primatenforschung eine große Rolle spielt, ist hier von Bedeutung. Die *Hierarchie,* die Rangordnung einer Gruppe. Sie ist Ausdruck stabiler Leitungsverhältnisse. Sie sichert einerseits einen nach Regeln ablaufenden Willensbildungsprozeß und erübrigt andererseits dauernde Kämpfe um Einfluß und Positionen in diesem Prozeß.

Der Komplexität moderner Gesellschaften entsprechend stellt P. Bourdieu die menschliche Rangordnung in einem mehrdimensionalen Raum dar.[9] Dieser Raum wird aufgespannt durch die Gesamtheit derjenigen Eigenschaften, die zu einem gegebenen historischen Zeitpunkt Stärke bzw. Macht verleihen.

Dieser Raum enthält symbolische Kräfteverhältnisse: sie sind durch die vergangene Konstruktionsarbeit an Beziehungen entstanden, und sie verändern sich durch gegenwärtige Konstruktionsarbeit. Positionen und Beziehungen zwischen Positionen werden ständig hergestellt und verändert. Jeder Mensch erhält durch seine jeweilige Position in einer Gesellschaft ein Wissen darum, wie er sich zu verhalten hat. Das nennt Goffman „sense of one's place". Die Wahrnehmungskategorien der Individuen resultieren aus der Akzeptanz („Einverleibung") der objektiven Strukturen des sozialen Raumes und führen zu einem fraglosen Hinnehmen der sozialen Welt, zu einem Sinn für die „gehörigen" Grenzen und die „passende" Distanz zu anderen.

Der „common sense" und die mit anderen geteilte Weltsicht schaffen Gruppen in diesem Raum. Die Anerkennung der Position eines Individuums oder einer Gruppe verschafft diesem Macht. Der Wortführer einer Gruppe ermöglicht ihren Bestand und die Gruppe ermöglicht den Wortführer. Es handelt sich hier um eine zirkuläre Beziehung. So kann die Gruppe handeln „wie ein Mann".

Forschungen zur Körpersprache[10] zeigen, daß die gesellschaftliche Über- und Unterordnung, sofern sie in Sichtkontakt geregelt wird, weitgehend unbewußt abläuft, und zwar mit Hilfe von Mimik, Gestik, Haltung, Stimme, Kleidung. Die gesellschaftliche Position eines Individuums ist nicht nur in seinen Wahrnehmungskategorien verankert, sondern sie ist buchstäblich „eingefleischt" und drückt sich sogar in unterschiedlichen Körperhaltungen und unterschiedlichen Arten muskulärer Versteifung aus (vgl. W. Reichs „Körperpanzerung").[11]

## Zum Begriff der Gewalt

H. Arendt betont den merkwürdigen Umstand, daß Gewalt, so sehr sie doch immer wieder eine besondere Rolle spielte, so selten Gegenstand von Untersuchungen war, zumindest bis 1970, als sie dieses Buch schrieb. Nach ihren Angaben kommt „violence" in der englischen Enzyklopädie der Wissenschaften gar nicht vor.[12] Gewalt scheint demnach in der Politik selbstverständlich zu sein. Wir kennen sie als „Fortsetzung von Politik mit anderen Mitteln" (Clausewitz)[13] oder als deren „ultima ratio".[14] Gewalt gilt auch als „Geburtshelferin der Geschichte".[15] Noch C. W. Mills formulierte: „Alle Politik ist Kampf um die Macht; aufs höchste gesteigerte Macht ist Gewalt."[16]

Dagegen setzt Arendt ein Zitat von Georges Sorel: „Die Probleme der Gewalt sind immer noch sehr dunkel"[17] und versucht zunächst einmal, Gewalt gegen Machtausübung abzugrenzen. Sie kommt zu dem Ergebnis, daß Gewalt genau da eingesetzt wird, wo Macht nicht vorhanden ist bzw. nicht ausreicht. *Macht und Gewalt sind somit Gegensätze.* Gewalt tritt auf den Plan, wo Macht in Gefahr ist.[18]

Gerade da, wo eine gesellschaftliche Gruppierung keine wirkliche Macht hat, setzt sie womöglich Gewalt ein. Das kann zum Beispiel ein Regime sein, dessen Legitimation zu schwinden droht. So haben der Faschismus und der Stalinismus Gewalt eingesetzt.

Weitere Beispiele für den Einsatz von Gewalt quasi als politische Notlösung, aber diesmal von der Seite der Unterdrückten her, sind für H. Arendt der algerische Befreiungskrieg, wie ihn Fanon beschrieb[19] und die 68er Bewegungen. Beide Gruppen erkannten die Bedingungen ihrer Unterdrückung als veränderbar – das rief ihre Wut hervor und ließ sie ihre Empörung in Handlungen umsetzen. Wenn der Gerechtigkeitssinn von Gruppen verletzt wird, greifen diese zu Gewalt.[20]

Mit dieser Sichtweise widerspricht Arendt der These von K. Lorenz,
daß Gewalt bzw. die von ihm damit gleichgesetzte Aggression ein
„natürlicher Trieb" sei wie der Nahrungs- und Fortpflanzungstrieb. Gewalt ist für sie ein zutiefst menschliches Phänomen, weder „tierisch"
noch irrational. Bei ihren Beschreibungen von Gewalt fällt auf, daß sie
selbst und die von ihr herangezogenen Autoren ununterbrochen auf
Gefühle rekurrieren. Sie spricht von Empörung und Wut, Fanon von
Wut: „Die Verdammten (dieser Erde, die von den Franzosen unterdrückten Algerier, d. A.) werden erst durch außer sich geratende Wut
zu Menschen."[21] Dann spricht sie vom Zauber des kollektiv-gewalttäti-
gen Handelns und zitiert wiederum Fanon: „Der große Organismus der
Gewalt bildet die Nation als ungeteiltes Ganzes."[22] Hier tritt Gewalt als
letztes und legitimes Mittel gegen Zwangsherrschaften auf den Plan.

Von einer anderen Seite her versucht Paul Goodman, Gewalt ver-
stehbar zu machen. Er sieht in der Geschichte der „zivilisierten Welt"
eine lange Reihe von Zwangsgesellschaften, wo Minderheiten Mehrhei-
ten und schließlich alle Menschen sich selbst unterdrücken. Er sieht
diese Zivilisationen gekennzeichnet durch eine tödliche Monotonie ihrer Arbeits- und Gesellschaftsverfassungen, die Spontaneität und Initiative und damit die Lebenszufriedenheit der einzelnen applanieren. Er
machte in Amerika die Beobachtung, daß die Menschen den 2. Weltkrieg bewußt zwar vermeiden wollten, ihn unbewußt aber anstrebten.
Das erklärt er mit der Reduktion des Lebens auf die mechanistischen,
unspontanen Befriedigungen der Konsumgesellschaft, die unbewußtes
Anstreben von Gefahren und Gewaltausübung als reizvoll erscheinen
lassen. Die dauernde Selbstunterdrückung erweckt einen starken
Selbsthaß. Dieser nun ist für irgendein – legalisiertes oder zumindest
quasi-legales – Ventil wie Krieg oder Minderheitenhetze leicht zu mobilisieren. Die Menschen träumen davon, ihre durch zu viel Zwang ver-
härteten Ich-Strukturen erneut ihren Instinkten öffnen zu können.[23]

Ich halte diese Sichtweise für sehr ernsthaft bedenkenswert, gerade
angesichts der überhandnehmenden Gewalttätigkeit von jugendlichen
Randgruppen, deren Möglichkeiten zu vitaler Befriedigung und zum
sinnvollen Ausleben ihre Energiepotentiale in einer Zeit der Massenar-
beitslosigkeit noch mehr geschwunden sind.

Hannah Arendt scheint diese Sichtweise mit einer eigenen Vermu-
tung zu unterstreichen, wenn sie schreibt: „Der Tod intensiviert offenbar das Lebensgefühl, und Gewalt führt an die Grenze zwischen Leben
und Tod. Furchtlosigkeit entsteht da, wo Lebenskraft durch Gewalttätigkeit intensiviert wird."[24] Wo das Leben sinnlos geworden ist, weil

nichts mehr gefühlt werden kann, weil der Mensch maschinisiert und
abgestumpft ist, da scheint Gewalt eine Erlösung zu bringen, eine nie
erlebte Intensität der Sinne und des Wollens. Die Angst vor dem Tod
und der Exzeß der Gewalt wirken als eine Art Rauschmittel, als Ersatz
für Lebenssinn und vitale Befriedigung. Sorel verkündete in seiner
„Philosophie des Schöpferischen" Gewalt als Gegensatz zu den Menta-
litäten des „Verbrauchers" und des „Intellektuellen". Die „Gesamtkata-
strophe" sollte gegen den die Menschen immer mehr einzwängenden
Fortschritt als „unwiderstehliche Flut über die alte Zivilisation hinweg-
fegen".[25]

Angesichts der Unumkehrbarkeit einer solchen „Gesamtkatastro-
phe" kann man nur Grauen empfinden – außer man wartet insgeheim
auf die Erlösung von all der Bitterkeit und dem Haß, die die dem Körper bereits eingefleischte Unmöglichkeit, ein sinnvolles und befriedigendes Leben zu führen, unweigerlich hervorrufen. Der Durchbruch
lang gezähmter und verdrängter Triebenergien könnte eine Illusion
von Befreiung vermitteln, die im Grenzenlosen endet, wo nichts mehr
gebändigt und begriffen werden kann.

### Leibliches zum Thema Macht und Gewalt

Wie hier in aller Kürze gezeigt werden soll, ergibt eine zusätzliche
Deutung von Macht und Gewalt aus der Perspektive der Leiblichkeit
ein vertieftes Verständnis beider (zum Begriff des „Leibes" vgl. H.
Schmitz).[26] Was Gewalt betrifft, war ich bis hierher zu der Annahme gelangt, daß sie gerade dort angewendet wird, wo erstens die Macht versagt, d. h. die Möglichkeit sich durchzusetzen, oder wo zweitens von
vornherein keine Macht vorhanden ist, die eigene Machtlosigkeit in
einer mißlichen Situation aber durch eine möglich erscheinende Veränderung relativiert wird. Als dritte Variante von Gewaltanwedung beschreibt Arendt eine Situation, wo praktisch „mit dem Mut der Verzweiflung" oder mit einer „grenzenlosen Wut" (die keine Grenzen
mehr akzeptiert), die aus einer existentiellen Ausweglosigkeit erwächst,
der Kampf aufgenommen wird. Gewalt ensteht, so könnte man folgen,
aus einem *Engpaß*. Das ist nicht in jedem Fall einsichtig, wird es vielleicht aber, wenn man Enge als real in dem Sinne versteht, daß sie
handfest leiblich empfunden wird – wenn auch nicht unbedingt bewußt.

Kriterien und Anhaltspunkte einer leiblichen Entschlüsselung von Macht und Gewalt finden sich bei H. Schmitz, der in seiner Phänomenologie des Leibes auf die Dimension Enge/Weite als Grundkategorien leiblichen Erlebens zu sprechen kommt.[27] Er hat in beeindruckender Weise versucht, anhand der Phänomene des Lebendigen in Tiefen des Verständnisses vorzudringen, die meist gemieden werden.

Schmitz zufolge ist Enge eine Grundbefindlichkeit, die vor allem mit Angst und Schmerz einhergeht. Wenn z. B. ein Fluchtimpuls entsteht, der nicht ausgeführt werden kann, ensteht eine Stauung in den Gefäßen. Dies wird als Enge spürbar, das Ich zieht sich gleichsam in sein Innerstes zurück. Weitung dagegen entsteht durch eine Ausweitung der Gefäße und Muskeln bei Entspannung, etwa im Schlaf und nach Geschlechtsverkehr. Der Mensch öffnet sich in die Weite des ihn umgebenden Raumes, das Ich gelangt quasi über die Körpergrenzen hinaus.

Eine weitere, ergänzende Grundkategorie leiblicher Befindlichkeit sind Spannung und Schwellung. Das Gefühl der Lust, steter Antrieb menschlichen Strebens, ist in diesen Kategorien erklärbar: Lust entsteht durch Schwellung, die sich gegen Spannung durchsetzt. Nach diesen Vorüberlegungen gibt Schmitz nun eine phänomenologische Beschreibung von Macht auf der leiblichen Ebene, die im hier behandelten Zusammenhang von großer Bedeutung ist. Der Ausdruck: „im Vollgefühl der Macht sein" weist schon unmittelbar darauf hin. Macht geht, wie Lust, mit leiblicher Schwellung einher. Sie schließt damit Angst und Schmerz aus wie auch jede andere Regung, die von Engung begleitet ist. Macht ist daher als Gefühl – eine Form von nicht-genitaler Lust. Sie ist der genitalen Lust verwandt und läßt sich leicht mit ihr kombinieren: nicht nur bei den Primaten findet sich das Phänomen, daß das Machtgebaren der Männchen zuweilen in das Umwerben eines Weibchens übergeht.

Macht hängt etymologisch mit Möglichkeit zusammen: sie bedeutet von daher die Chance, aus einer Menge von Möglichkeiten zu wählen. Die leibliche Identifikation mit diesen Möglichkeiten, die der Mächtige durch relativ geringen Aufwand, etwa durch Fingerzeig oder Knopfdruck, in die Tat umsetzen kann, ermöglicht eine erhebliche Weitung des Selbstgefühls.

Vice versa bedeutet Ohnmacht Enge. Der Nicht-Mächtige hat wenig bis keine Möglichkeiten, er steht unter Druck und Spannung bei geringer Chance, diese Spannung in eine Wirkung nach außen umzusetzen. Das erzeugt körperliche Unlust. Von daher ist auf der körperlichen Ebene Gewalt ein Ausweg aus der Unlust der Ohnmacht.

Die immer wieder zu beobachtende Grausamkeit bei Gewaltausbrüchen von Unterdrückten und von Randgruppen läßt sich aus dieser Leib-Ökonomie erschließen: Grausamkeit ist diejenige Lust, die beim Durchsetzen einer körperlichen Schwellung gegen eine Engung entsteht.[28] Daher bietet sich Grausamkeit als Ersatz für die Lust der Macht und für sexuelle Lust geradezu an.

Ein weiteres Argument zum Verständnis der leiblichen Ökonomie der Gewalt soll hier noch angeführt werden. Der amerikanische Musikwissenschaftler Clynes, der sich mit der Erforschung von Gefühlen und ihrer Umsetzung in Bewegungsausdruck befaßte, fand heraus, daß es eine bestimmte Anzahl von Grundgefühlen gibt, die in allen Kulturen vorkommen und die mit einer jeweiligen charakteristischen Bewegung verknüpft sind.[29] Diese charakteristische Form läßt sich über eine Hilfskonstruktion ermitteln. Liebe, Haß, Kummer, Freude, Ehrfurcht, Aggression und Sex sind auf diese Weise zu identifizieren, etwa durch eine charakteristische Handbewegung auf einer Apparatur, die diese Bewegung registriert. Nun sind nicht nur Haß und Aggression einander sehr ähnlich – auch Aggression und Sex weisen eine deutliche Verwandtschaft in ihrer Gefühlsqualität auf. Von daher ist es erklärlich, daß Aggression zur Ersatzhandlung für nicht lebbare sexuelle Lust werden kann.

Wenn wir an das hohe Ausmaß von Selbstunterdrückung denken,[30] dem wir alle in einer Leistungsgesellschaft unterliegen, und dann an die geringe Chance von Randgruppen dieser Gesellschaft, ein noch gesteigertes Ausmaß an Unlust – wenn keine Möglichkeit besteht, Spannung in sozial anerkannte Ergebnisse umzusetzen – durch Lusterlebnisse im sexuellen Bereich oder durch Anerkennung auf der gesellschaftlichen Ebene wettzumachen, muß es eher verwundern, daß da nicht mehr „Pulverfässer" explodieren, als es bisher der Fall ist.

### Literatur

Arendt H (1970) Macht und Gewalt. Piper, München Zürich
Bourdieu P (1985) Sozialer Raum und „Klassen". LeÇon sur la leÇon. Suhrkamp, Frankfurt/M
Dreitzel H P (1992) Reflexive Sinnlichkeit. EHP, Köln
Luhmann N (1988) Macht. Enke, Stuttgart
Perls F S, et al (1979) Gestalttherapie. Lebensfreude und Persönlichkeitsentfaltung. Klett, Stuttgart
Pühl H (1988) Angst in Gruppen und Institutionen. Fischer, Frankfurt/M

Schmitz H (1965) System der Philosophie, Bd II, 2. Der Leib. Bouvier, Bonn
Schmitz H (1992) Leib und Gefühl. Junfermann, Paderborn

1. Arendt H (1970)
2. Arendt H (1970) S 45
3. zit bei Arendt H (1970) S 37
4. Luhmann N (1988) Macht. Enke, Stuttgart
5. Pühl H (1988) Kap II: Angst unter entwicklungsgeschichtlichen Aspekten
6. Gehlen A (1954)
7. Luhmann N (1988)
8. siehe dazu Pühl H (1988) S 68
9. Bourdieu P (1985) S 7 ff
10. siehe hierzu u. a. Scheflen A E (1976) Körpersprache und soziale Ordnung. Klett, Stuttgart; Henley N M (1988) Körperstrategien. Fischer, Frankfurt/M; Goffman E (1982) Das Individuum im öffentlichen Austausch. Suhrkamp, Frankfurt/M
11. Reich W (1971) Charakteranalyse. Kiepenheuer und Witsch, Köln Berlin
12. Encyclopedia of the Social Sciences. Wie H. Arendt betont, gibt es allerdings eine reiche Literatur zu den Gewaltmitteln. Arendt H (1970) S 8
13. erwähnt bei Arendt H (1970) S 13; vgl Clausewitz C v (1952) Vom Kriege. Hinterlassenes Werk des Generals Carl von Clausewitz. Hahlweg W (Hrsg) Bonn
14. Sogar Max Weber definiert den Staat als ein „auf das Mittel der legitimen (das heißt als legitim angesehenen) Gewaltausübung gestütztes Herrschaftsverhältnis von Menschen über Menschen". Vgl Arendt H (1970) S 36
15. So Marx, vgl Arendt (1970) S 15. Und Engels definiert die Gewalt als eine „die gesetzmäßige ökonomische Entwicklung" beschleunigende Kraft. Vgl Arendt (1970) S 13
16. Mills C W (1956) The power elite . New York, S 171, zit bei Arendt (1970) S 36
17. Sorel G (1906) Reflexions sur la Violence. [dtsch(1928) Über die Gewalt. Innsbruck] Vorwort zur ersten Veröffentlichung, S 50. Zit bei Arendt H (1970) S 36
18. Arendt H (1970) S 55
19. Fanon F (1966) Die Verdammten dieser Erde. Frankfurt. H. Arendt beruft sich auf ihn z. B. auf S 18 ff
20. Arendt H (1970) S 79
21. So interpretiert es jedenfalls Sartre in seiner Einleitung zu Fanon F (1966) vgl Arendt H (1970) S 68
22. Fanon F (l966) zit bei Arendt H (1970) S 68
23. Goodman P in Perls F S (1979) Vgl vor allem Kap II, 8: Der moderne Krieg ist Massenselbstmord ohne Schuldgefühl
24. Arendt H (1970) S 68. Sie bezieht sich hier auf Fanon
25. Sorel G: Reflexions sur la Violence. Zit bei Arendt H (1970) S 37 nach: Strauz-Hupé R (1954) Power and community
26. Schmitz H (1992)
27. Schmitz H (1965)
28. Schmitz H (1965) Kap 6: Die Grausamkeit

29. Clynes M (1976) Sentics – the touch of emotions. New York. Beschrieben in Dreitzel H P (1992) vor allem in Kap III: Die emotionale Orientierung: Zur Bedeutung der Gefühle im Kontaktprozeß
30. vgl hierzu schon Freud S (1974) Vom Unbehagen in der Kultur. In: Studienausgabe, Bd IX. Fischer, Frankfurt/M

# Hänsel und Gretel verliefen sich im Wald

## Unausweichliches Schicksal von Scheidungskindern oder kann primärprophylaktische Psychotherapie Orientierung bieten?

### I. S. Farag

*Das Leben kann nur rückblickend verstanden werden,*
*Es muß aber vorausschauend gelebt werden.*
Kierkegaard

### Psychotherapie in der Gesundheitsvorsorge

Kinder sind in Fällen von Trennung/Scheidung regelmäßig Betroffene, selten Handelnde im Sinn von Entscheidenden. Dennoch sind sie den Auswirkungen sowohl vorher als auch nachher voll ausgesetzt. D. h. sie sind allen familiären Spannungen (Vater und Mutter gleich viel lieben), sozialen Spannungen (wie denken andere über Trennung, z. B. „die lieben Nachbarn", Großeltern, FreundInnen...), und finanziellen Spannungen (zukünftige Auswirkungen auf Wohnort, Kleidung, Hobbys, etc.) ausgeliefert.

Kann man durch Psychotherapie in Fällen von Scheidung oder Trennung Kinder, die bis zu diesem Zeitpunkt noch nicht Anzeichen von Krankheit zeigten, unterstützen, solche Zeichen nicht noch zu entwickeln?

Im Österreich der neunziger Jahre wird der Gesundheitsvorsorge (auf Krankenkassenkosten) seit geraumer Zeit (sprich seit ca. 20 Jahren) im medizinisch-körperlichen Bereich großes Gewicht beigemessen. Prophylaktische Untersuchungen ist jeder Versicherten* ab dem

---

* Im Singular wird ausnahmsweise die weibliche Form verwendet, um einen Unterschied, der einen Unterschied ergibt, zu machen. (Bateson 1981)

vollendeten 19. Lebensjahr jährlich kostenlos möglich, oder vielmehr wird dies allerorten empfohlen: „Nicht regelmäßig zur Vorsorgeuntersuchung – das kann schlimm enden." (Unser Wien – Heft 8/96, Presse- und Informationsdienst der Stadt Wien.) Die plausible Überlegung lautet: Früherkennung von Krankheiten hilft erstens Leid sparen – menschlich gedacht, und hilft zweitens Kosten sparen – volkswirtschaftlich gedacht. Im psychotherapeutischen Bereich wird noch nicht volkswirtschaftlich gedacht. „Die österreichische Seele" muß verschiedenstes einfach aushalten, egal, inwieweit psychische Belastungen Ursachen für körperliche Erkrankungen bieten.

Hier ist primäre von sekundärer Prophylaxe zu unterscheiden. Sekundärprophylaktische Maßnahmen kennen alle. Sowohl in der Medizin als auch in der Psychotherapie können bei vorhandenen krankheitswertigen Störungen durch entsprechende Behandlung die Symptomatik verbessert, eine Verschlimmerung langfristig verhindert oder im schlechtesten Fall verlangsamt werden.

Gezielte prophylaktische Maßnahmen kennen wir bisher nur aus der Medizin. Wie bereits erwähnt, wird in diesem Bereich Gesundheitsvorsorge volkswirtschaftlich für wichtig gehalten, und in Österreich von der allgemeinen Pflichtversicherung aller Versicherten bezahlt. Dagegen wird prophylaktische Psychotherapie nicht als behandlungswürdig anerkannt. Diese bezweckten den Gesundheitszustand zu bewahren bzw. noch zu verbessern, um Krankheitszustände zu verhüten. Sie richteten sich also ausdrücklich an Gesunde. Dagegen können Menschen heute erst bei offensichtlich d. h. sichtbar krankheitswertigen Störungen Psychotherapie beanspruchen (unterstützt durch Kostenzuschuß der Krankenkassen mit ca. 1/3 der realen Kosten). Psychotherapie hat 1996 in der Gesundheitsvorsorge noch keinen Platz!

## Vor dem Hintergrund gesellschaftlicher Veränderungen

– Die Formen des Zusammenlebens haben sich verändert, d. h. einst war Eheschließung Voraussetzung für Scheidung. Es ging aus heutiger Sicht im wesentlichen um zwei juristische Schritte. Heute gibt es sehr viel mehr Systeme, die sich zusätzlich herausbilden, innerhalb derer sich Einzelne untereinander als zusammengehörig fühlen, – wie eine Familie – und sich auch so definieren. Daraus folgen, wenn Trennung stattfindet auch Trennungskrisen und deren mögliche psychische Folgen erlebt werden. Daher wird im Folgenden von

„Familiensystemen" (meint nicht unbedingt traditionelle Familie, sondern z. B. Lebensgemeinschaften, Stieffamilien, Einelternfamilien, Fortsetzungsfamilien, …) und von „Trennung" gesprochen.

Im Allgemeinen werden an solcher Stelle Scheidungsziffern zitiert, die unangefochten in den letzten 20 Jahren gestiegen sind. Jedoch sind auch in diesen Statistiken ganz allgemein „Trennungen" nicht berücksichtigt worden, weil schwer zu erheben und abzugrenzen. Festzustellen ist: Trennung und Reorganisation eines neuen Familiensystems ist in diesem Sinn ein Massenphänomen der heutigen Zeit, wie es auch die psychotherapeutische Praxis zeigt.

– Die Rollenaufteilung zwischen Frau und Mann hat sich ebenfalls verändert: Früher gab es das Alleinverdienermodell, dann das Eineinhalb-Modell – die Frau verdiente dazu –, jetzt gibt es zumindest die Idealvorstellung einer gleichberechtigten Partnerschaft. Diese veränderten Vorstellungen zu leben stellen bereits Aufgaben, die ausreichend Hürden bieten. Wenn ich gemäß einer neuen Vorstellung etwas „Neues" getan habe und dann auch bei der Partnerin eine „neue" Reaktion (z. B. Gesichtsausdruck) registriere, fühle ich mich anschließend wohl oder vielleicht auch verunsichert? Hat dieser „neue" Gesichtsausdruck eventuell Mißbilligung bedeutet? Laß ich's das nächste Mal lieber beim Alten?

Die Herausforderung von heute heißt, Beziehungen in den verschiedenartigen Familiensystemen so zu gestalten, daß Tragfähigkeit einer emotionalen Basis entsteht, und zwar in der Regel ohne Sicherheitsnetz eines vertrauten Modells und auch sonst unter geänderten gesellschaftlichen Bedingungen. Und daß diese Tragfähigkeit der emotionalen Basis auch nach Trennungen und in wiederum neugebastelten Familiensystemen erhalten bleibt, droht von der Herausforderung zur Überforderung zu werden.

– Auch die erhöhte Lebenserwartung und das Gebärverhalten haben ihre Auswirkungen. Durch die Konzentration der Geburten auf die erste Ehephase und den Anstieg der Lebenserwartung wird die „Nachelterliche Gefährtenschaft" zu einem Massenphänomen, welches in verschiedenen Varianten gelebt wird.

In allen Bereichen ist die Forderung nach Flexibilität und Vielfalt gestiegen, d. h. wenn wir früher in der Form des Zusammenlebens, in der Rolle als Frau/Mann mehr das Modell einer „Zwangsjacke" vor Augen hatten, haben wir heute gar kein Modell bzw. wir wollen keines. Wir sind gefordert unser eigenes Modell zu schneidern und zwar nach eigenen Bedürfnissen, was auch höchste Zufriedenheit ermöglichen

könnte. So gehen wir ans Schneidern und haben dafür weder Schnitt-
muster noch Vorbilder mit langjährig gelebten Erfahrungen.


### Die eigentliche Trennung

Trennung ist ein Phänomen, das üblicherweise alle in irgendeiner
Form kennengelernt haben (durch Tod einer geliebten Person, Veränderung des Wohnorts oder Schultyps, etc.). Trennung eines aufgebau-
ten und zusammengehörigen Gefüges wie das eines Familiensystems
führt bei allen Beteiligten möglicherweise zu spezifischen Symptomen
wie Schlafstörungen, psychosomatischen Erkrankungen, Depression,
überdurchschnittliche Kränkbarkeit, Schulversagen, zu Gewalt, oder
auch zu unspezifischen Langzeitfolgen wie erhöhte Disposition für spätere neurotische Erkrankungen. „Scheidung ist ein dermaßen streßge-
ladenes Problem, daß es gesunde Menschen für eine unterschiedlich
lange Zeit zu funktionsgestörten Personen macht." (Beal 1994, S 159)
Scheidung/Trennung ist verbunden mit Identitätskrisen, Erschütte-
rung des Selbstkonzepts, sogar dann, wenn die Scheidung/Trennung
gewünscht wurde.

Hier stehen nicht rechtliche Aspekte einer Trennung im Mittelpunkt, wenngleich rechtliche Ansprüche große Spannungen verursachen können. Die psychischen Belastungen, die bei einer Trennung zu
bewältigen sind, finden jedoch oftmals ihren Niederschlag in der rechtlichen Auseinandersetzung. Alle im sozialen Bereich Tätige wissen, wie
der Streit um das Sorgerecht für die Kinder eine Möglichkeit bietet, der
Partnerin die Stirn zu zeigen. Bei Naturkatastrophen bringen Eltern ihre Kinder zuerst in Sicherheit, in der Krise Scheidung/Trennung haben ihre eigenen Probleme Vorrang. Selbst die juristische Auseinandersetzung ist lediglich Spiegel des emotionalen Konflikts der Eltern,
dem die Kinder oft ungeschützt ausgeliefert sind. Kinder erleben die
Spannungen aus allernächster Nähe, stehen mittendrin, sind ihnen
ausgeliefert, selbst als BeobachterInnen sind sie Betroffene. Sie werden
im emotionalen Dschungel auch zu „in Not Geratene", die es „zu retten" gilt.

Ein Jahr nach der Scheidung hatten die meisten der von Wallerstein
(1980, 1989) untersuchten Scheidungskinder die Krise noch nicht
überwunden. Vielen ging es sogar noch schlechter, weil sie erst jetzt begriffen hatten, daß sich die Eltern tatsächlich scheiden ließen. (In
Österreich sind im Jahr rund 16.000 Kinder und Jugendliche von einer

elterlichen Scheidung betroffen, Trennungen nicht berücksichtigt.) Eine Ehe zu beenden ist ein enorm bedeutungsvoller Schritt mit psychischen Folgen, die nicht notwendigerweise verschwinden, wenn ein juristisches Urteil gefällt wurde, die sogar möglicherweise nie verschwinden, da das, was sich abspielte, ein Eigenleben in der psychischen Welt der Geschiedenen führt und mit größter Sicherheit auch in der ihrer Kinder. (Beal 1994, S 14)

Es hat sich gezeigt, daß sowohl in intakten Familien als auch in Trennungsfamilien Konflikte der Eltern einen ausschlaggebenden Einfluß haben auf das Coping von Kindern und Jugendlichen mit ihren eigenen Schwierigkeiten. Es wurde wiederholt festgestellt, daß diese Situation Dysfunktionalität fördert und begünstigt. Ganz besonders wichtig erscheint dabei, daß diese Faktoren Kinder in intakten Familien als auch in Trennungsfamilien in gleicher Weise beeinflussen. Das ist vor allem deswegen bedeutsam, da der Trennung in der Regel Jahre des vermehrten Konflikts vorausgehen und diese Jahre für alle Beteiligten bereits sehr belastend waren. Das heißt, Trennung kann dann auch Erleichterung bedeuten. Jahrelange Uneinigkeit der Eltern kann mehr Einfluß haben auf anschließende Anpassungsschwierigkeiten von Kindern als das Erlebnis der Trennung selbst. (Felner et al. 1988, S 49) Der Trennungsprozeß und die Jahre bis zur Trennung sind belastend, nicht erst die Trennung.

Auch die Zeit nach der Trennung ist wiederum belastend. Die alten Verhaltensmuster und Abläufe des Familienlebens sind überholt, neue sind noch nicht entworfen und werden unbeholfen ausprobiert. Der Streß und die Spannung sind groß, und alles Neue ungewohnt und wiederum Anlaß für Spannungen. „Möglicherweise bezeichnen wir als deviant, was tatsächlich der kreative Versuch eines Familienorganismus ist, eine neue Form zu entwickeln – die Metamorphose, aus der der Schmetterling hervorgeht." (Minuchin 1988, S 32)

Selbst die pädagogische Verantwortung muß neu aufgeteilt werden. Diese wird im Spannungsfeld der Konflikte der Eltern oft benützt, um der Gefühle von Versagen, Schmerz, pädagogischen Einsichten, egoistischen Wünschen und Schuldgefühlen auf eine Reihe zu kriegen. „Das Kind ist nach den Besuchen beim Vater völlig durcheinander!" „Beim Vater darf er alles und ich bin die Böse!" (Figdor 1991) Es geht natürlich um das „Wohl des Kindes" und um den Versuch einen „objektiven" Standpunkt einzunehmen. Dennoch sind diese Versuche in der Regel Ausdruck einer Fortsetzung der ehelichen Konflikte, die durch die juristische und örtliche Trennung nicht beizulegen waren.

Sowohl die Eltern als auch die Kinder reagieren ambivalent und könnten in diesem Dschungel der Gefühle dringend Unterstützung brauchen.

## Prophylaktische Psychotherapie

Wenn Menschen z. B. durch Trennung krankheitswertige Störungen aufweisen, ist das im Versicherungssystem der österreichischen Krankenkassen ausreichender Grund, um Psychotherapie zu beanspruchen und auch einen Kostenerstatz zu erhalten. Im Krankheitsfall scheint das Gesundheitswesen zuständig zu sein. Bei prophylaktischer Psychotherapie gehen wir von noch gesunden Menschen aus, die es gilt, in ihrer Gesunderhaltung zu unterstützen. Wie sieht jedoch eine Möglichkeit aus, wenn wir Krankheit durch frühzeitige Entlastung verhindern können und wollen?

Ein allererster Ansatz wäre: Ab dem Zeitpunkt wo beide Erwachsenen eines Familiensystems Trennung befürworten, sollten fünf Familienpsychotherapiesitzungen zu 90 Min. (5 x ca. 1400.– öS = 7000.– öS/pro Familie in Trennung, durchschnittlich 3–4 Personen) angeboten werden. Wie wir wissen ist der Trennungsprozess und die Jahre bis zur Trennung belastend und nicht erst die Trennung. Ein ganz spezifisches Problem stellen Paare dar, deren Ausgangsituation jene ist, daß nur eine Partnerin Trennung möchte. Gerade dann ist die Frage der Finanzierung eine schwerwiegende, und es ist noch zu wenig diskutiert worden in welcher Form öffentliche Mittel dazu bereitgestellt werden könnten.

Sinn dieser Maßnahme wäre mehr persönliche und private Lösungen der Konflikte zu erreichen, und bei der Transformation der Trennung zu einem neuen System Orientierung zu bieten. Nebeneffekt könnte sein, die Gerichte zu entlasten und vor allem Krankheit zu verhindern (vgl. Pearson and Thoennes 1988, S 290 ff). Wenn wir die Eltern zusammenbringen, um sich in elterlicher Sorge zusammenzutun, könnte dies große Entlastung für alle Beteiligten bringen, speziell für die Kinder. D. h. Psychotherapie könnte den Prozeß unterstützen, die Verschiedenheiten der einzelnen Personen zu akzeptieren, und die Verletzungen aus der gemeinsamen Zeit aufzuarbeiten, mit dem Ziel Versöhnung herbeizuführen.

Abschließen möchte ich mit Arnold J. Toynbee: „Wir begegnen den Herausforderungen von heute mit Antworten von gestern statt mit Antworten von heute und morgen." Die Scheidung/Trennung ist eine Herausforderung von heute und morgen, unsere Gesellschaft ist gefordert entsprechende Antworten zu finden.

### Literatur

Bateson G (1981) Ökologie des Geistes. Suhrkamp, Frankfurt/M
Beal E, Hochman G (1994) Wenn Scheidungskinder erwachsen sind. Psychische Spätfolgen der Trennung. Fischer, Frankfurt
Felner R D, Terre L, Rowlinson R T (1988) A life transition framework for understanding marital dissolution and family reorganization. In: Wolchik S A, Karoly P (eds) Children of divorce. Empirical perspectives on adjustment. Gardner Press Inc, New York
Figdor H (1991) Kinder aus geschiedenen Ehen: Zwischen Trauma und Hoffnung. Matthias-Grünewald-Verlag, Mainz
Minuchin S (1988) Familienkaleidoskop, Bilder von Gewalt und Heilung. Rowohlt, Reinbek bei Hamburg
Pearson J, Thoennes N (1988) Mediating parent-child postdivorce arrangements. In: Wolchik S, Karoly P (eds) Children of divorce. Empirical perspectives on adjustment. Gardner Press Inc, New York
Wallerstein J S, Blakeslee S (1989) Gewinner und Verlierer, Frauen, Männer, Kinder nach der Scheidung. Eine Langzeitstudie. Droemer Knaur, München
Wallerstein J S, Kelly J B (1980) Surviving the break up. Basic Books, New York

# Gesundheit als Widerspruch der Existenz

F. N. Brander

## Prävention

Zahllos sind die Wünsche nach guter Gesundheit und unzählig die Ängste um ihr Fehlen. Jedes Anzeichen von Krankheit stört und behindert, und wir pflegen sie, wenn immer möglich zu beseitigen. Die Störung läßt uns nicht ungehindert den Alltag bewältigen. Sorgen sich psychosomatisch Kranke beispielsweise nicht zurecht um ihre Gesundheit und verlangen nach jeglicher Hilfe? Ist beispielsweise das Erröten nicht recht hinderlich im alltäglichen Umgang miteinander? Sind die Organe nicht doch wirklich krank? Oder vermögen wir nicht das Gesunde ihrer Krankheit zu erkennen?

Gesundheit und insbesondere gute Gesundheit wird gemeinhin als kostbares Gut angesehen, in dessen Dienst eine beträchtliche Anzahl ihr Leben stellen. Gesundheit versteht sich weitgehend als Leidensfreiheit. Ihre unermeßliche Bedeutung, welche ihr die westliche Zivilisation zumißt, hat dementsprechend die vielfältigsten Facetten. Die Psychotherapieangebote reihen sich in das Glied unzähliger Möglichkeiten zur Wiederherstellung von Gesundheit ein. Aber nicht nur die Wiederherstellung der Gesundheit, sondern die Verhütung der Krankheit ist heute ein Gebot der Stunde. Die Verhütung von erstmaligen psychischen Störungen verlangt somit die Erfassung und Selektion von Gefährdungen, um situative Risiken vermeiden zu können, bei denen Überforderung und Überbelastung sich einstellen. Solche Vorkommnisse meint Scharfetter seien im Rahmen der primären Prävention grundsätzlich so komplex und kaum einzeln eliminierbar, als daß sie zum Gegenstand einer gezielten Vorsorgemaßnahme gemacht werden könnten. In der sekundären Prävention sorge die möglichst umfassende und sorgfältige Frühbehandlung und Rückfallverhütung für einfache klare Kommunikationsstrukturen, Vermeidung von Überfürsorge und übermäßiger kühler Distanz und Vermeidung von Abwertung und Kritik. Bei der tertiären Prävention seien die Chronifizierungen zu vermeiden. Unterstimulation im familiären und außerfamiliären Beziehungsbereich sowie im Arbeitsbereich und schlechte Wohnbedingungen förderten den Hospitalismus. Stimulation in Arbeit und in privaten Kontakten, Vermeidung von Überforderung, Hilfe bei der adäquaten Unterbringung und bei einer angemessenen Arbeit seien die relativ einfach zu fordernden, praktisch aber oft schwer zu verwirklichenden Zielsetzungen der tertiären Prävention (1990, S 234). Diese kritische Einschätzung läßt wenig Spielraum und verlangt spezifische Richtlinien, um psychische Krankheiten verhüten zu können.

Überforderung und Überbelastung, übermäßig kühle Distanz, Vermeidung von Abwertung und Kritik sowie Unterstimmulation spielen in jenen Situationen eine Rolle, in denen der maßvolle Umgang verlustig ging. Die Prävention, die präventiv das Maß an der Gefährdung der Gesundheit nimmt, will eben dieser Gefährdung zuvorkommen. Die Live-Event-Forschung schenkte gerade der Gefährdung der Gesundheit diese Aufmerksamkeit und hat wohl in ihrer eigenen „Forschungs-Maßlosigkeit" nichts anderes zutage gebracht als was für Gesunde genauso gilt. „Die Häufung von schweren Lebensereignissen vor einem Krankheitsausbruch ist keineswegs spezifisch für Schizophrene. Spezifisch für Schizophrene gültige Auslöser sind nicht gefunden worden." (S 125) Dieses Ergebnis wird dann mit der alten Erkenntnis von Epiktet erläutert, der meinte, daß es nicht die Dinge selbst sind, die uns zusetzten, sondern unsere Sicht dieser Dinge.

Die Suche nach Gründen, welche zu Krankheiten führen, ist kein Privileg von Forschern. Interessanterweise schätzen Psychotherapeuten wie betroffene Patienten die Bewältigung bestimmter Situationen über den Verlauf des Krankheitsgeschehens und seiner Gründe ähnlich ein. Das Suchen nach Ursachen, einem tieferen Sinn, eine Annahme über die zeitliche Erstreckung der Krankheit und ihre Kurabilität (Leventhal et al. 1980) dienen als Hilfsmittel, um die veränderte Situation des eigenen Existierens wieder für sich verständlich zu machen. Hilfsmittel zur Zurechtfindung in der veränderten Situation zielen auf die Wiederherstellung des Wohlbefindens ab, sei es der direkt Betroffenen oder ihrer sozialen Umgebung. Dunkel-Schetter und Wortmann (1982) diskutierten etwa die verbreitete Überzeugung, es sei ein Zeichen besonders guter Bewältigung, wenn Krebs-PatientInnen trotz ihrer Erkrankung optimistisch und fröhlich seien. Der Ausdruck negativer

Stimmungen wie Angst, Niedergeschlagenheit oder Wut werde dann oft gegenteilig gedeutet, und Krebs-PatientInnen würden als „inkompetente Bewältiger" erscheinen, die mit sich selbst nicht fertig würden. Die Autorinnen konnten belegen, dass solche Meinungen nicht selten von PatientInnen übernommen würden und dann zu einer „Selbst-Stigmatisierung" beitrügen.

Prävention hat sich nun zum Ziel gesetzt, eine möglichst breite Palette an Hilfsmittel vorgängig jeglicher Krankheit zwecks Verhinderung zur Verfügung zu stellen. Es ist nach wie vor kein Allgemeingut, ein seit langem bekanntes Krankheitsverursachendes (z. B. Nikotin- und Alkoholabusus) zu vermeiden. Umso schwieriger sind neuere Erkenntnisse wie beispielsweise die Selbststigmatisierung für die Prävention fruchtbar zu machen. Dementsprechend wird die Tragweite unseres Verhaltens erst dann thematisiert, wenn unser Verhalten des üblichen Maßes verlustig geht.

Noch wenig oder kaum ist das jeweilige Verständnis des eigenen Existierens als präventive Maßnahme diskutiert worden. Dabei wird es für die Erhaltung der Gesundheit von entscheidender Bedeutung sein, wie Gesundheit überhaupt verstanden wird und wie jeweils auf die grundlegenden Fragen des Lebens eine Antwort gefunden wird. Antworten auf die Fragwürdigkeit unserer eigenen Mächtigkeit, auf die Unverfügbarkeit und Unergründlichkeit unserer Existenz werden unser gesundes bzw. krankes Im-Leben-Stehen prägen.

## Das übliche Verständnis von Gesundheit

Die erwähnten Antworten auf die Gesundheitsgefährdungen sind immer schon von einem bestimmten Verständnis von Gesundheit und Krankheit geprägt gewesen. Wie viele andere hat Boss (1971) die Krankheit als privatives In-der-Welt-Sein bestimmt. Mit der Bestimmung der Krankheit als Mangel fehlender Gesundheit wird der Gesundheit die alleinige zu rechtfertigende Daseinsweise zugewiesen. Der Krankheit kommt dann nur noch die Berechtigung zu, als eingeschränkte Daseinsmöglichkeit aufgehoben zu werden. Der gewünschte, leidenslose und störungsfreie Zustand gewinnt als erstrebenswertes Ideal an Bedeutung. Symptomlosigkeit, tatkräftiges Zulangen, Genußfähigkeit und Bestehen in sozialen Bezügen gelten als Bestimmungen der Gesundheit. Vorhandene Krankheiten gelten als sinnlos störende Defekte und sind mit möglichst geringem Aufwand zu beseitigen. Die Gesundheit

beansprucht die alleinige Berechtigung und entwertet das jenseits von
ihr sich befindende Kranksein.

Das Unbehagen an dieser Wertsetzung, welche letztlich doch selber
wieder ein Opfer der alles überwuchernden Leistungsfähigkeit werden
kann, veranlaßte kürzlich Baier zur Ortsverlegung der Frage nach Gesundheit und Krankheit zur Genesung. Mag dieser Schritt noch so
verlockend sein, er behält dennoch primär die beabsichtigte und wieder zu erlangende Gesundheit im Blick und verliert damit die Sicht auf
das eben erlittene Kranksein.

Jedes Leiden intendiert seine Aufhebung. Ein Erythrophober will in
der Regel wie jeder andere Erkrankte die Beseitigung seiner Beeinträchtigung. Erfährt er doch seine Errötung als Belastung und Überforderung. Seine perpetuierende leidvolle Erfahrung der Errötung gilt
es unter allen Umständen los zu werden, um sich wieder als alltäglich
durchschnittlich Gesunder vorzukommen.

Der Wunsch, gesund zu sein und als gesund zu gelten, ist Allgemeingut. Nicht nur beim Krankenbesuch, auch bei festlich persönlichen Anlässen steht bei der Palette an Wünschen jener nach guter Gesundheit weit vorn. Neujahrs- oder Geburtagen messen wir die Bedeutung eines möglich neuen Lebensabschnittes zu, dessen unbekann-
te und ungewisse Zukunft wir mit guten Segenswünschen zu bannen
versuchen. Hoffnung und Wünsche bringen den Mangel zutage, jener
Mangel, dem nicht einfach dies oder jenes fehlt, sondern dem ein
grundsätzliches Fehlen eigens ist. Dieses Fehlen bestimmt sich durch
die unaufhebbare und bedrückende Gewissheit, daß die Zukunft auch
das Schlimmste bringen kann. Ahnten wir diese Ungewißheit nicht,
wären Hoffnung und Glückwünsche ihres Sinnes ledig. Der Gesunde
„weiß" ja, ahnt zum mindesten um seine Gefährdung. Diese Gefährdung ist eine Möglichkeit unseres Existierens, welche sich jederzeit einstellen kann. Wird im Einander-gute-Gesundheit-wünschen die
Brüchigkeit unserer Existenz noch verdeckt mitgesagt, pocht im Gegensatz dazu der gesund gelten Wollende auf sein störungsfrei wollen-
des Funktionieren.

Störungsfrei will das Leben mit einer leidlosen Genuß- und
Leistungsfähigkeit etabliert, und ineins damit jegliche Krankheit als
mißliebige Störung des Betriebs taxiert werden, die mit effizienten
Techniken zu beseitigen ist, damit der reibungslose Fortgang gewährleistet bleibt. So ist dem Erythrophoben alles lieb und recht, was irgendwie der Beseitigung seiner Errötung dient; nimmt sie ihm doch
das unbeschwerte und unbekümmerte Miteinandersein. Die übliche

Aufgabe hat nur vorübergehend der Auffälligkeit der Errötung zu weichen.

Unser aufgeklärtes Zeitalter verlangt Eindeutigkeiten. Klarheit ist im Kampf gegen das Mehrdeutige und Verschwommene gefordert. Die Ansicht, daß der Kranke irgendeinen Lebenssinn in sich tragen könnte, gilt bereits als anstößig. Fremdes und Andersartiges, wie Krankes sich uns oft präsentieren, schaffen Unsicherheit, Widersinnigkeit, Inkohärenz und Unentscheidbarkeit. Allein bis das Kranke eingeordnet werden kann, braucht es ein diagnostisches Verfahren, um die Vielfalt im Leiden auf ein zu behandelbares Gebiet zu reduzieren.

Die gängige Lösung oder vermeintliche Therapie folgt dem Prinzip des „mehr vom Selben". Die nun gängigen Maximen sind Wirksamkeit, Zweckmäßigkeit und Wirtschaftlichkeit, um mehr Sicherheit, mehr Gewißheit und Ordnung in der sich immer wieder aufdrängenden Widersinnigkeit des Leidens zu erhalten. Nur soviel Verschiedenheit im Krankheitsgeschehen ist geduldet, soviel dem gängigen Alltag nützt und nicht zu viele Kosten verursacht. Eigenes, Autonomes, Wildes, das nicht kontrolliert werden kann, soll zur Gleichförmigkeit therapiert werden. Die leidvolle Erfahrung der Errötung ist im sozialen Umgang ein Widersinn par excellence, welcher doch mit vollem Recht wegen dem Leidvollen die Eliminierung fordert. Nach dem Motto „es darf nicht sein" besteht der erste Selbstheilungsversuch meistens in der Vermeidung möglicher Situationen, in denen die Errötung auftreten kann. Es ist doch nicht mehr als verständlich, wenn zur Beseitigung wirksame, zweckmässige und wirtschaftlich sparsame Mittel bereitstehen.

## Gesundheit im Rahmen des durchschnittlichen Maßes

Ein wirksames und allgemein anerkannt wie verbreitetes Mittel ist der gesunde Menschenverstand. Hält dieser doch Weisheiten für alle Lebenslagen feil, welche vorhandene Störungen zu beruhigen trachten. Holzhey (1994) hat die Bedeutung des gesunden Menschenverstandes im Rahmen des „Leidens am Dasein" dahingehend erläutert, daß dieser die menschliche Gebrochenheit, Endlichkeit, Sterblichkeit, Nicht-Verfügbarkeit über sich selber weder verleugne noch unverhüllt ausspreche, sondern es in der Form mehr oder weniger beruhigender Sinndeutungen aufhebe. Wer gesunden Menschenverstand habe, der vermöge Vorkommnisse „real" einzuschätzen und damit auch Enttäu-

schungen, Ängste und Schuldgefühle zu relativieren. Was der gesunde
Menschenverstand als Maß für das Alltagsleben vorgebe, sei ein Nor-
malmaß; es sei eben jenes, was der Durchschnitt der Menschen erfüllen
könne, ohne überfordert zu sein – worin „das Gesunde" dieses Maßes
läge. Sich vom Drohenden fernzuhalten, sei doch das Naheliegendste,
wenn bestimmte Situationen Erröten provozierten.

Als gesund gelte, wer eine hohe Bereitschaft zur Anpassung an die
vorgegebene Ordnung und deren Regeln befolgen könne. Dazu paare
sich ein hohes Ethos der Pflichterfüllung, die Fähigkeit enge und
dauerhafte Beziehungen einzugehen und die Tendenz, sich den
Erwartungen der Mitmenschen zu fügen. Solche normative Anforderungen an den Einzelnen seien das Gewohnte und als solches das Ver-
traute, was keine neue Verstehensbemühung erfordere, weil es fraglos-
selbstverständlich als das zu Verrichtende anstehe und gewöhnlich
auch getan werden könne. Der Alltag beruhige und entlaste, solange
die „Selbstverständlichkeiten" frag- und reibungslos verlaufen.

Die Widerfahrnis von Symptomatischem wie das Erröten stört und
bedroht die Alltagsroutine und verleiht dem gemeinhin erfahrenen
Alltag Widersinnigkeit. Gerade die wohlbekannten allgemeinen Le-
bensweisheiten vermögen nicht mehr zu beruhigen. Sie werden kraft
und wirkungslos angesichts der Widerfahrnis des Fremden und Un-
heimlichen. Dem psychisch Leidenden mangelt die sonst übliche Teil-
habe am gesunden Menschenverstand. Eine Beruhigung kann nur
noch dann zustandekommen, wenn es gelingt, den Alltag selber zu sichern und alles Bedrohliche und Fremde so weitgehend wie möglich
daraus zu verbannen. Der Rückgriff, sich in den Grenzen der geltenden
Ordnung einzunisten und für deren Bewahrung zu kämpfen, liegt nahe. In diesem Alleingang, jenseits der allgemeinen Sinndeutung durch
den gesunden Menschenverstand, soll das Hereingebrochene des
Fremden und die Widerfahrnis der Gebrochenheit überwunden werden. Das Befremdliche des pathologischen Erlebens liegt in der ge-
scheiterten Sinndeutung und der mangelnden Begründbarkeit der Unverständlichkeit des Unverständlichen. Das sonst übliche Verständnis
ist gestört, verzerrt, deformiert oder zerbrochen.

Der Umgebung bleibt die Gebrochenheit verborgen. Sie schätzt
den Vorfall harmlos ein und versucht der „unbegründeten Angst" des
Betroffenen mit beschwichtigenden Erklärungen beizukommen. Die
Außenstehenden vertreten die „normale" Auffassung. Niemand ver-
steht die widersinnige stete angstvolle Erwartung der Wiederholung des
Rotwerdens. Der Gesundheit des „gesunden Menschenverstandes" ge-

genüber hat der seelisch Leidendende ein Mehrwissen bezüglich Endlichkeit und Unbegründetheit unserer Existenz. Dieses Mehrwissen bezahlt er mit dem Verlust der Harmlosigkeit des alltäglichen Existierens. Die Errötung kann ihn jederzeit befallen und entreißt ihn dem gewöhnlichen Umgang mit anderen.

Mag im ersten Moment eines solchen Vorfalls den meisten Menschen ein Schreck in die Glieder fahren, so sind sie doch schon nach wenigen Augenblicken besänftigt, weil die Harmlosigkeit des Geschehens ersichtlich geworden ist. Gerade diese Beruhigung tritt beim seelisch Kranken, dem Erythrophoben nicht ein. Der Schreck weitet sich aus, weil er „hellhörig" den Gehalt seiner eigenen Bodenlosigkeit des an sich harmlosen Vorfalls vernimmt und darin gebannt bleibt. Die Bodenlosigkeit, Gebrochenheit ist alles andere als harmlos, im Gegenteil, sie ist „traumatisch", weil die hier gemachte Erfahrung „absolut" und offensichtlich ist.

## Gesundheit als geblendetes In-der-Welt-sein

Für den normal Gesunden hat das Kranke und Beeinträchtigte seine totale Absenz, welche sich verbirgt, und dennoch jederzeit hereinbrechen kann. Nur in dieser Verborgenheit bleibt das entrückte, behinderte, kranke und beschränkte Sein präsent, weil der Gesunde so selbstverständlich seine verborgene Lebensweise vergessend durchsteht. Voller Blendung ist jede Bodenlosigkeit und Gebrochenheit und jeder mögliche Schmerz einer krankhaften Beeinträchtigung fürs erste in die Ferne gedrängt. Verkrampfung, Trauer, körperlicher Abbau und dergleichen sind nichts als Fremdworte. Es bleibt höchstens eine Ahnung und Angst, doch wieder ein Opfer der Beeinträchtigung zu werden. Geblendet und getäuscht läßt die eine Eindeutigkeit der normalen Gesundheit diese bevorzugen und hält das Andere des fremden Krankseins von sich fern, um das zwiefältig Eine von Krank- und Gesundsein zu übersehen.

## Kranksein als gebrochenes In-der-Welt-Sein

Bei wem die Krankheit einbricht, wer immer wieder seinen Symptomen ausgesetzt ist, oder wer endgültig als Kranker oder Behinderter sein weiteres Dasein zubringt, – sei es als geistig Behinderter oder Tetraplegiker infolge Unfalls, sei es infolge nichtbehandelter Scharlach mit be-

einträchtigten Herzfunktionen, sei es als einer nach jahrelangem ko-
matösem Darniederliegen ans Bett Gefesselter, oder seien es nicht zu
behebende traumatische Erfahrungen, welche die Jeweiligen in ein de-
pessiv gefärbtes Weltverhältnis drängten, – der erfährt das Gesund- und
Kranksein nicht mehr schlicht in der Bedeutung der Privation des Gesunden und deren Behebung. Der Kranke ist auf sich selbst verwiesen
und entsagt dem Blick auf das Übrige. Die eigene behinderte, kranke
oder beeinträchtigte Weise unterlegt allem anderen Bedeutungen, welche diese sonst von sich weisen. Erst die behindert, kranke oder beeinträchtigte Weise lenkt den sonst unbeeinträchtigt Gesunden, welcher
bedenken- und rücksichtslos alles einfordert, übergeht und überfährt,
auf die möglichen Folgen seines Tuns hin, welche er in seiner selbst-
verständlichen Vergessenheit übersieht. Die Krankheit – Errötung – ge-
bietet mit ihrer Beeineinträchtigung im Hinblick auf die Normalität
zum Einhalt. Das sonst Übersehene verlangt Beachtung.

Die erzwungene Rückkehr zu sich selbst im Kranksein nimmt uns
das gewohnte selbstvergessene Sein bei allem und jedem. Sowohl Überforderung und Überbelastung und die daraus resultierenden Schmerzen als auch die erzwungene Suche nach einem tieferen Sinn des uns
Treffenden saugen uns auf. Das Unmittelbare der Beeinträchtigung
und des Schmerzes schlägt erst um ins Feststellbare des Krankhaften.
Im Kranksein tritt der Leib aus seiner üblichen Verborgenheit heraus
und weist uns einen ungewohnten Weg zu gehen. Die Auffälligkeit der
Errötung zeugt vom höheren Blutumsatz des Körpers. Die Wallung des
Blutes kündet von einer Erregung, welche es meist erst zu entdecken
gilt; ist es doch die Erregung, die nicht gezeigt werden soll. Erst die
Mühsal einer psychotherapeutischen Arbeit widmet sich dieser Widersprüchlichkeit und will dem Verdeckten seine Berechtigung einräumen. Die sonst zur Diskussion stehende übliche Überforderung und
Überbelastung wird nun auf ihre Berechtigung hin befragt. Liegt die
Überforderung nicht im vorschnellen Arrangement mit der Umgebung, von der man scheinbar nur zu gut weiß, was diese von einem ab-
verlangt?

Die Parteinahme für die behinderte, kranke oder beeinträchtigte
Weise hütet diese und gibt sie nicht der Vernichtung preis, wie ein
Holocaust dies forderte. Eine Beseitigung ist dem Behinderten, Kranken und Beeinträchtigten alles andere als angemessen, da sie nur nach
der einseitigen Wertsetzung des Gesunden schielt. Die alleinige Wertsetzung des normal Gesunden verliert ihr Proklamatorisches in der Unausweichlichkeit des Kranken.

Das Leiden wird im Wähnen der Unversehrtheit als Zumutung erfahren. Diese macht die Begrenztheit und Gebrochenheit des Menschen unübersehbar. Holzhey spricht in diesem Zusammenhang von der Seinslast des menschlichen Unzuhauseseins (1991). Das übliche Aussein auf das schmerzlose Zuhausesein wird durch das Leiden gebrochen. Leidenserfahrungen sind Grenzerfahrungen, die den sicheren Boden entziehen und uns verleiten, diesen wieder zu gewinnen. Das Ringen um einen Spielraum an dieser Grenze, an welcher die Errötung mitsamt der ihr zugehörigen Erregung ihr Recht beansprucht, will dieser leidvollen Erfahrung ihre Existenzberechtigung geben. Besteht nicht Grund zur Errötung, wenn Vorgefallenes erregt und das Kundtun dieses Erregten einen angst und bange werden läßt beim Verlassen des Gängigen und Gültigen? Wer Mut findet, trotz seiner Schamröte sein Eigenes zu vertreten, tritt auf einen bis dahin nicht gehabten unvertrauten Platz und gibt das preis, was er immer zu hüten beabsichtigte.

Nach durchgestandenen Leidenserfahrungen hat die Wandlung dem einzelnen sein ureigenstes Sein abgerungen, welches der Tragik trotzt. Angesichts tragischer Leidenserfahrungen verwundert es üblicherweise, wenn das andauernde Kranksein, mit Aussprüchen quittiert wird, „es gehe gut, und man glaube das selber kaum, und das könne doch kaum wahr sein". Das leidvoll Erfahrene will nach durch- und ausgestandener Krankheit unter keinen Umständen gemißt werden, und das Staunen über diesen Sachverhalt ist grenzenlos. In diesem Staunen verliert sich der Drang des unbedingten Beseitigens des Leidens und an ihre Stelle tritt eine unerwartete Dankbarkeit.

Die Unausweichlichkeit des Leidens zerbricht die festgefügten Strukturen. Das bisher Sinnlose, wogegen man sich widersetzte, drängt sich erst als nackte Tatsache auf und legt die neuen Möglichkeiten offen. Die gefürchtete und ferngehaltene Möglichkeit des Krankseins verliert die Bedeutung des Widersinnigen. Das kranke Darniederliegen erfüllt die bisherige normale Gesundheit in eigentümlicher Weise mit fahlem Geschmack. Die normale Gesundheit mit ihrem verdeckenden Schein der Unversehrtheit, Schmerzlosigkeit und Störungsfreiheit verliert angesichts der Gebrochenheit ihre Blendung. Das verborgene Eigene findet Platz durch seine Preisgabe. Es ist das Eigene und Persönliche, das sich durch die Verschiedenheit von den anderen auszeichnet und dadurch gerade auffällt.

Das Gesundsein seinerseits bezieht seinen Sinn vom möglichen Kranksein und damit von der Gebrochenheit her. Das Verhüllen des Eigenen und das von den anderen Verschiedene beabsichtigt dieses zu hüten, damit es in der geforderten Widerständigkeit nicht untergehen soll. Gesund- und Kranksein verweisen je aufeinander und gehören im Verweisen zueinander. Der in Wallung versetzte Errötete ist nicht nur von der Scheu des Entdecktwerdens seiner Eigenart gepackt, sondern auch von seiner Verfangenheit in seiner Gebrochenheit. Ihm steht es nun an, für seine eigene Unbefangenheit und Leichtigkeit zu ringen.

## Krank- und Gesundsein als das zwiefältig Eine im Widerspruch

Krank- und Gesundsein sind das Selbe. Damit ist nicht gesagt, daß Kranksein und Gesundsein das Gleiche seien, da im Gleichen die Verschiedenheit verschwindet. Die Selbigkeit von Entgegengesetztem will das Zusammengehörige beider oder das beide Umfassende in den Blick bringen. In der Schamröte tritt uns das Versagen des Einhaltenkönnens der sozialen Normen entgegen, welche einzuhalten beabsichtigt sind, um die bisherige Alltagsbewältigung fortführen zu können. Das Zudeckende, Verschleiernde und Verhüllende kann durch die Bloßstellung der Errötung nicht mehr gewährleistet werden. Eigenes will um jeden Preis zum sozial Gültigen gehören. Widerstrebend erwartet der Errötende mit seinem Eigenen den sozialen Ausschluß samt Verlust von Achtung und Wertschätzung. Solche Befürchtungen und Ängste schaffen eine Situation der Überforderung, in der viele Kräfte für inadäquate Lösungen verbraucht werden.

Kranksein und Gesundsein – jedes von beiden ist ein anderes, selber jedoch mit ihm dasselbe, verweist doch jede der beiden Seinsweisen in einer vorzüglichen Art auf die andere hin (Heidegger 1957). Phänomenologisch daseinsanalytisch läßt das Verständnis der verschiedensten Daseinsweisen sich von den Verweisungszusammenhängen vom Krank- und Gesundsein leiten (Heidegger 1953). Der hellhörigere Kranke entspricht seiner bisherigen normalen, gesunden Seinsweise mit seiner kranken Art in einem grundsätzlicheren Sinn. Das daseinsanalytische Verständnis der Psychosomatik zielt mit ihrem „Sinn und Gehalt" der Krankheit nicht in erster Linie auf die Gesundheit. Das Verständnis des Sinnes und Gehaltes der Krankheit kann gerade nicht vom Gesunden her allein verstanden werden. Das Geblendetsein im normal alltäglichen Lebensvollzug und das Leistungs- und Genußvolle ist nicht mehr das Einzige, worauf man aus ist. Das Wissen um das mögliche Geblendetsein schafft den Raum für die andere Sicht, die in asketisch zurückhaltender Weise im momentanen Eigenen das Andere und Fremde sieht. Die Angst vor der Wahrheit des eigenen Seins mag nur vorübergehend durch Verhüllen und Verschleiern beseitigt werden, da Besinnung im Darniederliegen nicht als das zu Beseitigende verachtet wird, sondern als Gabe, die sich in den kränksten und schmerzhaftesten Zeiten sich schenkt.

Mit der Distanz gegenüber dem eigenen Verhaftetsein in der Endlichkeit und Gebrochenheit und mit dem Wissen um die entlastende blendende und täuschende Leichtigkeit des normalen Alltags ist dem Isolieren und Fixieren von Gesundheit und Krankheit, welche jede der beiden so setzt, daß keine auf die andere hinweist, ein Ende gesetzt. Die vielerfahrene Gewohnheit, welche die jeweils andere als nichtseiend verkennt, weicht dem gegenwendig einander Angehenden. Gegenwendig einander Angehendes trägt in sich den Widerspruch, das sich alltäglich Widersprechende von Gesundheit und Krankheit. Schamröte verrät und widersetzt sich befürchteter Bewertung des eigenen Tuns durch andere. Die Hintanhaltung des eigenen Tuns, weil alles letzten Endes seine Wichtigkeit verliert, zerbricht im Rotwerden und kämpft um den eigenen Platz. Das lieber verborgen Gehaltene wendet sich gegen das einen eigens Angehende und errötet einen durch das in Wallung geratene Blut. Während der gesund sich Wähnende die Möglichkeit seines Krankwerdens vergißt und der Kranke von seinem Gesundsein nichts mehr weiß, will das Gesundsein im Kranksein genauso erklingen wie umgekehrt. Die gegenstrebige Zusammengehörigkeit dieses Widerspruchs übersieht und überhört nicht das eine zulasten des anderen.

## Gesundsein als Widerspruch von Gebrochenheit und blendender Leichtigkeit

Gerade von Patienten hören wir in der Psychotherapie, daß ihnen ihre eigene frühere Gesundheit, welche ihnen kaum fragwürdig schien, nun recht verdächtig vorkommt. Verbliebe einzig das Aussein auf jegliche Beseitigung von Behinderung und Beschränkung, sähe sich der Kranke als bloßes Opfer eines über ihn hereingebrochenen Elends.

Die Gebrochenheit des Krankseins entzieht der blendenden Gesundheit mit ihrer Leichtigkeit und Unbefangenheit das Aussein auf das Schmerzlose und Störungsfreie. Das geblendete Gesundsein nimmt dem gebrochenen Kranksein die Schärfe und Spitze ihrer Geknicktheit. Geblendet- und Gebrochensein sind einander widersprechende

und durch das Zusammengehören einander in der Einheit des Zwie-
fältigen zu- und eingeordnet. Das geblendete Leichte wie die Verab-
solutierung der eigenen Fragwürdigkeit widersetzen sich einander, weshalb der Gesunde so selbstverständlich auf das eine seines Funktionierens aus ist, und der Gebrochene so selbstverständlich nichts als die
Ausweglosigkeit zu sehen vermag. Die Zueignung und Vereignung beider wird im Blick auf das je nur eine übersehen und somit vergessen.
Heidegger (1957) meint, daß das Vergessen die Identität und ineins damit die Differenz verhülle. Vergessend sind wir auf eine Gesundheit
aus, welche alles Heil verspricht, und sind in der Krankheit so gebrochen, daß wir wähnen, nie mehr herauszufinden.

Die in der Erfahrung der Gebrochenheit nicht mehr gewünschte
Rückkehr zur Blendung ist seinerseits selbst eine Blendung, die die Ge-
brochenheit selbst idealisiert. Die Zwiefältigkeit der geblendeten Ge-
brochenheit und der gebrochenen Geblendetheit entspricht in ihrer
Identität dem Krank- und Gesundsein und kann nur als Widerspruch
Bestand haben.

Die therapeutische Arbeit in phänomenologischer Haltung, die das
zu sehen versucht, was sich von sich selbst her auch in ihrer Verdeckung
zeigt, bemüht sich das zu verstehen, was den verborgenen Sinn und
Grund einer Gegebenheit ausmacht. Die verdeckte Gebrochenheit ist
die Entsprechung des blendenden Scheins. Die Hoffnung, ja nie mehr
rot zu werden, will diese Weise nicht zur Kenntnis nehmen und wiegt
sich gelassen, nie mehr davon getroffen zu werden. Die grundsätzliche
Gebrochenheit, ja Aushöhlung jeglicher Gegebenheit ist mit keiner
noch so guten Pflege und Kur aufzuheben, da sie als Grunderfahrung
des Daseins die Seinslast des menschlichen Unzuhauseseins ist. Der
Wechsel von Werden und Vergehen verlangt nicht erst mit dem Älterwerden und Schwinden seiner innewohnenden Kräfte die Anerkennung der Gebrochenheit und damit der Verzicht auf die ersehnte Unversehrtheit. Diese ist bereits mit der Fragwürdigkeit eines jeglichen
Tuns gegeben. Die durch den Verzicht auf die Unversehrtheit und Gebrochenheit sich ergebende Lücke ist der Boden für das Neue, das sich
im Zwischen des Widerspruch zwischen der Unversehrtheit und Gebrochenheit Platz ergreift.

Das Vergessen verstellt sich im Drang nach Unversehrtheit den
Wandel vom Werden und Vergehen so, daß Gesund- und Kranksein ihr
Selbiges verlieren, und die Blendung und Gebrochenheit dadurch ihre
Herrschaft erringen. Auf diesem Boden errichtet die Gesundheit ihre
fast unumschränkte Herrschaft mit ihrem blendenden Schein und in

der Krankheit die Gebrochenheit mit ihrer Verzweiflung. Krank- und Gesundsein sind durch die Krank- und Gesundheit getrübt. Das Eine der Bemitleidung, ja Vertröstung ergreift Platz und sehnt sich nach der symptomlosen Zeit.

Im hellhörigen Wunsch nach Gesundheit werden „Sinn und Gehalt" des Gesundseins in seiner Brüchigkeit angetönt. Der Drang nach Symptomfreiheit ertönt ja ständig in der Form der Gebrochenheit. Das Verblassen der Röte geschieht nur, wenn die Wallung des Blutes ihren eigenen Wellengang erhält, und die Verschiedenheit von den anderen Bestand erlangt. Gesundsein kann gerade nicht aus sich heraus allein und ebensowenig von der Genesung her verstanden werden. Die Zusammengehörigkeit von Gesund- und Kranksein liegt zunächst unter dem Schleier von Blendung und Täuschung verborgen.

An Ansätzen, die Zusammengehörigkeit zu fassen, fehlt es nicht. Wird doch vom neurotischen Symptom als Selbstheilungsversuch gesprochen, und will doch der psychosomatische Zugang der Krankheit wie der vorliegenden angemessener begegnen. Auch Ansätze, die die Gesellschaft statt den einzelnen für krank erklären, wollen die bestehende Meinung über die Gesundheit ins Wanken bringen und ein neues Verstehen von Gesundheit und Krankheit evozieren. Die Rede von der „Ganzheit" war ebenfalls ein Versuch, die Zusammengehörigkeit von Gesund- und Kranksein zu entdecken, auch wenn sie nicht über Ansätze herauskam.

Der verdeckte Sinn und Grund, welchen wir zunächst und zumeist nur als Krankheit im entfremdenden oder sogar diffamierenden Sinne erkennen, zwingt uns anhand des uns Entfremdenden nach dem Sinn und Grund zu fragen. Die Errötung mit ihrer plötzlichen Wallung des Blutes spricht von einer noch zu entdeckenden Erregung. Gegen diese Entdeckung vermag der Wunsch nach Unversehrtheit die Fragwürdigkeit unserer Existenz und somit das Faktum unserer Gebrochenheit erneut wieder verdecken.

Wem der Sinn nur für das Widereinanderstrebende und das Auseinanderstrebende steht, kann die Zusammengehörigkeit des Widereinanderstrebenden nicht erfassen. Die Wallung des Blutes als entfremdeter Kampf für das Eigene und gegen die absolute Fragwürdigkeit der eigenen Existenz bringt das Festgefahrene zur Erregung.

Wem es infolge einer Krankheit mit psychotherapeutischer Hilfe gelingt, die eigene Widersprüchlichkeit von Unversehrtheit und Gebrochenheit auszustehen, wird Entscheidendes für sein Leben gewinnen. Das Verständnis des eigenen Existierens als Widersprüchlichkeit hat so

grundlegende Bedeutung für die Prävention. Die Frage des Gesundseins hängt von der möglichen Antwort auf die Widerfahrnisse des Lebens ab, welche als Bestandteil des Lebens nicht zu überwinden, sondern zu anerkennen sind.

## Literatur

Baier K (1992) Gesundheit, Krankheit und Genesung. Daseinsanalyse 9:
    285–306
Boss M (1971) Grundriß der Medizin, Hans Huber, Bern
Dunkel-Schetter D, WortmanC B (1982) The interpersonal dynamics of cancer:
    problems in social relationsships and their impact on the patient. In: Fried-
    man H S, di Matteo M R (eds) Interpersonal issues in health care. Academic
    Press, New York, pp 69–100
Epiktet (1958) Handbüchlein der Ethik. Reclam, Stuttgart
Heidegger M (1953) Sein und Zeit. Niemeyer Verlag, Tübingen
Heidegger M (1957) Identität und Differenz. Verlag Günther Neske, Pfullingen
Holzhey A (1991) Man kann nicht vor sich selbst davonlaufen. Verdrängung
    und Spaltung im phänomenologischen Vergleich 8: 23–42. Daseinsanalyse
Holzhey A (1994) Leiden am Dasein. Passagen Verlag, Wien
Leventhal H, Meyer D, Nerenz D (1980) The common sense representation of
    illness danger. In: Rachman S (ed) Contributions to medical psychology.
    Pergamon Press, New York, pp 7–30
Scharfetter Ch (1990) Schizophrene Menschen. Edition Psychiatrie, Psycholo-
    gie Verlags Union, Urban und Schwarzenberg

# Der kulturpathologische Aspekt des Trends zur Verrechtlichung der Gesellschaft und die prophylaktische Bedeutung von Gegenmaßnahmen im rechtlich-politischen und betrieblichen Bereich

K. Purzner

## Einleitung:
### die strukturellen Haupteigenschaften unserer Zivilisation und ihre Auswirkung auf den Entstehungs- und Bewältigungszusammenhang von psychischen Gesundheitsstörungen

Vor allem systemtheoretisch orientierte Philosophen, Soziologen und Sozialpsychologen haben in den letzten Jahrzehnten versucht, das Wesen der gegenwärtigen gesellschaftlichen Lage näher zu bestimmen. Deren im Großen und Ganzen übereinstimmende Aussagen laufen darauf hinaus, daß die Dynamik der funktionalen Differenzierung in unserer Gesellschaft zu einem relativen Integrationsmangel derselben geführt hat. Anders ausgedrückt bedeutet dies, daß wir in den verschiedenen Teilbereichen moderner entwickelter Gesellschaften die entstandene organisatorisch-rechtlich-kulturelle Komplexität wenn überhaupt, dann nur noch sehr begrenzt zu bewältigen vermögen.

Nun verhält es sich aber bekanntlich so, daß der jeweilige allgemeine geschichtlich-gesellschaftliche Gesamtzustand sowohl die Entstehung als auch die Möglichkeiten der Bewältigung von (psychischen) Gesundheitsstörungen beeinflußt, obwohl dieser Tatbestand im Alltag oft aus den Augen verloren wird. D. h. verkürzt gesagt, der überdifferenzierte und im Verhältnis dazu unterintegrierte Zustand der Gesamtgesellschaft bedeutet für das soziologische und individuelle Subjekt ein Gesundheitsrisiko. Dieses kann allerdings mittels prophylaktischer Maßnahmen verringert werden, wie ich im folgenden am Beispiel des zunehmenden Verrechtlichungstrends in der Gesellschaft aufzeigen möchte.

### Die allgemeine Zivilisationsdynamik im rechtlichen Teilbereich der Gesellschaft: die zunehmende Verrechtlichung unserer Gesellschaft

Von der eingangs beschriebenen Differenzierungsdynamik und deren Folgeproblemen wurde natürlich auch das rechtliche Teilsystem der Gesellschaft erfaßt. Die allgemeine Tendenz zur Verrechtlichung unserer Gesellschaft entspricht einerseits durchaus jener ungemilderten Eigendynamik, die spezialisierte Funktionssysteme in entwickelten Gesellschaften entfalten. Andererseits blieben die Integrationsprobleme auch in diesem Teilbereich der Gesellschaft nicht aus: nämlich erstens, weil in hochkomplexen Systemen herkömmliche, traditionelle Formen rechtlicher Steuerung nicht mehr greifen: wo es um die Regulierung oder Steuerung des Verhaltens von Systemen geht, wo systemische Zusammenhänge wichtiger sind als individualisierbare Zurechnungen, wo die Systemdynamik das zu regulierende Problem oder Risiko hervorbringt und nicht das Einzelhandeln von Personen, versagen herkömmliche Versuche der rechtlichen Steuerung (siehe dazu genauer Willke 1992). Zweitens aber, weil die ständig zunehmende „Gesetzesflut" der letzten Jahrzehnte zu dem eben beschriebenen Mangel an Integration (Unübersichtlichkeit, Unabgestimmtheit, Unverständlichkeit etc.) selbst beiträgt, wie in den letzten Jahren nicht nur in der Fachliteratur, sondern auch in den Printmedien immer wieder wortreich dargestellt wurde.

### Auswirkungen der Verhältnisse im rechtlichen Bereich der Gesellschaft auf die Betriebe im allgemeinen und medizinische oder psychosoziale Einrichtungen insbesondere

Diese schwierige Situation *innerhalb* des *rechtlichen* Teilbereichs unserer Gesellschaft beeinflußt aber mittelbar über die Betriebe (sowohl erwerbs-, als auch bedarfswirtschaftlicher Art) auch den psychischen Zustand der Gesellschaftsmitglieder und zwar in ungünstiger Weise, wie gleich zu zeigen sein wird. Eine Beschäftigung mit der Rechtsthematik ist daher von erheblicher Bedeutung für die *Prophylaxe psychischer Störungen*. Ich kann das an dieser Stelle nicht im einzelnen ausführen und möchte daher nur einen zentralen Aspekt des behaupteten Zusammenhangs darstellen. Er besteht in der *Verbundwirkung von 4 Faktoren*.

1. Neue gesetzliche Regelungen lassen vorher oft nicht klar erkennen, welcher Mehraufwand zu ihrer Erfüllung erforderlich sein wird. In der Praxis zeigt sich, daß viele rechtlich vorgegebenen Leistungsaufträge infolge der meist gleichzeitig vorzufindenden *auftragsrelativen Ressourcen – und damit Aus-, Weiter- und Fortbildungsmängel* nicht mehr angemessen erfüllt werden können. Die daraus resultierende Überbeanspruchung wird oft lange nicht erkannt bzw. verleugnet und führt im medizinischen und psychosozialen Bereich oft zur Selbstausbeutung mit entsprechend ungünstigen Sekundärfolgen (z. B. Burnout).

2. Dazu kommt, daß wir es auf Grund der Kompliziertheit der Verhältnisse zunehmend mit *unklaren* (und auch grundsätzlich nicht einfach zu klärenden) *Aufgaben* im Berufsalltag zu tun haben. Man kennt sich nicht mehr aus, durchschaut die Situation nicht mehr etc.; der „Paragraphendschungel" ist für eine solche Lage sprichwörtlich geworden. Folge davon ist eine grundlegende Verunsicherung aller Beteiligten und Betroffenen.

3. Schließlich spielt die *Veränderungsdynamik* eine wichtige Rolle. Die Verhältnisse sind ja nicht nur kompliziert, sie verändern sich auch in immer kürzeren Abständen. Das gilt für die Gesetzesproduktion genauso wie für andere kulturelle Phänomene. Es passiert immer öfter, daß ein Gesetz bereits bei seinem Inkrafttreten veraltet ist und novelliert wird. Solche Phänomene der Beschleunigung des sozialen Wandels, die zu einem „verkürzten Aufenthalt in der Gegenwart" führen, erschweren die für das seelische Wohlbefinden so wichtigen Vorgänge der Traditionsbildung und damit der Orientierung enorm. Folge davon ist ebenfalls Verunsicherung.

4. Zuletzt ist die *Ausweitung der Kontrolle* anzuführen, die in den letzten Jahrzehnten zu beobachten ist und in verschiedenen Spielarten auftritt. (Diverse Kontrollinstanzen wie z. B. Beiräte, Kommissionen, Innenrevisionen, Anwaltschaften etc., aber auch die Medien. In der letzten Zeit ist es fast schon üblich geworden, mit den Medien zu drohen, wenn Ansprüche nicht in jedem Fall, sofort, im gewünschten Ausmaß und auf die gewünschte Art erfüllt werden.) Sie führt zu einem zunehmenden Verantwortungsdruck für alle Beteiligten und Betroffenen. In der Medizin und im psychosozialen Bereich sind wir daher mehr als je zuvor mit Haftungsfragen befaßt. Obwohl dies in unseren Breiten noch nicht das Ausmaß der einschlägigen Zustände in den USA erreicht hat, spielt es im betrieblichen Alltag bereits eine spürbare Rolle (und zwar meist ohne, daß sich ein konkreter Fall ereignet hat, d. h. also in Form von Phantasien und Ängsten der Mitarbeiter bzw. als dumpfes Gefühl der Bedrohung oder der Ungewißheit; es gibt allerdings auch eine andere typische Reaktion, nämlich die der Verleugnung der gesamten Problematik). Der Begriff „Schädigung" am Arbeitsplatz sollte also hinkünftig nicht nur Unfälle oder Ähnliches meinen, sondern durchaus auch die Bedrohungen von Mitarbeitern durch Haftungsfragen miteinschließen. Leistungsverweigerung, innere Emigration, Formalismus, kostspielige Absicherungsaktionen etc. sind zwar als Selbstschutz verständlich,

aber aus der Sicht des Ganzen unliebsame Folgen der Entwicklung in diesem Bereich. (Im Übrigen fühlen sich Mitarbeiter und Führungskräfte von Betrieben in den letzten Jahren nicht nur im rechtlichen Bereich durch die Haftungsproblematik bedroht, sondern zunehmend auch durch direkte Aggression. Ob Lehrer in der Schule, Kindergärtnerinnen in Kindertagesheimen, Polizisten in Ausübung ihres Dienstes, Staatsanwälte oder Richter bei Prozessen oder Justizpersonal im Strafvollzug – bei Interessensgegensätzen oder Nichterfüllung von Ansprüchen des jeweiligen Klientels muß immer öfter mit „Schädigung" durch verbale oder physische Aggression – in schweren Fällen unter Anwendung extremer Gewalt – gerechnet werden, eine sehr „direkte" Form der „Kontrolle".)

Es ist vor allem die *Kombination der Wirkung dieser 4 Faktoren*, die uns heute zu schaffen macht und die *prophylaxerelevant* ist. Überlastete Menschen (s. o. Pkt. 1), die durch die Kompliziertheit der Verhältnisse (s. o. Pkt. 2) und deren ständige Veränderung (s. o. Pkt. 3) sehr verunsichert sind und sich gleichzeitig durch enormen Kontroll- und Rechenschaftsdruck (einschließlich direkter Aggression) bedroht fühlen (s. o. Pkt. 4), sind krankheitsgefährdet, was sich auch wissenschaftlich belegen läßt. Kürzlich wurden der interessierten Öffentlichkeit die Ergebnisse einer Wiener interdisziplinären Studie zur psychischen Befindensbeeinträchtung am Arbeitsplatz vorgestellt (Eckardstein et al. 1995). Es konnte bei diesen Untersuchungen festgestellt werden, daß die zentralsten Einflußfaktoren in Bezug auf die Auftretenswahrscheinlichkeit von Befindensbeeinträchtigungen am Arbeitsplatz neben Unfall- und *Schädigungsgefahr* die Variablen *„Aufgabenunklarheit"* und *„Änderungsdynamik"* darstellen.

„Allen drei Faktoren gemeinsam ist ihre bedrohliche Wirkung auf das Individuum, die sich in der Reaktion durch Befindensbeeinträchtigungen auszudrücken scheint. Wenn *Aufgaben unklar* sind, eine Unfall- oder *Schädigungsgefährdung* wahrgenommen wird und sich der *Arbeitsplatz laufend verändert*, tritt die protektive und stabilisierende Kraft der vorhandenen Ressourcen in den Hintergrund. Verunsicherung, was und wie etwas zu tun ist, um das Arbeitsziel zu erreichen bzw. sich vor Unfall und Schaden zu schützen, beanspruchen die Person und, bedingt durch laufende Veränderungen, kann keine Stabilisierung stattfinden, woraus *Befindensbeeinträchtigungen* entstehen" (op. cit, S 222. Hervorh. d. d. Verf.).

## Prophylaxe:
### Abhilfemöglichkeiten im rechtlichen und betrieblichen Bereich

Die oben beschriebene Problematik hat innerhalb des *politisch-rechtlichen Teilsystems* unserer Gesellschaft in den letzten Jahrzehnten bereits

einen solchen Problemdruck erzeugt, daß eine Reihe von zunächst traditionellen Maßnahmen gesetzt wurden und weiter gesetzt werden, um
hier Abhilfe zu schaffen (Legislativdiensterweiterung, Bemühungen
um Rechtsbereinigung, Erarbeitung und Publikation von Richtlinien
rechtsökonomischer und -strategischer Art, Schaffung von Rechtsinfor-
mationssystemen etc.). Darüber hinaus gab es in letzter Zeit unkonven-
tionelle Initiativen, um auf die Mißstände in diesem Bereich verstärkt
aufmerksam zu machen. Die Gründung eines überparteilichen Vereins
„Stop der Gesetzesflut" durch eine österreichische Nationalratsabge-
ordnete wäre hierfür ein Beispiel. Erklärtes Ziel dieser sehr engagierten
und verdienstvollen Plattform ist es, die Pflege der Gesetzeskultur zu
fördern, indem eine intensive Beschäftigung mit dem gegenständli-
chen Thema und eine Bewußtseinsbildung in Politik, Verwaltung, aber
auch bei den Sozialpartnern herbeigeführt wird. Schließlich seien hier
noch innovative Strategien systemisch argumentierender Staats-, Ge-
sellschafts- und Organisationstheoretiker angeführt, die darauf hinaus-
laufen, der Steuerungskrise in der Gesellschaft mit neuen „forms of
law" beizukommen (Willke 1994). In all diesen Zusammenhängen sehe
ich eine Verantwortung von *Gesundheitsexperten,* darauf aufmerksam zu
machen, daß diese *Initiativen im Rechtsbereich auch aus Gründen der Psychohygiene* dringend weiter betrieben werden sollten.

Ansatzpunkte zur Prophylaxe im *betrieblichen* Bereich möchte ich
hier besonders am Beispiel medizinscher und psychosozialer Einrichtungen beschreiben. In den letzten Jahren wird immer wieder nach *Supervision* gerufen, um dem *Wirkungsverbund* der oben beschriebenen
*vier Belastungsfaktoren* entgegenzuwirken. Der Einsatz dieser Form der
Hilfestellung in Betrieben wird zwar künftig weiterhin sinnvoll sein,
aber nicht mehr ausreichen. Vielmehr wird es nötig sein, *angewandte
Psychotherapie in Organisationen* dadurch zu betreiben, daß sich das *psychotherapeutische Methodenwissen* mit demjenigen der *Managementlehre*
amalgamiert. Der Ansatz der *Organisationsentwicklung (OE)* stellt einen
solchen Versuch dar. Im Psychiatrischen Krankenhaus der Stadt Wien
Baumgartner Höhe arbeiten wir seit Jahren mit der psychoanalytisch-systemischen Variante der OE und machen dabei sehr gute Erfahrungen.
Im Unterschied zu den herkömmlichen Supervisionen, die allerdings
bei OE-Projekten weiterhin zum Einsatz kommen, werden bei umfassenden betrieblichen Entwicklungsprozessen auch andere prophylaktisch wirksame Methoden bewußt verwendet. Systematisch sind sie in
der oben erwähnten Studie dargestellt (Eckardstein et al. 1995). Ich
möchte an dieser Stelle nur auf einige *spezielle* Punkte hinweisen. So

sollten sich zum Beispiel Führungskräfte um eine möglichst genaue Evidenzhaltung jener Ressourcen bemühen, die für die Realisierung neuer Leistungsaufträge in der Praxis erforderlich sind. Dies deshalb, weil *geplanter und wahrer Ressourcenbedarf* für durch neue rechtliche Regelungen übertragene Aufgaben nicht selten voneinander abweichen. Ein ebenso wichtiges Gebiet stellt das ständige *Monitoring* von schleichenden oder plötzlichen (verdeckten) *Mehrbelastungen* ohne entsprechende Ressourcenvermehrung dar. Was die rechtliche Problematik im engeren Sinn angeht, ergibt sich die wichtige Frage, wer die für die *praktisch-betriebliche Umsetzung von neuen Regelungen* notwendige Vorarbeit zu leisten hat bzw. welche Ressourcen dafür benötigt werden. Mit dem Inkrafttreten neuer Gesetze oder anderer relevanter Normen ist es ja meist nicht getan. Vielmehr bedürfen viele für den Praktiker unübersichtliche oder unverständliche, oft auch recht umfangreiche Rechtsmaterien einer eigenen Aufbereitung, bevor sie im Betrieb eingesetzt und ins Aus-, Weiter-, Fortbildungssystem aufgenommen werden können.

## Schluß

Die dargestellten – und viele andere aus Raumgründen nicht angeführten – Maßnahmen im rechtlichen und betrieblichen Bereich vermögen tatsächlich, wie wir aus einigen erfolgreichen Beispielen wissen, der gesundheitsbeeinträchtigenden Wirkung der oben beschriebenen vier Faktoren gegenzusteuern, was einerseits sehr erfreulich ist. Andererseits müssen wir zur Kenntnis nehmen, daß es sehr fraglich ist, ob wir das Kräfteverhältnis zwischen den gesundheitsschädigenden und -förderlichen Faktoren in unseren Organisationen insgesamt zugunsten der letzteren werden beeinflussen können. Dazu bedürfte es kollektiver Anstrengungen, die möglicherweise über das hinausgehen, was Mitarbeiter und Führungskräfte heute leisten können und wollen. Allerdings – wir haben keine andere Wahl!

## Danksagung

Mein Dank für wertvolle Hinweise bei der Abfassung dieser Arbeit gilt dem ärztlichen Direktor des Psychiatrischen Krankenhauses der Stadt Wien Baumgartner Höhe Univ. Prof. Dr. E. Gabriel, den Mitgliedern des Qualitätskomitees

„Recht und stationäre Psychiatrie" in diesem Krankenhaus, insbesondere Prim. Dr. H. Donat und Prim. Dr. E. J. Friedl sowie Dr. W. Schober vom Bundesministerium für Umweltschutz und Univ. Doz. Dr. F. Lachmayer.

## Literatur

Eckardstein D, Lueger G, Niedl K, Schuster B (1995) Psychische Befindensbeeinträchtigungen und Gesundheit im Betrieb. Herausforderung für Personalmanager und Gesundheitsexperten. Hampp, München Mering
Willke H (1992) Ironie des Staates. Suhrkamp, Frankfurt am Main

# Arbeitslos

## Selbstbild, Selbstwert und Existenz in der Krise

W. Halapier, B. Holzinger und S. Puddu

*„...aller Laster Anfang"*

*Taumelnd und verloren*
*zwischen Nacht und Tag*
*ist ihm längst entfremdet*
*jede Zeit,*
*und nichts,*
*nichts ist befleckt*
*mit irgendeiner Wichtigkeit*
(W. H.)

„Endlich kann ich einmal ausschlafen! Eine Pause habe ich mir längst verdient. Es war ohnehin nicht mehr auszuhalten. Ich werde es genießen, wenn das Grau des Arbeitsalltags dem fröhlichem Blau der Freiheit gewichen ist. Wenigstens ein paar Wochen. Aber was wird später werden? Werde ich etwas finden? Warum soll ich mir jetzt schon Sorgen machen? Es wird sich schon etwas ergeben."

Die anfängliche, relativ einfache und vordergründige Widersprüchlichkeit der Gefühle in den ersten Stadien der Arbeitslosigkeit macht sehr bald einem komplexen System von Gefühlen, Einflüssen aus der Umwelt und der sich entwickelnden neuen Realität Platz.

Arbeitslos, beschäftigungslos, erwerbslos zu sein, ist das Los der „Versager" in unserer Gesellschaft. Und trotz Statistiken und Theorien über steigende Arbeitslosenraten und deren Unvermeidbarkeit tragen die meisten Menschen über die Arbeitslosigkeit in ihrem Inneren das mehr oder weniger versteckte Bild des Makels, der Unfähigkeit und der

Schwäche mit sich. Ein Schandfleck mitten in einer Welt der Tüchtigen oder zumindest ein bemitleidenswertes Opfer. Aber vielleicht war es nur Pech, oder hat der Arbeitslose auch Schuld daran? Hätte er es so weit kommen lassen müssen? Könnte nicht jeder, der zwei Hände hat...? Tritt der Soeben-Arbeitslos-Gewordene seinen Kollegen und Freunden mit der aktuellen Wahrheit gegenüber, wird er spontan getröstet: „Du bist zu beneiden; Ich muß leider arbeiten; Sei froh, daß du das alles los bist; Am liebsten würde ich mit dir tauschen." Doch keiner tauscht in so einer Situation wirklich oder kündigt impulsiv seinen zumindest vorläufig sicheren Arbeitsplatz.

Der frischgebackene Arbeitslose, der anfänglich vielleicht noch leichten Schrittes seine ersten „freien" Tage begeht, fühlt noch nicht die schweren, klebrigen, bleiernen Gewichte an seinen Füßen, die seine Schritte immer langsamer und behäbiger machen werden. Die aufkeimende Angst, Außenseiter zu werden, keine Anerkennung mehr zu bekommen, nutzlos zu sein, aber auch Trotz und Aggression stoßen auf die zu Recht oder fallweise zu Unrecht befürchtete abwertende Reaktion der Menschen seines sozialen Umfelds. Die häufigste Antwort darauf ist einerseits der gesellschaftliche Rückzug („das ist meine Sache, geht niemanden etwas an; Ich werde schon etwas finden; Ich suche eben nach dem Idealjob") und andererseits Aggression, wenn man ihn darauf anspricht („das geht Dich nichts an, Du bist wie meine Mutter oder mein Vater"). Dieser Rückzug führt zu zunehmender Isolation, was wiederum die angespannte psychische Situation und die Selbstzweifel verstärkt. Äußerlich sichtbare Zeichen dafür sind vor allem Verschlossenheit und Gereiztheit. Das Selbstvertrauen sinkt rapide, gesellschaftliche Treffen werden minimiert oder überhaupt gemieden, viel Zeit wird vertrödelt.

Während sich so viele Teile der Innenwelt in einen immer enger werdenden Trichter begeben, ist die Außenwelt nicht stehen geblieben. Abgesehen von der Reaktion der Umwelt und der allgemeinen sozialen Verwerflichkeit des Arbeitslosenstandes, wird einfach das Geld immer knapper. Es gibt kein Geld für zusätzliche Dinge wie Freizeitaktivitäten, Reisen, neue Kleidung. Die grundsätzliche Lebenshaltung wird immer schwieriger. In jedem Synonymwörterbuch findet sich unter dem Begriff „arbeitslos" auch das Wort „brotlos". Und tatsächlich ist die Arbeitslosigkeit nicht nur mit der inneren Angst verknüpft, sich nicht mehr selbst am Leben erhalten zu können, sondern führt auch in extremen Fällen zur Brotlosigkeit, zur Verelendung und deren verschiedenen, tragischen Folgen.

**Vier Phasen der Entwicklung, vier Türen für den Berater**

*Phase 1*

Schon bevor der Arbeitsplatz endgültig verloren geht, entsteht ein starker psychischer Streß: Die Angst vor dem Verlust des Arbeitsplatzes; Druck, das drohende, böse Schicksal doch noch abwenden zu können; Die realen Konflikte mit Vorgesetzten oder Kollegen, die häufig mit einer Kündigung einhergehen. Die Entwicklung des aktuellen Arbeitslebens erscheint zunehmend auswegloser, das Gefühl, immer hilfloser und ohnmächtiger zu sein, wächst. In dieser Situation wird die endgültige Kündigung häufig als Erleichterung erlebt. Der Zustand der Ungewißheit ist vorbei, der täglich wachsende Druck hat sich aufgelöst.

Es gibt unterschiedlichste Gründe für den Verlust des Arbeitsplatzes. Der Umgang des Betroffenen mit der neuen Situation ist davon abhängig, wie belastend er das Arbeitsumfeld erlebt hat, wie realistisch er die mögliche Kündigung eingeschätzt hat, wie offen im eigenen Familien- und Freundeskreis über die sich ankündigende Arbeitslosigkeit gesprochen worden ist, wie sein soziales Umfeld reagiert hat, und wie groß der Beitrag des Einkommens zum existentiellen Überleben war. Je positiver diese Umfeldfaktoren sind, desto geringer fällt die Dramatik der eingetretenen Arbeitslosigkeit aus. Die Möglichkeit eines Nebenerwerbes erleichtert die subjektive Schwere der neuen Situation beträchtlich.

*Phase 2*

Ist die Arbeitslosigkeit kein Damoklesschwert mehr, sondern Realität geworden, wird in der ersten Zeit häufig vor allem die positive Seite wahrgenommen. Die Last der täglichen psychischen und physischen Konfrontationen im Betrieb fällt weg. Psychosomatische Beschwerden, die aufgrund der angespannten Situation aufgetreten waren, verschwinden langsam. Nicht arbeiten gehen zu müssen und den Tag frei einteilen zu können, wird als befreiend und die Lebensqualität verbessernd, erlebt. Nicht selten kommt es zu euphorischen Zuständen.

In den ersten zwei bis drei Monaten ist der Erholungseffekt noch im Vordergrund, Angstzustände werden verdrängt. Die Zuversicht, relativ leicht einen neuen Arbeitsplatz zu bekommen, ist meistens noch ungebrochen. Man sieht sich gelegentlich nach neuen Arbeitsmöglichkeiten um und hat noch konkrete Vorstellungen. Häufig wird versucht, endlich den idealen Arbeitsplatz zu finden, um das tun zu können, was man immer schon tun wollte. Solche Ziele stimmen selten mit den Angeboten des Arbeitsmarktes überein. Die Arbeitssuche wird weder professionell durchgeführt, noch besonders ernst genommen.

## Phase 3

Ab dem fünften Monat der Arbeitslosigkeit wächst der psychische Druck. Familie, Freunde und Bekannte zeigen sich bereits verwundert über die Schwierigkeit, einen neuen Arbeitsplatz zu finden. Die ungewisse Zukunft und die finanziellen Belastungen werden immer mehr zu einer schweren seelischen und realen Plage. Die bereits erreichte Dauer der Arbeitslosigkeit verringert die Wahrscheinlichkeit, einen adäquaten Arbeitsplatz zu finden. Das Vertrauen in die eigenen Fähigkeiten hat nachgelassen und sinkt stetig weiter. Andererseits stellen die potentiellen Arbeitgeber bei längerer Arbeitslosigkeit die Kompetenz des Bewerbers in Frage. Es wird immer schwerer die Arbeitslosigkeit mit einem neuen Job zu beenden. Selbstwert und Existenz verstricken sich zu einem dichten Muster einer komplexen, persönlichen Krise. Jeder weitere Mißerfolg bei der Arbeitssuche vergrößert die Misere. Die Art und Weise der inneren Verarbeitung solcher Mißerfolge führt mehr oder weniger zu depressiven Zuständen. Nach Werner Herkner (Attribution: Psychologie der Kausalität) hat „...die bisherige Forschung... Leistungsverschlechterung im Anschluß an Mißerfolge auf gelernte Hilflosigkeit zurückgeführt – auf die wahrgenommene Unfähigkeit, Mißerfolg zu vermeiden". Je nachdem welche Attributionstendenzen der Arbeitslose hat, wird er mit den Mißerfolgen besser oder schlechter zurecht kommen, beziehungsweise wird eine weitere Schwächung seines Selbstwertgefühles bis hin zur Depression eintreten. Schreibt jemand seine Mißerfolge im hohen Maß stabilen Faktoren wie äußeren Schwierigkeiten oder der eigenen mangelnden Fähigkeit zu, reduziert er seine Erfolgserwartungen nach jedem Mißerfolg in der Regel weitaus mehr als derjenige, der stabile Faktoren für unbedeutende Mißerfolgsursachen hält und an deren Stelle variable Faktoren wie ungünstige Umstände oder zuwenig eigenes Bemühen setzt. Begründet ein Arbeitsloser seine Bewerbungs-Mißerfolge mit mangelnden Fähigkeiten („das kann ich einfach nicht") und weniger mit spontanem Unglück („Pech gehabt") oder mangelnder Anstrengung („das war nicht mein

Tag"), so wird er wahrscheinlich immer weniger an einen zukünftigen Erfolg glauben. Dieses Glaubenssystem wird ihn weiter in die Depression und in Selbstzweifel bringen und die aktuelle Krise verschärfen. Neigt er umgekehrt dazu, seinen Mißerfolg auf unglückliche Zufälle oder zu geringe Anstrengung – was das im konkreten Fall auch immer bedeuten mag – zurückzuführen, so wird er weniger Selbstzweifel haben und sich bei Absagen nicht so schnell entmutigen lassen. Er wird vielleicht sogar neue, ausgefallene Wege wählen, um sich zielführender zu bewerben.

## Phase 4

Nach sieben bis acht Monaten beginnt bei anhaltender Arbeitslosigkeit die Phase der Resignation. Neuen Mut für eine weitere Bewerbung zu fassen, wird nach so vielen Absagen immer schwerer. Dauert die Mißerfolgssträhne einige Zeit lang an, bleibt auch die zuversichtlichste Haltung auf der Strecke. Je länger die Arbeitslosigkeit fortbesteht, umso geringer wird die reale Chance, eine neue Arbeit zu finden. Währt die Arbeitslosigkeit ein bis zwei Jahre, so beginnt man sich an die „Dauerarbeitslosigkeit" anzupassen. Diese Resignation beeinflußt die psychische Befindlichkeit des Arbeitslosen sehr stark. Die finanzielle Lage wird immer prekärer, Ausgaben für den Lebensunterhalt können nicht mehr aufgebracht werden, die Verschuldung wächst und der Lebensstandard sinkt signifikant. Oft wird der Ausweg im Alkohol oder in anderem Suchtmittelmißbrauch gesucht. Depressionen, Sinnlosigkeitsgefühl und die Unfähigkeit, den Alltag bewußt positiv zu gestalten stellen sich ein. Sehr spät wird der Weg – und sehr oft erst auf Empfehlung der behördlichen Betreuer – zu einer Beratungsstelle aufgesucht. Je früher daher eine Beratung stattfindet, desto höher ist die Chance, die Vertiefung der Krise abzufangen oder zumindest zu mildern und verhängnisvolle Folgen zu vermeiden.

### Drei unterschiedliche Fallbeispiele

*Helmut* war Sachbearbeiter in einer Versicherungsgesellschaft, verheiratet, er hatte zwei Kinder. Mit 36 Jahren hatte Helmut ein für ihn sehr wichtiges Karriereziel erreicht. Er war Abteilungsleiter geworden. Man hatte ihm verantwortungsvolle Aufgaben übertragen, die ihm die Zusammenarbeit mit Technikern und Bauexperten ermöglichten, ja sogar vorschrieben. Helmut wäre schon immer gerne Techniker und Ingenieur geworden, was ihm aufgrund des Elternhauses, seiner Schulbildung und der frühen Gründung der Familie, die es zu ernähren galt, verwehrt blieb. Er erfüllte seine Arbeitsaufgaben mit großer Freude, die Vorgesetzten waren zufrieden, man stellte ihm auch ein Dienstauto, das er sogar privat verwenden durfte, zur Verfügung. Immer mehr verband Helmut in dieser Phase seine Arbeit mit seiner Person. Die Familie und die Kinder, Beziehungen zu Freunden traten für ihn in den Hintergrund. Die Bedeutung seiner *Funktion*, seines Arbeitsstatus wuchs und wuchs und überwucherte alle anderen Bereiche seines Selbstbildes. Eines Tages wurde er in seiner Firma degradiert, zurückversetzt. Intrigen und Konflikte im Betrieb, an denen er nicht einmal beteiligt war, führten dazu, daß man ihm seine Mitarbeiter wegnahm und einfachere Aufgaben zuteilte. Titel, die Höhe seines Gehalts und das Dienstauto durfte er behalten. Er begann zu kämpfen, um seine vorherige Stellung wiederzuerlangen. Sein Drängen stieß auf Widerstand, er wurde einigen Vorgesetzten lästig, seine Arbeit erledigte er mit wenig Freude, die Fehler häuften sich. Es dauerte nicht lange und er wurde gekündigt. In der ersten Zeit noch zuversichtlich, obwohl deutlich angeschlagen, machte er sofort Zukunftspläne. Er beschloß, der Außenwelt und sogar seiner Familie die Kündigung zu verbergen und rasch eine neue Arbeit zu finden. Mit einem Teil seiner Ersparnisse kaufte er der alten Firma das Dienstauto ab, um seine – wie er dachte – vorübergehende Lüge aufrechterhalten zu können. Den anderen Teil der finanziellen Rücklagen verwendete er für das Leben. Morgens verließ er wie immer die Wohnung und tat, als würde er zur Arbeit fahren. Es trieb ihn immer wieder in die Nähe der einstigen Firma. In den Lokalen, wo er sich während den Arbeitszeiten aufhielt, war es schwierig, die Arbeitssuche durchzuführen. Solange das Geld ausreichte, ging alles „gut". Nach etwa 14 Monaten und zwei kurzen, erfolglosen Jobs brach er unter dem inneren Druck und unter der Last der äußeren Lebensumstände zusammen. Seine Frau, von der er sich immer weiter entfernt hatte, verließ ihn. Es war ihm nicht mehr möglich, sich aus dieser durch den Verlust des Arbeitsplatzes „begonnenen" Krise, die sich ungemein rasch zur komplexen Lebenskrise ausweitete, zu erholen.

*Markus* wurde mit seinem Arbeitsplatz, der ihn mehrere Jahre erfüllte, allmählich unzufrieden. Er fühlte sich nicht mehr gefordert, das Betriebsklima stufte er als schlecht ein und einige Kollegen machten ihm zu schaffen. Reale Konflikte verschärften sich, sein innerer, psy-

chischer Druck stieg an. Unwohlsein und Krankenstände häuften sich.
Er kündigte. Es war eine Befreiung. Die Kündigung wurde gefeiert, er
fühlte sich als Aussteiger, endlich hatte er es geschafft. Die psychosomatischen Erscheinungen der letzten Wochen waren wie weggeblasen.
Er beschloß, die neugewonne Freiheit wenigstens drei Monate lang zu
genießen und dann seinen „Traumjob" zu suchen. Nach drei Monaten
begann er nachzudenken, was der Job seines Lebens eigentlich sein
sollte. Er machte Tests, informierte sich, und führte einige erfolglose
Bewerbungen durch. Es schien schwieriger zu sein, als er es sich gedacht hatte, den „Job fürs Leben" zu finden. Seine Bewerbungen wurden seltener. Nach sechs Monaten blätterte er nur mehr ab und zu die
Seiten der Zeitungsinserate durch. Er wurde zunehmend gereizt und
zog sich immer mehr aus dem gewohnten gesellschaftlichen Leben zurück. Die kleinen Nebenjobs, die er in den letzten Wochen erfolgreich
erledigt hatte, gab er auf. Obwohl er in dieser Phase keine Bewerbungen schaffte, schien er keine Zeit für Nebenjobs zu haben. Seine finanzielle Situation wurde eng. Im achten Monat seiner Arbeitslosigkeit gelang es ihm endlich zu realisieren, daß er vom vermeintlichen Aussteiger zum Absteiger geworden war. Er konnte sich vom Traum seines
„Traumjobs" lösen und beendete seine Krise mit einem neuen Arbeitsplatz.

*Susanne* arbeitet seit einigen Jahren in einer angesehenen Firma.
Trotz des für sie interessanten Arbeitsbereiches fühlt sie sich seit etwa
einem Jahr in ihren Entwicklungsmöglichkeiten durch nicht vorhandene Aufstiegschancen, durch fehlende Anerkennung und durch zunehmende strukturelle Kontrollen seitens der Organisation stark beeinträchtigt. Durch den stärker werdenden Wunsch, wegzugehen und sich
andere Herausforderungen zu suchen, fühlt sie sich vermehrt unter
Druck. Psychosomatische Erscheinungen wie Migräne, Übelkeit und
Schlaflosigkeit stellen sich ein. Arbeitslosigkeit kann sie sich als allein-
erziehende Mutter aus finanziellen Gründen nicht leisten. Sie vermu-
tet, daß sich mit einem neuen Arbeitsplatz ihre Lebensqualität erheblich verbessern könnte. Es ist ihr auch klar, daß es vorteilhaft ist, in un-
gekündigter Stellung eine neue Arbeit zu suchen. Trotzdem konnte sie
sich bisher nicht dazu aufraffen, sich zu bewerben. Ihre Situation stellt
sich sehr klar in einigen ihrer Aussprüche dar: „Ich habe absolut keine
Freude an der Arbeit mehr. Ich arbeite nur, weil ich muß. Ich sollte mir
eine neue Arbeit suchen, aber das tue ich nicht. Ich habe das Gefühl,
ich sitze auf einer Zeitbombe."

### Prophylaxe und Hilfeleistung

Selten gelingt es, der Arbeitslosigkeit selbst vorzubeugen, zumal dies
weniger Aufgabe der Berater als der Gesellschaftsphilosophen und So-
zialpolitiker zu sein scheint. Außerdem tritt der Verlust des Arbeitsplatzes oft plötzlich, manchmal unvermeidlich und insgesamt aus den verschiedensten vielschichtigen Gründen auf. Wohl aber ist es möglich,
der Krise, die mit Arbeitslosigkeit verbunden ist, vorzubeugen und den
Klienten auf dem Weg aus der Krise zu begleiten.

Aufgabe des Beraters ist es in jedem Fall, entsprechend den verschiedenen Phasen der Arbeitslosigkeit Symptome und Erscheinungsformen zu identifizieren und alle drei Ebenen der Krise – innerpsy-
chologische, soziologische und reale Lebensveränderungen – zu
berücksichtigen. Für den Betreuer ist die Devise „Hilfe zur Selbsthilfe".
Dies schließt mit ein, daß unter Umständen auch Ratschläge erteilt
oder auch sozialarbeiterische Funktionen vorübergehend übernommen werden können. Am Fallbeispiel Susanne, die noch gar nicht arbeitslos ist, wird deutlich, daß sie sich schon sehr an der Grenze zur ersten Phase der *Arbeitslosenkrise* befindet. Durch Stärkung des Selbstbewußtseins, des Selbstvertrauens und durch Hilfe zur Selbstorganisation
konnte die drohende Arbeitslosigkeit abgewendet und ihre Lebenssituation erheblich verbessert werden.

### Einige Sofortmaßnahen beim Eintreten
### der Arbeitslosigkeit

1. „Reframing" beziehungsweise positive Sicht der eingetretenen Arbeitslosigkeit: Die Entwicklungschance und die Neuorientierung,
   die damit verbunden sind, sollten im Vordergrund stehen. Die negativen Außenseiter- und Versagerphantasien sollten einer zuver-
   sichtlichen Haltung Platz machen.
2. Stärkung des Selbstbildes durch das Bewußtmachen der eigenen
   Ressourcen und Kompetenzen.
3. Spätestens sobald die Kündigung ausgesprochen wurde, sollte ein
   Aktionsplan entwickelt werden, der eine systematisch durchdachte
   Arbeitssuche unterstützt. Alte Kontakte und Beziehungen, die zu
   diesem Zeitpunkt noch aufrecht sind oder hergestellt werden könnten, sollten sofort genutzt werden, um Informationen über einen
   möglichen Arbeitsplatz zu erlangen.

4. Eine Bezugsgruppe, die psychologischen Halt und Anregung zur Arbeitssuche geben kann, sollte aufgesucht werden.
5. Der Lebensrhythmus sollte trotz Arbeitslosigkeit beibehalten werden.
6. Die Arbeitssuche sollte genauso professionell und kontinuierlich betrachtet werden wie Arbeit. Arbeitsuche ist Arbeit.

## Krisenbewältigung

Da der Verlust des Arbeitsplatzes ein „critical life-event", also einen Stressor bedeutet und eine Krise auslösen kann, können die verschiedensten Reaktionen, je nach Lebenslage und Verfassung auftreten: von der Resignation, dem Gefühl der Ohnmacht bis hin zur Rebellion. In der klassischen Marienthal-Studie beschreibt Marie Jahoda (1933) die psychischen Reaktionen einer ganzen Dorfgemeinschaft. In ihrer Beschreibung verwendet sie Vokabel wie ungebrochen, resigniert, verzweifelt, apathisch und rebellisch.

Die fünf Säulen der Identität nach Petzold (1992) wanken oder drohen nach einem Arbeitsverlust einzubrechen: die Leiblichkeit, das soziale Netzwerk, Arbeit und Leistung, materielle Sicherheit und Werte werden plötzlich fraglich und der Klient erlebt, daß ihm der „Teppich unter den Füßen" weggezogen wird.

Die Krise löst innerpsychische Veränderungen aus. Je nach Ressourcen und vorausgegangener Prävention, können sich diese Veränderungen mehr oder weniger verheerend auswirken. Wie aus der Praxis ausreichend bekannt, reicht das Spektrum, je nach persönlicher Struktur und Veranlagung, von depressiver Reaktion, zunächst vielleicht sogar Erleichterung über das Wegfallen einer unerträglich gewordenen Situation (Mobbing), Verleugnung, psychotischer Reaktion bis hin zu (selbst)zerstörerischen Handlungen, Kurzschlüssen, Affekte wie dem Suizidversuch.

Kann sich der Klient der Krise stellen, ist die Möglichkeit der Bewältigung und sogar der Weiterentwicklung, eventuell im Sinne einer Wandlung innerer Werte (5 Säulen) und somit die positive Auswirkung auf die weitere Lebensführung gegeben. Der Ausgang oder nächste Entwicklungsschritt, der meistens einen Wandel bedeutet, kann nicht vorhergesehen werden. Niemand weiß, ob nach der Bewältigung der Krise ein neuer Arbeitsplatz gesucht, beziehungsweise gefunden sein wird, ob die Veränderungen auf andere Lebensbereiche übergegriffen haben werden oder ob sich eine andere Entscheidung ergibt. Diese innere Haltung der Offenheit ist ratsam für den Betreuer, um inneres Wachstum beim Klienten zu ermöglichen.

Dabei hilft es, die momentane Situation im Kontext der bisherigen Lebensgestaltung zu beleuchten, um die Sinnhaftigkeit und Zusammenhänge mit dem Lebensskript zu erkennen. Die „erlittene" Schmach, die als Kränkung „Warum gerade ich?" oder „Ich war nicht gut genug!" das Selbstwertgefühl untergräbt und so Erfolge erschwert, durch eine gesamtpolitische Sicht der Dinge beziehungsweise „Lebensübersicht" in Zusammenhang zu bringen, zu verstehen, eventuell umzudeuten, zu akzeptieren, um sie integrieren und den eigenen Lebensfaden wieder aktiv aufnehmen zu können ist ein Schritt zur Bewältigung.

Ein Modell eines idealtypischen Krisenverlaufs ist ein Phasenmodell, in dem sich Schock, Verleugnung, Kontrolle von Gefühlen, Turbulenzen (etwa Gefühlsausbrüche), Restitution bzw. Integration des Erlittenen und Akzeptanz der Situation und Neuorientierung abwechseln.

Mit diesen Schritten sollte auch vom Betreuer Schritt gehalten werden, d. h. der Klient sollte nicht vorzeitig überfordert werden, etwa mit einer Neuorientierung, wenn der Schock vielleicht noch nicht überwunden ist. Je mehr die Schritte dem Tempo des Einzelnen und seiner Krise entsprechen, desto leichter wird ihm der kreative Umgang mit seiner Situation fallen. Ein „Steckenbleiben" ist in jeder einzelnen Phase möglich, deshalb sollte der Klient sorgsam und auf die einzelnen Phasen des Prozesses achtend aus der Krise herausbegleitet werden.

Ein weiterer wesentlicher Aspekt der Betreuung ist die Motivation: die Reaktivierung der eigenen Ressourcen des Klienten innerpersönlich, wie auch in seinem Freundes- und Bekanntenkreis. Dabei hilft die Beteiligung und Solidarität derer, die „im selben Boot" sitzen. Selbsthilfegruppen, dem Tempo der Dynamik angemessen, motiviert und unterstützt, um das Aktionspotential der Teilnehmer wieder freizusetzen. Aktion und Aktivität können wieder mobilisiert werden, um wieder aus der Verzweiflung und Resignation zu einem kreativen weiteren Schritt, eventuell sogar einem neuen Lebensabschnitt zu finden.

### Literatur

Guss K (1979) Gestalttheorie und Sozialarbeit. Steinkopff, Darmstadt

Halapier W, Halapier J, Puddu S (1990) Ratgeber für Arbeitssuchende, Teil 1 und Teil 2. BM f Arbeit und Soziales, Wien

Herkner W (1980) Attribution Psychologie der Kausalität. Hans Huber, Bern Stuttgart Wien

Jahoda M, Lazarsfeld P F, Zeisel H (1980) Die Arbeitslosen von Marienthal. Suhrkamp, Frankfurt

Petzold H (1992) Integrative Therapie: Schriften zu Theorie, Methodik und Praxis. Junfermann, Paderborn

# Psychotherapie bei posttraumatischen Störungen am Beispiel der Bosnischen Flüchtlinge in Österreich 1992–1995

## Ein Erfahrungsbericht

### E. Pritz

„Gehn's, den Flüchtlingen wolln's Psychotherapie anbieten? Die haben aber jetzt bestimmt andere Sorgen!" war die Antwort eines Verantwortlichen der Gemeinde Wien, den ich im Sommer 1992 um die Genehmigung bat, Psychotherapeuten Einlaß in jene Flüchtlingslager zu gewähren, in denen Menschen aus dem ehemaligen Jugoslawien mit dem rechtlichen Status von De-fakto-Flüchtlingen untergebracht und mit dem gerade Notwendigsten versorgt worden waren.

Es war nämlich innerhalb einer Gruppe von Wiener Psychotherapeuten die Idee entstanden, diesen schwer traumatisierten Menschen bei der Bewältigung des Verlustes ihrer Heimat, naher Verwandter, ihrer materiellen Existenz und ihres gesamten Lebensplans kostenlose psychotherapeutische Hilfe an Ort und Stelle anzubieten.

Eine erzwungene Migration bedeutet immer ein Trauma und eine Krise. Ein Trauma nach dem griechischen Wort für eine Wunde, die aufbricht, und eine Krise als plötzlicher und entscheidender Bruch im Verlauf eines Prozesses.

## Die Migration als Trauma

S. Freud (1895, 1896) betrachtet erstmals traumatische Erfahrungen in der Kindheit als ätiologisches Agens der Neurose. In „Jenseits des Lustprinzips" (1920) verstand Freud das Trauma als einen Überfluß an äußeren Reizen, die die Schutzbarriere sprengen und dauerhafte Störungen der Ich-Funktionen verursachen. 1926 konzipiert Freud eine „Signal-Angst" des Ichs, die verhindern will, von der katastrophenartigen „automatischen" Angst überschwemmt zu werden, die die traumatische Situation charakterisiert und in der das Ich ungeschützt und hilflos wäre. Er hebt hervor (1895), daß das Trauma von einem wichtigen Ereignis oder der Addition zahlreicher partieller traumatischer Ereignisse verursacht werden kann.

L. und R. Grinberg (1990) meinen, das Konzept des Traumas solle sich nicht auf ein einzelnes isoliertes Faktum beziehen, sondern auch auf Situationen, die sich auf mehr oder weniger lange Zeitabschnitte erstrecken. Sie ordnen die Migration als traumatische Erfahrung unter die sogenannten „akkumulativen" und „Spannungs"-Traumatismen ein, die nicht immer von lärmenden und sichtbaren Reaktionen, aber trotzdem von tiefen und dauerhaften Auswirkungen begleitet werden.

Pollock (1967) hob hervor. daß die traumatischen Situationen entlang dreier Achsen gesehen werden müssen, unter der Berücksichtigung der drei „P"s: „Prädisposition" (Anlage, Anfälligkeit), „Präzipitation" (Niederschlag) und „Perpetuation" (Forterhaltung).

## Die Migration als Krise

R. Thom (1976) definiert Krise als vorübergehende Störung des Regulationsmechanismus. Das Individuum wird in einen Zustand der Desorganisation versetzt, der eine darauffolgende Reorganisierung erfordert, deren Gelingen im Falle einer Flucht 1) von der individuellen Prädisposition, 2) vom Ausmaß und der Intensität der traumatischen Ereignisse und 3) von der Reaktion der Mitglieder der aufnehmenden Gemeinschaft abhängt. Gelingt diese Reorganisation nicht oder nur unvollständig, kommt es zu verschiedenen Formen von psychischen und physischen Störungen. Im ICD-10 (Internationale Klassifikation psychischer Störungen der WHO) finden sich als Reaktionen auf schwere Belastungen und Anpassungsstörungen 3 psychische Krankheitsbilder:

– *F 43.0; Akute Belastungsreaktion:* entsteht als Erstreaktion nach dem Eintreffen im Asylland. Nach dem Gefühl einer anfänglichen „Betäubung" mit eingeschränkter Aufmerksamkeit, Desorientiertheit, Bewußtseinseinengung und starken vegetativen Symptomen, entwickeln sich Depressionen, Angst, Ärger, Überaktivität oder Rückzugstendenzen.

– *F 43.1; Posttraumatische Belastungsstörung:* entsteht als verzögerte
oder protrahierte Reaktion mit einer Latenz von Wochen bis Monaten. Mit wiederholtem Erleben des Traumas in sich aufdrängenden
Erinnerungen und Träumen. Einem Gefühl der Teilnahmslosigkeit,
der Vermeidung von Aktivitäten und Situationen, die Erinnerungen
an das Trauma wachrufen können, vegetativer Übererregtheit,
Schlaflosigkeit, Angst, Depressionen und Suicidgedanken.
– *F 43.2; Anpassungsstörungen:* Depressive Stimmung, Angst, nicht zurechtzukommen oder vorauszuplanen. Bei Jugendlichen Störungen
des Sozialverhaltens, bei Kindern regressive Phänomene.

Nicht nur die dramatische Flucht der Menschen aus dem ehemaligen Jugoslawien, oft verbunden mit Vergewaltigung und grausamsten
Folterungen wirkten traumatisierend auf die Kriegsbetroffenen. Österreich wurde von der Flüchtlingswelle Bosnischer Kriegsvertriebener relativ überrascht und es mußte für eine große Anzahl von Menschen
sehr schnell eine Notversorgung errichtet werden. Dies brachte mit
sich, daß die Flüchtlinge vorerst überwiegend in großen Lagern untergebracht wurden und seltener in Einzel-Privatunterkünften oder gruppenweise in Pfarren Aufnahme fanden.

In diesen Zwangsgemeinschaften auf engstem Raum ohne Möglichkeit auf die Abgrenzung eines intimen Rückzugsbereichs und ohne
Eingehen auf kulturelle und religiöse Eigenheiten, z. B. im Speisenan-
gebot, kam es zusätzlich zu den früher erlittenen Schäden zu weiteren
schweren Belastungen, die sich als Lagerkoller, Lagerneurosen, Aggressionen und tiefer Apathie manifestierten.

### Die Arbeit mit den Flüchtlingen

Meinen ersten Arbeitseinsatz in einem Flüchtlingslager möchte ich
gerne schildern, weil er verdeutlicht, wie unrecht jener Magistratsbedienstete in seiner Unwissenheit hatte und welche Rolle der Psychotherapie gerade in der Behandlung von posttraumatischen Störungen
und der Vermeidung von Spätfolgen zukommt.

### *Die Halle*

Ich war mit meiner Dolmetscherin auf dem Weg in das größte Lager, die Wiener Messehalle. Eine riesige, sonst für Ausstellungen ge-

nutzte Betonhalle. Am Eingang wurden wir von wachehaltenden österreichischen Soldaten angehalten, mußten unsere Namen angeben und
es wurde überprüft, ob wir von der zuständigen Magistratsabteilung avi-
siert worden waren. Danach durften wir die Halle betreten. Ich war mit
der Absicht hergekommen, in gewohnter Form meine psychotherapeutische Kompetenz zur Verfügung zu stellen, hatte Literatur über
Psychotherapie bei posttraumatischen Störungen gelesen und glaubte
durch Medienberichte emotionell vorbereitet zu sein. Da sah ich in
einer weitläufigen, funktionalen Halle mit Fenstern unter dem Dach
und einem Betonboden, etwa sechshundert Pritschen. Eine neben der
anderen, in Längsreihen angeordnet, als einzige Einrichtung. Darauf
saßen oder lagen die Menschen, zugedeckt mit grauen Decken. Unter
den Pritschen befand sich in Koffern oder Pappkartons das Wenige, das
sie mitnehmen konnten. Viele kamen nur mit dem, was sie am Leib tru-
gen. Ohne irgendwelche trennende, ein Stück Privatheit schaffende
Elemente, lebten hier diese 600 Menschen. Einander völlig fremde Alte, Säuglinge, Kleinkinder, Schwangere, Jugendliche und Erwachsene
unmittelbar nebeneinander. Bewacht von Soldaten, organisiert durch
die Lagerleitung über Lautsprecher. Dreimal täglich Essensausgabe.
Wer ein Anliegen hatte, mußte sich in einer Reihe vor dem Büro der
Lagerbetreuung anstellen. Ein praktischer Arzt kam täglich zur medizinischen Versorgung der Kranken. In einem verschlossenen Raum das
Depot der gespendeten Kleidung mit fixen Ausgabezeiten. Über allem
lag eine Stimmung von Verzweiflung und Hilflosigkeit. Diese Menschen
hatten überlebt, aber mehr nicht.

Ich spürte Tränen in mir aufsteigen, ein Gefühl der Ohnmacht und
den Wunsch heimzugehen in mein sicheres, wohlgeordnetes Zuhause.

*Enim*

Als wir durch die Pritschenreihen gingen, fiel mir ein etwa 7-jähri-
ger Junge auf, der mit eingebundenem Hals auf seiner Pritsche lag und
vor sich hin starrte. Er war allein, die Mutter oder Angehörige waren
nicht zu sehen. Ich fragte ihn, ob er krank sei, aber er reagierte nicht.
Ich fragte die neben ihm liegenden Personen, wo denn die Mutter sei.
Sie sagten mir, sie sei draußen und brachten uns zu ihr. Wir stellten uns
vor und ich fragte sie, was ihrem Sohn denn fehle. Enim sei krank, der
Arzt habe zwar nichts finden können und Fieber habe er auch nicht,
aber er müsse wohl irgendetwas haben, weil er wolle nicht aufstehen

und würde auch nicht mit ihr sprechen, also habe sie ihm den Hals eingebunden. Sie erzählte mir, daß sie mit dem Sohn habe flüchten müssen, ihr Mann sei zurückgeblieben, um zu kämpfen. Sie habe deshalb
mit ihm einige Auseinandersetzungen gehabt, sie fühle sich sehr verlassen und wisse nicht, ob sie das alles allein schaffen könne. Dabei
weinte sie sehr und sagte, sie wolle aber vor dem Kind nicht weinen.
Auch für Enim wäre es besser gewesen, wenn der Vater mit ihnen gegangen wäre, denn das Kind hätte eine sehr innige Beziehung zu seinem Vater gehabt. Wir gingen nun gemeinsam zu dem Jungen zurück,
ich setzte mich zu ihm, die Mutter blieb etwas abseits. Ich wickelte seinen Hals aus und sagte ihm er habe keine körperliche Krankheit und
daß es wohl einen anderen Grund gäbe, warum er nicht sprechen könne und keine Lust habe, aufzustehen und mit den anderen Kindern zu
spielen. Er begann zu weinen und schluchzte, er wünschte, sein Vater
wäre da, aber die Mutter sei schuld, daß er nicht mitgekommen sei. Ich
fragte, wie er das meine, die Mutter sei schuld. Die Mutter hätte mit
dem Vater gestritten, deshalb sei er nicht mitgekommen. Ich bat nun
die Mutter, sich zu uns zu setzen und Enim zu erklären, warum der Vater zurückgeblieben sei. Unter heftigem Weinen sagte sie es ihm, und
wie sehr er auch ihr fehle und wie allein sie sich ohne ihn fühle. Enim
fiel ihr um den Hals und sie weinten gemeinsam. Wir sprachen dann
noch über die Zukunft: sie hatten Verwandte in Deutschland, und über
die Ängste der Mutter, alleine zurechtzukommen. Enim war inzwischen
aufgestanden und vor die Halle zu den anderen Kindern gegangen. Ich
vereinbarte ein weiteres Gespräch für die kommende Woche und wir
verabschiedeten uns.

Mit Enims Mutter könnte ich nur mehr einmal sprechen. Sie sagte
mir, Enim sei so munter wie früher, er habe oft Sehnsucht nach seinem
Vater, komme dann aber zu ihr und sie weinten gemeinsam. Nach diesem letzten Gespräch erhielt sie mit Enim die erwünschte Genehmigung, nach Deutschland zu ihren Verwandten auszureisen zu dürfen.

*Asmira*

Die Lagerleitung hatte uns gebeten, noch nach einer Frau zu sehen, die
schwere Verletzungen durch Granatsplitter erlitten hatte. Diese wären
nur unzureichend versorgt worden, die Wunden seien offen und eitrig,
aber sie weigere sich, sich ärztlich behandeln zu lassen. Asmira war Ende Zwanzig und mit ihrem Mann und ihren beiden Kindern geflüchtet.

Sie war während eines Angriffs kurz vor der Flucht schwer verletzt und noch in ihrer Heimatstadt im Krankenhaus ohne Narkose erstversorgt worden. Sie hielt sich nur mit Mühe aufrecht, war sehr blaß und litt offensichtlich unter großen Schmerzen, die sie aber zu verbergen versuchte. Sie sagte, es gehe ihr gut, die Wunde werde schon wieder heilen. Sie würde sich in keinem Fall behandeln lassen, obwohl sie wisse, daß noch Splitter in ihrem Körper seien, aber die erste Operation zuhause sei so schrecklich gewesen, das wolle sie nie mehr erleben. Sie erzählte noch von ihrer Heimat, ihrem Haus und ihren Verwandten. Ich spürte und akzeptierte ihre Abwehr und am Ende meinte sie, ich könne sie ja wieder besuchen, wenn ich das nächste Mal käme.

Ich sah Asmira regelmäßig über 2 Monate. Ziel dieser Gespräche war es, Asmiras Angst soweit zu reduzieren, daß sie bereit war, sich der notwendigen Operation zu unterziehen. Nach einigen Wochen zeigte sie mir ihre Wunde, die ihren Rumpf entsetzlich entstellte und äußerst schmerzhaft sein mußte. Sie bat mich dann, sie ins Krankenhaus zu begleiten, wo der Chirurg bereits eine irreversible Schädigung innerer Organe feststellte und sagte, eine Operation sei sofort notwendig, sie werde aber trotzdem eine lebenslange Behinderung davontragen. Voll Angst unterzog sie sich der Operation, wobei ich bis zum Wirkungseintritt des Beruhigungsmittels bei ihr blieb. Die Wunde verheilte gut und ich blieb mit Asmira in losem Kontakt bis zur Auflösung des Lagers und der Übersiedlung der Familie in die Steiermark.

### Die Behandlungstechnik

Zur Behandlungstechnik der Psychotherapie mit Verfolgungsopfern weist Stoffels (1992) darauf hin, daß das Terroropfer nicht allein und primär in der Perspektive des Opfers gesehen werden darf, weil es sonst erneut zu einer Schwächung und Stigmatisierung kommt. Der ehemals Verfolgte löst im Psychotherapeuten heftige Gegenübertragungsreaktionen aus. Gefühle der Befangenheit, Beklemmung, Angst, Wut, Schuld und den Wunsch, ihm etwas Gutes zu tun. Laut Stoffels hat der Psychotherapeut im Opfer das Unzerstörbare zu suchen und zu fördern, bei Anerkennung der Grenzenlosigkeit seines Leidens.

Shmuckler (1992) betont, daß Spätfolgen nach traumatischen Ereignissen durch psychotherapeutische Behandlung vermieden oder zumindest gemildert werden können. Sie formuliert als behandlungstechnische Ziele für eine aktive Krisenintervention:

1. Verständnis und Unterstützung zur Verfügung stellen:
   Einfaches Zuhören, Einfühlen und Zeit zur Verfügung zu stellen, waren neben eigentlich sozialarbeiterischen Tätigkeiten, wie Informationen geben, im Erstkontakt wichtig.
2. Spannungen minimieren, indem die Symptome als normale Reaktionen auf das Trauma dargestellt werden:
   Die auftretenden Symptome wie Konzentrationsstörungen, Flashbacks, immer wiederkehrende Gedanken, Alpträume, Schlaflosigkeit, Getriebenheit wirken sehr beunruhigend auf den Einzelnen und Erklärungen, daß dies alles „normal" sei, wenn ein Mensch derartiges durchgemacht hat, wirkten deutlich angstreduzierend.
3. Selbstbeschuldigungen reduzieren helfen:
   Vor allem Männer litten an schwerer „Überlebensschuld" und an Schuldgefühlen, „feige" ihre eigene Haut gerettet zu haben, während die Kameraden um das Vaterland kämpften.
4. Helfen, wieder Vertrauen in die Menschen herzustellen:
   Paranoide Gedanken richteten sich gegen österreichische Betreuer, weil z. B. als Lagerbetreuer ehemalige Serben eingesetzt waren. Auch serbische Mitflüchtlinge wurden wiederholt attackiert, wenn Todesnachrichten eintrafen.
5. Wiederherstellung der Fähigkeit, gefühlsmäßig zu reagieren:
   Anfangs war bei fast allen Flüchtlingen eine emotionelle Lähmung beobachtbar, die im Laufe der psychotherapeutischen Gespräche zugunsten heftiger Trauer und Aggression zurückging. Dies wurde uns vom Lagerpersonal, weil nicht verstanden, sehr übelgenommen: „Wenn's ihr kommt's, dann werden's wieder unruhig!"
6. Hilfe beim Erlernen des Umgangs mit behindernden Befürchtungen und Ängsten, die mit dem Trauma verbunden sind:
   Ein Beispiel dafür war das jährlich anläßlich des Praterfestes stattfindende Feuerwerk, das in der Nähe des Lagers in der Messehalle abgehalten wurde. Beim Knallen der Feuerwerkskörper brach unter den Flüchtlingen Panik aus, sie riefen: „Die Tschetniks kommen!"
7. Hilfe im Umgang mit Feindseligkeit und Rachebedürfnissen:
   In den Männergruppen entstanden häufig Phantasien, wie sie zu Waffen kommen könnten und wie sie dann mit ihren Feinden, die jetzt in ihrem Haus wohnten, verfahren würden. Viele hatten auch den Wunsch zurückzugehen und zu kämpfen.
8. Minimierung der vorherrschenden Beschäftigung mit dem Trauma:
   Wir hatten oft den Eindruck, daß viele Flüchtlinge den überwiegenden Teil des Tages mit Erinnerungen an die Flucht beschäftigt

waren und es ihnen kaum gelang, ihren Tagesablauf hier sinnvoll zu strukturieren. Meist saßen sie tatenlos auf ihren Betten und ihre Bitte nach Beschäftigung war sehr eindringlich, weil sie sagten, sie könnten damit auf andere Gedanken kommen.

Das Konzept von Shmuckler war gerade in den ersten Monaten unserer Arbeit eine hilfreiche Grundlage. In dieser Zeit kamen laufend neue Flüchtlinge in die Lager, die einer psychotherapeutischen Erstversorgung bedurften und unsere Interventionen waren vor allem Kriseninterventionen. Mit der Zeit entwickelte sich eine gute Zusammenarbeit mit den Lagerbetreuern, die uns auf besonders belastete Personen hinwiesen. Um auch Flüchtlingen, die privat oder in Pfarren untergebracht waren, eine psychotherapeutische Versorgung zu gewährleisten, richteten wir in der Bosnienhilfe der Gemeinde Wien eine Beratungsstelle ein, die dreimal wöchentlich besetzt war und stark in Anspruch genommen wurde. Es fanden Einzel-, Familien- und Gruppensitzungen statt. Als uns von Seiten des Innenministeriums von konkreten Problemen mit Flüchtlingen berichtet wurde, wie Jugendkriminalität, eine hohe Rate an Schwangerschaftsabbrüchen und Alkoholmißbrauch mit tätlichen Auseinandersetzungen, sahen wir die Notwendigkeit, spezielle Gruppen einzurichten: für Jugendliche, für Frauen, für Kinder und Männer. In diesen Gruppen konnten spezifische Probleme intensiv bearbeitet werden, wobei die Themen der Jugendgruppen die berufliche Entwicklung, die Strukturierung der Freizeit, die schnelle Integration und die Herstellung des Kontakts mit österreichischen Jugendlichen waren. In den Frauengruppen ging es vor allem um Sexualität, Vergewaltigung, die Frage von Schwangerschaftsunterbrechungen und die Anwendung moderner Kontrazeptionsmethoden. Auch Partnerschaftskonflikte, hervorgerufen durch die neue Rollenverteilung in den ursprünglich sehr patriarchalisch ausgerichteten Familienstrukturen (die Frauen bekamen in Österreich leichter Arbeit und waren somit Familienerhalter), und vor allem die Trauerarbeit waren Schwerpunkte. Die Inhalte der Männergruppen waren zentriert um Schuldgefühle, durch die Flucht überlebt zu haben, anstatt für das Vaterland zu kämpfen, um Rachegefühle und Vergeltungsphantasien. Die Kinder stellten durch Spiele und Malen ihre verlorene Heimat, ihre verlorenen Freunde und ihre Ängste dar. Da die Mütter in dieser Zeit der heftigen Trauer und Verzweiflung kaum mehr als ihre physische Anwesenheit zur Verfügung stellen konnten, war für die Kinder eine stabile, belastbare Bezugsperson in Gestalt des Psychotherapeuten von besonderer Wichtigkeit.

Nach etwa zwei Jahren der Arbeit in den Lagern gelang es, zugleich mit allmählicher Schließung der Lager und fortschreitender Integration der Flüchtlinge, die psychotherapeutische Versorgung in die Praxen der niedergelassenen Psychotherapeuten zu verlagern und zu einem gewohnten psychotherapeutischen Setting überzugehen.

Bis zu diesem Zeitpunkt waren etwa 6.000 Arbeitsstunden durch Wiener Psychotherapeuten kostenlos geleistet worden. Da unsere Ressourcen erschöpft waren, ersuchten wir die zuständigen Ministerien und Einrichtungen der Gemeinde Wien um finanzielle Abgeltung unserer zukünftigen Arbeit zu Sozialtarifen. Seither gibt es Verträge mit den Bundesministerien für Inneres, Justiz und Familien.

### Die Arbeit mit den Betreuern

Leupold-Löwenthal (1958) weist darauf hin, daß das zukünftige Schicksal des Flüchtlings stark vom Grad der Bindung an die Kultur und Sozialstruktur des eigenen Landes abhängt, die vor der Flucht bestanden hat. Außerdem ist es von Bedeutung, wie elastisch sein System von Identifikationen mit Bezugspersonen ist und inwieweit der Flüchtling imstande ist, in der neuen Umwelt des Asyllandes neue Identifikationswerte und -objekte zu finden. Deshalb ist es für den Flüchtling von großer Wichtigkeit, daß ihm Möglichkeiten der Identifikation und des Aufbaus von Identifikationsbeziehungen gegeben werden. Dem Lagerleiter fällt hierbei aufgrund seiner Stellung in der Gliederung des Lagers eine wichtige Rolle zu. Er ist eine wesentliche Bezugsperson und von seinem Verhalten hängt es in bedeutsamer Weise ab, wie die Flüchtlinge reagieren werden. Auch sollten die Lagerbetreuer, besonders die Lagerleiter, reife und stabile Persönlichkeiten sein, weil die Gefahr der Machtausübung in ihrem Aufgabenbereich in besonderer Weise besteht.

Pfister-Ammende (1949) betont, daß sich Lagerleiter und Lagermitarbeiter täglich auf fremde Lebensgewohnheiten und Reaktionen einstellen und sie zu verstehen versuchen müssen. Deshalb können bei ihnen besonders in Überanstrengungs- und Übermüdungsphasen psychogene Beeinträchtigungsideen und Aggressionen gegen ihre Umgebung auftreten.

Wir fanden bei den Lagerleitern und Lagermitarbeitern – Magistratsbedienstete ohne psychologische Vorkenntnisse – einen hohen Informationsbedarf bezüglich der intrapsychischen Vorgänge derer, die sie zu betreuen hatten. Konflikte innerhalb der Gruppe konnten mit unserer Hilfe erklärt und verstanden werden. Ein regelmäßiges Supervisionsangebot wurde jedoch nicht akzeptiert, wohl aber entlastende Gespräche beim Kaffee, wobei neben den Schwierigkeiten im Lager auch häufig das eigene Überlastungssyndrom mit daraus resultierenden innerfamiliären Schwierigkeiten besprochen werden konnten. Leider waren die Flüchtlingsbetreuer nicht sorgfältig genug im Hinblick auf ihre Persönlichkeitsstruktur ausgesucht worden. Neben ihren guten organisatorischen Fähigkeiten konnten wir oft einen Mangel an Einfühlungsvermögen und Verständnis für gruppendynamische Prozesse feststellen. Auch waren sie nicht in der Lage, ihre Rolle für die Flüchtlinge zu reflektieren und eine entsprechende Haltung einzunehmen. So kam es z. B. zur Aufnahme von intimen Beziehungen mit ausgewählten Flüchtlingen und dadurch zu schweren Konflikten. Im Rahmen einer Enquete boten wir eine Schulung und einen Erfahrungsaustausch für Flüchtlingsbetreuer an, die aber leider von Seiten der Magistratsabteilung nicht als verpflichtend ausgewiesen wurde.

## Die Arbeit mit den Dolmetschern

Die Aufgabe des Dolmetschers ist es, eine Brücke zwischen zwei verschiedenen Sprachen und zwischen zwei verschiedenen Kulturen zu bilden. Dafür ist eine klare und vertrauensvolle Verständigung erste Voraussetzung.

Da in unserem ehrenamtlichen Projekt keine finanziellen Mittel zur Verfügung standen, um professionelle Dolmetscher zu beschäftigen, waren wir auf freiwillige Sprachmittler angewiesen, die aus vielerlei Gründen den Wunsch hatten, einfach zu helfen. Es wurde deutlich, daß nur ganz wenige unter ihnen den Anforderungen gerecht wurden, die die psychotherapeutische Arbeit mit Flüchtlingen erfordert. Trotz intensiver Betreuung des Dolmetschers von seiten des jeweiligen Psychotherapeuten – vor jeder Sitzung ein vorbereitendes und danach ein aufarbeitendes Gespräch – kam es zu mannigfaltigen Problemen:

1. Weite ausführliche Passagen wurden nur gerafft übersetzt, weil z. B. der Dolmetscher meinte, das sei schon langweilig, weil vorher andere Klienten sehr Ähnliches erzählt hatten.
2. Passagen wurden nur sehr ungenau oder gar nicht übersetzt, wenn es um sehr belastende Themen ging, wie Tod oder Folterungen.

3. Der Dolmetscher reagierte affektiv völlig unpassend, z. B. mit Lächeln beim Übersetzen schrecklicher Ereignisse.
4. Der Dolmetscher konnte die feinen Unterschiede bei einander ähnlichen Begriffen in der Übersetzung nicht richtig differenzieren, wobei oft wichtige kulturell spezifische Bedeutungen nicht erklärt wurden.
5. Der Dolmetscher geriet oft in eine Rivalität mit dem Psychotherapeuten, was zu eigenmächtigen Interventionen und Dialogen führte, wobei der Psychotherapeut ausgeschlossen wurde.
6. Der Dolmetscher wurde vom Klienten verführt, seine private Geschichte zu erzählen und freundschaftliche Beziehungen zum Klienten aufzunehmen.
7. Manche, besonders weibliche Dolmetscher, kamen völlig unangepaßt gekleidet zur Arbeit ins Flüchtlingslager, hochelegant, mit Schmuck behängt, was zu einem Gefühl der Distanzierung und Gehemmtheit führte.
8. Die eigene Geschichte, z. B. als erste Einwanderergeneration, war noch nicht ausreichend reflektiert, sodaß keine ausreichende emotionelle Distanz zum Gehörten aufgebracht werden konnte.
9. Der Dolmetscher litt selbst unter schweren psychischen Störungen und wollte eigentlich für sich eine Therapie.

Um den Dolmetschern Hilfe bei der Bewußtmachung der unbewußten Prozesse, die während der Arbeit aktiviert worden waren, zu geben und ihnen psychische Prozesse im Klienten verständlich zu machen, boten wir ihnen eine regelmäßige Gruppensupervision an, die aber keine Akzeptanz fand.

### Die Organisation unserer Arbeitsgruppe

Über zwei Jahre lang arbeiteten etwa 50 Wiener Psychotherapeuten verschiedenster theoretischer Ausrichtung jeweils wöchentlich im Durchschnitt 6 Stunden in allen Wiener Flüchtlingslagern. Ein Lager wurde je nach Anzahl der untergebrachten Flüchtlinge von zwei bis vier Psychotherapeuten betreut. Unsere Gruppe setzte sich in der überwiegenden Mehrzahl aus Frauen und nur einigen wenigen Männern zusammen. Einmal monatlich trafen einander alle zu verpflichtenden Intervisionssitzungen, bei denen ein regelmäßiger Austausch über die Erfahrungen und Schwierigkeiten stattfand. Zudem war jeder Psychothe-

rapeut verpflichtet, seine Arbeit schriftlich zu dokumentieren. Ebenfalls verpflichtend war regelmäßige Supervision, einzeln oder als Gruppensupervision. Auch die Supervisoren hatten sich ehrenamtlich für
dieses Projekt zur Verfügung gestellt.

Besonders hilfreich bei der Bewältigung dieser für uns alle völlig
neuen Arbeitssituation waren uns die Erfahrungen, die uns H. Leupold-Löwenthal aus seiner Arbeit mit den Ungarn-Flüchtlingen 1956–
1958 zur Verfügung stellte. Zur Fortbildung in der Behandlungstechnik
organisierten wir Seminare und Workshops mit D. Shmuckler und T.
Sivik. Ebenso notwendig zum besseren Verständnis unserer Klienten erwiesen sich Vorträge über die Kultur und die Religion der Volksgrup-
pen aus dem ehemaligen Jugoslawien.

Es entstand auch eine enge, sehr konstruktive Zusammenarbeit mit
einer Gruppe von Psychologen, die beratend tätig waren und Beschäf-
tigungstherapien und Basare organisierten, einen Jugendclub einrich-
teten und Kindergruppen betreuten.

Die Arbeit mit den Flüchtlingen löste in uns allen heftige emotionale Reaktionen aus. Die oft schwer erträglichen, detaillierten Erzählungen über grausamste Foltermethoden und das ständige Konfron-
tiertsein mit existentieller Angst, tiefster Hoffnungslosigkeit und Verzweiflung waren für uns alle sehr belastend. Schlafstörungen mit Alp-
träumen, das Gefühl, nicht genug Zeit investieren zu können, Schuldgefühle, daß es uns selbst so gut geht, Wut über ewig fordernde, ankla-
gende Klienten und eine Entwertung der „nur neurotischen" Klienten
in der Privatpraxis beherrschten unseren beruflichen und privaten Alltag. Ich selbst entwickelte, ohne daß es mir gleich bewußt geworden wäre, das Bedürfnis, zu Hause die wichtigen Dokumente in einen Not-
fallskoffer zu packen, in der Phantasie, das Haus könne abbrennen
oder es könne ein Erdbeben geben. Erst die Frage meines Mannes, was
ich denn da tue, machte mir meine starke Gegenübertragungsreaktion
klar und daß ich mich diesen tiefen Ängsten nicht entziehen konnte.

Die Gefahr des Ausbrennens bei der Arbeit mit schwer traumatisierten Menschen ist sehr hoch und unsere Gruppe bemerkte nach etwa zwei Jahren den Wunsch, das Projekt in seiner bisherigen Form ab-
zuschließen. Jetzt gab uns das Innenministerium die finanziellen Mittel,
um bosnische Ärzte, Psychologen und Sozialarbeiter, die hier als De-
fakto-Flüchtlinge leben und psychisch stabil genug sind, in psychotherapeutischer Gesprächsführung zu schulen. Diese Fortbildung umfaßt
Selbsterfahrung, theoretische Seminare und Fallsupervision über die
gesamte Dauer ihrer Tätigkeit. Damit sollen muttersprachliche Perso-

nen „psychotherapeutische Vorarbeit" leisten und therapiebedürftige Klienten den niedergelassenen Psychotherapeuten zuweisen.

### Schlußfolgerungen

Bislang gab es in Österreich keine institutionalisierte psychotherapeutische Hilfe für politisch, religiös oder rassisch verfolgte Menschen. Außer der Arbeit einiger weniger Psychoanalytiker wie H. Strotzka, H. Leupold-Löwenthal und V. Ligeti in den ungarischen Flüchtlingslagern nach 1956 fanden wir keine Vorbilder für unsere Arbeit in Österreich. Dadurch hatten wir ein erhebliches theoretisches und behandlungstechnisches Defizit in kürzester Zeit unter größtem Druck aufzuarbeiten.

Zudem ist trotz des modellhaften österreichischen Psychotherapiegesetzes das Wesen und der Nutzen der Psychotherapie noch kaum im Bewußtsein der verantwortlichen Politiker verankert. Wir waren nicht gebeten worden, unsere Kompetenz zur Verfügung zu stellen, wir mußten darum bitten, dies tun zu dürfen. Gerade in der Arbeit mit den Flüchtlingsbetreuern erwies sich diese Stellung außerhalb jeder Hierarchie als äußerst hinderlich. Wir wurden lange als kontrollierende, Unruhe auslösende Eindringlinge erlebt und erst später als hilfreich akzeptiert.

Psychotherapeuten könnten, wenn von politisch verantwortlicher Stelle ins Betreuungssystem integriert, eingesetzt werden:

– bei der sinnvollen Planung menschengerechter Unterkünfte
– in der Auswahl und Schulung von geeigneten Flüchtlingsbetreuern
– bei der Planung von Integrationsmaßnahmen
– bei der Planung von Maßnahmen gegen die Fremdenfeindlichkeit
– bei der Prävention von Drogenmißbrauch und kriminellen Delikten
– in der Supervision der Beamten des Bundesasylamtes und der Fremdenpolizei
– in der frühestmöglichen psychotherapeutischen Betreuung der Flüchtlinge zur Verminderung oder Vermeidung von Spitalsaufenthalten und Spätfolgen.

D. Shmuckler (1992) fand bei der Untersuchung von 1.000 Traumaopfern, die sofort psychotherapeutische Hilfe in Form von Kurztherapie bekommen hatten, daß nur 4% späterhin weitere Hilfe benötigten (alle Mitglieder dieser Gruppe hatten schon in der Kindheit traumatische Erfahrungen gemacht).

L. Eitinger (1991) untersuchte alle ehemaligen norwegischen KZ-Häftlinge. Er fand, daß ehemalige KZ-Häftlinge eine niedrigere Lebenserwartung als die Normalbevölkerung haben und daß Selbstmord, selbstmordähnliche Ereignisse (Unfälle) oder parasuizidale Handlungen (Alkohol- und Nikotinmißbrauch) häufige Todesursachen sind und daß sie 5 mal häufiger unter Psychosen leiden.

Murphy (1952) fand in einem interkulturellen Vergleich auffallend hohe Psychoseraten bei Migranten und Verhaltensauffälligkeiten in der zweiten Generation.

Zusammenfassend läßt sich sagen, daß eine frühestmögliche psychotherapeutische Versorgung von Menschen mit erzwungener Migration, verbunden mit Folter und Vergewaltigung, nicht nur eine humanitäre Verpflichtung darstellt, sondern darüberhinaus für das Gastland eine lebendige Bereicherung an loyalen Arbeitskräften, interessanten Persönlichkeiten sein kann und neue kulturelle Impulse bringen kann.

## Literatur

Eitinger L (1991) Lebenswege und Lebensentwürfe von Konzentrationslager-Überlebenden. In: Stoffels (Hrsg) Schicksale der Verfolgten. Springer, Berlin Heidelberg New York Tokyo
Freud S (1895) Studien über Hysterie. GW I: 75
Freud S (1896) Weitere Bemerkungen über die Abwehr-Neuropsychosen. GW I: 405
Freud S (1920) Jenseits des Lustprinzips. GW XIII: 1
Freud S (1926) Hemmung, Symptom und Angst. GW XIV: 3
Grinberg I, Grinberg R (1990) Psychose der Migration und des Exils. Verlag Internationale Psychoanalyse, München
Leupold-Löwenthal H (1958) Flüchtlingsarbeit und seelische Gesundheit. Vortrag, 22./23. 2. 1958
Murphy HBM (1952) Einwirkungen von Emigration und Flucht auf die psychische Verfassung. Bull Schweiz Akad Wissenschaften 8: 253–270
Pfister-Ammende M (1949) Psychohygiene und Psychotherapie bei der Flüchtlingsbetreuung. In: Pfister-Ammende M (Hrsg) Die Psychohygiene. Grundlagen und Ziele. Hans Huber, Bern
Pollock G (1967) Diskussion der Kris Study Group von New York
Shmuckler D (1992) Post-traumatic-stress-interventions. Vortrag, Universitätsklinik für Tiefenpsychologie und Psychotherapie, 18. 11. 1992, Wien
Stoffels H (1982) Terrorlandschaften der Seele: Möglichkeiten und Grenzen der Psychotherapie bei Verfolgten. Überarb. Fassung eines Vortrages der

Sommerakademie des „Instituts zur Erforschung der Geschichte der Juden in Österreich", St. Pölten, 10. 7. 1992
Thom R (1976) Crise et catastrophe. Communications 25

# Traumatische Erfahrungen –
# Erinnern und Integrieren

## U. Wirtz

*„Nie werde ich diese Nacht vergessen, die erste Nacht im Lager, die mein Leben in eine einzige lange Nacht verwandelte, siebenfach verflucht, siebenfach versiegelt (…)*
*Nie werde ich die Flammen vergessen, die meinen Glauben für immer verzehrten.*
*Nie werde ich das nächtliche Schweigen vergessen, das mich in alle Ewigkeit um die Lust am Leben gebracht hat…*
*Nie werde ich diese Augenblicke vergessen, die meinen Gott und meine Seele mordeten, und meine Träume zu Staub werden ließen.*
*Nie werde ich dies alles vergessen, und wenn ich dazu verdammt wäre, so lange zu leben wie Gott selbst. Nie.“* (Wiesel 1969)[1]

Nicht vergessen können und nicht vergessen wollen. So spricht Elie Wiesel über seine traumatischen Erinnerungen an das Lager von Auschwitz.

Traumatische Erfahrungen erinnern müssen, die durchlittenen Traumen der Todesverlassenheit und Seelen- und Gottesverfinsterung[2] nicht abschütteln können und den nicht verblassenden Todesstempel des Traumas als in Körper und Psyche eingebrannt erfahren – das ist die existentielle Grundverfassung von Menschen, die Opfer organisierter Gewalt geworden sind, vertrieben, gefoltert, massenvergewaltigt. Solche Extremtraumatisierungen sind katastrophische Erfahrungen unausweichlicher Bedrohung, die sich in unsere Psyche unauslöschlich einschreiben.

*„Verdrängen hält die Erlösung auf, sich erinnern bringt sie näher“*
mit diesem Zitat an der Gedenkstätte Yad Washem in Jerusalem hatte

ich im letzten Jahr meinen Vortrag zur Inzestthematik eingeleitet, weil
auch für das Trauma der sexuellen Ausbeutung gilt, daß die Gegenwart
nicht gelebt und die Zukunft nicht entworfen werden kann, wenn die
Wahrheit vergangener Traumen verdrängt und verleugnet bleibt.

Erinnern, wiederholen, durcharbeiten – diese psychoanalytische
Devise rückt die Bedeutsamkeit der Erinnerung in den Vordergrund,
eine Fähigkeit, die in vielen Traditionen ein wichtiges Hilfsmittel für
die Erlösung der Seelen ist. Man glaubt, daß ein Wiedererinnern an
das, was die Seele einst erlebte, helfe, sie zu befreien.

*Traumatische Erfahrungen erinnern und integrieren* – ist mein Thema
heute. Ich möchte über die oft sprachlosen, überwältigenden traumatischen Erinnerungen sprechen, denn das wiederholte, ungewollte Erleben des Traumas in sich aufdrängenden fragmentierten Erinnerungen
oder Träumen ist für katastrophische, traumatische Erfahrungen charakteristisch. Erinnerungen verbinden Vergangenes mit Gegenwärti-
gem und zu Erwartendem, sie verschaffen Kontinuität und Identität.
Diese Kontinuität und Identität wird durch das Trauma zerstört.

Ich versuche über die „Verarbeitung des Nicht Verarbeitbaren" zu
sprechen, die Frage zu beantworten, wie traumatische Erinnerungen
aufgedeckt, verarbeitet und in den Lebenskontext integriert werden
können, ohne zu retraumatisieren. Wie ist es möglich, zu erinnern ohne an der Erinnerung zu Grunde zu gehen? Wie können wir als TherapeutInnen dem Bösen begegnen, ohne tödlich zu erschrecken und daran zu zerbrechen? Wie können wir unsere Ohnmacht aushalten, ohne
daß sie uns um den Verstand bringt? Ist es möglich, die Erinnerungen
an die Kerker der Unmenschlichkeit mit den Traumatisierten zu teilen,
ohne selbst unmenschlich zu werden?

Wir haben es bei traumatischen Erfahrungen in der Sprache Kern-
bergs mit „Spitzenaffektsituationen" zu tun, mit chaotischen Reaktionen, in denen die psychische Organisation außer Kraft gesetzt ist und
ein Prozeß der Entstrukturierung des Selbst einsetzt. Die Forschung[3]
spricht von einem „irreparablen Riß in Selbst und Realität".[4]

Um besser zu verstehen und zu spüren, in welchen Grenzregionen
wir uns bewegen, wenn wir von traumatischen Erfahrungen sprechen,
möchte ich Sie zuerst in die *Landschaft* mitnehmen, in der das Trauma
beheimatet ist.

Es geht um die Räume der Gewalt, die Kammern des Bösen, seelisches Grenzland, das uns die Grenzen des Verstehbaren vor Augen
führt. Wir betreten Todeslandschaften, in denen Verzweiflung, Hoff-

nungslosigkeit, Grauen und Zerstörung herrschen, auf der Suche nach den Orten, die den traumatisierten Menschen „Wohnstatt" sind, begegnen wir Bildern der Verwüstung, in denen Terror und Angst, Panik und Vernichtung angesiedelt sind. Hier treffen wir auf die lebendig Toten, die Versteinerten, denen die Seele abhanden gekommen ist und von einer Totenstarre erfaßt sind bei lebendigem Leibe.

Wir kennen den „Seelenmord" als „Menticid" und „robotization" (Meerloo) im Kontext der Folter. Es ist ein nicht von Affekten begleitetes Funktionieren, eine Form des Nicht-Seins, die Niederland schon als „Automatisierung des Ich" beschrieben hat, das „Lebendig-Totsein" und „Leben als ob".[5] Wir erkennen diesen Zustand der Entseelung in den Augen von Kindern, die jahrelang ritualisierter sexueller Ausbeutung zum Opfer fielen oder in pornographischen Sex-Zirkeln vermarktet und verkauft wurden. Die Opfer organisierter Gewalt gehören in diese Totenwelt und viele Überlebende von Konzentrationslagern, Vertriebene und Gefolterte.

Um Sie als Zuhörende, die vielleicht nicht mit schwer traumatisierten Menschen gearbeitet haben, vertrauter zu machen mit diesen Todeslandschaften und dem Wesen traumatischer Erinnerungen, möchte ich an die mythologischen Bilder der Unterwelten anknüpfen, denn bei der Begegnung mit extrem traumatisierten Menschen scheinen die Tore zur Unterwelt geöffnet.

Meine innere bildhafte Resonanz auf die Beschreibungen der Erlebniswelt von Traumatisierten hat mich immer wieder auf die archetypischen Ausgestaltungen der Todes- und Jenseitsthematik verwiesen, wie sie uns in der Literatur und den Mythen überliefert sind. Die Unterwelt der kalten toten Tiefe hat sich mir aufgedrängt, das Reich der Toten und der Höllengötter, ein psychischer Ort, in dem Hades wohnt, der dunkle, verborgene Todesdämon.

In den Erzählungen von Gefolterten tauchen nur Bilder von Höllenvisionen auf, ich assoziiere Gemälde von Hieronymus Bosch, in der die Welt aus den Fugen geraten ist und der Teufel sein Unwesen treibt. Auch für traumatisierte Menschen ist die Welt auseinandergebrochen, nichts mehr ist am gleichen Ort, Innen und Außen ist nicht mehr miteinander verbunden.

Was mich beim Studium der mythologischen Topographie der Unterwelt fasziniert hat, ist die Übereinstimmung der Beschreibung der Toten, die sich dort aufhalten und die Atmosphäre in der Unterwelt mit der psychiatrischen Nomenklatur des posttraumatischen Syndroms und der inneren Erlebniswelt traumatisierter Menschen. Ich möchte darum Wahrnehmungszerrüttung und Bewußtseinsveränderung, Desintegration und Depersonalisation und den Zustand archaischer Abhängigkeit und Hilflosigkeit, in dem jeder Glaube und jedes Vertrauen, daß irgendeine sinnvolle natürliche oder göttliche Ordnung die Schöpfung durchzieht, verlorengegangen ist, mit Bildern aus Mythos und Literatur amplifizieren.[6]

Es herrscht Finsternis und Orientierungslosigkeit in diesem Totenland der Schemen und Schatten. Die Welt ist verkehrt, wie auf den Kopf gestellt, manche Tote gehen auf dem Kopf, das Oberste ist zu unterst und das Unterste zu oberst. Die Toten gehen rückwärts statt vorwärts, ihr Schatten fällt anders als bei den Lebenden auf die entgegengesetzte Seite, es sind körperlose, blut- und knochenlose Schatten, die unablässig in der Unterwelt umherwandern. Auch die Worte bedeuten etwas anderes als unter den Lebenden, ihre Sprache ist oft nur ein Flüstern. Viele sind kopflos und wirken seelenlos, abgestumpft, verwirrt, voller Trauer und Verzweiflung.

Wir treffen auf Menschen in der Unterwelt, die an Affekt-Störungen leiden. Dante hat ein beeindruckendes Bild für die eingefrorenen Affekte in seiner „Göttlichen Komödie" gezeichnet, wenn er beschreibt, wie die Toten, im Eissee eingefroren, steif vor sich hinstarren.[7] Die Traumaforschung spricht von der „gefrorenen Abwehrleistung des Ich" (Bastiaans). Die im ewigen Eis eingefrorenen Seelen und die schweigend, mit abgewandtem Blick in undurchdringlicher Frostigkeit in der Ecke Hockenden, die niemals Antwort geben, oder die vor Übererregung, in brennender Wut im Feuer Glühenden, das sind erschütternde bildliche Ausgestaltungen posttraumatischer Symptome. Die Unterwelt kennt auch die zu unaufhörlicher Angst Verdammten, die in Schlünde hineinzufallen drohen oder gefährdet sind, von auf sie einstürzenden Felsen erschlagen zu werden und die Geängstigten, die sich verfolgt fühlen ohne je entrinnen zu können. Auffällig ist, daß die Toten keine Tränen für ihre Qualen haben, sie können nicht mehr weinen, weil ihre Tränen sich in Glas verwandeln. Die Hoffnungslosigkeit und das Chaos in diesen Regionen erinnert mich an Begegnungen mit erloschenen Menschen im kriegsverwüsteten Bosnien.

Die Dissoziationen und Fragmentierungen des posttraumatischen Syndroms verkörpern sich im Totenreich als Tote, die von Kopf bis Fuß gespalten sind und das Trauma erscheint personifiziert in Gestalten, „deren Kopf und Herz durch eine horizontale klaffende Wunde voneinander getrennt ist".[8] Sowohl bei Dante als auch im Tibetanischen Totenbuch werden die Körper immer wieder neu in Stücke zerhackt, da-

mit nicht der natürliche Heilungsprozeß des Zusammenwachsens stattfinden kann. Immer, wenn die Selbstheilungstendenz der Teile wieder
ein Ganzes bilden will, lauert der Teufel darauf, den Körper erneut zu
zerstückeln.

Den selbstbeschädigenden Impulsen und der quälenden Suizida-
lität begegnen wir auf der Unterweltfahrt am Ort der Selbstmörder. In
dieser Region weilen die ewigen Selbstverneiner, die sich unendlich
quälen müssen. Sehr ergreifend werden in den verschiedenen Toten-
büchern und Unterweltsberichten die Bewußtseinsveränderungen und
„Beziehungsprobleme" der Toten beschrieben. Die Toten verhalten
sich wie Einsiedler. „Ihr Wesen verändert sich bis zur Unkenntlichkeit.
Ihre Persönlichkeit ist nicht mehr dieselbe wie früher. Besinnungslos
liegen sie da, 'Abbilder schlafender Menschen', wie 'Schafe, die der
Tod weidet'.[9] Stummheit und Stumpfsinn, Sinnlosigkeit und Besin-
nungslosigkeit kennzeichnet diese Toten, die ihr Gegenüber nicht
mehr erkennen und dahindämmern." Schlangen und andere Untiere
beißen die Unseligen und fressen sie auf, bis sie zuletzt ganz leer sind.[10]

Wir wissen von traumatisierten Menschen, daß ihr Urvertrauen in
sich selbst und die Verläßlichkeit menschlicher Bindungen zerschmet-
tert ist und in Isolation, in Welt- und Menschenferne führt. Sich im innersten Kern als ausgehöhlt und leer erleben ist ein immer wiederkeh-
rendes Motiv in den Berichten extrem traumatisierter Menschen.

In bildlicher Sprache hat das Trauma mit Seelenleere oder Seelenverlust zu tun, mit Seelenmord oder Seelenraub. Traumatische Erinnerungen zeugen von der Vernichtung der Innenwelt und der Außenwelt.
Überlebende erfahren den Tod der Identität, sie fühlen sich, als hätten
sie „das Heimatrecht im Leben" (Cordelia Edvardson) verloren.

In der Psychotherapie geht es darum, wie das Bewußtsein vom Wert
des eigenen Selbst, von Handlungsfähigkeit und Kontrolle wiederge-
wonnen werden kann. Wie läßt sich Selbst- und Weltvertrauen wieder
aufbauen, wie kann trotz der Erfahrung der „Antischöpfung", wie Pri-
mo Levi Auschwitz nannte, der conditio inhumana (Améry) aus den
Fragmenten des Terrors ein Mensch und eine Welt wieder neu zusam-
mengefügt werden?

So sehr traumatisierte Menschen versuchen, die Erinnerungen zu
vermeiden und zu verdrängen, so unausweichlich werden sie immer
wieder von diesen *Flashbacks* heimgesucht, ausgelöst durch die verschiedensten Stimuli, z. B. Personen, Stimmen, Gerüche, Jahrestage,
Orte. Für unser therapeutisches Verständnis ist es wichtig, daß die unterschiedlichsten Trigger, wie diese Auslöser genannt werden, die trau-

matische Situation so wiederbeleben können, als ereignete sie sich in
diesem Augenblick, mit allen physiologischen und psychischen Symptomen von Übererregung oder totaler Lähmung.

Wir wissen aus der Forschung, daß Erinnerungen im Zusammenhang mit einer bestimmten Gefühls- oder Stimmungslage assoziiert
und gespeichert werden und später diese Stimmung die Erinnerung
wieder evozieren kann. Sehr häufig brechen die Erinnerungen oder
auch nur die Erinnerungsfetzen gewaltsam in den Alltag ein, als bedrohliche Rückblenden, als flashbacks. Sie sind intrusiv, sie überwalti-
gen, bewirken Alpträume, verursachen Panik, einen Erregungssturm
und Alarmbereitschaft oder seelische Erstarrung, emotionale Anästhe-
sie und einen dissoziierten Bewußtseinszustand.

Die Gedächtnisforschung hat uns auch gelehrt, daß Erinnerungen
sprachlich oder bildlich codiert und gespeichert werden können, daß
es auch eine Art Körpergedächtnis gibt und daß ein Erinnern eines
kleinen unverständlichen Fragmentes plötzlich eine ganze Kette von
zusammenhängenden, bedeutungsvollen Erinnerungen nach sich zu
ziehen vermag. Darum ist die sorgfältige detaillierte Bearbeitung bereits vorhandener Erinnerungsfragmente der sicherste Weg zum Aufdecken neuer, fehlender Erinnerungsbruchstücke.[11] Wir müssen posttraumatische Amnesien als Versuch der Bewältigung verstehen, ähnlich
wie die dissoziativen Mechanismen Abwehrmechanismen darstellen,
mit denen versucht wird, sich vor der drohenden Desintegration zu bewahren.

Für die Bearbeitung[12] traumatischer Erinnerungen muß darum mit
den Betroffenen abgeklärt werden, in welchem Ausmaß Erinnerungen
vorhanden sind, inwieweit sie dem Bewußtsein ganz oder nur in Bruch-
stücken zur Verfügung stehen, mit welchen Affekten sie verbunden
sind usw. Auf der verbalen Ebene wird versucht herauszuarbeiten, ob
der genaue Ablauf zeitlich gespeichert ist, oder Erinnerungslücken und
partielle Amnesien bestehen, die beunruhigen. Wenn die Bildebene ex-
ploriert wird, in der die Erinnerungen gespeichert sind, muß sehr konkret nachgefragt werden, welche Bilder sichtbar sind und in welchen
Farben. Auch hier gilt es, alle Sinne mit einzubeziehen: ob in den Er-
innerungsbildern Geräusche oder Gerüche wahrnehmbar sind, ob die
Patienten sich selber sehen können etc. Da die Erforschung der bild-
haften Erinnerungen oft besonders schmerzhaft ist, muß hier sehr sorgfältig beobachtet werden, wieviel zumutbar und integrierbar ist.

Oft sind die Erinnerungen averbal, szenisch verstümmelte Bildfrag-
mente ohne den dazugehörigen Affekt. Affektloses Erinnern aber, das

hat schon Freud uns gelehrt, ist fast immer für die Verarbeitung des Traumas völlig wirkungslos. Darum muß die Affektebene unbedingt bei der Exploration angesprochen werden. McCann und Pearlman schlagen vor, dezidiert nach den Gefühlen von damals und heute zu fragen, wo diese Gefühle im Körper lokalisiert sind, was diese Gefühle innerlich auslösen, ob die Betroffenen in der Lage sind, sich zu beruhigen oder zu trösten, wenn sie diese Gefühle wahrnehmen, ob sie Angst verspüren, über die Erinnerungen zu sprechen, was sie sich vorstellen, das passieren könnte, was ihre schlimmste Phantasie ist, die eintreten könnte, wenn sie über das Trauma reden und was ihnen helfen und erleichtern könnte, die traumatischen Inhalte mitzuteilen.[13]

Bei all diesen Explorationen ist es wichtig sich bewußt zu sein, daß es in der Traumatherapie nicht um Katharsis und Abreaktion geht, sondern um die Integration des Traumas, um einen Prozeß der Einsicht in das, was geschehen ist. Integration bedeutet, daß die Gefühle, die mit den traumatischen Erinnerungen verbunden sind, in all ihrer Widersprüchlichkeit konfrontiert und ausgehalten werden können. Wenn das Trauma verarbeitet ist, haben die Betroffenen so viel Kontrolle und Selbstbestimmung zurückgewonnen, daß sie entscheiden können, wann sie sich den traumatischen Erinnerungen nähern wollen und wann nicht. Sie werden nicht länger vom Trauma beherrscht, sondern haben es in gewisser Weise in den Griff bekommen. Sie können zum Beispiel darüber sprechen, ohne von den Gefühlen überwältigt zu werden, sie haben Trauerarbeit geleistet und eine kognitive Neuorientierung vorgenommen, die Sinn und Orientierung zurückerobert und einen neuen Selbst- und Weltbezug schafft. Oft wird in der Forschung von einem Rehabilitationsprozeß (Schlapobersky) statt von einem Heilungsprozeß gesprochen. Auch Becker wählt den Begriff der „Reparation" statt den der Heilung. Ich bin der Überzeugung, daß die Integration und Verarbeitung traumatischer Erfahrungen auf allen drei Ebenen stattfinden muß, auf der affektiven, der kognitiven und der spirituellen Ebene. Verschiedene therapeutische Ansätze und Methoden kommen zur Anwendung, denn die Arbeit mit extrem traumatisierten Menschen fordert einen multimethodischen Ansatz. Methoden der Streßbewältigung, verhaltenstherapeutische Techniken und Methoden der kognitiven Psychotherapie sowie Techniken des Neurolinguistischen Programmierens, der Trance und Hypnosearbeit, Entspannungstechniken, imaginative Verfahren und Methoden der Symbol- und Ritualarbeit haben einen wichtigen Stellenwert neben gezielten körpertherapeutischen traumazentrierten Methoden.

Dieser Intergrations- und Verarbeitungsprozeß hat verschiedene
Phasen und entwickelt sich, wie Judith Herman[14] sehr anschaulich beschreibt, von ursprünglicher ständiger Bedrohung und Alarmbereitschaft zu einem verläßlichen Gefühl der Sicherheit, vom abgespaltenen, affektlosen Erinnern zum bewußt erinnerten Trauma, von Isolation und Abgetrenntsein von Anderen zu einem Bewußtsein von Solidarität mit Anderen und dem neuen Knüpfen sozialer Netze. Zu den Zielen gehört die Wiederherstellung eines adäquaten Realitätsbezuges
ebenso wie ein kreativer neuer Lebensentwurf, der das Bewußtsein der
eigenen Identität und das Vertrauen in die Menschen und die Welt als
Ganzes neu erarbeitet.

Im ersten Abschnitt der Behandlung geht es um Stabilisierung,
Streßbewältigung, vor allem auch um Aufklärung über die Symptomatik, Erklären der verschiedenen physischen und psychischen Folgen als
normale Reaktionen auf traumatische Ereignisse. Vor allem muß eine
gewisse Sicherheit wiederhergestellt werden, die eine Vertrauensbasis
schafft, von der aus begonnen werden kann, die eigenen Grenzen
wahrzunehmen und wieder neu aufzubauen, die Empfindungsfähigkeit
und die Wahrnehmung für das, was innerpsychische und äußere Realität ist, bald wieder zurückzugewinnen.

Die zweite Therapiephase setzt sich vor allem mit den wiederbeleb-
ten Erinnerungen an das Trauma auseinander, der Trauer über Verlo-
renes und Erlittenes und der Einbettung der traumatischen Erinnerungen in den bisherigen Lebenskontext. Hier geht es darum, die vielfältigen Fragmentierungen zu reparieren, damit nicht länger Spal-
tungsprozesse und Abwehr das Verhalten bestimmen.

Die dritte Phase bezieht sich auf das Entwerfen einer neuen Zukunft, den Aufbau einer neuen Welt mit Lebens- und Beziehungswün-
schen, mit möglichem Einsatz für eine Idee oder ein Projekt, das Solidarität vermittelt und ein neues psychisches Gleichgewicht herstellt.

In der posttraumatischen Therapie gilt das biphasische Modell, wie
es von Horowitz[15] beschrieben worden ist. Gemeint ist damit eine Bewegung, die der Dialektik des Traumas Rechnung trägt, denn zum
Trauma gehört der Wechsel zwischen Überflutung mit traumatischen
Erinnerungen (Intrusion) und Vermeiden jeder möglichen Erinnerung an die traumatische Situation (Konstriktion).

So ist bei den traumatisierten Menschen der ständige Wechsel zwischen Konfrontation und Ausweichen zu beobachten, der Versuch sich
dem Trauma zu nähern und das Bemühen alles zu vermeiden, was an
das Trauma erinnert. Dieses Oszillieren zwischen Annäherung an den

traumatischen Kern und Distanzierung und Wegbewegung vom Zentrum des Traumas muß auch in der Therapie berücksichtigt werden. Die richtige Dosierung von Nähe und Distanz, das adäquate Tempo erkennen und respektieren, gehört zu den ganz wichtigen therapeutischen Aufgaben. Gern zitiere ich Nelly Sachs,[16] auf deren Chor der Geretteten ich verweisen möchte. Sie hat für das „timing" und „pacing" so poetische Bilder gefunden:

*„Zeigt uns langsam eure Sonne*
*führt uns von Stern zu Stern im Schritt*
*laßt uns das Leben leise wieder lernen…"*

In der Therapie muß sehr sorgfältig erwogen werden, wieviel Bewußtwerden und dosierendes Aufdecken sinnvoll ist, damit es nicht zu einer Überschwemmung und Inflationierung des Bewußtseins durch unbewußte Inhalte kommt. Die Betroffenen brauchen Zeit, um wieder Ordnung in das Chaos ihrer Gefühle zu bringen und ein Bewußtsein der eigenen, inneren Kontinuität zurückzugewinnen. Dieser Aspekt der Zeit, des *kairos,* wie der Gott des rechten Augenblicks genannt wurde, spielt in der Therapie nicht nur für den Moment unserer Intervention eine bedeutende Rolle. Wir müssen uns auch Zeit lassen zu schweigen, um mit dem „dritten Ohr" zu hören, ein Begriff, den Nietzsche geprägt hat und der von Theodor Reik aufgegriffen worden ist. Es ist notwendig in unserer Arbeit, mit dem Herzen zu hören, um die heilende innere Stimme zu erkennen, in der sich das Selbst offenbart, denn nur wenn wir schweigen können, sprechen die „Geister" zu uns.

Vergegenwärtigen wir uns in diesem Zusammenhang die traumatischen Erinnerungen von Frauen, zum Beispiel die Demütigungen sexueller Gewalterfahrungen im Krieg und in der Folter. Sie werden durch abgerichtete Hunde vor den Augen ihrer eigenen Kinder vergewaltigt, durch Katzen und Ratten sexuell stimuliert, mit Stromstößen in die Genitalien gepeinigt, durch Einführen von Gewehrläufen in Vagina und After terrorisiert. Wer von den Erinnerungen an das Zerstümmeln und Aufschlitzen von Brüsten und Genitalien überflutet wird, braucht sehr viel Vertrauen, Unterstützung und Hoffnung, um diese Erlebnisse totaler Ohnmacht und völligen Kontrollverlustes erneut konfrontieren zu können.

Wir müssen das offensichtliche Vermeiden von traumatischen Erinnerungen ernst nehmen, weil es daraufhin deuten kann, daß noch keine ausreichenden Bewältigungsmöglichkeiten vorhanden sind, um mit den bedrohlichen Inhalten und Affekten umzugehen. Wenn der Erregungslevel im Körper zu hoch ansteigt, zum Beispiel massives Herzflattern, ist es sinnvoll Pausen einzulegen. Erst wenn wir sicher sind, daß die Ich-Struktur stabil genug ist, können wir gezielter an diesen traumatischen Erinnerungen arbeiten.

Zuerst müssen die Klientinnen lernen, wie sie ihre Angst und Panik durch Entspannungstechniken und beruhigendes imaginatives Erleben unter Kontrolle bringen können. Bewährt hat sich zum Beispiel die „safe place-Technik". Wir verstehen darunter die Erarbeitung eines imaginativen Zustands der Ruhe, Entspannung und Sicherheit. Nach einleitenden Entspannungsübungen mit offenen Augen, wenn das Schließen der Augen als Kontrollverlust und als zu bedrohlich erlebt wird, sucht die Klientin in einer Phantasiereise einen sicheren Ort, einen realen Ort der Entspannung auf, an dem sie sich vor dem Trauma geborgen gefühlt hat, geistig und körperlich in Harmonie mit sich selbst. Wir erarbeiten auf allen Sinneskanälen, wie dieser Ort aussieht, welche Töne, Gerüche damit verbunden sind und welche Körpergefühle sich einstellen, wenn dieser Ort innerlich vergegenwärtigt wird (Techniken der Hypnose, Trance Induktion, Techniken des NLP können hier verwendet werden). Wir üben mit der Klientin, daß sie in schwierigen Momenten des therapeutischen Prozesses diesen inneren Ort aufsuchen kann, um sich zu beruhigen und neue Energie aufzutanken.

Die Klientin wird ermutigt, sich eine sichere, Geborgenheit vermittelnde, lebende Person vorzustellen, in deren Nähe sie sich gestärkt und unterstützt fühlt. Hilfreich ist es auch, sich einen Satz oder eine Geste dieser Person zu imaginieren, die liebevoll, positiv und ermutigend ist. Auch dieser positiv erlebte Zustand wird durch alle Sinneskanäle erarbeitet. Immer dann, wenn bei der Arbeit mit den traumatischen Erinnerungen die Affekte zu bedrohlich werden, kann die Betroffene diesen sicheren Ort und die Geborgenheit vermittelnde Person in sich lebendig werden lassen. Unterstützt wird dieser Prozeß des Perspektivewechsels durch die verschiedenen Dissoziationstechniken und hypnotischen Projektionstechniken, die bei der Bearbeitung von Flashbacks eingesetzt werden (ineinandergeschachtelte Fernsehschirme, Videobänder mit den gespeicherten traumatischen Erfahrungen, die langsam oder schnell, vorwärts oder rückwärts gespult werden können, mit oder ohne Ton usw.).

Die Arbeit an den traumatischen Erinnerungen ist dann kontraindiziert, wenn die Betroffen noch keine Umgebung gefunden haben,

die ihnen das Gefühl von Sicherheit gibt, keine signifikanten Bezugspersonen vorhanden sind oder die therapeutische Beziehung noch
nicht trägt. Die Arbeit an den traumatischen Erinnerungen ist erst
dann indiziert, wenn ausreichend therapeutische Basisarbeit mit sup-
portiven Methoden geleistet worden ist. Mc Cann und Pearlman[17] zeigen, wie Fähigkeiten ausgebildet werden können, starke Affekte auszuhalten, sich selbst beruhigen und trösten zu können und mit Selbsthaß
und Selbstentwertung regulierend umzugehen. An der Erweiterung
von Bewältigungsmustern zu arbeiten, macht einen wichtigen Teil der
therapeutischen Arbeit aus.

Dazu gehört auch die Reflexion eines Bedeutungsrahmens, um dieses Trauma zu begreifen. Das persönliche Wertsystem und der Glaube
an die Sinnhaftigkeit des Lebens haben nämlich eine Schlüsselfunktion
für das Copingverhalten. Mit Coping hat Lazarus das prozeßorientier-
te, ständig wechselnde Bewältigungsverhalten bezeichnet, das Menschen in Bezug auf schwierige Probleme und Lebensumstände entwickeln. Diese progressiven Bewältigungsstrategien sind von unseren
kognitiven Schemata abhängig. Darum ist es wichtig, die kognitiven
Schemata der traumatisierten Menschen kennenzulernen, das heißt ihre Wertvorstellungen, Haltungen und Glaubensüberzeugungen, weil
diese das Raster bilden, in das die traumatischen Erlebnisse eingeordnet werden müssen. Die Art und Weise, wie Menschen auf Traumen reagieren, hängt von ihrer inneren Einstellung ab, von der Bedeutung, die
sie einem solchen Geschehen zuschreiben, von den „Einstellungswer-
ten", wie Frankl dies formulierte. Daraus ergibt sich auch ein Ansatz für
die Therapie, indem versucht wird, die Bedeutungszuschreibung zu ändern, ein Vorgang, den wir im Rahmen der kognitiven Psychotherapie
als Realtribuierung bezeichnen.

Ich will hier nicht auf die bekannten verhaltenstherapeutischen Methoden posttraumatischer Therapie, Reizüberflutung und systematische Desensibilisierung eingehen, sondern auf Ansätze fokussieren, die
davon ausgehen, daß traumatische Erinnerungen nur dann bewältigt
werden können, wenn es gelingt, die zerbrochenen Vorstellungen über
das Wozu des Lebens, den Sinn und die Ordnung der Welt neu zusam-
menzusetzen.

Therapeutische Methoden, die dabei helfen, die eigene Geschichte
und die traumatischen Erinnerungen neu zu interpretieren sind das
„Reframing" und die „Geständnismethode". Der Grundgedanke des Reframing besagt, daß in jeder Situation etwas Positives zu finden ist, daß
jedes Verhalten, jedes Symptom in einem anderen Zusammenhang ge-

sehen und neu gedeutet werden kann. Das „Reframing" meint eine therapeutische Technik, bei der es nicht nur darum geht, die traumatische
Geschichte zu erzählen, sondern sie in einen neuen Bedeutungsrahmen zu stellen, sie umzudeuten. In der Traumaforschung hat sich nämlich erwiesen, daß bloßes Erzählen nicht unbedingt therapeutisch und
kathartisch wirkt, sondern häufig – wenn kein ausreichender Halt und
Hoffnung gebender Boden mehr vorhanden ist, zu einer Stimulierung
bedrängender Gedanken und Gefühle mit verstärkten anhaltenden
Symptomen führt. Durch das „Reframing" erhalten die traumatischen
Geschehnisse einen neuen Bedeutungsrahmen, das Erzählen ist nicht
nur Wiederholung des Traumas, sondern es wird durch die therapeutische Interaktion in einer neuen Weise verstanden, die Bedeutung und
Sinn verleiht. Mit Hilfe dieser Methode können auch politische und religiöse Sinn- und Überlebensstrukturen verstärkt oder aufgebaut werden.

Die Reinterpretation der traumatischen Geschehnisse sucht Wege
der Beantwortung existentieller Fragen nach dem Bösen, dem Leiden
und dem Sinn des Leben. Die „Geständnismethode" ist ein Weg, mit den
eigenen Worten, möglichst präzise und umfassend Zeugnis abzulegen
von dem, was Menschen anderen Menschen antun. Sie verwandelt das
Opfer in einen Zeugen, „persönliche Scham in politische Würde"[18] und
verbindet auf diese Weise das Private mit dem Politischen. Sie bedeutet
ein Heraustreten aus der Isolation und dem Schweigen und läßt die
Welt wissen, was geschehen ist. In der Anklage und dem Eintreten für
die Wahrheit werden verlorene Werte zurückerobert. Zeugnis ablegen
bedeutet, die erfahrene Destruktivität in konstruktive Bahnen zu lenken, das Böse aus sich herauszusetzen durch Sprechen und Schreiben
und in einem größeren Kontext verstehbarer und damit auch integrier-
barer zu machen. Die eigene Geschichte erzählen bedeutet, sich Abgespaltenes wieder anzueignen, sich in der Erzählung neu zu erschaffen,
das traumatische Geschehen ins Wort zu bannen. Wir wissen aus den
Märchen, zum Beispiel Rumpelstilzchen, wie das Benennen, das „Beim-
Namen-Nennen" das Böse entmachten kann. In vielen Märchen und
Mythen ist Erlösung nur über Verstehen und Erkennen möglich, über
Wissen und Einsicht. Die Symptome verstehen lernen, die eigenen Ab-
wehrstrukturen als Überlebenszeichen deuten können und Einsicht in
den eigenen psychischen Mechanismus gewinnen, das sind wichtige
Schritte auf dem Weg, traumatische Erfahrungen zu integrieren.

## Schamanistische Psychotherapie

Ich habe im Zusammenhang mit den verschiedenen Methoden, die in der Traumatherapie zur Anwendung kommen, oft darüber nachgedacht, daß wir in dieser Arbeit viel von den „Schamanen" lernen könnten. Schamanistische Behandlungsmethoden haben einen tiefen Bezug zu der symbolischen, rituellen Welt und veränderten Bewußtseinszuständen. Sie eröffnen den Zugang zu tieferen Schichten des Seins, zur Welt des kollektiven Unbewußten, in denen alles mit allem verbunden ist.[19]

Für die Therapie mit schwer traumatisierten Menschen brauchen wir solche ganzheitlichen Ansätze, die Methoden der Hypnotherapie und therapeutischen Trance, imaginative Verfahren und körperorientierte Techniken, vor allem aber einen therapeutischen Ansatz, der nicht auf der somatischen oder sozialen Ebene steckenbleibt, sondern die spirituelle Dimension miteinbezieht. Von der schamanistischen Tradition können wir lernen, daß es kein Heilen ohne spirituellen Bezug gibt, ohne die Einbettung der Krankheit in einen größeren, kosmischen Bezug. Schamanen wissen um den Sinn von Krankheit, Leben und Tod. Wenn wir als TherapeutInnen auch keine Schamanen sind, so müssen wir uns in dieser Arbeit doch Fähigkeiten aneignen und den Leidenden zur Verfügung stellen, die ein Stück weit „schamanistisch" anmuten. Lévy-Strauss[20] hat schon den Psychoanalytiker mit dem Schamanen verglichen, auf die Wirksamkeit der Übertragungsbeziehung (Droge Arzt) verwiesen und das Erleben des eigenen Mythos als bedeutungsvoll und heilend beschrieben. Der Schamane ordnet mit Hilfe des Mythos der Krankheit einen Ort im Ganzen zu, der wieder eine zusammnhängende sinnvolle Ordnung herstellt. In der schamanistischen Tradition sind die Mythen Lehren von der Einheit allen Seins. Sie weisen dem Einzelnen seinen Platz in der Welt zu. Durch Wiederbelebung des Mythos und heilende Rituale gibt der Schamane dem Kranken mit dem Mythos eine Sprache, in der er sich begreifen kann. Als PsychoanalytikerInnen müssen auch wir bei der Suche nach einer neuen Sprache, die dem Trauma einen Sinn- und Bedeutungsrahmen gibt, behilflich sein.

Die schamanistischen Heiler glauben an die Notwendigkeit des Einswerdens mit dem zu Heilendem, des stellvertretendem Auf-sich-Nehmens der Krankheit. Ihre Seelenreise führt sie in die Unterwelt, um den dunklen Geistern in einem erschöpfenden Kampf die geraubte Seele wieder zu entreißen.[21]

Wie oft haben auch wir als PsychotherapeutInnen den Eindruck, mit den Totengeistern unserer Kranken zu ringen und uns am „Widerstand" zu erschöpfen? Wir kennen auch die therapeutische Angst, daß es zu spät sein könnte, die Seele unserer PatientInnen noch zu erreichen, weil sie sich so unendlich weit in die andere Welt zurückgezogen hat, daß wir den Weg dorthin nicht auf uns nehmen können. Selbst die Schamanen können entflogene Seelen, die sich zu weit entfernt haben, nicht immer zurückholen. Mit dieser Grenze und Begrenzung müssen wir leben lernen.

Oft bewegen wir uns therapeutisch über lange Strecken im seelischen Ödland, das uns an die Hadesschilderungen Homers erinnert. Dort gibt es Bäume, die Früchte tragen, die sie aber vorzeitig abwerfen; nichts reift aus, sondern verdirbt auf halbem Wege. Ähnlich fruchtlos bleiben manchmal auch unsere therapeutischen Bemühungen mit schwer traumatisierten Menschen.

Wie oft durften wir aber auch erfahren, daß unser Durchhalten und Aushalten, unser stellvertretendes Glauben und Hoffen den Boden bereiten konnte, in dem nach langer „fruchtloser" Zeit, die Früchte des Vertrauens reifen konnten!

Wir müssen uns als TherapeutInnen in die innere Welt und Leidenszusammenhänge der traumatisierten Menschen hineinzubegeben versuchen und wenn wir die Kraft dazu haben, eine Art therapeutischer Nierenfunktion übernehmen, wie es Benedetti beschrieben hat. Vielleicht brauchen wir dazu auch eine überdurchschnittliche Leidensfähigkeit, wie sie die Schamanen in ihren Initiationen bewiesen haben. Es geht darum, die destruktiven seelischen Inhalte unserer KlientInnen in uns selbst, „im eigenen psychischen Kreislauf"[22] zu entgiften und heilende Bilder und Visionen in die Beziehung einzubringen.

Der Abstieg in die Unterwelt ist ein Abstieg nach innen, im Dienste des Lebens, um das Blockierte, Fragmentierte, Verletzte zu „erlösen". Wie die Reise der Schamanen ist auch diese psychische Reise gefahrvoll und schmerzlich. Wir sollten uns als TherapeutInnen sehr bewußt sein, wie weit wir hinabsteigen können, ohne den Weg zurück zu verlieren, und ob wir die Kraft haben für diesen psychischen Energieaustausch.

Wenn wir in der Therapie erfahren, was Menschen anderen Menschen zum Beispiel in der Folter antun, löst dies auch in uns „höllische" Affekte aus. So gleicht die therapeutische Begleitung traumatisierter Menschen ein Stück weit einer „Höllenfahrt", von der wir bei Dante lesen, daß dieser Abstieg in die Unterwelt gefährlich ist, eine „Wahnsinnsarbeit", die „Geist" und ein „starkes Gemüt" voraussetzt.

Welche *Haltung* brauchen wir für diese Jenseitsreise, welche Einstellung bewahrt uns auf diesem gefährlichen Abstieg in lebensbedrohliche Seelenwüsten vor dem eigenen Sterben und Absterben? So wie der Abstieg in die Hölle ohne begleitende Seelenführer ein gefährliches Unternehmen ist, müssen wir uns in der Therapie supervisorisch gut absichern und kundiger Führung anvertrauen, um für die Schrecknisse dieser Erinnerungsarbeit gerüstet zu sein.

MitarbeiterInnen in psychosozialen Zentren und Ambulatorien, die Folteropfer betreuen und behandeln, wissen, wie notwendig die eigene Psychohygiene in dieser Arbeit ist, wie „ansteckend" das Trauma sein kann. Wenn wir uns auf die tödliche Innenwelt gefolterter Menschen einlassen, kann es zu einer Art psychischer Infektion kommen. Heftige Affekte, die nach der massiven Traumatisierung von den Opfern nicht integriert werden konnten, springen auf die Helfenden über. Langegger hat auf den Volksglauben verwiesen, aus dem die uns bekannte Vorstellung rührt, daß die Dämonen, die bösen Geister, andere Menschen anfallen und versuchen, sie in ihren Besitz zu bringen. TherapeutInnen, die nach besonders berührenden Sitzungen mit gefolterten Menschen sich nicht mehr von den Bildern distanzieren können, die sich von den Inhalten verfolgt fühlen, beschreiben diesen Zustand wie eine „Besessenheit" gegen die sie sich nicht mehr wehren können.

Es ist diese Virulenz des Bösen, mit dem wir in Berührung kommen, die auch in uns die heftigsten Affekte abruft. Wichtig ist auch, daß wir uns unserer Gegenübertragungsreaktionen sehr bewußt sind, um keine unbewußte Allianz mit den Opfern zu bilden, indem wir das trauamtische Material gemeinsam vermeiden.

Der Chilene Jorge Barudy, Leiter von EXIL, einem medizinisch-psychosozialen Zentrum für politische Flüchtlinge und Folteropfer, verweist darauf, daß diese Arbeit „eine verzweifelte Option für das Leben, die auf dem Vertrauen basiert"[23], erfordere. Wir müssen in dieser Arbeit von der klassischen Abstinenz abrücken, da unsere Parteinahme und Solidarität gefordert ist. Ohne Vertrauen in das Leben, ohne Hoffnung und liebende Solidarität, ohne den Glauben an den Zyklus von Werden und Vergehen ist diese Arbeit nicht möglich.

Wir brauchen in der Therapie mit traumatischen Erfahrungen eine Haltung, die Erlebnisbereiche gestaltet und imaginativ und spielerisch Phantasien entfalten läßt, in denen das Leben wieder in seiner sinnlichen Fülle erfahrbar wird und an prätraumatische Erlebnisqualitäten anknüpft. Die Arbeit von Peter Heinl, die sich schwerpunkthaft im sprachlosen Raum ab„spielt" und unverstandene und unbetrauerte

Traumen der Kriegs- und Nachkriegskinder intuitiv aufspürt und in Objektskupturen umsetzt, verkörpert einen solchen Ansatz. Er verweist auf Bewußtseinsprozesse, von ihm „Wahrdenkeln"[24] genannt, die eine therapeutische Resonanz aufleuchten lassen, welche an schamanistische Heilungsrituale denken läßt.

## Die Heilkraft
## des Symbolischen

Grundsätzlich gilt, daß unsere therapeutische Arbeit im „Unterweltbereich" die tiefsten Affekte berührt, für die wir mehr als Sprache benötigen: die Berührung, das Halten, Ton und Stimme, Malen und Sandspiel, Gestalten mit Tonerde, Muscheln, Steinen und Bewegung. In den Verließen der Sprachlosigkeit müssen wir uns averbal verständigen können. Wir brauchen Symbole und Rituale, um die verlorene Seele „zurückzuholen". Was im Schamanismus Seelenverlust heißt, bedeutet in unserem therapeutischen Verständnis die Verletzung des innersten Zentrum eines Menschen, die Zerstörung seines Sinns. Für den Schamanen ist Sinnverlust ein Herausfallen aus der Ganzheit und Harmonie und darum notwendigerweise krankmachend.

Übersetzen wir dieses symbolische Verständnis in die Sprache der Streßforschung, dann bedeutet dies, daß Menschen ihre Lebenserfahrungen immer zu symbolisieren suchen, das heißt, ihnen Bedeutung verleihen indem sie diese zu einem Ordnungssystem in Beziehung setzen. Diese Symbolisierungen verhelfen dem Individuum zu einem Gefühl von Kontinuität oder Diskontinuität.[25] Traumatische Geschehnisse können diese Fähigkeit zur Symbolisierung zerstören, sie haben einen de-symbolisierenden, krankmachenden Effekt.

Es ist deshalb das Ziel der Therapie, die Symbolisation zu fördern. Wir müssen in der Dualität der therapeutischen Beziehung an dieser symbolischen Ebene arbeiten und unsere eigenen Bilder und Träume als Antworten eines empathischen, mitgestaltenden Gegenüber in die Beziehung einbringen, um die Sinnleere aufzufüllen und Kreativität zurückzugewinnen.

Wir schaffen Symbole, um uns selbst neu zu erschaffen, und wir gestalten – „sinngebend" – Sinnbilder, um uns in der verwirrenden Vielfalt der Welt besser zurechtzufinden. In der psychotherapeutischen Begegnung mit Menschen, die durch traumatische Geschehnisse erschüttert worden sind, erweist sich die innere Führungskraft des Symbols als besonders hilfreich. Da Grenzerfahrungen immer Trennungserfahrungen sind, ist die symbolische Dimension heilend, weil sie Getrenntes zusammenfügt.

Meine eigenen Erfahrungen mit kriegstraumatisierten Kindern und Frauen in Bosnien haben mich in der Überzeugung bestärkt, daß der totale Verlust und die totale Abspaltung vom symbolischen Leben tödlich ist. Wenn wir die Symbole einer Kultur zerstören und durch Gewalt und Folter auch die Symbolisierungsfähigkeit des Menschen vernichten, dann haben wir es mit Menschen zu tun, die wie Tote mitten im Leben sind, weil jeder lebendige Bezug zur schöpferischen Psyche verlorengegangen ist. Dann kann auch nur durch die Wiederbelebung des Symbolischen Heilung erfolgen. Der bildnerische Prozeß ist darum für traumatisch geschädigte Menschen ein Stück Heilungsweg, der selbstregulierende und integrative Prozesse fördert. Symbolisch gestalten, Form geben, Bedeutung verleihen, hilft das Unerträgliche des Lebens zu ertragen. Ein Bild gestalten ist ein erster Schritt auf dem Weg, sich selbst wieder neu zu gestalten. Malen bedeutet ja, Beziehung aufnehmen, Beziehung mit dem Pinsel, der Farbe, dem Papier, und Beziehung führt aus der totalen Vereinsamung heraus, aus dem Zustand der „broken connection", wie er für traumatisierte Menschen beschrieben worden ist.

Das kreative Bedürfnis des Menschen, das spontane Erschaffen und Gestalten kann als ein Bedürfnis nach Sinngebung und Sinnfindung verstanden werden. Die Symbole sind solche Sinnbotschaften, die etwas Neues entstehen lassen. Sie verweisen uns auf das, was wir sein könnten und sein möchten und haben eine prospektiv-finale Funktion. Wir brauchen Symbole, weil sie uns weiterbringen, uns öffnen für das Wozu des Lebens und uns durchlässig werden lassen für das Andere, Unbedingte, Geheimnisvolle, das wir mit unserem begrenzten Bewußtsein noch nicht erkennen können. Dort, wo die physische und psychische Basis unserer Existenz zertrümmert wurde und Selbst- und Weltverlust die Seelenlandschaft prägen, an diesen Grenzen unserer Existenz tauchen oft mit besonderer Eindringlichkeit Symbole auf. Diese Sinnbilder und Grenzzeichen sprechen zu lassen, ihre energetische Kraft mit allen Sinnen zu erfahren, hat heilende Wirkung.

Wir PsychotherapeutInnen erfahren in der Arbeit mit schwer traumatisierten Menschen, daß es der Hadesfahrt und des „Göttlichen" bedarf, des „Deo concedente", wie Jung formulierte, wenn wir heilen wollen. Was uns bei der therapeutischen Arbeit mit traumatisierten Menschen hilft, ist dieses spirituelle Bewußtsein, das Wissen um „das Unsichtbare, das keinen Namen hat, das keine Materie hat und doch Wirkung" (Paracelsus).

## Literatur

1. Wiesel E (1969) Night. New York, S 44
2. vgl. die vertiefte Auseinandersetzung mit dem Trauma der Gewalt in Wirtz U, Zöbeli J (1995) Hunger nach Sinn. Menschen in Grenzsituationen, Grenzen der Psychotherapie. Kreuz, Stuttgart, S 114–169
3. Benyakar M, Kutz I (1987) The collapse of a structure. Zitiert aus einem unveröffentlichten Manuskript bei Becker D (1992) Ohne Haß keine Versöhnung. Das Trauma der Verfolgten. Kore, Freiburg
4. Shengold L (1979) Child abuse and deprivation. Soul, murder. J Am Psychoanal Assoc 27: 533–559
5. vgl. auch Wirtz U (1989) Seelenmord. Inzest und Therapie. Kreuz, Stuttgart Zürich
6. vgl. dazu die ausgezeichnete Arbeit von Langegger F (1983) Doktor, Tod und Teufel. Vom Wahnsinn und von der Psychiatrie in einer vernünftigen Welt. Suhrkamp, Frankfurt, der die chronisch psychisch Kranken in der Psychiatrie mit den Toten in der Unterwelt amplifiziert und eine Fülle von Quellen zitiert, auf die ich mich hier auch beziehe
7. vgl. Das Titelbild auf dem Buch von Langegger F a.a.O.
8. zitiert bei Langegger, S 37
9. Langegger, S 39
10. ebda
11. das gilt auch für die Arbeit mit sexuell ausgebeuteten Frauen, die häufig nur fragmentarische Erinnerungen besitzen. Vgl. Herman J (1994) Die Narben der Gewalt. Kindler, München
12. Sehr hilfreich sind hier die Arbeiten von McCann L, Pearlman L (1990) Psychological trauma and the adult survivor. Brunner-Mazel, New York
13. a.a.O., S 204 ff
14. a.a.O., S 183–107
15. Horowitz M J (1976) Stress response syndromes. Aronson, New York
16. Sachs N (1991) Chor der Geretteten. In: Fahrt ins Staublose. Die Gedichte der Nelly Sachs. Suhrkamp, Frankfurt
17. a.a.O., S 122–155
18. Agger I (1994) The blue room. Trauma and testimony among refugee women. Zed Books Ltd, London
19. vgl. dazu Heller G (1994) Wie heilt ein Schamane? Die therapeutische Trance als Wirkfaktor archaischer Psychotherapie. In: Lang H (Hrsg) Wirkfaktoren der Psychotherapie. Königshausen und Neumann, Würzburg, S 164–177
20. Lévy-Strauss C (1967) Struktur Antropologie. Suhrkamp, Frankfurt
21. vgl. Die Beschreibung dieses Seeleneinfangens bei Uccusic P (1991) Der Schamane in uns. Schamanismus als neue Selbsterfahrung. Hilfe und Heilung. Ariston, Genf

22. Benedetti G (1992) Psychotherapie als existentielle Herausforderung. Rupprecht Vandenhoek, Göttingen, S 61–83
23. Barudy J (1993) Organisierte Gewalt und therapeutische Modelle. Der therapeutische Wert von Solidarität, Gerechtigkeit und Hoffnung. In: Peltzer K, Diallo J C (Hrsg) Die Betreuung und Behandlung von Opfern organisierter Gewalt im europäisch-deutschen Kontext. IKO-Verlag, Frankfurt, S 15
24. Heinl P (1994) Markäfer flieg, dein Vater ist im Krieg. Seelische Wunden aus der Kriegskindheit. Kösel, München
25. Lifton R J (1979) The broken connection. New York

# Psychotherapeutisches Wissen, Frauenpolitik und Gesundheitsförderung für Frauen

E. Salem

## Gesundheit und Krankheit aus ganzheitlicher Sicht

Gesundheit bedeutet nicht nur die Abwesenheit von Krankheit und Krankheit nicht bloß die Störung eines angenommenen (konstruierten) Zustands „normalen" Funktionierens. Vielmehr sind Gesundheit/ Krankheit kybernetisch als auf einem Kontinuum befindliche Ausprägungen zu verstehen: Krankheit gilt als Ausdruck einer gestörten kommunikativen Ganzheit, die als Organismus Körper, Seelisches und Geist beinhaltet und in ihrer Entwicklung und Existenz in das gesellschaftliche und natürliche Umfeld eingebettet, davon betroffen ist und es mitgestaltet.

Aus gesundheitssoziologischer Perspektive ergeben sich Gesundheit und Krankheit aus lebensgeschichtlich erworbenem Gesundheitsverhalten. Die Entwicklung und Wahrung gesundheitlich relevanter Verhaltensweisen wird durch folgende Faktoren bedingt : „...die individuelle Streßbearbeitungskapazität, der soziale Kontext der Entwicklung von Bewältigungsstrategien im Alltag, Störungen in wichtigen Interaktionsbeziehungen (Schule, Familie, Beruf), die Verfügbarkeit von sozialen, personalen und ökonomischen Ressourcen zur Bewältigung von Risikofaktoren. Kritische Lebensereignisse oder Statusübergänge intensivieren und erhöhen die Anforderungen an die Problembewältigungskapazität. Verhaltensanforderungen, die bewältigbar sind, stellen Herausforderungen dar, während Überbeanspruchungen zu Beeinträchtigungen bis hin zu Krankheiten führen können." (Froschauer 1995, Hurrelmann 1988)

Auf der Basis gesundheitssoziologischer Untersuchungen gelangt
Hurrelmann zu dem Schluß, daß körperliche, seelische und soziale Gesundheit nur möglich ist, „wenn eine Person konstruktive Sozialbezie-
hungen aufbauen kann, sozial integriert ist, die eigene Lebensgestaltung an die wechselhaften Belastungen des Lebensumfeldes anpassen
und dabei die persönlichen Bedürfnisse ausdrücken und Sinnerfüllung
finden kann, und wenn alles dieses im Einklang mit den biogeneti-
schen und physiologischen Potentialen und den körperlichen Möglichkeiten geschieht." (Hurrelmann 1988, S 164, zit. n. Froschauer a.a.O.)
Als besonders wirksam für Gesundheit gelten in diesem Zusammenhang neben der ökonomischen Situation die identitätsbildende Veror-
tung in einem Lebenszusammenhang und ein entsprechend positives
Selbstbild.

Soziologische Streßtheorien unterscheiden drei Kategorien psychosozialer Krankheitsrisken (Froschauer a.a.O.):

1. Kritische Lebensereignisse, wie Verlust wichtiger Bezugspersonen,
   Arbeitslosigkeit, Migration etc.)
2. chronische Anspannungen, wie permanente Rollenkonflikte zwischen Berufstätigkeit, Kinderbetreuung und Haushalt, Doppelbelastung, spezifische Dauerbelastungen des Arbeitsplatzes, Unsicherheit des Arbeitsplatzes etc.
3. Schwierige Übergänge im Lebenszyklus, wie Eintritt ins Berufsleben, Kinder und deren Ablöse, Pensionierung etc.).

Da sich sozio-ökonomische Ungleichheit und grundlegende Veränderungen von Arbeitswelt, Rollenbildern und Sozialisation in unserer
Gesellschaft grundsätzlich auch geschlechtsspezifisch gestalten (und
verstärken), sind frauenspezifische Risikofaktoren für Gesundheit und
entprechende Modi der Problembewätigung von denen der Männer zu
unterscheiden:

„Frauen machen, als bekanntlich doppelt belastete, auch die Krisen
doppelt durch, ihnen spielt die Krise der Arbeit ebenso (und schlimmer) mit wie den Männern, während die Krise der Familie sie ohnehin
ärger beutelt, sie in Entscheidungs- und Planungskonflikte stürzt, wo
Männer noch Männer geblieben und vorerst kaum erschüttert sind."
(Sichtermann 1987, S 8)

### Zur Krise von Arbeit und Familie

Die geschlechtsspezifische Arbeitsteilung und die Rollenbilder von
Frauen haben sich seit den Sechzigerjahren stark verändert: Die Erwerbstätigkeit von Frauen ist stark angestiegen.dem hinkt jedoch die
familieninterne Verteilung der Hausarbeit, vor allem auch der Kinder-
und Altenbetreuung, stark nach (vgl. Frauenbericht,Teil 1.2, S 36–49).

Zugleich hat sich die Scheidungshäufigkeit seit den Siebzigerjahren
mehr als verdoppelt (1965: 14,4%, 1992: 33,7%), sodaß die psychosoziale Kontinuität und Absicherung von Frauen über Partnerschaft und
Familie nicht mehr als gegeben gelten kann (vgl. R. Münz, in Frauenbericht a.a.O, S 23).

Gesundheitsrelevante Aspekte der Erwerbstätigkeit bestehen u. a.
darin, daß Frauen vorwiegend untere hierarchische Positionen beset-
zen, von Rationalisierungsmaßnahmen stärker bedroht sind und deutlich geringer für ihre Arbeit bezahlt werden.

Dennoch belegen zahlreiche Studien, daß erwerbstätige Frauen gesünder sind als nicht erwerbstätige. Dieses Ergebnis gilt nicht nur für
Alleinstehende, sondern auch für Mütter. Daß berufliche und familiäre
Doppelbelastung statistisch auf kein erhöhtes Krankheitsrisiko verweist,
ist psychologisch verständlich: Verfügen über eigenes Geld bedeutet eine erhöhte Entscheidungsbefugnis, zumindest eine teilweise Unabhängigkeit vom Partner und damit eine bessere Planbarkeit des eigenen
Lebens und Sicherheitsgefühl für das Alter (Froschauer a.a.O.).

Ein weiterer, Frauen benachteiligender Faktor besteht darin, daß
Frauen häufig unqualifizierte Teilzeitarbeit verrichten, damit aus dem
auf Vollerwerbstätigkeit beruhenden Netz sozialer Absicherung fallen
und in der Folge als Individuen mehr von Armut bedroht sind als Männer.

Die Erhebungsdaten zur Lage der österreichischen Frauen in den
Bereichen Beruf und Familie lassen sich dahingehend zusammenfassen, daß zwar rechtlich Chancengleichheit für Frauen weitgehend gesichert ist, daß jedoch ihre Lebensrealität davon noch immer weit entfernt ist.

### Widersprüche innerhalb der weiblichen Identität

Die Benachteiligung von Frauen in Arbeitswelt und sozialer Absicherung einerseits, ihre stärkere Belastung durch Haushalt und Familie

andrerseits, liegen zum Teil auch in tradierten weiblichen Lebensent-
würfen, Prioritäten und subjektiv wahrgenommenen Chancen und
Notwendigkeiten begründet. Weibliche Sozialisation bedeutet auch
heute noch häufig – schichtspezifisch und subkulturell differenziert –
die eigene Lebens- und Berufsplanung Zielen von Familie und Partnerschaft unterzuordnen, entsprechende Berufe zu wählen und die
Karriereplanung zeitlich und örtlich an die des (meist besserverdien-
enden) Partners anzupassen. Die medienwirksame, gängige Idealisierung der traditionellen Kleinfamilie trägt das Ihre dazu bei, daß speziell junge Frauen (sicherlich abhängig vom Bildungsstand, von positiven
und negativen Vorbildern) die Sicherung eigener Lebensinteressen zugunsten derer von Partnern und Kindern vernachlässigen.

Die weitgehende rechtliche Gleichstellung von Frauen beinhaltet
für die weibliche Identität zugleich den Anspruch, entsprechende Le-
bens- und Erwerbschancen für sich und ihre Familie zu realisieren. Dazu im Widerspruch stehen tradierte Werte weiblicher Sozialisation,
Männer, die ebenso tradierte Werte und Machtpositionen nicht aufgeben können und/oder wollen, und nicht zuletzt Gegebenheiten der Ar-
beitsmarktsituation und ein Mangel an qualifizierten kostengünstigen
Kinderbetreuungseinrichtungen.

Für weibliche Gesundheit bedeuten diese Widersprüche eine erhebliche Belastung. Sie sind ein wesentlicher Bestandteil gegenwärtiger
weiblicher Identität und verunsichern die gesellschaftliche Verankerung von Frauen erheblich.

Hinzukommt, daß die gesellschaftlich gegebenen Widersprüche
und Hindernisse nicht als äußere wahrgenommen, sondern als Ergebnis eigener Unzulänglichkeit und Fehlentscheidungen der eigenen
Person zugeordnet werden. – Eine Gesellschaft „objektiver" Chancengleichheit legt als Erklärung für eigenes Unglück und innere Zerris-
senheit den Rekurs auf persönliche Unzulänglichkeit nahe.

Verstärkt wird diese Tendenz bei Frauen dadurch, daß – als Ergebnis weiblicher Sozialisation – ihr Selbstwert häufig von der Bestätigung
durch andere abhängt (Benjamin 1990). Auch Untersuchungen über
weibliche Moralvorstellungen weisen in diese Richtung (Gilligan 1984):
Frauen orientieren ihre moralischen Urteile weniger an klar abgegrenzten Normen, sondern vernetzen sie in komplexen Beziehungszu-
sammenhängen. – Die Abgrenzung zwischen inneren (eigenen) Anteilen und äußeren Faktoren ist dadurch erschwert. Den genannten Zusammenhängen entsprechen Erfahrungen aus Beratungssituationen
mit Frauen: Ausgangslage der Beratung ist häufig, daß das eigene Un-

glück und/oder das naher Bezugspersonen als Folge eigener Unzulänglichkeit gesehen wird.

Eine Erhebung an 1.000 Wiener Frauen zeigt, daß Frauen ihr psychisches Wohlbefinden meist schlechter bewerten als ihr körperliches. Als häufigste Belastungsfaktoren für psychisches und körperliches Wohlbefinden wurden in einer Wiener Untersuchung (Wimmer-Puchinger und Schmidt 1993) gesundheitliche Probleme, finanzielle Schwierigkeiten, Einsamkeit, Doppelbelastung und Schlafstörungen genannt. Zwei Drittel der befragten Frauen gaben an, unter akuten Belastungen zu leiden, mehr als die Hälfte konnte auf keine kurzfristige Hilfe zur Entlastung zurückgreifen, 42% sahen auch langfristig keine Möglichkeit, sich zu entlasten (Nöstlinger 1995).

### Gesundheitsförderung für Frauen

Zielgruppenorientierte Gesundheitspolitik im Sinne der Gesundheitsförderung von Frauen hat auf der Basis des oben beschriebenen Gesundheitsverständnisses folgende Faktoren und entsprechende Interventionsformen zu berücksichtigen:

1. Sozio-ökonomische Bedingungen von Frauen in ihren Lebenszyklen sind als Rahmenbedingungen möglicher Gesundheitsrisiken zu erfassen. Als Interventionsformen entsprechen dem rechtliche, speziell arbeitsmarkt- und sozialpolitische Regelungen, Gleichbehandlungsmaßnahmen etc.
2. Frauenspezifische Aspekte der Persönlichkeitsentwicklung (in Zusammenhang mit Lebensphasen, Berufsorientierung etc.), der Beziehungs- und Konfliktmuster sind in ihrer Wechselwirkung mit dem speziellen Kontext zu berücksichtigen.
3. Körperliche, innerorganismische Besonderheiten von Frauen sind in Interaktion mit den Faktoren 1 und 2 wahrzunemen.

Soweit es sich dabei vorwiegend um soziale Rahmenbedingungen handelt, die die Entwicklung und Förderung des Gesundheitsverhaltens von Frauen indirekt beeinflussen, sind diese Gegenstand gesellschaftspolitischer Auseinandersetzung und Interventionen.

Die Anwendung psychotherapeutischer Konzepte und Methoden im Sinne der Gesundheitsförderung von Frauen betrifft vor allem die beiden zuletzt genannten Faktoren und beinhaltet zwei Ebenen:

1. Psychotherapeutische und pädagogische Erfahrung ist als Expertenwissen bei der Gestaltung sozialer Rahmenbedingungen heranzuziehen. Es beinhaltet auch Wissen um und über die spezifische Interaktion zwischen Rahmenbedingungen (Lebenswelt, Lebensphasen), Möglichkeiten der Persönlichkeitsentwicklung und Sozialisation.

2. Psychotherapie bietet zielgruppenspezifische, psychosoziale Beratungs- und Interventionsformen auf verschiedenen sozialen Ebenen (z. B. SchülerInnen, Personen in Schlüsselpositionen, wie Schul- und KindergartenleiterInnen, Gleichbehandlungsbeauftragte, Angestellte des Arbeitsmarktservice, etc.).

Bei der Auswahl psychotherapeutischer Interventionsformen ist zu beachten, daß Psychotherapie, wie andere Humanwissenschaften, von patriarchalen Zusammenhängen geprägt ist. Das heißt, daß diese Wissenschaften immer noch dazu tendieren, das gesellschaftliche Geschlechterverhältnis als quasi natürliche biologische oder psychologische Gegebenheit zu reproduzieren (vgl. Rohde-Dachser 1991, Salem und Ulbing 1994).

Durch die Entwicklung von Frauen- und Genderforschung in den letzten beiden Jahrzehnten erfuhren die psychotherapeutischen Theorien fruchtbare Kritik und Erweiterung. Es wurde klar, daß psycho-soziale Arbeit das Geschlechterverhältnis als bestimmenden Faktor bewußt aufzugreifen, zu reflektieren und zu berücksichtigen hat. Hinzu kommt, daß frauenspezifische Arbeit eines engagierten Standpunktes bedarf und in Bezug auf bestimmte Themen (wie etwa Mißbrauch, gynäkologische Probleme) von Frauen getragen werden sollte.

Ein Beispiel soll das Gemeinte verdeutlichen: Das Konzept der Selbstverantwortung (auch für Symptome) gilt als integraler Bestandteil der Gestalttherapie (und anderer humanistischer Methoden). Werden Symptome und Beschwerden nicht in Relation zur Lebenssituation der Frau gesehen, so besteht die Gefahr, daß Frauen ihre mißliche Lage erneut ihrer eigenen Pathologie zuschreiben, statt diese in Relation zu Belastungen der äußeren Situation zu relativieren und das Bewußtsein für die vorhandenen eigenen Stärken zu verbessern (vgl. dazu auch Wirtz 1996).

Zuletzt sei noch auf einige gesundheitsrelevante Lebensphasen und -situationen verwiesen, die sich für frauenspezifische Beratung im Sinne von Gesundheitsförderung anbieten. Dabei ist nicht nur die Beratung der Betroffenen gemeint, sondern auch und vor allem die Fortbildung und Sensibilisierung jener Personen, die mit Frauen und Kindern arbeiten und die Entwicklung weiblicher Identität beeinflussen.

## Beschädigungen weiblicher Identität

Der Zwang zur Verinnerlichung traditioneller weiblicher Werte und die oftmals erfahrene geringere Wertschätzung als Mädchen in Familie, Kindergarten und Schule schwächen weibliches Selbstbewußtsein oft von Geburt an. Sie hemmen die Motivation, sich aktiv „die Welt zu erobern", eigene Ressourcen zu erproben und dabei auch Risiken einzugehen. Andererseits wird die Bereitschaft, sich auf andere zu beziehen und sich von ihrer Bestätigung abhängig zu machen, gesteigert. Daraus resultiert eine innere Bereitschaft, Anerkennung vorwiegend darin zu suchen, daß eigene Bedürfnisse hintangestellt und die eigenen Fähigkeiten völlig in den Dienst anderer gestellt werden (wie im klassischen Bild selbstloser Mütter). – Frau/Mädchen macht sich abhängig vom als stärker gesehenen Mann und andere (meist Kinder) von sich abhängig. Dies führt im Falle von Trennungen und Konflikten – vor allem im fortgeschrittenen Lebensalter – zu massiven Selbstwertkrisen, welche oft als Depression oder Psychosomatik der Wechseljahre mißverstanden werden.

Werden solche psychosomatischen oder depressiven Reaktionen in Relation zum Lebenskontext gesehen, so zeigt sich, daß diese Frauen als berufsentwöhnte, schwer vermittelbare, finanziell abhängige und daher auch von Statusverlust und Armut bedrohte Person realistischerweise mit Angst und Unsicherheit reagieren.

An diesem Punkt angelangt, kann Psychotherapie oder psycho-soziale Beratung lediglich dazu beitragen, daß Frauen individuell ihre Geschichte und Situation verarbeiten und an Kraft gewinnen, ihre Situation zu meistern.

Unter dem Aspekt der Prävention scheint es hingegen zielführend, auf den Prozeß weiblicher und männlicher Sozialisation indirekt Einfluß zu nehmen: Den mit öffentlichen Agenden der Sozialisation befaßten Personen ist eine Aus- und Fortbildung zu bieten, die themenzentrierte Selbsterfahrung integriert und damit auch für unbewußt wirksame geschlechtsspezifische Vorurteile und Gewohnheiten sensibilisiert. Als Zielgruppe hiefür sind nicht etwa nur KindergärtnerInnen und LehrerInnen zu sehen, sondern unter anderen auch Sozialarbei-

terInnen, ÄrzteInnen, die beispielsweise künftige Mütter im Rahmen
von Vorsorgeprogrammen beraten.

Es würde den Rahmen der vorliegenden Arbeit sprengen, mehr Ansätze und Möglichkeiten frauenspezifischer Beratung aufzuzählen. Als
Teil der Frauenpolitik der letzten Jahre existieren solche Ansätze und
sind auch im Frauenbericht des Frauenministeriums nachzulesen.

Zusammenfassend ist zu sagen, daß das Gesundheitsverhalten von
Frauen eng mit dem Prozeß der Realisierung von Frauenrechten verknüpft ist. Solange die Gleichberechtigung nicht Teil der weiblichen
und männlichen Identität ist, bleiben Recht und Realität widersprüch-
lich. Psychotherapeutisches Wissen kann dazu beitragen, den Prozeß
der Annäherung zu fördern.

## Literatur

Benjamin J (1990) Die Fesseln der Liebe. Psychoanalyse, Feminismus und das
    Problem der Macht. Stoemfeld/Roter Stern, Frankfurt
Bundesministerium für Frauenangelegenheiten/Bundeskanzleramt, Wien
    (Hrsg) (1995) Bericht über die Situation der Frauen in Österreich. Frauen-
    bericht 1995 (wird im Rahmen dieser Arbeit kurz als „Frauenbericht" zi-
    tiert)
Faßmann H (1995) Rückkehr von Müttern ins Berufsleben. In: Frauenbericht
    a.a.O., S 69–72
Froschauer U (1995) Gesellschaftliche Rahmenbedingungen. In: Frauenbe-
    richt a.a.O., S 433–436
Gilligan C (1982, 1984) Die andere Stimme. Lebenskonflikte und Moral der
    Frau. Piper, München
Hurrelmann K (1988) Sozialisation und Gesundheit. Somatische, psychische
    und soziale Risikofaktoren im Lebenslauf. Beltz, Weinheim
Münz R (1995) Demographische Struktur und Entwicklung der weiblichen
    Wohnbevölkerung. In: Frauenbericht a.a.O., S 23–35
Neyer G (1995) Institutionelle Kinderbetreuung in Österreich. In: Frauenbe-
    richt a.a.O., S 73–79
Nöstlinger Ch (1995) Geschlechtsspezifischer Umgang mit Gesundheit und
    Krankheit. In Frauenbericht a.a.O., S 455–464
Nöstlinger Ch (1995) Frauen und Gesundheitsförderung. In: Frauenbericht
    a.a.O., S 465–473
Rohde-Dachser Ch (1991) Expedition in den dunklen Kontinent. Weiblichkeit
    im Diskurs der Psychoanalyse. Springer, Berlin Heidelberg New York Tokyo
Salem E, Ulbing M (1994) Weibsbilder und Mannsbilder. In: Freiler Ch, et al.
    (Hrsg) 1oo Jahre Fritz Perls. Tagungsband, Internationale Psychothera-
    pietagung der Fachsektion für Integrative Gestalttherapie ÖAGG, Wien
Sichtermann B (1987) Frauenarbeit. Über wechselnde Tätigkeiten und die
    Ökonomie der Emanzipation. Verlag Klaus Wagenbach, Berlin

Wimmer-Puchinger B, Schmidt B M (1993) Frau und Gesundheit. WHO-Modellprojekt Frauengesundheitszentrum FEM, WHO Büro Wien – Gesunde Stadt, Ludwig Boltzmann Institut für Gesundheitspsychologie der Frau, Wien

Wirtz U (1996) Feministische Ethik. In: Hutterer-Krisch (Hrsg) Fragen der Ethik in der Psychotherapie. Springer, Wien New York

# Patient „Gesellschaft" und Fortbildung im öffentlichen Dienst

## Psychotherapeutisch-Prophylaktisches

### R. Skolek

### Die Gesellschaft als Patient

Er ist Patient, in psychotherapeutischer Behandlung. Er schreibt seine Träume auf und erzählt sie seinem Analytiker. Sie sind für ihn unverständliche Gebilde aus einer fremden Welt. Auch der intuitive Zugang zu deren Sinn ist ihm verwehrt. Es gelingt ihm nicht, sie in der Phantasie weiterzuspinnen. Er hat Mühe seine Gefühle wahrzunehmen und auszudrücken. Schmerz und Schwäche und von der Gesellschaft als negativ betrachtete Eigenschaften will er nicht allzu gerne bei sich entdecken. Geträumtes, Phantasiertes oder Gefühltes kann er nicht malen oder zeichnen oder in Gedichte fassen. Über die Hintergründe und Wirkungen seines Verhaltens und über seine Beziehungsmuster weiß er wenig Bescheid. So manches an ihm selbst ist ihm fremd, unbekannt und nicht nur das, es ist ihm auch unangenehm oder sogar verhaßt. Er kann sich nicht so akzeptieren wie er ist. Könnte er das alles, dann wäre er wahrscheinlich nicht in psychotherapeutischer Behandlung! Aber warum kann er es nicht? Benötigt er wirklich einen Psychoherapeuten? Hätte er sich das Fehlende nicht schon früher in seinem Elternhaus, im Kindergarten, in der Schule, in seiner Ehe aneignen können? Ist denn der Therapeut der erste Mensch, der wohlwollend anteilnimmt und ihn emotional begleitet? Der sich für seine Träume, Phantasien und Gefühle interessiert? Der ihn zur Kreativiät animiert? Dem menschliche Beziehung zentrales Anliegen ist? Der ihn nicht verletzt, entwertet, der seine Schwächen und Behinderungen verständnisvoll zuläßt? Ist dieser Patient nicht ein typisches Kind unserer Gesellschaft, vielleicht sogar

Allegorie dieser Gesellschaft? Behandeln wir Psychotherapeuten nicht
in und mit jedem Patienten auch die Gesellschaft? Sollten wir nicht versuchen, diese direkt zu therapieren, so daß sich letztenendes die Behandlungen von einzelnen Personen erübrigen könnten? Wir wissen,
wie utopisch diese Gedanken bleiben müssen, aber es wäre schade, vor
der gesellschaftlichen Realität zu resignieren. Versuche, gesellschaftliche Veränderungen herbeizuführen, lohnen sich, auch wenn die Erfolge nur bescheiden ausfallen mögen. Einige kritische Gedanken zu
seelisch Krankmachendem in unserer Gesellschaft sollen zur Diskussion und Bewußterwerdung der angedeuteten Probleme aus dem Blickwinkel der Analytischen Psychologie beitragen.

## Blick nach außen, blind nach innen

Psychotherpapie ist ohne Introversion nicht vorstellbar. Die Beschäftigung der Patienten mit ihrem Erleben, ihren Gefühlen, Wünschen, Gedanken, Meinungen ist mit Aufmerksamkeit nach innen, mit Introversion verbunden. In tiefenpsychologischen Psychotherapien spielen
Träume, Imaginationen und Phantasien eine wichtige Rolle. Durch diese findet der Patient zu sich, erlebt seine Konflikte, seine Ängste und
Sehnsüchte und seine Entwicklungspotentiale in Bildgeschichten. Er
entdeckt sich selbst, durch diese verlebendigt und bereichert, in vielfältigen Facetten. In allen Kulturen, Hochkulturen, wie Gesellschaften
von Naturvölkern waren Träume bedeutsamer Bestandteil des Lebens.
Sie wurden unter Familienangehörigen oder öffentlich mit großer An-
teilnahme der Zuhörer erzählt und behandelt. Wo hin sind die Träume
in unserer Gesellschaft verschwunden? In das Reich der „Schäume", in
das Unbewußte und bestenfalls in die gesellschaftlichen Randbezirke
der Psychiatrie und psychotherapeutischen Praxen oder in die Theater
und Museen, den vom Alltagsleben isolierten Ghettos der Kunst! Wie
erging es den großen Menschheitsgeschichten, den Mythen und Märchen, die immer und überall zentrale Bedeutung im seelischen, religiösen und geistigen Leben der Menschheit besaßen? Diese Schätze wurden in ungelesene Bücher vergraben und in Märchenstunden für Kinder verniedlicht. Das Primat des Fühlens, des Erlebens und intuitiven
Verstehens von Träumen, Mythen und Märchen ist der Herrschaft von
Fakten, der Statistik, der objektiv distanzierenden Betrachtungsweise
von außen gewichen. Durch Arbeits-, Freizeitstreß und Actionzwang bedingt, sowie durch die dauernden Reize von außen in Bann gezogen,

bleibt in unserer Informations- und Reizüberflutungsgesellschaft keine
Zeit mehr für den Blick nach innen. Gefesselt und ununterbrochen ab-
gelenkt durch die äußeren Geschehnisse ist der Raum der inneren Vorgänge verloren gegangen. Der Mensch ist herausgerissen aus dem
natürlichen Wechsel von Extraversion und Introversion, der Zustand
der Ausgewogenheit wurde längst verlassen. Bis vor nicht all zu langer
Zeit erzwang der Winter mit seinen langen Nächten, seinem feindli-
chen Wetter und den verschneiten Feldern den beschaulichen Aufenthalt in den Behausungen verbunden mit Rückzug nach innen. Die be-
sinnliche stille Zeit des Advents zum Beispiel wurde aber nach und
nach zum hektischen Einkaufsfeldzug in künstlich beleuchteten und
auf Sommertemperatur beheizten Geschäftsstraßen.

Die extreme Extraversion hat eine beklemmende innere Leere und
eine beunruhigende Oberflächlichkeit hinterlassen. Menschen haben
in einem Selbstentfremdungsprozeß die Beziehung zu sich selbst verloren. Aufregendes Leben spielt sich außerhalb, im Fernsehen ab. Kinder
und Jugendliche imitieren Spielfilmleben, spielen Leben.

Die innere Leere sowie Sinn- und Orientierungslosigkeit soll durch
den unzulänglichen Versuch noch mehr „außen" zu erleben und durch
extreme Konsumation ausgeglichen werden. Es ist im Gegensatz dazu
aber immer wieder berührend zu erfahren, wie Menschen, die sich
ihren Träumen zuwenden, die Expedition nach „innen" antreten, an
Fülle, Lebendigkeit und Orientierung gewinnen.

### Ewig Jung

Jedes Jahr bessere technische Geräte, tollere Autos, mehr Geld am Ge-
haltskonto und Wirtschaftswachstum. Politiker als strahlende Verkün-
der des unaufhaltsamen Fortschritts, eifrige Animatoren menschlicher
Paradiessehnsüchte. Wissenschaftler und Manager als beruhigende Ga-
ranten des Allesmachbaren oder „schon bald Allesmachbaren". Der
Mensch beglückt durch die Illusion des grenzenlosen Wachstums, gläu-
biger Anhänger des Mythos vom ewigen Jüngling. „Jung, cool und zuversichtlich" als Ideale. Behindert, begrenzt und alt dagegen als Bedrohung abgewehrt.

Das Alter mit seinen Abbauprozessen als Gegenteil von Wachstum
und Fortschritt ist im öffentlichen Leben ebenso wie z. B. in Fernseh-
und Kinofilmen unterrepräsentiert. Schwäche, Krankheit und Tod werden in unserem Kollektiv verdrängt in das Unbewußte und in Alten-

heime, Behinderteneinrichtungen und Krankenhäuser mit Waschräumen zum ignorierten Sterben. Früher starb man zu Hause, vom Kindesalter an waren Menschen in Großfamilien mit dem Sterben vertraut. Fast während der gesamten Menschheitsgeschichte waren Menschen dem elementaren Wechsel der Jahreszeiten und dem Wechsel von Tag und Nacht ausgesetzt. Jeden Abend starb der Tag und wurde morgens wieder geboren. Die Bedeutung der Sonne als Lichtbringer und Wärmequelle war zur Zeit von noch nicht taghell beleuchteten Großstadtnächten und zentralbeheizten Wohnungen intensiv erfahrbar. Jeden Winter wurde die Vegetation zu Grabe getragen und deren Auferstehung zu Ostern mit unbändiger Freude gefeiert. Der Mensch war enthalten in einem immerwiederkehrenden Zyklus von Tod und Geburt, von Wachstum und Vergehen. Jetzt wollen wir Entwurzelte unsere Beteiligung an den natürlichen Prozessen aufkündigen wie Kinder, die nicht erwachsen und schon gar nicht alt werden wollen. Die leeren Kassen von Vater Staat und die Erschöpfung von Mutter Erde werden so gut es geht verleugnet. Der notwendige Zusammenbruch dieser kollektiven Einstellungen zum Zweck der Neuorientierung der Gesellschaft wird als ebenso bedrohlich „auf die lange Bank geschoben" wie der Niedergang des alten neurotischen Ich im Psychotherapie-Patienten.

Unsere Gesellschaft will und kann die gewohnte Bequemlichkeit, den Traum der Grenzenlosigkeit und die Illusion „alles fest im Griff und unter Kontrolle" zu haben nicht aufgeben, sie kann sich den notwendigen Wandlungen nicht hingeben, oder kurz: Sie ist unfähig eines natürlichen Todes zu sterben. Herakles, einer der größten mythologischen Heldengestalten der Antike, der Bezwinger der Unterwelt und des Todes, scheint uns als unbewußtes Leitbild voranzugehen. In anderen Kulturen, die der Natur, auch der inneren Natur des Menschen, näherstanden als unsere, konnten die Menschen durch kollektiven Beistand im Schutz der Riten seelische Wandlungsprozesse seelengerecht begehen. Alte Lebensphasen, wie z. B. die Kindheit, konnten verbunden mit dem Erleben des Sterbens, unwiderruflich zurückgelassen werden, zugunsten eines als Wiedergeburt erfahrenen Eintritts in den folgenden Lebensabschnitt. Die Menschen unserer Kultur leiden am Fehlen der Riten. Persönliche Wandlungsprozesse verlaufen ohne den Schutz durch Riten als wenig verstandene Privatangelegenheit des Einzelnen unvollständig oder zumindest weitgehend unbewußt. Die Psychotherapie hat – teilweise ohne es zu wissen – die Funktion der seelennotwendigen Einrichtung der Initiationsriten übernommen. In moderner, kollektiv aber nicht allgemein anerkannter und praktizierter

Form ist sie dem Patienten Gefäß für seelische Wandlungs- und Umstrukturierungsvorgänge. Nun aber nochmals zurück zum heldenhaften Sträuben gegen Endlichkeit, Hingabe und Wandlung:

### Nicht für die Schule, für's Leben lernen wir!

Wir vergöttern sie, unsere Abfahrtssieger, Tennisasse und Torschützen. Unglaublich viel Sendezeit im Fernsehen und im Radio ist ihnen gewidmet. „Vorne mit dabei sein" oder „oben am Siegespodest stehen" ist Motivation für eine besondere Art der Körperfeindlichkeit: dem Leistungssport. Die heldenhaften Tugenden des Siegens und Unterwerfens feiern hier „fröhliche Urständ". Die Unterwerfung des Körpers und Versklavung zur Leistung ist bis in die Schulen zurückzuverfolgen. Das dafür zuständige Unterrichtsfach hieß (und heißt noch immer?) Leibeserziehung. Statt lustvoller Entdeckung des Körpers, statt Freude an schöner Bewegung, körperlicher Aktivität und Gesundheit, statt Ausdruck seelischer Zustände in Tanz und Pantomime, statt Joga, Tai Chi: Leibeserziehung! Welch häßliches Wort! Neben den Leistungssportlern pflegt man alle Arten von Erfolg-Reichen, Einfluß-Reichen oder sonstwie Reichen zu bewundern, die Mächtigen, Starken, die Karrieristen und natürlich auch die Intellektuellen. Es ist fast eine Schande, weniger als eine höhere allgemeinbildende Schule bzw. Universität zu besuchen. Dort wird ein ungeheures Pensum an Wissen vermmittelt. Damit konnte man z. B. in einen Fernsehquiz gewinnen, einer jahrzehntelang äußerst beliebten Art von Unterhaltungsveranstaltung.

Neben der erfolgreichen Vermittlung soviel Wissens sehen die Ergebnisse der Persönlichkeitsentwicklung von Schülern eher sehr bescheiden aus. So mancher, der die chemische Formel von Chlorophyll aus dem Gedächtnis wiedergeben kann, ist hoffnungslos überfordert, wenn es um die Darstellung seiner Gefühle geht. Das Instrument der Sprache wird im Sprachunterricht für diesen Bereich zuwenig eingesetzt und „kultiviert".

Ähnlich zu kurz kommen üblicherweise alle kreativen Fächer, Malen, Zeichnen, Musizieren. Das Gleichgewicht von Kreativität und Wissensempfängnis ist empfindlich gestört.

Demokratie als Lehr- und Lerngegenstand hat Platz im Geschichtsunterricht gefunden – wo man sie naturgemäß historisch und unbeteiligt distanziert betrachten kann. Kraftvoller und lebendiger wäre der Demokratie z. B. durch die Theorie und Praxis von Unterrichtsgegenständen gedient, wie „Kommunikation", „Umgang mit Konflikten", „Tiefenpsychologie der Angst vor dem Fremden", und „Partnerschaft".

Diese für das Zusammenleben von Menschen so wichtige Bildungs-bereiche werden üblicherweise unabhängig von der Schule durch Psy-chotherapie vermittelt. Sie sind allerdings jenen vorbehalten, die an den diesbezüglichen Defiziten ausreichend zu leiden begonnen haben. In ihrer Paarbeziehung Gescheiterte z. B. lernen vielleicht erst in einer Paartherapie Wesentliches über das demokratische Zusammenleben mit Menschen und dem partnerschaftlichen Umgang mit diesen. Den ersten nicht leistungsorientierten Zugang zum eigenen Körper erfährt man vielleicht in einer Körper- oder Tanztherapie. Die Entdeckung von kreativen Ausdrucksmöglichkeiten und Potentialen bleibt wahrschein-lich ebenso der Psychotherapie vorbehalten, wie die Beschäftigung mit dem eigenen Erleben und Verhalten, den Gefühlen, der Intuition und dem Irrationalen.

### Die Helden der Wirtschaft – die Wirtschaft der Sexualität

Ein weiterer, männlich orientierter Bereich unserer Gesellschaft ist die Wirtschaft. Sie funktioniert nach ähnlichen Grundsätzen wie der Lei-stungssport: „Siegen über Konkurrenten", „Erobern von Märkten" so-wie Maximierung der Leistung". Betriebliche Maßnahmen zur Verbes-serung des seelischen und körperlichen Wohlbefindens der Mitarbeiter dienen meist nur dem Ziel der Leistungssteigerung. Familiengerechte Arbeitsplätze und Arbeitszeitmodelle gibt es noch immer kaum.

Die im Zusammenhang mit Wirtschaft und Industrie stehende Aus-beutung und Verschmutzung der Natur kann ebenfalls als Akt der Er-oberung und Unterwerfung dieser – im Gegensatz zur jahrmillionen-langen Anpassung der Menschen an diese – verstanden werden. Die Unterwerfung von „Mutter Natur" und deren negativen Folgen lassen sich mit der Unterwerfung des Unbewußten durch das Bewußtsein, durch das Ich vergleichen – sie entspringen ja beide der gleichen rück-sichtslos dominanten Bewußtseinshaltung. Die Folgen müssen ebenfalls in beiden Fällen verleugnet oder anders abgewehrt werden.

Nicht ganz zufällig kommt mir im Zusammenhang mit Wirtschaft und Leistung die Sexualität in den Sinn. Vielleicht wegen der enorm lukrativen Vermarktung der Sexualität vom harmlosen Pin up in der Ta-geszeitung bis zu Kinderprostitution und Sextourismus: Bangkok für „ihn", Schwarzafrika für „sie". Oder fällt mir die Sexualität wegen der nicht übermäßig netten allgemeinen Gewohnheit ein, geliebte Menschen als „Eroberung" oder „Aufriß" zu bezeichnen? Oder weil Sex manchmal als Leistungssport betrieben wird? Meines Erachtens hat die Sexualität in unserer Gesellschaft ihren rechten Weg noch nicht gefunden. Sie wird hin- und hergerissen zwischen dem Dogma der Fortpflanzung, dem Dienst an der Liebe, partnerschaftlicher Pflichterfüllung, Sport, Freizeitspaß, ungehemmter Lust, Selbstbefreiung und dem Abgründigen verdrängter Phantasien. Negativ bemerkenswert erscheint mir die häufige Spaltung in „brave", in Ehebetten legal stattfindende Sexualität und in ebenso anrüchige wie attraktive Sexualität außerhalb der ehelichen Schlafgemächer, wo die Vermarktung der verdrängten Wünsche beginnt. Die schönste Göttin Aphrodite, in der Antike Bewohnerin des hellen Olymps, hat es sich nicht verdient, in die Unterwelt des Rotlichtmilieus und die pornographischen Journale verbannt zu werden.

Nach dem Patient Sexualität möchte ich mich – dem Krankenhaus zuwenden.

### Der heldenhafte Kampf gegen die Krankheit

Auch im Krankenhaus dominiert eine männlich heldenhafte, die appolinische Einstellung: Sieg über Tod und Krankheit. Da bleibt wenig Platz für das Gewährenlassen des Sterbens, und kaum Raum für effiziente Sterbebegleitung. In der Wertehierarchie rangiert die Apparatemedizin und der distanziert medizinwissenschaftliche Umgang mit den Patienten ganz oben. Einfühlende Gespräche des Personals mit Patienten über deren seelische Nöte können mit Worten wie „Tratschen Sie nicht, arbeiten Sie lieber etwas!" abgewertet werden. Beziehung, Seelisches und Pflege liegen in der Werteskala tief unter den schulmedizinischen Aktivitäten. Trotz gesetzlicher Verpflichtung zur ausreichend psychotherapeutischen Versorgung von Patienten im Krankenhaus ist diese noch immer nicht annährend verwirklicht.

Nun aber doch auch einige kritische Bemerkungen zur Psychotherapie:

### Die Eroberung des Unbewußten

Will die Psychotherapie nicht auch manchmal zu heroenhaft den Sumpf des Unbewußten trocken legen, dieses fremde Land erobern

und der Kontrolle des Ich unterwerfen? Träume werden wie Beute-
stücke behandelt und treffende Deutungen wie Siege stolz gefeiert.
Gibt es nicht Bemühungen, die Mauern des Widerstands zu schleifen
und in der gefallenen Festung des Patientenbewußtseins die Konzepte
der Psychotherapie zum Statthalter zu ernennen? Manche Patienten
kämpfen ebenso verbissen wie vergeblich um die Verwirklichung der
von der Psychotherapie entworfenen und leider auch publik gemachten Seelengesundheitsideale, statt sich selbst liebevoll gewährend mit
allen Beschränkungen anzunehmen (was Voraussetzung für wirkliche
Veränderungen wäre).

Hat sich die Psychotherapie ausreichend vom Patientenwunsch distanziert, alle Probleme „in den Griff bekommen" zu wollen? Oder er-
liegt sie letztendes auch der gesellschaftsbeherrschenden Illusion des
„alles Machbaren" und des unerfüllbaren Heldenwunsches nach Unabhängigkeit vom Unbewußten, der Natur und den Mitmenschen?

## Kinder und Karriere – Die Emanzipation des Weiblichen

Den gesellschaftlich hochbewerteten und hochdotierten Eigenschaften
wie Stärke, Macht, Leistung, Karriere und Durchsetzungsvermögen stehen als weniger wertvoll Angesehenes gegenüber: Schwäche, Anpassung, Hingabe, Beziehung, Gewähren, Mitfühlen, veständnisvolles An-
teilnehmen. Die zuerst genannten hochgeschätzten Werte wurden und
werden mit Männern bzw. mit dem „Männlichen" in Zusammenhang
gebracht, das als weniger wertvoll Genannte mit Frauen bzw. mit dem
Weiblichen. Von diesem Blickwinkel aus betrachtet leidet unsere Gesellschaft an einem Übergewicht von Männlichem. Die Emanzipation
der Frau hat an dem Ungleichgewicht nichts geändert und wird solange nichts ändern, bis sie sich mit der Emanzipation des Weiblichen verbunden haben wird, oder mit anderen Worten: bis die Dominanz der
männlich orientierten Werte aufgegeben sein wird. Dem nun auch in
Gesetzesvorhaben gefaßten Anliegen, Männer für Hausarbeit und Kin-
derpflege zu verpflichten, wird meines Erachtens kaum Erfolg beschie-
den sein: Tätigkeiten, die Frauen wegen gesellschaftlichen Undanks,
finanzieller Nachteile und Minderwertigkeitsgefühlen („Ich bin nur
Hausfrau und Mutter") ganz oder teilweise abgeben wollen, sind für
Männer wegen der gleichen Nachteile auch kaum erstrebenswert. Daran können wahrscheinlich selbst die geplanten Zwangsmaßnahmen
nichts ändern.

Weiterhin werden überforderten berufstätigen Eltern teilweise als lästig empfundene, berufs- und karrierehinderliche Kinder gegenüber stehen. Wohin mit ihnen? Abschieben in Kinderkrippen, Tageskindergärten und Ganztagsschulen, wo sich Niemand so intensiv mit ihnen beschäftigen kann, wie es ihre Eltern könnten? Oder abschieben zum wichtigsten Bezugspersonenersatz: dem Fernsehgerät? – Dort alleingelassen mit einem Bombardement unverarbeitbarer Eindrücke, gefesselt an den Fernsehstuhl, zu Passivität, Konsum und Beziehungslosigkeit vorprogrammiert! Ein Heer von zuküntigen Patienten für die Psychotherapie wächst so heran. Die diesbezüglich wesentliche Frage lautet nicht: Wer soll die Karriere zugunsten der Kinder aufgeben: der Mann oder die Frau? Die Lösung des Problems läßt sich auch nicht durch Zwangsbeglückung zur ungeliebten und unbedankten Tätigkeit der Kindererziehung* erzwingen – weder für „sie", noch für „ihn". Zur Lösung dieses Problemkreises, sowohl für Männer als auch für Frauen, wäre die gesellschaftliche Aufwertung des Weiblichen, die Emanzipation des Weiblichen, flankiert durch entsprechende Arbeitszeit- und Finanzierungsmodelle, wichtige Voraussetzung. Die Analytische Psychologie hat seit langem die Notwendigkeit dieser Aufwertung für die seelische Gesundheit des einzelnen Menschen wie auch der Gesellschaft unabhängig vom Problem „Kind oder Karriere" erkannt und praktiziert. (In Mythen und Sagen wird die Aufwertung des Weiblichen im Motiv der „Erlösung des Weiblichen" dargestellt.)

In einem seelisch gesunden Menschen herrscht Ausgeglichenheit zwischen Macht und Hingabe, Durchsetzung und Anpassung, Karriere und Beziehung, Vernunft und Gefühl, objektiverender, distanzierter Betrachtung und subjektivem Miterleben, Begrenzen und Gewähren usw. Die sich ergänzenden oder gegensätzlichen Bereiche gehör(t)en jeweils dem Rollenklischee des Mannes und der Frau an. Beide Gegensatzbereiche sind aber sowohl im Mann wie auch in der Frau angelegt. Durch die Rollenklischees bedingt, kann es zur Entwicklungshemmung von rollenklischeemäßig gegengeschlechtlichen Anteilen und zur Förderung der gleichgeschlechtlichen Anteile und damit zur „Halbierung" der Persönlichkeit kommen. Ein „ganzer" Mann zum Beispiel wäre dann ein „halber" Mensch.

---

* Es gibt nicht einmal ein gut passendes Wort für den kindergerechten Umgang von Bezugspersonen mit Kindern. Weder die Begriffe „Kindererziehung", noch „Pflege" oder Betreuung" und schon gar nicht „Aufzucht" können das Wesentliche umfassend ausdrücken.

Psychotherapeutisches Ziel der Analytischen Psychologie ist der „ganze" Mensch, der die Gegensätze in sich vereinende Mann oder die Gegensätze in sich vereinende Frau.

Gleiches gilt für die Gesellschaft: Gesund und ganz kann sie nur sein, wenn sie Vielfalt und Gegensätzliches in demokratischer Form vereint. Im Fall der derzeit noch bestehenden Einseitigkeit, verstehe ich Psychotherapie auch als gesellschaftlichen Kompensationsvorgang, symbolisiert in der Ergänzung von Männlichem durch das Weibliche.

### Psychotherapeutisch-prophylaktische Konsequenzen

Welche Konsequenzen ergeben sich in psychotherapeutisch-prophylaktischer Hinsicht aus der schwerpunktmäßig angeführten Gesellschaftskritik? Psychotherapeutisches Wissen müßte einen wesentlichen Stellenwert für die Entscheidungsfindung in zum Beispiel familien-, sozial- und gesundheitspolitischen Angelegenheiten erlangen. Die Einholung psychotherapeutischer Stellungnahmen zu diesbezüglichen Gesetzesvorlagen sollte ebenso selbstverständlich sein, wie die tatsächliche Berücksichtigung der Stellungnahmen in den Gesetzen. Für Regelungen betreffend Mutterschaftskarenz, Kinderbetreuungseinrichtungen und Kindergartenöffnungszeiten sollten nicht wie bisher hauptsächlich berufliche, wirtschaftliche, frauen- oder männerpolitische Interessen im Vordergrund stehen, sondern auch die der potentiellen Psychotherapiepatienten von morgen: der Kinder. Es ist erschütternd, wie wenig auf die Bedürfnisse dieser nicht politisch organisierten, abhängigen, unterprivilegierten und sich kaum Gehör verschaffen könnenden Bevölkerungsschichte eingegangen wird. Psychotherapeuten könnten und müßten im Schulterschluß mit Kindergartenpädagogen, Sozialarbeitern der Jugendwohlfahrt und den Institutionen, die sich um das Kindeswohl bemühen (politische Institutionen, Mutterberatung, Elternschulen, etc.) für die gesunde seelische Entwicklung von Kindern sorgen.

Neben der Beratungstätigkeit von Politikern durch Psychotherapeuten kann auch durch psychotherapeutisch-prophylaktische Bildungsmaßnahmen Breitenwirkung erzielt werden. Im Folgenden berichte ich beispielhaft und schwerpunktmäßig über meine diesbezügliche Tätigkeit im öffentlichen Dienst, in der N.Ö. Landesamtsdirektion-Verwaltungsakademie, als Zuständiger für die Fortbildung von Landesbediensteten im Kindergarten-, Sozial-, Pensionistenheim- und Gesundheitsbereich, auch betraut mit Innovationsaufgaben im Psychosozialbereich. Unter meiner Leitung erarbeitete z. B. eine Gruppe von Fachkräften das neue Leitbild und Anforderungsprofil für die (etwa 2.500) Landeskindergärtnerinnen und Sonderkindergärtnerinnen in Niederösterreich.

Der Gruppe gehörten Kindergarteninspektorinnen, leitende Juristen, pädagogische Berater, Vertreter der Personalvertretung und der Personalabteilung an. Das Leitbild/Anforderungsprofil ist für die Landeskindergärtnerinnen verbindlich. Die Inspektorinnen werden den Kindergärtnerinnen durch Beratung in Zusammenarbeit mit der pädagogischen Leitung und flankiert durch die Fortbildungsangebote der N.Ö. Landesakademie (früher der N.Ö. Verwaltungsakademie) bei der Verwirklichung des Leitbilds behilflich sein.

Die im folgenden beispielhaft zitierten Inhalte des Leitbilds stellen teilweise Reaktionen auf die in diesem Artikel weiter oben gemachten gesellschaftskritischen Bemerkungen dar: „Die Kindergärtnerin motiviert die Kinder zu kreativem und eigenständigem Tun. – Sie versucht kompensatorisch und familienergänzend zu wirken. Sie bemüht sich um einfühlendes Verstehen, vermeidet... dirigistische Maßnahmen, erkennt und nimmt Gestimmtheiten der Kinder an, gibt den Gefühlen ausreichend Raum. Sie verzichtet auf Abwertungen und Drohungen und ermuntert die Kinder zur Meinungsäußerung (demokratisch-partnerschaftlicher Erziehungsstil). Sie motiviert Kinder ihre Gefühle auszudrücken. Sie steht zu ihren eigenen Schwächen als Voraussetzung ihrer persönlichen Weiterentwicklung. Ihr Handeln zeigt sich im ausgewogenen Maß von Gewährenlassen und Durchsetzenkönnen. Kompromißbereitschaft bei Lösungsfindungen ist vorhanden und wird den Kindern erlebbar gemacht..."

Psychotherapeutisch-prophylaktische Ambitionen sind hier auf äußerst fruchtbaren kindergartenpädagogischen Boden gefallen. Die Zusammenarbeit von Kindergartenpädagogik und Psychotherapie war beispielgebend – die Psychotherapie konnte die Vielfalt des Vorhandenen aufnehmen, verstärken und zusätzlich einige Akzente setzen.

Durch Fortbildungsangebote für Kindergärtnerinnen (der N.Ö. Landesakademie oder anderer Fortbildungsinstitutionen) kann dieser Berufsgruppe unter Mitwirkung von Psychotherapeuten das Thema „Märchen im Kindergarten und in der Psychotherapie" nähergebracht werden. Märchen stellen aus der Sicht der Analytischen Psychologie allgemein-menschliche seelische Entwicklungen und Konflikte in symbolischer Form, als Sinnbildgeschichten dar. Sie verdeutlichen Schwierig-

keiten und Hindernisse auf dem Weg zur notwendigen Entwicklung
(zum Beispiel zu mehr Autonomie); sie zeigen den richtigen und den
falschen Weg, markieren die Stationen des seelischen Prozesses und
machen letztenendes die neugewonnene Erlebens- und Verhaltens-
struktur des Menschen deutlich. Kinder haben meist einen sehr guten,
intuitiven Zugang zu den Vorgängen und deren Sinn im Märchen. Sie
kreisen in ihrer Phantasie um die sie ansprechenden Themen, spielen
spontan Teile des Märchens, malen und zeichnen dazu und stellen
natürlich viele Fragen. Kindergärtnerinnen können mit diesen Fragen
besser umgehen und erzählen auch lieber Märchen, wenn sie durch
Psychotherapeuten über die große Bedeutung von Märchen informiert
wurden und einen Zugang zum Verständnis des Märchens gefunden
haben.

In einem von der Interessenvertretung Niederösterreichischer Familien ausgehenden „Medien-Arbeitskreis" werden unter Mitarbeit von
Psychotherapeuten die mit dem Fernsehen von Kindern und Jugendlichen verbundenen Probleme bearbeitet: Wirkung verschiedener TV-
Sendereihen auf die Kinder, Qualitätskriterien für Kindersendungen,
Entlastung der Eltern durch den Aufenthalt der Kinder vor dem Fern-
seher, etc. Teilweise schon verwirklichte Ziele dieses Arbeitskreises sind:
Regelmäßiger Dialog mit den Medienverantwortlichen über kinder-
und jugendlichengerechte Programme, Information, Beratung und
Kinderprogrammführer für die Eltern zum Beispiel in TV-Magazinen
oder in den TV-Seiten von Zeitungen, Fortbildungsveranstaltungen für
Kindergärtnerinnen und Lehrer zu diesem Thema.

Die Fortbildung von Sozialarbeitern der Jugendwohlfahrt in Niederösterreich beinhaltet auch von Psychotherapeuten geleitete Veranstaltungen, zum Beispiel zum Thema „Gewalt in der Familie", „Umgang
mit Konflikten", „Kommunikation". Ich bin an der Neuorganisation
der Mutterberatung beteiligt. Die Mitwirkung von Kinder- und Jugend-
lichenpsychotherapeuten an Veranstaltungen der N.Ö. Elternschule
wurde ermöglicht. Das Wissen und Können von Psychotherapeuten an
der Heilpädagogischen Station Hinterbrühl fließt in die dortige Erziehungsarbeit Jugendlicher ein und kann modellhaft für die Arbeit anderer stationärer Einrichtungen zur Betreuung von Kindern und Jugendlichen (Heime, Wohngemeinschaften) dienen.

Auch in der Fortbildung des Personals von Landes-Pensionistenhei-
men sind Psychotherapeuten tätig. Die in den N.Ö. Landesheimen speziell für Animation und Beschäftigung der Heimbewohner sowie für
seelische Betreuung angestellten Seniorenbetreuerinnen werden von

mir in ihrer Arbeit unterstützt. Das „bloße" Zuhören und die emotionale Beteiligung an den Erzählungen von Heimbewohnern konnte als vollwertige Tätigkeit des Heimpersonals in das Leitbild für Pensionistenheime aufgenommen werden.

Zum Thema Sterben wird es Veranstaltungen geben, mit dem Ziel, das Sterben aus der kollektiven Verdrängung zu befreien und einen würdevolleren und psychohygienisch besseren Umgang damit zu ermöglichen.

Eine wesentliche psychotherapeutisch-prophylaktische Maßnahme im N.Ö. Landesdienst stellt die Supervision von Kindergärtnerinnen, Sozialarbeitern und Bediensteten der Pensionistenheime dar. Die Fallsupervision dieser beruflich unter schwerer emotionaler Belastung stehenden Bediensteten ist nicht nur eine psychohygienisch-prophylaktische Maßnahme zu deren Gesunderhaltung, sondern kann vor allem in besonders schwierigen Fällen unter Anwendung psychotherapeutischer Erkenntnisse zum besseren Umgang mit Kindern, Jugendlichen und Pensionistenheimbewohnern verhelfen. Das Recht der genannten Berufsgruppen auf Supervision in der Dienstzeit und auf Teilfinanzierung durch den Dienstgeber geht auf Initiative der N.Ö. Verwaltungsakademie zurück. Die Bewilligung und Beaufsichtigung der Supervision fällt in meinen Aufgabenbereich.

Auf meine Initiative konnte zum Beispiel in einer anderen Arbeitsgruppe Einigung über die Einrichtung der psychotherapeutischen Versorgung in den N.Ö. Krankenanstalten erzielt werden, zwischen dem zuständigen Regierungsmitglied, den Spitalserhaltern, den Krankenhausdirektoren und -leitern, der Ärztekammer, dem Landesverband für Psychotherapie, der Personalvertretung, der Sanitätsdirektion und dem zuständigen Legisten. Ich erwarte mir von den im Spital tätigen Psychotherapeuten neben der Psychotherapie auch kräftige psychotherapeutisch-prophylaktische Impulse. Entsprechende Fortbildungsveranstaltungen sind vorgesehen.

Die Anstellung eines Psychotherapeuten in einer Fortbildungsinstitution des öffentlichen Dienstes, mit der Kompetenz, auch verpflichtende Bildungsveranstaltungen einzurichten, Arbeitsgruppen abzuhalten und Innovationen im Psychosozialbereich vorzuschlagen, hat sich als Beitrag zur Psychotherapie-Prophylaxe bewährt.

Zuletzt möchte ich auf einen bereits bestehenden, aber zum Teil nicht allgemein wahrgenommenen psychotherapeutisch-prophylaktischen Faktor hinweisen: Viele Psychotherapeuten sind neben ihrer meist freiberuflichen psychotherapeutischen Tätigkeit zum Beispiel als

Ärzte, Lehrer und Sozialarbeiter in ihrem ursprünglichen Beruf tätig. Dank ihres psychotherapeutischen Wissens und Könnens sind sie in der Lage, mit den Aufgaben und Problemen ihres Berufsalltags anders umzugehen als ohne Psychotherapieausbildung. Sie können und sollen als Vorbilder und Multiplikatoren wirken.

# Zu Organisationen, Betriebsstrukturen und Arbeitsfeld

Betriebsspezifische Beiträge der Psychotherapie
zur Prophylaxe

# Prophylaxe und Psychotherapie aus der Sicht der Organisations-Entwicklung

B. Dolleschka

## Einleitung

„…im Umgang mit den 'relevanten Öffentlichkeiten und Organisationen' erfahren Menschen und soziale Gruppen, welchen Stellenwert und welche Bedeutung Gesundheit hat. Wenn das stimmt,… dann ist eine Konsequenz, daß Gesundheitsförderung versuchen muß, vorrangig auf die Entwicklung von Organisationen Einfluß zu nehmen." (Grossmann 1989)

„Die Isolation am Arbeitsplatz ist ein wesentlicher Faktor für die Zunahme psychischer und psychosomatischer Störungen wie Ängste, Zwangserkrankungen und Depressionen." (Milz 1990)

„Wirtschaftlicher Erfolg und Gesundheit der Mitarbeiter sind keine gegenläufigen Optimierungskriterien." (Kisser 1994)

Wenn ich mich als freiberuflicher Organisationstrainer vorstelle, so stelle ich oft den Vergleich zu einem Sporttrainer an. So wie der Fußballtrainer nicht denn Ball trainiert, sondern mit den Spielern arbeitet, durch wiederholtes Tun (Übung) immer besser zu werden und mehr Tore zu schießen, ohne sich dabei Sehnenzerrungen oder dergleichen zuzuziehen, so arbeite ich mit den Menschen in Organisationen, damit sie ihre gemeinsamen Organisations-Ziele leichter erreichen, ohne sich dabei Herzinfarkt, Gastritis, Depression oder dergleichen zuzuziehen.

## Begriffsklärung

### Organisation

Organisationen sind selbstreproduzierende Systeme, deren konstruktiven Elemente Handlungen sind, die Handlungen bewirken und durch

Handlungen bewirkt werden. Ihr Sinn ist immer durch die Umwelt bestimmt, das heißt vom umgebenden System. Die Positionierung in der Umwelt erfordert Selbstdarstellung und Wahrnehmung durch andere.

Effektivität und Humanität müssen positiv korrelieren, wobei angestrebt ist, über Gestaltung humaner Organisationsbedingungen die organisatorische Effektivität zu erweitern. Für diesen zirkulären Prozeß gilt natürlich auch, daß die Erhaltung der Gesundheit gefördert wird.

## Entwicklung

Entwicklung verstehe ich im Sinne von Erweiterung. Das ist Erkennen von Möglichkeiten und bewußte Entscheidung für eine Möglichkeit.

Damit meine ich, daß Organisations-Entwicklung (OE) ein andauernder, organisationsumfassender Erweiterungsprozeß eines selbstreproduzierenden Handlungssystems und der in ihm handelnden Menschen ist. Der Prozeß beruht auf Lernen aller Betroffenen durch direkte Mitwirkung und praktische Erfahrung. Sein Sinn besteht in gleichzeitiger Erweiterung der Leistungsfähigkeit und der Arbeitsbedingungen.

Unter Arbeitsbedingungen ist nicht nur die Sicherung des Arbeitsplatzes, Gesundheit und persönliche Anerkennung, sondern auch Partizipation, Autonomie, fachliche Weiterbildung und Karriere gemeint.

## Menschenbild

Die Organisationsmitglieder sind Sinn(Leistungs-)orientierte, sozial vernetzte, handelnde Menschen.

Die Organisationsberater sind in erster Linie Beobachter und zum Teil Irritatoren.

## Beratung

Beratung im OE-Prozeß heißt vereinbarte Begleitung. Sie „funktioniert", indem sie Störungen verursacht, als Impulse, die die Organisation in Bewegung bringt, aus dem Circulus der Verharrung (Überleben) auszubrechen; dadurch wird Erweiterung (Gesundheit = Leben der Organisation selbst sowie der in ihr tätigen Menschen) möglich.

Eine der wichtigsten methodischen Hilfen ist Beobachtung. Deren Fokus sind nicht Personen als solche, sondern deren Handlungen – sind nicht Probleme, sondern Interaktionen.

Der OE-Berater drängt nicht auf Veränderung, sondern unterstützt Verstehen der komplexen Beziehungen und eine unvoreingenommene Diskussion der vermeintlichen Vor- und Nachteile der bestehenden Strukturen.

OE-Beratung beginnt mit der Analyse der systemerhaltenden Faktoren, besonders mit den Bedingungen der Nichtlösung des von der Organisation angegeben Problems. Es kann sich dabei herausstellen, daß dieses Problem nur Symptom für eine eigentliche Störung ist.

## Prophylaxe

Unter Prophylaxe verstehe ich in meinem Beitrag die Zusammenfassung von vorbeugenden individuellen oder generellen Maßnahmen zur Verhütung drohender Erkrankungen von Organisationsmitgliedern und -partnern, mit anderen Worten, die Bemühung, Gesundheit zu erhalten.

## Psychotherapie

Psychotherapie ist etwas, das eine oder mehrere speziell dafür ausgebildete Person(en) mit anderen Personen tut (tun), um deren Gesundheit zu erhalten oder wiederherzustellen.

Da die Gesundheit ein dynamischer Prozeß der beständigen Wechselwirkung zwischen den körperlichen, psychischen, sozialen und ökologischen Dimensionen des Lebens ist, kann es hilfreich sein, beim therapeutischen Tun nicht nur die intrapsychische Dynamik sondern auch die interpsychische Dynamik – also die Interaktionen – zu beobachten. (Hier meine ich Berührungspunkte von Organisations-Entwicklung und Psychotherapie wahrzunehmen.)

Nach Freud ist Gesundheit gleichzusetzen mit Arbeits- und Lustfähigkeit.

Nach der WHO ist Gesundheit der Zustand vollkommenen körperlichen, geistigen und sozialen Wohlbefindens.

*Psychosomatik*

Psychosomatik ist die Lehre von den Beziehungen zwischen Seele und Leib in der sie umgebenden sozialen Welt. Oft sind organische Schädigungen (auch von Organisationsmitgliedern) im Zusammenhang mit psychosozialen Konflikten zu beobachten.

### Beobachtungen in Organisationen

Der OE-Berater nimmt immer öfter, besonders, wenn er auch psychotherapeutisch geschult ist, Alarmsignale wahr, die anzeigen, daß Situationen der Organisation krankmachend sein könnten. „Die Pathologie war also im System drin, in der Firma, und keineswegs in den einzelnen Persönlichkeiten." (Watzlawick 1993)

Der OE-Berater bemerkt aber auch, wenn individuelle Organisationsmitglieder ihre Gesundheit riskieren. Betreffend die Organisation selbst, obliegt es seiner Fachkompetenz als OE-Berater, den Beratungsvertrag so zu vereinbaren, daß er eingreifen kann. Betreffend die individuelle Person ist jedoch sorfältigst darauf zu achten, daß nicht Funktionsverwirrung entsteht – er ist als OE-Berater und nicht als Psychotherapeut angefragt. (Siehe auch „Unterschied zwischen Therapie und OE-Beratung/Supervision".)

Da jedoch „...1,2 Millionen Arbeitnehmer in Österreich über Zeitdruck und Streß bei der Arbeit klagen und ... Neurosen und Psychosen bereits zur vierthäufigsten Ursache für Arbeitsunfähigkeit aufgerückt sind ..." (Fuchs 1994), ist es dringend erforderlich, auch der individuellen Person, im Rahmen ihrer Organisation Hilfestellung zur Erhaltung ihrer Gesundheit anzubieten.

„Im neuen Bundesgesetz über Sicherheit und Gesundheitsschutz bei der Arbeit sind daher unter anderem die Evaluierung der Gesundheit an jedem einzelnen Arbeitsplatz sowie die Unterweisung jedes einzelnen Arbeitnehmers über den Umgang mit diesen Gefahren vor Aufnahme der Arbeit und in regelmäßigen Abständen, mindestens einmal jährlich, dem letzten Stand der Wissenschaft und Technik entsprechend, vorgesehen." (Fuchs 1994)

In diesem Sinne kann das in vielen Organisationen bereits eingeführte Mitarbeitergespräch erweitert werden.

Als einige wichtige psychische und psychosomatische Alarmzeichen sind bekannt: Berufsstreß, Burn-out und innere Kündigung im allgemeinen sowie koronare Herzerkrankungen, Beschwerden des Verdauungstraktes, psychorheumatologische Symptome, Depression und Alkoholmißbrauch im besonderen.

„*Berufsstreß* läßt sich definieren als 'Bedingung, in der die Wechselbeziehung zwischen einem Faktor oder einer Kombination von Faktoren des Arbeitsbereichs und dem Arbeitenden selbst zur Zerstörung der psychologischen oder physiologischen Homöostase des letzteren führen' (Margolis und Kroes 1974). Das Auftreten von Streß im Arbeitsbereich ist dann wahrscheinlich, wenn die Übereinstimmung zwischen der Person des Arbeitenden und seiner Umgebung sehr zu wünschen übrig läßt: wenn die Arbeitsanforderungen die eigene Leistungsfähigkeit überschreiten oder wenn die Arbeit so wenig Reize bietet, daß die Tätigkeit als frustrierend empfunden wird (Reizdefizit).

Überlastung kann sich entwickeln, wenn einem zu viele und zu widersprüchliche Definitionen hinsichtlich der Erwartungen an die eigene Rolle (sprich: Funktion, Anm. d. Verfassers) aufgedrängt werden: Unsicherheit über Leistungskriterien, über das, was von einem erwartet wird, Unklarheit hinsichtlich der Arbeitsausführung selbst oder der Art und Weise, in der man mit Kollegen und Vorgesetzten umgehen soll, all dies trägt zum Arbeitsstreß bei.

Diese Überbeanspruchung steht in engem Zusammenhang mit Unzufriedenheit, Erhöhung des Cholesterinspiegels, Pulsbeschleunigung und übermäßigem Rauchen – sämtlich Risikifaktoren für Herzleiden.

Langweilige Jobs belasten die Gesundheit am stärksten.

Vielleicht ist es aber noch schlimmer, keine Beschäftigung zu finden, wenn man arbeiten möchte, als einen stressigen Job zu haben. ... Dies unterstreicht die Bedeutung politischer, ökonomischer und sozialer Zusammenhänge für das individuelle Befinden." (Zimbardo 1983)

„Kommt es wiederholt zu massiver Streßeinwirkung, zeigen sich emotionale und körperliche Symptome, die ein Gefahrenzeichen sein sollten. Ein besonderes Negativbeispiel einer Streßfolge in HelferInnenberufen ist sicherlich der Symptomkomlex des sogenannten 'Ausbrennens'. ...

Zum Ausbruch von *Burn out* kommt es meist dann, wenn an die vollkommene Erschöpfung Gefühle von Hilflosigkeit und Hoffnungslosigkeit gekoppelt sind, und die betreffende Person nur minimale Anerkennung für ihre Bemühungen bekommt." (Dolleschka 1991)

Hilfestellung aus der Sicht des OE-Beraters kann hier *Funktionsbewußtsein* geben. Dazu ist eine klar vereinbarte und in der Organisation veröffentlichte Funktionsbeschreibung erforderlich. Diese Funktionsbeschreibung besteht aus:

- Funktionsbezeichnung      berichtet zu      wird vertreten durch
- Hauptaufgaben (Zweck, Dienstleistung, Kunde, Bereich)
- Verantwortungsbereiche (Planung, Leitung, Durchführung, Kontrolle)
- Tätigkeiten
und dient gleichzeitig als Unterlage für das Mitarbeitergespräch.

„…Einteilung der Funktionsbereiche mit den entsprechenden zugeordneten Tätigkeiten ist in ihrer konsequenten Handhabung im Alltag als Hilfsmittel zu verstehen, leistungsorientiert und Bedürfnisse berücksichtigend, um zu Ergebnissen, einem Gelingen in der Zusammenarbeit zu kommen. Jede Vermischung und ungenaues Einsetzen der Tätigkeit führt zu Verwirrungen, die situative Verfremdungen zur Folge haben." (Pechtl 1989)

Ganz besonders wichtig ist die Funktions-Transparenz für das mittlere Management. „Die Mittelbauträger (dispositive Ebene) müssen gegenüber der strategischen Ebene aus ‚Gamma' und gegenüber der realisierenden Basis aus ‚Alpha' agieren. Die Erwartungen und Ansprüche an sie tendieren einerseits zur Wahrnehmung der Gesamtinteressen der Organisation, andererseits zur Wahrnehmung der Partikularinteressen ihrer Ausführungsstelle. In dieser ‚Sandwichstellung' eingespannt, ist der Mittelbau auch dem stärksten Organisations-Streß ausgesetzt. … Daher sei hier die Hypothese angeführt, daß Mittelbauangehörige am stärksten und häufigsten unter psychosomatischen Beschwerden und dementsprechenden Streß-Krankheiten (Herz, Magen usw.) leiden werden." (Rauch 1985)

Eine mögliche prophylaktische Unterstützung des OE-Beraters ist, den Aufsteiger von der tüchtigen Fachkraft zum Manager rechtzeitig zur Erkenntnis zu begleiten, daß es unter anderem in der Kompetenz eines leitenden Mitarbeiters steht, die Rahmenbedingungen dafür zu schaffen, damit die zu ihm Berichtenden effektiv arbeiten können. Das heißt, Erfolge der Mitarbeiter sind auch Erfolge des Chefs. Diese Erkenntnis ermöglicht es ihm, ehrlich zu delegieren und nicht (weil er meint, selbst sein tüchtigster Mitarbeiter sein zu müssen) seine eigenen Untergebenen zu konkurrenzieren. Delegation heißt, bereit zu sein, Verantwortung, Information und Kontrolle auf Dauer an ausgebildete und generell geführte Mitarbeiter zu übergeben.

Als eines von den oben erwähnten Alarmzeichen möchte ich, betreffend *Herzinfarktrisiko,* das sogenannte Typ A-Verhalten herausgreifen, da der Herzinfarkt immer noch zu den häufigsten lebensbedrohenden Erkrankungen zählt.

„Wie konstruieren Typ A Individuen ihre Umgebung?

1. Sie suchen nach mehr objektiv herausfordernden und sie fordernden Situationen.
2. Sie schätzen eine gegebene Situation darauf hin ab, ob es sie mehr herausfordert und fordert, ohne Rücksicht auf objektive Kriterien.
3. Ihr kognitives Coping-Verhalten in der ausgeführten Aufgabe dient dazu, den Kontakt mit den Stressoren zu verlängern.
4. Ihr Ausdruck von offenkundigem Typ A Verhalten (Feindseligkeit – Wettbewerbsverhalten) lockt ein herausforderndes und sie forderndes Verhalten hervor.
5. Sie besorgen sich selektiv ein Feed back und sichern damit die Situation so, daß sie sich in der Retrospektive mehr negative Bilder über ihre eigenen Unternehmungen verschaffen. Damit vergrößert sich entsprechend den dann wahrgenommenen Bedürfnissen das Bestreben zu weiteren aggressiven Handlungen." (Titscher 1994)

Wenn der OE-Berater überhaupt die Möglichkeit hat, einem Organisationsmitglied mit Typ A-Verhalten zu raten, sind von Fachleuten angebotene Typ A – Typ B – Trainingsprogramme empfehlenswert.

### Mögliche methodische Vorgangsweisen

*Organisations-Analyse*

Ich meine, daß der Griff eines Organisations-Mitglieds zum Telefon, zwecks Terminvereinbarung mit einem OE-Berater, wieder ein erster, bewußter Schritt im laufenden Prozeß der Organisations-Entwicklung ist. Eine darauf folgende Organisations-Analyse löst die weitere Entwicklungsdynamik unwiderruflich aus.

Der Sinn der Organisations-Analyse liegt darin, daß sie zu Maßnahmen führt. Die Analysedaten machen bereits eine Aussage darüber, welche Entwicklungen/Erweiterungen in der Organisation indiziert sind. Je intensiver und bewußter die Analyse mit den Organisationsmitgliedern erarbeitet wird, bevor Maßnahmen vereinbart werden, um so sicherer ist dies selbst bereits ein erster Schritt zur Erweiterung von Möglichkeiten. Die Implementierung einer Maßnahme wird dann um so zielführender sein, und desto leichter wird es sein, ihren Nutzen transparent zu machen.

Der erste Analyseschritt geht in Richtung Bewußtmachung der aktuellen Situation der „Umwelt", in die die Organisation eingebettet ist.

Zu dieser Umwelt gehört auch der „private Teil" der Organisationsmitglieder (innere Umwelt). Hier werden oft erste Unstimmigkeiten zwischen den persönlichen Zielen (die möglicherweise bereits verdrängt sind) und den Organisationszielen (die meist nicht transparent genug sind) sichtbar.

„Die Kardinalfrage für Organisationen, die kein Zwangsmittel benutzen, ist also, wie sie es einrichten, daß die Erfüllung der Funktionspflichten für die Mitglieder der Weg zu ihren Zielen ist, was immer diese im konkreten Fall sein mögen." (Mayntz 1963)

Der zweite Analyseschritt geht in Richtung Bewußtmachung der, durch die Umwelt bestimmten „Sinn-konstituierenden Faktoren", wie Leitbild, Ziel der Organisation und (wirtschaftliche) Erfolgsdaten.

„Eine Reihe von Gefühlen der Menschen über ihre Arbeit (hauptsächlich Ängste) kann nicht rational angegangen werden, solange die Ziele einer Organisation unklar bleiben." (Weisbord 1984)

„Menschen, die kein Ziel nennen wollen, haben nur einen Wunsch: Unzufriedenheit. Dieser eine Wunsch verbirgt das verdrängte Verlangen, sich eimal im Leben geliebt zu fühlen und bestätigt gleichzeitig das vergebliche Bemühen." (Pechtl 1989)

Der dritte Analyseschritt geht in Richtung der als Abgrenzungshilfe installierten „Strukturen". Dazu gehören Funktionsbeschreibungen und Ablaufpläne oder Prozeßbeschreibungen.

Funktionsbeschreibung wurde weiter oben erläutert. Unter Abläufen oder Prozessen sind eine Reihe von Handlungen, die Inputs (Anforderungen) in geplante Ergebnisse (Erfüllung der Anforderung) umwandeln, gemeint; dabei wird auch ein innerbetriebliches Kunden-Lieferanten-Verhältnis sichtbar.

Der vierte Analyseschritt geht in Richtung „Kultur-bildende Faktoren". Das sind z. B. Beziehungen, Organisationsklima, Anreizsysteme und Beweggründe, gerade in dieser Organisation mitzuarbeiten.

„Wir glauben, daß sich die Menschen immer mehr mit der Qualität des organisatorischen Lebens befassen werden, besonders in Organisationen, in denen Menschen ihren Lebensunterhalt verdienen. Wir werden uns in wachsendem Maße darüber klar werden, daß ein wichtiger Zusammenhang zwischen psychischem Wohlbefinden einerseits und Führungsstil und Gruppenvorgängen andererseits besteht, und wir werden ähnliche Zusammenhänge finden zwischen psychischem Wohlergehen, Motivation und Einstellung gegenüber der Arbeit. Man wird in wachsendem Maße solche organisatorischen Kulturen ablehn, in denen die menschlichen Ressourcen als relativ passive Masse behandelt werden, die vorwiegend ausgewählt, kommandiert und bewertet werden.

... Das allgemeine Interesse an der Qualität des Lebens in der physischen wie auch in der organisatorischen Umwelt wird, so glauben wir, das Interesse an der OE fördern." (French und Bell 1982)

Der fünfte Analyseschritt geht in Richtung „Leitungs-Stile".

Meiner Erfahrung nach ist gerade für leitende Organisationsmitglieder psychische Prophylaxe notwendig. Als eine mögliche Art von Hilfe, die auch in die Kompetenz von OE-Beratern fällt, bietet sich Coaching (oder Supervision) an. „Es geht dabei nicht um die Erarbeitung einer konkreten Handlungsanweisung, sondern darum, herauszufinden, was die vorgetragene Beziehung zum Zeitpunkt des Vortrages problematisch macht; was eventuell für die Gefühle der Hoffnungslosigkeit, des Versagens, des Stillstands, des Nichtverstehens etc. ... verantwortlich ist. ... Damit kann Entängstigung bzw Ermutigung ... erreicht werden; ... erkennen der Grenzen der eigenen Kompetenz; ... werden zu neuen Initiativen inspirieren." (Dolleschka 1988)

Der sechste Analyseschritt geht in Richtung Nutzung von „technologischen Einrichtungen", wie Organisationshilfsmittel, Kommunikationsnetzwerke und EDV.

Für ergonomische Aspekte wurde in den letzten Jahren immer mehr gesorgt. Betreffend die psychische Belastung ist aber noch mehr auf die Funktion bzw den Nutzen von – vor allem Planungs- und Kommunikations-Hilfsmittel – zu achten.

Der vorläufig letzte Analyseschritt schließt den Zirkel, er geht ausführlicher in Richtung „Umwelt", er beschäftigt sich mit Kunden/Klienten/Auftraggebern, Lieferanten, dem Wettbewerb und den gesellschaflichen Zusammenhängen. Hier ist die gesellschaftliche Akzeptanz oder Ablehnung einer Funktion (z. B. Laborant in der chemischen Industrie, Tierpfleger in der pharmazeutischen Forschung, Mitarbeiter einer Flugzeugfabrik etc.) ein wichtiger Faktor für die psychische Gesundheit.

### Vertrauensklima

Frei nach Jack R. Gibb (1972) ist die Theorie weiterentwickelt, daß es, aufbauend auf „einander als kompetent wert zu schätzen", ein Klima des Vertrauens in der jeweiligen Organisation zu fördern möglich ist. Vertrauen der Organisationsmitglieder zueinander, ist einer der wichtigsten Gesundheit erhaltenden Faktoren.

Gibb spricht von vier „modal concerns", die aus jeder sozialen Interaktion entstehen: „Akzeptierung, Datenfluß, Zielbildung und soziale Kontrolle". Es ist zu beobachten, daß, mit anderen Begriffen deutlich gemacht, *Kompetenz, Kommunikation, Kooperation und Kontrolle* aufeinander aufbauen und in ihrer positiven Ableitung einander bedingen. Sie stehen in Wechselwirkung mit „partizipativem Leitungsverhalten".

– Kompetenz hat zu tun mit der Bildung von Wertschätzung für sich selbst und andere – sie führt zu Mitgliedschaft und *Vertrauen*.
– Die dadurch mögliche positive Kommunikation von Einstellungen, Gefühlen, Wahrnehmungen und relevanten Informationsdaten führt zu bewußten Entscheidungen und *Transparenz*.
– Dadurch wird Kooperation möglich, ausgezeichnet durch Motivation der Mitarbeiter und *Problem-Lösungs-Orientierung*.
– Die in einem solchen Klima als hilfreich begrüßte Kontrolle führt zu Organisation und *Unabhängigkeit*.

„Die wertschätzende Akzeptanz als Haltung des Menschen bezieht sich auf das Seiende, Bestehende, Werdende und auch auf das, was nicht ist. Sie ignoriert nicht nur etwas, das für wahr und wirklich gehalten wird, sondern läßt auch Fehler, Defizite und Mängel als Ergebnisse des Seienden und Werdenden gelten. Die Begriffe sind im Kontext austauschbar, weil eine Haltung und Einstellung angesprochen wird, die nach Werten strebt, aber nicht Entwertung setzt. In der Konsequenz bedeutet dies, daß auch Entwertungen zu akzeptieren sind, aber die Einstellung nicht auf Entwertung-Machen abzielt. Die wertschätzende Akzeptanz als selbst erworbene menschliche Grundeinstellung beinhaltet die Liebe und das Brauchen ohne zusätzliche Verpflichtungen und Bedingungen. Sie ist als Haltung SELBST-bezogen und SELBST-los zur gleichen Zeit. Sie ist nicht abhängig von Situationen, Handlungen und Verhaltensweisen, sondern ist eine Lebenseinstellung, die lebenslang geübt und praktiziert wird. Ähnlich wie im ZEN kann diese Haltung nicht gelernt, erzwungen oder erzogen werden, sondern es werden Lernschritte aufgezeigt, Aufgaben gestellt und Disziplin verlangt, wo als Ergebnis irgendwann, einer Erleuchtung gleich (Satori), das tiefe Wissen und Spüren um die Wertschätzung eintreten kann. Das Ich hat dann seine schützenden Hüllen verloren, und ein gläubiges Selbst geht den Weg des Herzens." (Pechtl 1989)

„Ohne ein positives Selbstbild zu haben, ohne Freundschaft mit sich geschlossen zu haben – so formuliert es Laotse –, kann man nicht gelassen sein. Menschen, die sich selbst nicht mögen, projizieren diese Ablehnung auf ihre Umwelt. Wer mit sich zufrieden ist, ist es auch mit

den anderen. Wer sich selbst verzeiht, ist auch mit anderen gütig. ...
Sich selbst zu akzeptieren heißt aber nicht, nichts zu tun, sondern im
Gegenteil: an sich zu arbeiten, sich auch mit seinen dunklen Seiten se-
hen zu lernen. ... Man kann andere nur in dem Ausmaß lieben, wie
man sich selbst liebt. ... Ohne sich so zu lassen, wie man ist – ohne
Selbstachtung, kann man auch andere nicht so sein lassen, wie sie sind.
Gelassenheit setzt Selbstakzeptanz voraus." (Königswieser 1990)

Die gesunde Persönlichkeit hat eine wachsende Bewußtheit ihrer
selbst und ihrer eigenen Motivation. Ebenso wie sie sich selbst wertschätzend akzeptiert, kann sie andere in deren Kompetenz (Befähi-
gung und Befugnis) wertschätzend akzeptieren und ihnen vertrauen.
Sie ist fähig, Mitgliedschaft zu erlangen und anzunehmen.

Die gesunde Persönlichkeit beteiligt sich mit anderen spontan am
Geben und Nehmen von Information. Sie ist fähig, neue Daten in ihre
Handlungen zu integrieren, während sie handelt und ihre Handlungen
auf Feed back hin zu modifizieren. Sie wahrt ihre Integration und Einheit, kommuniziert aber offen mit anderen.

Die gesunde Persönlichkeit hat ihre Bedürfnisse und Handlungen
auf allen Ebenen der Bewußtheit in einem hohen Grad integriert. Sie
ist fähig, neue Motivation in ihrer Entwicklung hervorzubringen und
ihr (Arbeits)leben so zu gestalten, daß sie ihre Erweiterungmöglichkei-
ten realisiert. Das heißt, sie arbeitet mit anderen an der Erreichung von
Zielen, in denen sie selbst und die anderen sich verwirklichen. Da Persönlichkeitsentwicklung ein Erweiterungsprozeß ist, bleibt diese Kooperation niemals statisch. Indem die Persönlichkeit sich erweitert, verändert sich ihre Motivation – es wird möglich neue Mitgliedschaften zu
erlangen und neue Aktivitäten, Ziele oder Berufe zu suchen.

Die gesunde Persönlichkeit verausgabt keine Energie zur Bekämpfung von Abhängikeiten oder Gegenabhängigkeiten. Sie ist fähig, gemeinsam mit anderen an der Lösung von Problemen zu arbeiten. Ihre
eigenen Kontrollmechanismen setzen sich von innen durch, bei einer
Minimierung äußerer Kontrolle. Sie kann mit Autorität gut umgehen.
Sie ist sich ihrer übernommenen Funktionen bewußt und ist flexibel in
den Rollen, die sie spontan einnimmt.

Hat eine Organisation in der Dimension der wertschätzenden Ak-
zepanz der Kompetenzen (Befähigungen und Befugnisse) Fortschritte
gemacht, so bildet sich gewöhnlich partizipatives Leitungsverhalten
und vice versa. Ansonsten erleben wir häufig persuasives Führungsver-
halten.

*Aktionsforschung*

Zurückgehend auf die Feldtheorie und den Planned Organizational Change von Kurt Lewin wurde die methodische Hilfe der Aktionsforschung von French und Bell weiterentwickelt. Sie wird erfolgreich angewandt, weil Organisationsmitglieder eher das annehmen, woran sie selbst mitgewirkt haben.

Lewins grundlegende Schritte waren: Entwicklung eines Änderungsbedarfs, Aufbau von Beziehungen zwischen den am Wandel Beteiligten, Diagnostik, Prüfung von Alternativen, Konstruktive Veränderung sowie Verallgemeinerung und Stabilisierung der Veränderung.

Heute wird zusätzlich ein hilfreicher Schritt eingefügt: Bildung von Arbeitshypothesen, die aus zwei Komponenten bestehen – aus der Zielbeschreibung und aus der Aktionsanleitung, um das Ziel zu erreichen.

## Diskussion

Für erfolgreiche psychotherpeutische Prophylaxe in der Organisations-Entwicklung ist eine bewußte und transparente Abgrenzung der beiden Funktionen OE-Berater und Psychotherapeut unbedingt erforderlich. Nur über wahrnehmbare Grenzen ist ein Miteinander möglich – sonst kommt es zu Vemischungen und Verwirrungen.

„Die Berücksichtigung psychischer Komponenten einzelner Personen ist für systemisch vorgehende Berater insofern bedeutsam, als diese Faktoren (z. B. Lebensgeschichte, Persönlichkeitsstruktur, Selbstkonzept) die Beobachtungsschemata mitprägen, Prädispositionen für Handlungsmöglichkeiten darstellen und auch von Kollegen, Mitarbeitern, Vorgesetzten eingeschätzt und als Basis für die Erwartungsbildung herangezogen werden.

Diese Überlegungen haben uns wichtig erscheinende Konsequenzen:

Systemische Berater sind nicht für Veränderung von Personen zuständig. Hat jemand im Klientensystem schwerwiegende persönliche Probleme, so soll das der Berater zwar diagnostizieren können, zur Hilfeleistung aber einen anderen Fachmann heranziehen beziehungsweise empfehlen. Es geht um die Respektierung persönlicher Freiräume der Mitglieder als innere Umwelt des Klientensystems, die Erhaltung der Handlungsfähigkeit als System-Berater, also das Akzeptieren von Grenzen." (Königswieser 1990)

**Tabelle 1.** Unterschied zwischen Therapie und
OE-Beratung/Supervision

| *Sitting Down*<br>*Psychotherapie* | *Standing Up*<br>*OE-Beratung, Supervision* |
|---|---|
| – Individuen suchen und wählen Therapeuten, bezahlen diesen persönlich. Intime Beziehung von Person zu Person. | – Jemand im System sucht und engagiert den Berater für das System. Berater werden durch Organisation bezahlt. |
| – Arbeit auf dem Territorium des Therapeuten (Praxis). Übliche Unterstützung durch Rahmenbedingungen (Praxis). Regeln durch Therapeuten vorgegeben. | – Arbeit auf dem Territorium des Klienten (Organisation), oftmals ohne übliche Unterstützung durch Rahmenbedingungen. Normalerweise müssen „Spielregeln" verhandelt werden. |
| – Meistens private Anlässe. Therapeut hat wenig öffentliche Sichtbarkeit. | – Öffentliche Anlässe herrschen vor. Berater wird durch viele Menschen eingeschätzt und hat starke öffentliche Reputation. |
| – Die Person, die mit dem Therapeuten arbeitet, will etwas von ihm/ihr. | – Unter den Teilnehmern herrschen oft große Unterschiede darüber, was sie vom Berater wollen, oder darüber, was der Berater anzubieten hat. |
| – Wertmaßstäbe oder Werte des Klienten sind oft nahe bei den Werten des Therapeuten. | – Personen, welche den Berater einstellen („gatekeepers") mögen die Einzigen im System sein, welche ähnliche Werte haben wie der Berater. |
| – Der Klient hat („besitzt") das Problem, auch wenn der genaue Inhalt konfus ist. | – Unklar, welches das eigentliche Problem ist und wer es hat („besitzt"). |
| – Intensiver zwischenmenschlicher Kontakt zwischen Therapeut und Klient; persönliche Schwingungen sind ausschlaggebend. | – Berater arbeiten darauf hin, den Kontakt zwischen den verschiedenen Teilen des Systems zu intensivieren durch unterstützendes Verhalten (Intervention). |
| – Klient strengt sich sehr an, sich gegenüber dem Therapeuten zu beweisen oder zu zeigen. | – Klient (Organisation) erwartet, daß sich der Berater gegenüber ihm unter Beweis stellt.<br>[Fatzer (1990)] |

Die meiner Meinung nach grundlegendsten psychotherapeutischen
Erkenntnisse, die prophylaktisch in der OE-Arbeit genützt werden sollen, sind kurz in nachstehenden „Arbeitstechniken" zusammengefaßt.
– Zielorientierung:
   von persönlichen Lebenszielen zu Arbeitszielen
   zum Streßabbau und zur Motivation.
– Funktionsbewußtsein:
   unterstützt durch Vereinbarungen und Transparenz
   zur Förderung des Informationsflusses und der Verantwortung.
– Zeitplanung:
   das ist, das Volumen der Arbeit dem Volumen der verfügbaren Zeit
   nach Prioritäten bewußt gegenüberzustellen, denn
   Zeit ist Leben.
– Problembearbeitung:
   über Lösungsalternativen zu Handlungen kommen,
   um in Entwicklung / Erweiterung zu bleiben. Dazu braucht es
– Entscheidungen:
   bewußte Auswahl von Möglichkeiten
   gibt Sicherheit.
– Auftrag und/oder Delegation:
   klar vereinbaren; gegebenenfalls ein NEIN (mit Begründung) zulassen, um Verantwortungs- und Kontrollbewußtsein zu ermöglichen.
– Kontrolle:
   zur Absicherung von Plänen und für Erfolgserlebnis.
– Teamarbeit:
   für Projekte, in Sitzungen und Arbeitsgruppen
   zur Nutzung von Synergien.
– Entlastung:
   durch tägliche abschließende Reflexion des Arbeitstages, Aufgaben-
   sowie Stärken/Schwächen-Analyse
   zur Konzentration auf das Wesentliche.
– Nutzung von Hilfsmittel:
   durch Schaffung von Übersicht
   für rationelle Arbeit.

## Ausblick

In Organisationen prophylaktisch nach ganzheitlicher Denkweise (so-
mato-psycho-sozial) aktiv zu sein, wird immer wichtiger, da von stabiler

Umwelt heute nicht mehr die Rede sein kann. Marktsättigung, politische und gesellschaftliche Veränderungen erschweren die Langfristige Organisatiosplanung. Schwer vorhersehbare Ereignisse, plötzlich auftretende Bedrohungen, aber auch Chancen, sorgen für ständige Überraschungen (Stochastik) (z. B. Mikroelektronik, ökologische Probleme, Zusammenbruch des Kommunismus, Balkankrieg).

Angezeigt sind: überschaubare, vernetzte und flexible Organisationseinheiten; permanente Lern- und Entwicklungs-Bereitschaft und -Gelegenheit für die ganze Organisation und deren individuellen Mitglieder; intakte Gesprächsbasis unter den Organisationsmitgliedern; klare Zielvereinbarug; individuelle Entlastungsstrategien.

Von Seiten der Organisations-Entwicklung sei auch noch darauf aufmerksam gemacht, daß in vielen Organisationen unseres Gesundheits-(leider eigentlich Kranken-)Wesens noch viel an organisatorischer Entwicklung zu leisten ist, damit in ihnen die Gesundheit ihrer Klientel und ihrer Mitarbeiter erhalten wird.

„Das wissenschaftliche und politische Kozept der Gesundheitsförderung ist darauf gerichtet, die gesellschaftlichen Vorausetzungen für den Schutz und die Entfaltung der Gesundheit zu verbessern. Organisationen schaffen wichtige Vorausetzungen, um das Gesundheitspotential der Bevölkerung zu stärken.

In der Umsetzung von Gesundheitsförderung gilt es, Prozesse der Organisationsentwicklung zu initiieren und neue professionelle Rollen und Arbeitsweisen zu etablieren. Dazu sind gesundheitswissenschaftliche und organisationstheoretische Fachkenntnisse zu integrieren und mit Handlungskompetenz zu verknüpfen.

In dieser Verbindung sehen wir ein Erfolgskriterium für die Entwicklung des öffentlichen Gesundheitswesens." (Grossmann 1994)

## Literatur

Dolleschka B, et al (1988) Die Stahlstiftung. Gutenberg, Linz, S 78
Dolleschka K (1991) Gewalt gegen Frauen – Reaktionen und Bewältigungsstrategien der mit den betroffenen Frauen arbeitenden Sozialarbeiterinnen. Diplomarbeit, S 73, 74
Fatzer G (Hrsg) (1990) Supervision und Beratung. Edition Humanistische Psychologie, Köln, S 83
French W L, Bell C H (1982) Organisationsentwicklung. Haupt, Bern, S 236
Fuchs, H J (1994) Psychologie am Arbeitsplatz. Sichere Arbeit 2: 41, 42
Gibb J R (1972) Das Vertrauensklima. In: Bradford, et al (Hrsg) Gruppen-Training. Klett, Stuttgart, S 301–336

Grossmann R (1989) Organisationsentwicklung im Sinne der Gesundheitsförderung. Dokumentation zur Enquette Gesundheitsförderung in Österreich, S 22

Grossmann R (1994) Wissenschaftliche Expertise für organisatorischen Wandel. IFF, S 4

Kisser R (1994) Rundschreiben 6/94, BÖP

Königswieser R (Hrsg) (1990) Das systemisch evolutionäre Management. Orac, Wien, S 211 f, 253 f

Mayntz R (1963) Soziologie der Organisation. Rowohlt, Hamburg, S 129

Milz H (1990) Was bedeutet Gesundheit heute? Dokumentation zur „Gesunde Städte" Tagung, S 42

Pechtl W (1989) Zwischen Organismus und Organisation. Veritas, Linz, S 197, 204, 238

Rauch H (1985) Das Prinzip der Herausforderung – in Gruppen, Massen, Organisationen und Gesellschaft. Peter Lang, Frankfurt/M, S 306, 307

Titscher G (1994) Psychosomatik des Herz-Kreislauf-Systems. ÖAGG, S 11

Watzlawick P (1993) Die kranke Organisation. Conturen 8: S 72

Weisbord M R (1984) Organisationsdiagnose. Bratt Institut, Goch, S 28

Zimbardo P G (1983) (Hrsg) Psychologie. Springer, Berlin Heidelberg New York Tokyo, S 470, 471

# Grundsätze und Beiträge zur Prophylaxe psychosomatischer und psychischer Erkrankungen in Organisationen

W. Döring

## Mein persönlicher Bezug zum Thema

„Vorbeugen ist besser als heilen" – wer kennt diesen Ausspruch nicht, und bestätigt diesen durch entsprechende Ratschläge bei anderen. Ebenso oft wird jedoch die Realität der eigenen Handlung in eine andere Richtung wider besseren Wissens gesetzt. In meiner Arbeit mit Klienten wird sehr oft diese Polarität im Menschen selbst sichtbar. „Ich weiß ja, was ich tun sollte, aber die Sachzwänge sind stärker!" Wie oft ist dies leider zu hören. Die Überwindung von äußeren und inneren Hindernissen bzw. das Aufbringen von Willenskraft und innerer Handlungskraft sind gefordert. Durch meine langjährige Tätigkeit als Organisationsentwickler und Psychotherapeut weiß ich um die Bemühungen und Aufwände von „Reparaturen und Sanierungsaktivitäten" im persönlich Menschlichen, wie in Bereichen der Organisation. Jedoch ist bei allem Bemühen und eingesetztem guten Willen die Frage zu stellen, ob bei rechtzeitig und angemessen erfolgten Maßnahmen viele dieser Problemfälle gar nicht, oder nicht in dem Ausmaß entstanden wären.

Im Zentrum meiner Betrachtungen werden grundsätzliche Haltungen, unterstützende Modelle und Maßnahmen zur Prophylaxe im psychischen und psychosomatischen Bereich für Menschen in Organisationen sein. Nicht näher werde ich in der Folge auf den engeren Bereich der Arbeitsmedizin, des Arbeitsschutzes bzw. der Unfallverhütung eingehen.

Impulse, die mich in der Auseinandersetzung mit diesem Thema geleitet haben:

Praktische Erfahrungen in der Begleitung von Arbeitstätigen und ihren Problemstellungen aus 18 Jahren Tätigkeit als interner Personal- und Organisationsentwickler und die Erfahrungen als externer Organisationsentwickler und Psychotherapeut seit nahezu 10 Jahren. Die humanistische Psychologie (Rogers, Berne, Kohn, u. a.), Organisationsentwicklungsmodelle von Sievers, Trebesch, French/Bell, u. a., die gestalttheoretische Psychotherapie von Walter und gestalttheoretische Berliner Schule (Köhler, Wertheimer, Lewin, Metzger, u. a.), die Gedanken und Modelle des NPI (Niederländisch Pädagogisches Institut: Lievegoed, von Sassen, Glasl) und die der Antroposophie Rudolf Steiners prägen meinen theoretischen Hintergrund. Zusätzlich beeinflußte mich die Zusammenarbeit mit Gathmann und Ringel vom Institut für Psychosomatik im Thema „betriebliche Prophylaxe im psychosomatischen Bereich".

## Psychosomatische und psychische Erkrankungen im Zusammenhang mit dem Leben und Arbeiten in Organisationen

Erkrankungen im psychosomatischen und psychischen Bereich stehen grundsätzlich im Zusammenhang mit der Gesamtperson. Einzelne isolierte Gründe und Ursachen sind nur ein Teilausschnitt der gesamten wirkenden Wirklichkeit. So sind in diesem Bereich immer die gesamten Lebensumstände, der Lebensraum der Person (vgl. Lewin 1968, S 112 f) und die Struktur der Persönlichkeit zu betrachten. Auch biographische Aspekte und die in den jeweiligen Lebensphasen aktuellen Grundsatzfragen sind in einer gesamthaften Betrachtung aufzunehmen (vgl. Lievegoed 1983).

Aussagen, wie:
- Was kränkt, macht krank
- Unechte Autorität macht krank
- Intellektuelle Fähigkeiten ohne verantwortungsvolle Gefühle und Gefühlswärme machen krank
- Leben ohne Sinn macht krank
- Mangel an Selbstwertgefühl macht krank
- Dystreß macht krank (was uns Kummer und Erbitterung beschert)
- Arbeit ohne Selbstentfaltung macht auf Dauer krank
- Arbeit ohne Identifikation macht krank

– Isolation macht krank (fehlende Begegnung, Akzeptanz, Anerkennung und das „nicht mehr gebraucht werden")

zeigen andererseits die Grundsatzproblematiken unserer heutigen Gesellschaft und der in ihr praktizierten Arbeits- und Lebensbedingungen auf.

Patienten der psychosomatischen Abteilung von Ringel beanstandeten in Befragungen am meisten folgende „Psychohygienischen Faktoren am Arbeitsplatz" (vgl. Ringel 1984, S 211 f):

1. Menschenunwürdige Arbeitsbedingungen
2. Intrigante Atmosphäre
3. Erhöhter Angstdruck
4. Fehlende Anerkennung
5. Schlechtes Gesprächsklima
6. Mangelnde Information
7. Entwürdigende Entlassung
8. Negative Strukturierung der Führungspersönlichkeiten

Welche psychosomatischen Reaktionen können beobachtet werden?

Ringel (1984, S 202 f) unterscheidet zwischen psychosomatischen Funktionsstörungen (Magen-Darm Trakt, Kreislauforgane, Atmungsorgane, Urogenitalsystem und Nervensystem) und psychosomatischen Erkrankungen. Die Bandbreite zieht sich hier von Magenentzündungen und -geschwüren, Dickdarmentzündungen, Bluthoch- und Blutniederdruck, Heuschnupfen und Asthma, Mager-/Fettsucht, bis zu bestimmten Hautentzündungen.

Außerdem ist das Tabuthema Drogenabhängigkeit (Alkohol, Medikamente, Drogen) ein immer wieder anzutreffendes Erkrankungsbild bei arbeitenden Menschen.

Im engeren Sinn der psychischen Erkrankungen, im Zusammenhang mit dem Leben und Arbeiten in Organisationen, sind die Kategorien der affektiven Störungen wie z. B. depressive Episoden und neurotische Störungen bzw. Belastungsstörungen wie z. B. Angststörungen, Zwangsstörungen, Belastungsreaktionen, Erschöpfungssyndrom zu erwähnen. Durch das Lebens(Arbeits-)feld können unter bestimmten Bedingungen und persönlichen Prädispositionen auch andere psychische Störungskategorien intensiviert bzw. sichtbar werden.

### Ein Beispiel aus der Praxis

In der Folge eine kurze Situationsbeschreibung. Den Rahmen bildet
eine Führungskräftebesprechung der zweithöchsten Führungsebene
einer mittelgroßen Dienstleistungsorganisation:

- Führungskraft „A": „Gestern ist in der Abteilung von Herrn 'D' wieder ein schwerwiegender Fehler in der Abwicklung passiert, war das
  nicht die Aufgabe von Herrn Müller?"
- Führungskraft „C"(fällt A ins Wort): „Dem Müller müßte man or-
  dentlich die Meinung sagen. Die Leistung der letzten Wochen ist in-
  akzeptabel. Wenn der sich nicht rasch verändert geben wir ihn ab."
- Führungskraft „B": „Also ich sehe das nicht so kraß. Herr Müller ist
  doch seit über 10 Jahren bei uns. Seine Leistung und sein Arbeitseinsatz waren immer sehr gut. In den letzten Wochen scheint er ein
  Problem mit sich herumzuschleppen."
- Führungskraft „A": „Hat wer mit dem Mitarbeiter über diese Sache
  gesprochen?"
- Führungskraft „D"(direkter Vorgesetzter): „Ich habe die Veränderung von Herrn Müller in den letzten Wochen auch bemerkt, aber
  es war so viel zu tun, jeder hat mal einen 'Durchhänger', ich hoffe,
  er erfangt sich wieder."

Eine Gesprächssituation, die in ähnlicher oder abgewandelter Form
in Organisationen immer wieder stattfindet. Mit welcher Führungskraft
können Sie sich, verehrte(r) LeserIn, spontan identifizieren? Welche
Meinung bilden Sie sich beim Lesen über Führungskultur und Organi-
sationsprinzipien dieses Betriebes? Welche Personalinstrumente werden in dieser Organisation praktiziert, wie sieht es mit den Produkti-
onsabläufen in diesem Betrieb aus? Welche Position würden Sie als Teilnehmer dieser Besprechung einnehmen? Wie wirkt die Haltung und
Handlung der einzelnen auf die anderen Gesprächsteilnehmer, die Betroffenen und auf die gesamte Organisation?

Oft ist in der Praxis des Alltags die Schuldfrage im Vordergrund und
lenkt von einer Analyse und der daraus abgeleiteten Veränderung ab.
„Moraline Erledigung der Verfehlung", „Bestrafung der Schuldigen",
„Verteidigen bestehender Vorurteile" (vgl. Metzger 1976) decken die
Hintergründe von Problemstellungen zu häufig ab.

Die Fragen „Wo liegen denn die wirklichen Probleme?" und „Wie
wird mit Problemstellungen und den betroffenen Personen umgegan-
gen?" stellen Schlüsselfragen unserer Thematik dar. Welche Haltungen,

Spielregeln und Vorgehensweisen machen die Beteiligten krank, welche erhalten die Gesundheit von Menschen und Organisationen? Diesen Fragen soll in der Folge nachgegangen werden.

**Grundätze zur prophylaktischen Arbeit in Organisationen**

In diesem Abschnitt möchte ich jene Bereiche darstellen, welche die Entwicklung von Organisationen sowie Menschen wesentlich beeinflussen. Störungen und Erkrankungen sind die wahrnehmbaren Signale von Fehlentwicklungen oder langfristigen Überforderungen.

**Wahrnehmung**

Wahrnehmung ist die Brücke zwischen Ich und der Umwelt. Grundsätzlich entstehen Eindrücke von einer Gegebenheit durch subjektive, sinnliche Wahrnehmung. Wir sehen, hören, riechen, fühlen oder schmecken „etwas". Das was danach als Wirklichkeit und „objektive Einschätzung" einer Situation bezeichnet wird, ist jedoch eine durch Wahrnehmungsfilter und die Persönlichkeit reduzierter und veränderter subjektiver Ausschnitt der Wirklichkeit. Solche Filter sind u. a. eigene Stimmungen, Wahrnehmungsreduktionen und -veränderungen, eigene Vorurteile (vgl. Metzger 1975).

Meist jedoch, und das ist in einer Reihe von Lebenssituationen sehr sinnvoll, setzen wir unsere persönliche Wahrnehmung sofort in eine Interpretation, eine Wertung, ein Urteil um. Was in der Situation einer akuten Bedrohung durch rasche Einschätzung einer Situation zu spontaner Handlung führt, lebensrettend sein kann, ist bei der Beurteilung einer Situation, Person oder Gegebenheit sehr hinderlich. Subjektive Sinneswahrnehmung wandelt sich unmittelbar zur Wertung und wird in unserer Lebensrealität rasch und leicht zu einem Vorurteil. Wir drängen uns damit selbst in eine starre, reduzierte Sicht einer Gegebenheit.

Was ist eine angemessene Alternative? Zuerst einmal die Unterscheidung und das Auseinanderhalten von Wahrnehmung und Bewertung. Weiters, sich mehrerer Sinne zu bedienen und sich dieser bewußt zu werden. Ein weiterer Schritt zur Verbesserung wäre, bei der Beurteilung einer Situation eigene Wahrnehmungen mit denen anderer Personen zusammenzulegen, um daraus ein gemeinsames Bild einer Situation zu erarbeiten, das sich von einer einzelnen subjektiven zu einer „gemeinsamen Wirklichkeit" wandelt. Das oft geäußerte Argument, die Zeit dazu ist nicht vorhanden, ist ein vordergründiges Argument, geleitet von Unwillen oder Unvermögen, subjektive Wahrheiten in Teilbereichen zu relativieren. Gute Qualität einer Situationserfassung ist die beste Basis für angemessene und erfolgreiche Handlungen und Maßnahmen. Ein Überspringen bringt meist Symptomkuren oder einseitig aufgesetzte Einzelmaßnahmen, statt Maßnahmen zur Veränderung an der Ursache eines Problems.

Walter (vgl. Walter 1985) beschreibt das methodische Vorgehen so:
– man muß alle Erscheinungen, die ein Organismus bietet, berücksichtigen und darf zunächst keiner den Vorrang geben
– man darf sich bei der Klärung einer Erscheinung nicht mit der Feststellung zufrieden geben
– keine Entscheidung darf ohne Bezug auf den Organismus und die betreffende Situation betrachtet werden.

Diesen Grundsätzen folgend zitiert Walter (1985, S 22) Goldstein:
„Jeder Effekt bei einem geschädigten Organismus ist eingebettet in ein bestimmtes Gesamtverhalten. Was zunächst als ein regelloser nichtdurchschaubarer Wechsel von Leistungen und Ausfallen erscheint, wird so verständlich."

Im Falle unseres Ausschnittes aus dem Führungsgespräch ist zu sehen, daß die subjektive Wirklichkeit der meisten Gesprächsteilnehmer als absolute Wahrheit dargestellt wird. Die Sammlung von Wahrnehmungen statt Wertungen und Urteilen wäre der erste Schritt zur Verbesserung der Gesprächssituation.

*Die Auseinandersetzung mit der eigenen Wahrnehmung und Wirklichkeit, das Bewußtwerden und Abbauen der eigenen Wahrnehmungsfilter und die Reduktion der Vorurteile bzw. voreiligen Bewertung einer Situation ist der erste Schritt. Die Fähigkeit der Differenzierung und der Integration eigener Wahrnehmungen mit denen anderer Menschen zu einer „gemeinsamen Wirklichkeit" stellt den nächsten Schritt dar. Sinnliche Wahrnehmung wird jedoch immer subjektiv und eine Annäherung bleiben.*

## Die Beteiligten und deren Bezug

In unserem Beispiel eines Führungskräftegespräches stellen die Führungskräfte und Herr Müller nur einen Ausschnitt der Personen, die in der Problemstellung beteiligt sind, dar. Welche Personen oder Einflußfaktoren sind noch relevant, um die „Bühne" zu komplettieren? Welche Rolle spielen die KollegenInnen, die Gruppe bzw. Abteilung? Welche soziale Rollen werden hier „gespielt" oder benutzt? Welche werden durch die Kultur der Organisation „vorgeschrieben"? Welche Verbindungen und welchen Bezug gibt es in der Organisation zu anderen Abteilungen, Gruppen, Stellen, usw.? Welche Bedeutung haben außerhalb der Organisation Stehende in dieser Frage wie z. B. Kunden, Behörden, Zulieferer, usw.? In welcher Lebenssituation steht Herr Müller? Welche Rolle spielt sein Familienverband? Welche sonstigen Einflüsse sind in dieser Situation wirksam? Die Reihe an Fragen kann noch beliebig erweitert werden. Für unsere Zwecke scheint es mir jedoch ausreichend, beispielhaft Fragen aufzuwerfen, die von den Betroffenen im realen Kontext zu einem „sozialen Feld" zusammenzutragen sind.

Lewin entwickelte das Modell vom „Lebensraum eines Menschen" und der „Topologie der Person" (vgl. Schubert 1988). Diese stellen die Ausgangsbasis für Diagnose und Veränderung dar. Die gegenseitigen Bezüge und die Veränderungen (von innen und außen) der lebensbeeinflussenden Faktoren in diesen Feldern, gilt es in einer ersten Phase aufzuspüren und sichtbar zu machen.

In unserem Beispiel könnte entdeckende Arbeit des „Lebensraumes" von Person und Problem die beteiligten Menschen zu einem gemeinsamen Problembewußtsein führen. Die Basis für eine wesentlich differenziertere Betrachtung der Situation und der zugrunde liegenden Zusammenhänge wäre damit gegeben.

*Je differenzierter der „Lebensraum einer Situation" betrachtet wird, um so differenzierter und angemessener kann die Lösung einer Problemstellung erfolgen. Die Betroffenen selbst sind die Träger der Veränderung. Dritte können die Funktion der Unterstützung übernehmen.*

### Diagnose von Problemen – Wege der Lösung

Wird die in unserem Fallbeispiel dargestellte Problemstellung auf die Ebene der handelnden Personen gelegt und das Problem somit auf der menschlich, individuellen Ebene geortet; oder sehen wir in der Analyse und Verbesserung der Arbeitsabläufe und Regelwerke die Basis für Verbesserungen; oder liegt das Problem möglicherweise im Bereich der Konzepte und Grundlagen, wie eventuell im Bereich der Personalpolitik oder der Unternehmenskultur oder etwa mit unterschiedlichen Anteil in allen drei genannten Bereichen?

Daß der Weg zur grundsätzlichen Problemlösung nicht über die
Schuldfrage und deren Klärung führt, haben wir bereits besprochen.
Wie sieht nun ein möglicher alternativer Weg aus? Lievegoed (1990)
und Glasl (1983) beschreiben dieses Modell als Urteilsbildungsprozeß
in Gruppen bzw. als U-Prozedur:

Zuerst sollten folgende Fragen gestellt und beantwortet werden:
- Welche Symptome veranlaßten mich (uns) ein Problem zu erleben?
- Wie formuliere(n) ich(wir) das Problem vorläufig?
- Wer „hat" eigentlich das Problem, wer nicht?
- Wer ist betroffen, wer verfügt über relevante Informationen, wer
  könnte die Lösung fördern bzw. verhindern?
- Wen sollte ich, in welcher Phase des Prozesses – als „Wegbegleiter"
  – mit einbeziehen?

Problemträger und Konsulent/en (begleitende/r Helfer) arbeiten
in einer kleinen Gruppe, in verstehender und fördernder Grundhaltung, an der Problemlösung, die in folgenden Schritten bearbeitet werden kann:

1. Sich ein Bild der Situation machen
2. Zusammenhänge und Merkmale finden
3. Hintergründe und Prinzipien entdecken
4. Urteilsbildung (Entscheidung zur Handlung)
5. Erarbeiten neuer Grundsätze, Leitlinien, Konzepte
6. Gestalten und Organisieren
7. Maßnahmen planen

Die Methode der „U-Prozedur" steht unter dem konzeptuellen
Plan, daß Betroffene, nachdem sie diese Methode kennen und anwenden gelernt haben, in der Lage sind, selbst Schritte zur Lösung zu setzen. Ein oder mehrere Konsulent(en) übernimmt/übernehmen die
Unterstützung des Problemträgers im „Durchlaufen der U-Prozedur".
Die Forderung nach Hilfe zur Selbsthilfe muß ein zentrales Anliegen jeder Prophylaxe sein.

*Die Trennung von Person und Problem ist der erste Schritt zur Lösung. Die Bearbei-
tung der Problemstellung in den sieben Schritten führt grundsätzlich zu einer fundierten
Problemlösung. Die Initiative zur Umsetzung bewirkt in der Folge die Veränderung der Situation.*

## Werthintergrund

Bei unserem Beispiel handeln die Führungskräfte gemäß ihrem unterschiedlichen Wertehintergrund. Hier setzt auch ein weiterer Aspekt für die Situationserfassung und Lösungsfindung an. Ist das Nachlassen in der Leistung eines Mitarbeiters ein Handlungsanlaß für Menschen in seiner Umgebung, oder muß er sich selbst helfen? Ist der Mensch an sich ein Teil der Betrachtung, oder zählt ausschließlich seine erbrachte Leistung? Sind MitarbeiterInnen Menschen, die ausschließlich Leistungen (also Produktionsfaktoren) zu erbringen haben? Der eigene Wertehintergrund prägt zentral die mögliche Handlungsbandbreite jedes Menschen. Dazu kommt in Organisationen der praktizierte Wertehintergrund in Gestalt der Unternehmenskultur. Der praktizierte Führungsstil, die bestehende Kultur der Organisation, die Formen von Motivation, Arbeitszufriedenheit, Selbstverantwortung, usw. werden je nach der vorhandenen Grundhaltung ausgeprägt sein. Abwertende Organisationskulturen und am mechanischen Weltbild orientierte Haltungen bzw. Arbeitsbedingungen, aber auch analoge innere Haltungen des Menschen, die über längere Zeiträume wirken, müssen als krankmachend angesehen werden.

Folgende zwei implizite Persönlichkeitstheorien (vgl. Rosenstil 1975, S 25 f) stellen für mich die Basis für die Gestaltung krankmachender Lebensräume dar:

- Der Mensch als „homo oeconomicus", losgelöst von seinen individuellen Wünschen, Bedürfnissen, Erwartungen, Ängsten, zu einem, ausschließlich für Geld, Leistung erbringenden Wesen.
- Der Mensch als Element der Organisation zur Systematisierung der Arbeit, wie ihn Taylor im Jahr 1911 betrachtet, und den Akkordlohn als einzigen Anreiz für die einzelnen Arbeitnehmer ansieht.
  Dabei wird von folgenden Voraussetzungen ausgegangen:
- „Der Mensch ist im wesentlichen durch ökonomische Anreize motiviert und handelt nach der Maxime des größten Gewinns
- Da die ökonomischen Anreize unter der Kontrolle der Organisation sind, ist der Mensch wesentlich passiv, manipulierbar und durch die Organisation kontrolliert
- Die Gefühle der Menschen sind wesentlich irrational. Es muß deshalb verhindert werden, daß sie dessen ökonomischen Interessen stören
- Organisationen können und müssen so organisiert sein, daß sie Gefühle und unvorhersehbare Züge des Menschen kontrollieren."

Zusätzlich stellt McGregor im Rahmen seiner polemischen Kritik an diesen Ansätzen folgende ergänzende Annahmen der klassischen Organisationslehre auf:

- „Der Mensch ist von Grund aus faul und muß deshalb von außen motiviert werden
- Die natürlichen Ziele des Menschen sind der Organisation entgegengesetzt. Deshalb ist, um seine Arbeit für die Organisation zu sichern, Kontrolle notwendig
- Aufgrund seiner irrationalen Gefühle ist der Mensch unfähig zur Selbstdisziplin und Selbstkontrolle
- Es gibt grundsätzlich zwei Gruppen von Menschen, jene welche den oben genannten Annahmen entsprechen und jene, die selbstmotiviert, selbstkontrolliert, weniger durch Gefühle bestimmt sind. Die zweite Gruppe muß die Aufgabe des Managements in der Verantwortung für alle anderen übernehmen."

Es ist in der Praxis immer wieder zu beobachten, daß die Modelle der klassischen Organisationslehre aus dem Anfang dieses Jahrhunderts, in Organisationskulturen und dem Denken von Verantwortlichen immer noch wirksam sind. Trotz der, aus meiner Sicht auf den gesamten Menschen bezogenen alternativen Modelle (Maslow, McGregor, Herzberg, u. a.) ist der Einzug dieser als Wertehintergrund für Führungskräfte und Organisationskulturen noch nicht geglückt. Offenbar ist es für viele schwer, einen inneren Wandlungsprozeß von den klassischen Modellen (einfach, schnell, egoistisches Realisieren), hin zu den gesamthaft wirksameren und humanen Ansätzen von Persönlichkeitstheorien zu realisieren.

Lewin hat zum Thema „das Verhalten, die Kenntnis und die Übernahme neuer Werte" zehn Thesen beschrieben (Lewin 1968, S 92 f), welche die Komplexität und Langfristigkeit des Wertewandels anschaulich machen:

1. Die Vorgänge, die die Erwerbung des Normalen und des Unnormalen bestimmen, sind im Grunde gleich.
2. Der Umerziehungsprozeß hat eine Aufgabe zu erfüllen, die im wesentlichen einem Kulturwechsel entspricht.
3. Auch ausgedehnte Erfahrungen aus erster Hand schafft nicht automatisch richtigere Vorstellungen (Kenntnis).
4. Die soziale Aktion wird nicht weniger als die physische Aktion von der Wahrnehmung gesteuert.
5. In der Regel genügt der Besitz richtiger Kenntnis nicht, um eine falsche Wahrnehmung zu berichtigen.

6. Unrichtige feste Anschauungen (Vorurteile) sind funktionell falschen Anschauungen (Theorien) gleich.
7. Veränderung der Gefühle folgen nicht zwangsläufig auf Veränderung der Denkstruktur.
8. Ein Wandel der Handlungsideologie, eine wirkliche Anerkennung einer andersartigen Reihe von Tatsachen und Werten, eine Änderung der wahrgenommenen sozialen Welt – sie alle drei sind verschiedene Ausdrücke für den gleichen Vorgang.
9. Die Anerkennung des neuen Systems von Werten und Ansichten läßt sich gewöhnlich nicht stückweise zustande bringen.
10. Der Betreffende willigt in das neue System der Werte und Ansichten ein, indem er in die Zugehörigkeit zur Gruppe einwilligt.

Entwicklungsprozesse mit dem Ziel des Wertewandels stellen aus meiner Erfahrung grundlegende Maßnahmen zur Prophylaxe in Organisationen dar.

*Die Qualität der Werthaltungen und deren Anwendung beeinflußt maßgeblich die Existenz krankmachender oder gesundheitserhaltender Faktoren in Organisationen.*

*Klares Austauschen der Werthaltungen zwischen Menschen in einem Lebensraum, verbessert die Potentiale der Produktivität, und die Lebensbedingungen in Organisationen.*

*Die Veränderung von Werten ist nur in langfristigen Prozessen zu erwarten.*

## Ethik und Verantwortung

In dem am Anfang beschriebenen Beispiel eines Führungskräftegespräches ist auch die Frage nach der Verantwortung jedes einzelnen zu stellen. Verantwortung einerseits für die Gegebenheiten dieser Organisation und andererseits für die gelebten Werte und Prinzipien des Umganges miteinander, und letztendlich für die eigenen Handlungen. Die Verantwortung über das, was in der Arbeitswelt im allgemeinen und in jeder Organisation, Abteilung, Gruppe geschieht, wird auf unterschiedlichster Weise gesehen und wahrgenommen. Verbreitet ist das „Florianiprinzip", das lieber das Nachbarhaus anzünden läßt, als das eigene. Nur ungeschoren aus der Situation kommen ist die Devise, um gemeinsamen „Brandschutz und -verhütung" geht es dann nicht.

Die erste Handlungs- und Verantwortungsebene liegt im direkten Umfeld jedes einzelnen. Im unmittelbaren Lebensfeld ist die Möglichkeit der eigenen Beiträge am größten. Lievegoed spricht zum Beispiel von „Fingerübungen zu moralischen Techniken" (vgl. Lievegoed 1990)

wenn er im sozialen Handeln verlangt, die Freiheit des anderen nicht
zu beeinträchtigen und soziales Einfühlungsvermögen, gewisse Kenntnisse im psychologischen Bereich und die sprachliche Ausdrucksfähigkeit (sich verständlich machen können) bei Arbeit in Gruppen anzuwenden. Zum Thema Freiheit ist zur Klarstellung Ringel am Wort: „Ich
muß im Zusammenhang mit dem Weg vom Ich zum Wir noch auf zwei
verhängnisvolle Irrtümer zu sprechen kommen: Freiheit und Gemeinschaft schließen sich aus und Persönlichkeitsentwicklung ist mit Individualismus gleichzusetzen" (vgl. Ringel 1984, S 67 f).

Wird der Kollege, der seit einigen Wochen nach der Mittagszeit
nach Alkohol riecht, geflissentlich umgangen oder tritt in einer wohl-
wollenden Art und Weise Kontakt und Auseinandersetzung ein. Wenn
wir die Verantwortung zur Unterstützung an Dritte delegieren oder
kurzerhand eine moralische Bewertung als Schnellösung und Rückde-
legation an den Betroffenen oder anonyme Dritte wählen, geht die wir-
kungsvollste Möglichkeit einer präventiven Maßnahme verloren. Durch
Unterstützung und Veränderung läßt sich in der Anfangsphase eine
krankmachende Veränderung am leichtesten und wirkungsvollsten in
gesunde Bahnen lenken.

Es ist verständlich, daß sich manchmal hilfsbereite Menschen überfordert fühlen, Schritte zur Problemlösung zu setzen. Eine Verbindung
von professioneller Hilfe und Taten durch Menschen in dem konkreten Lebensfeld ist die wirksamste Kombination.

Die Mitverantwortung am eigenen Umfeld ist grundsätzlich gegeben, auch wenn man nur „Befehlsempfänger" war. Nicht einschreiten,
nicht aufzeigen, ist als „verantwortungslos" einzustufen. Die Courage
des Einzelnen ist dabei gefordert.

Die Frage von Ethik und Verantwortung läßt sich neben der individuellen Ebene, auch in größeren Zusammenhängen darstellen. Zum
Beispiel auf der betriebswirtschaftlich/volkswirtschaftlichen Betrach-
tungsebene: vertrauen Betriebe „die Geschädigten" einfach der gesellschaftlichen Versorgung an, oder stellen sie eigene Leistungen zur Prophylaxe und zur Rehabilitation bei. Werden die „Quellen der Schädigung" nachhaltig verändert? Sorgen die „Verursacher" unmittelbar für
die Heilung bzw. Unterstützung der „Geschädigten"? Die Delegation
der eigenen Verantwortung an die Allgemeinheit, ist für mich nicht die
angemessene Handlung einer Organisation als Lösungsbeitrag zum
Thema „krankmachende Faktoren in der Arbeitswelt".

Die in letzter Zeit aktuellen Themen wie „Mobbing" oder „Arbeitsplätze für ältere Arbeitnehmer" werden meist nicht in der Organisati-

on selbst bearbeitet. Die Lösungsmodelle sind in Form von „aus dem System stellen, von einzelnen, die nicht mehr funktionieren" zu finden. Die Geschädigten werden an den Bereich der Selbsthilfe, an die Teilhilfen der Sozialversicherungen oder jenen der Allgemeinheit verwiesen. Durch die Darstellung und Behandlung als Einzelproblem eines Menschen nimmt die Organisation die ihrem Bereich liegende Verantwortung nicht wahr. Alle Beteiligten eines Lebensraumes sind zu gemeinsamer Problemlösung aufgerufen.

*Wirklichkeit ist was wirkt (Lewin); unsere Handlungen stehen in permanenter Prüfung in bezug auf unsere Verantwortung im gegebenen eigenen Lebensraum.*

## Basismodelle für prophylaktisches Handeln in Organisationen

Als Zeichen für den Werthintergrund, der krankmachend wirkt, sehe ich, wenn anstelle der Begriffe Mensch, MitarbeiterIn, Person usw. jene wie Produktionsfaktoren, Humankapital, (mechanisches) Teil einer Organisation, ausführendes Werkzeug usw. im betrieblichen Alltag verwendet werden. Die Betrachtung der Organisation und der in ihr wirkenden Menschen geht in diesen Fällen von einem Bild einer Maschine bzw. vom Material aus.

Im Gegensatz dazu werden durch folgende Prinzipien von Wolfgang Metzger, welches die Arbeit am Lebendigen im Gegensatz zu der Arbeit am „toten Material" beschreibt, eine Sicht von Organisationen und der in ihr tätigen Menschen als „Lebendige Wesen" möglich. Dieses Modell bezieht sich zentral auf wirksame Veränderungsprozesse von/in Organisationen und Menschen

### Arbeit mit Lebendigem

Wolfgang Metzger (1962) bietet mit seinen sechs Kennzeichen der Arbeit mit „Lebendigem" und mit „totem Material" ein anschauliches Modell.

Die Begriffe mögen zuerst etwas befremdend klingen, deshalb eine kurze Erklärung. Die Betrachtung der Organisation wurde in den letzten 2 Jahrhunderten durch die Erfolge der Mechanisierung und Industrialisierung geprägt. In dem Zeitalter der zunehmenden Machbarkeit von Werkstoffen, Produkten Geräten usw. wurden die Prinzipien der

Produktion als allgemein gültig angesetzt. Die Lösung der sozialen und konzeptuellen Fragen wurden mit den gleichen Prinzipien zu Lösungen gebracht, wie sie bei der Planung von Produktionsprozessen verwendet wurden. Metzger stellt die Grundsätze der beiden Welten in einfachen und wirkenden Begriffen gegenüber.

Bei der Arbeit mit „totem Material" werden in der Folge sechs Kennzeichen beschrieben (vgl. Metzger 1962, S 18 f), wobei die Arbeit am toten Werkstück durch Ausdrücke wie machen, herstellen, anfertigen gekennzeichnet ist:

- Beliebiges bzw. unbegrenzt Verschiedenes herstellen innerhalb der Grenzen des Materials
- Die Kräfte zur Verwirklichung der beabsichtigen Form stammen von Bearbeitenden, nicht aus dem Werkstoff selbst; die innewohnenden Kräfte äußern sich als passiver Widerstand
- Das Material wartet beliebig auf seine Bearbeitung; der Bearbeitende kann die Zeit der Bearbeitung nach freiem Ermessen in beliebigen Entwicklungsstufen festsetzen
- Die Arbeitsgeschwindigkeit liegt weitgehend im Belieben des Bearbeitenden (mit der Einschränkung der Materialhärte, bzw. bestimmter Reaktionsprozesse)
- Weitgehend liegt der Weg der Bearbeitung im Belieben des Bearbeitenden (möglichst geradlinig und ohne Umwege)
- Das Machen läuft in eine Richtung, in die des Werkstückes; es findet keine aktive Rückwirkung durch das Material statt (kein Dialog)

Diese Handlungsprinzipien eignen sich für die Bearbeitung von Werkstoffen. Bei nach diesen Kennzeichen geleisteten „Führungsarbeit mit Menschen" entstehen zwangsläufig entsprechende Reaktionen der Mitarbeiter, wie unter anderem:

- Widerstand gegen Veränderung
- Passivität
- Reduktion des Denkens und der eigenen Initiative
- innere Emigration bzw. Kündigung
- Verlagerung der eigenen Handlungsenergien auf andere Teilbereiche des Lebensraumes

Leider handeln Führungskräfte und Verantwortliche in Fragen der Führung und der Impulse für die Unternehmenskultur immer wieder nach diesen Prinzipien, die für die Bearbeitung von „totem Material" angebracht sind, statt mit den Menschen in der Organisation nach den Grundsätzen des Arbeitens mit Lebendigem zu arbeiten.

Wie sehen nun die Kennzeichen für Arbeit mit Lebendigem aus, die mit Begriffen wie hegen, pflegen, hüten, unterstützen, fördern usw. verbunden werden, da wir es hier mit lebendigen Wesen und nicht mit Werkstoff oder Material zu tun haben (vgl. Metzger 1962, S 21 f):

- *Die Nicht-Beliebigkeit der Form.* Ein Wesen ist ein schon von sich aus, nach eigenen inneren Gesetzen, seiner Eigenart entsprechend gestaltendes, oder besser: sich Gestaltendes und sich verhaltendes Ganzes. Auf Dauer kann ihm nichts gegen seine Natur aufgezwungen werden. Es kann zur Entfaltung gebracht werden, was als Möglichkeit selbst angelegt ist.
  *Der Mensch ist nicht beliebig formbar, ohne die ihm eigene Lebendigkeit zu zerstören.*
- *Gestaltung aus inneren Kräften.* Die Kräfte und Antriebe haben wesentlich im Wesen selbst ihren Ursprung. Durch Gestalten von Rahmenbedingungen können diese in ihrer Wirksamkeit unterstützt oder gehemmt werden. Wo innere Kräfte fehlen, sind sie durch äußeres Eingreifen nicht zu ersetzen, ohne zu zerstören, was zu bilden vermeint wird. Die Art und der Erfolg äußerer Eingriffe zur Formung sind durch die im Inneren des Lebendigen vorhandenen Kräfte eingeschränkt, man kann auf Dauer nichts gegen diese Kräfte tun, sondern muß sich mit ihnen verbünden.
  *Von Dauer sind im Bereich des Lebendigen nur solche Formen, die sich durch die Entfaltung innerer Kräfte bilden und ständig von ihnen getragen und wiederhergestellt werden.*
- *Nicht-Beliebigkeit der Arbeitszeiten.* Das lebende Wesen kann nicht beliebig auf seine Pflege warten. Das Lebewesen hat seine eigenen Gezeiten von Tätigkeit und Ruhe, von Hunger und Sättigung. Vor allem seine eigenen fruchtbaren Zeiten und Augenblicke. Man kann infolgedessen weder in Bezug auf Dauer bzw. Lage, Arbeitszeiten willkürlich festsetzen, auch nicht die Arbeit in beliebig kleine Abschnitte aufteilen.
  *Die Arbeitszeitregelung den Prinzipien des toten Materials/der Maschine anzupassen finden im Lebendigen ihre unübersteigbaren Grenzen.*
- *Nicht-Beliebigkeit der Arbeitsgeschwindigkeit.* Die Arbeitsgeschwindigkeit kann im Umgang mit Lebendigem nicht beliebig gesteigert werden. Wartezeiten des Reifens sind notwendiger Bestandteil des Erfolges. Die Ungeduld ist ein wesentliches Hemmnis. Wie am Beispiel im neuerdings veränderten Umgang mit bestimmten Infektionskrankheiten gut zu beobachten ist. Statt mit Medikamenten beschleunigt, werden grippale Infekte doch wieder zunehmend durch den Heilungsprozeß des einzelnen Menschen, mit seiner für ihn typischen (Heilungs)Geschwindigkeit, ausgeheilt.

*Wachstums- und Entwicklungsprozesse haben eigene innere Geschwindigkeiten, die durch die Ungeduld und den daraus folgenden Eingriffen in ihrem Fortgang behindert bzw. gestört werden.*

– *Die Duldung von Umwegen.* Wer mit der Entwicklung von Lebendigem zu tun hat, muß überall dort Umwege in Kauf nehmen, wo diese bei der Entwicklung des Wesens im Schöpfungsplan vorgesehen sind. An der Entwicklung der Menschen ist dies gut zu beobachten. Die Umwege der Entwicklung des Verhaltens und Erlebens sind nicht ohne Schäden zu verkürzen bzw. zu „begradigen". Bei dem überwältigenden Eindruck, den die Errungenschaften des technischen Verstandes auf viele Menschen der Gegenwart ausübt, ist die Versuchung, die „Entwicklung zu begradigen", sehr oft spürbar. Dies führt letztendlich zur Gestaltung abstrakter toter „Gebilde".

*Die Duldung von Umwegen ist bei der Entwicklung von Lebendigem eine notwendige Bedingung; Zwischenschritte und Umwege sind Bestandteile von Entwicklungsprozessen.*

– *Die Wechselseitigkeit des Geschehens.* Das Geschehen bei der Arbeit mit Lebendigem ist wechselseitig. Bei Werkstoffen ist der Widerstand auf passive Härte, Zähigkeit, usw. beschränkt, diese antworten nicht mit Gegenzügen, wie unter Umständen das lebende Wesen. Arbeit mit Lebendigem ist vom Grundsatz des persönlichen Vertrauens und der gegenseitigen Achtung geprägt. Versuche der Fließbandbehandlung im Gesundheitswesen werden zugunsten der Arbeitsweise mit Lebendigem wieder rückgängig gemacht.

*Die Wechselseitigkeit der Beziehung und Rückmeldung kennzeichnet die Arbeit mit Lebendigem. Dialog, persönliches Verhältnis, Vertrauen und Wertschätzung sind Grundsatzbestandteile des Arbeitens mit Lebendigem.*

Es könnte der Einwurf kommen, daß die Prinzipien der Arbeit mit Lebendigem zwar für bestimmte Bereiche, wie z. B. den Gesundheitsbereich zutreffen (da wäre nur die Frage zu stellen, warum dann noch immer so viele Verletzungen dieser Prinzipien im Gesundheitsbereich passieren), aber für profitorientierte Organisationen nicht, oder nur sehr eingeschränkt.

Diese Haltung kann aus meiner Sicht nur durch zwei Irrtümer hervorgerufen werden. Entweder man sieht sich der – im Sinn von Taylor beschriebenen – Führergruppe permanent zugehörig und damit von den negativen Auswirkungen vordergründig nicht betroffen, oder es wird grundsätzlich übersehen, daß auch Organisationen, Firmen in ihrer Entwicklung die Kennzeichen des Lebendigen und nicht von „totem Material" an sich haben.

*Organisationen entwickeln und verhalten sich wie eigenständige lebendige Wesen und reagieren auf Maßnahmen Lebendigem entsprechend.*

### Führungsstil/-kultur

Ein Beispiel für den Umgang mit Menschen als „totes Material" stellt, wie bereits beschrieben, der Taylorismus dar. Hier hat sich der Mensch als Instrument der Produktion unterzuordnen. Als einziger Faktor „Menschen zum Arbeiten zu bringen" war aus Sicht Taylors der ökonomische Aspekt des Akkordlohnes. Führen wird hier zum Kontrollieren der Vorgaben reduziert. Unter diesen Lebens- und Arbeitsbedingungen werden Menschen auf Dauer entweder Revolutionäre oder sie erfüllen die Regeln und werden zu „totem Material", und/oder sie werden krank. Themen wie Fehlerquoten, Motivation, Handlungsenergie, Engagement usw. werden mit Regeln und Machtmitteln gesteuert. Die Grenzen dieses Führungsmodells sind am Beispiel der Autoindustrie und deren Entwicklung in diesem Jahrhundert aufzuzeigen (vgl. Womack et al. 1992). Außerdem ist die Arbeit mit Lebendigem nicht mit einem Verständnis von „laissez faire" zu verwechseln.

Lebende Wesen sind grundsätzlich mit einer vielfältigen Kombination von Festigkeit und Freiheit ausgestattet. Metzger beschreibt in einem weiteren Gedankenbild die zwei Wege der Zielerreichung (vgl. Metzger 1962, S 62 f). Der eine ist durch die Schaffung von externen Zwangsmaßnahmen und Regelwerken aufgebaut, der andere wird durch die inneren Kräfte des lebendigen Wesens in frei gestaltenden Wegen bestimmt. In Organisationen wie auch bei Menschen ist eine Kombination beider je nach Erfordernis der Situation gegeben. Sind Menschen eigenständig handelnde Wesen, oder bewegen sie sich im Rahmen von Vorgaben und Schranken. Die Lösung liegt in der Verbindung dieser beiden polaren Aspekte. Metzger zitiert zu dieser Frage ein Beispiel aus dem Bereich des menschlichen Körpers, bei dem ein Zusammenwirken von Festigkeitsaspekten (z. B. Knochengerüst) und Freiheitsaspekten (z. B. Lymphe) die gesamte Funktionsfähigkeit erst ermöglicht.

Tannenbaum und Schmidt (in: Glasl 1993, S 140) zeigen die Bandbreite der Führungsstile (Abb. 1). Aus meiner Sicht besteht die Herausforderung darin, die eigene Bandbreite immer wieder zu erweitern, um je nach Angemessenheit der Lage notwendige Handlungsmöglichkeiten zur Verfügung zu haben. Aus meiner Sicht steht nicht mehr die

Frage nach dem „richtigen" Führungsstil im Raum, sondern die Frage, wie sich Menschen mit ähnlichen Haltungen und Bedürfnissen einen „Lebensraum", unter Beachtung ihrer persönlichen Zielsetzungen verbunden mit jener der Organisation, gestalten können.

Die grundsätzliche Qualität des Führens ist jedoch immer an der Arbeit mit Lebendigem zu messen.

Führung im Sinn von fördern und entwickeln bietet die Basis für die Arbeit mit Lebendigem. Eine Kultur der gegenseitigen Akzeptanz und Wertschätzung sind weitere hilfreiche Faktoren für eine gesunde ertragreiche Produktivität.

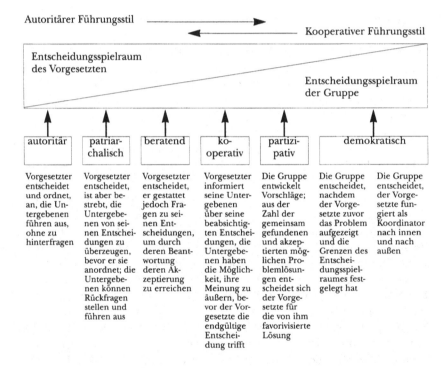

**Abb. 1.** Skala der sieben Führungsstile nach Tannenbaum und Schmidt

Der tatsächliche Führungsstil wird aber nicht nur durch die Einstellung der Führungskraft bestimmt, sondern durch eine Vielzahl von Situationsfaktoren (vgl. Glasl 1993, S 143), wie zum Beispiel durch:

- die Beziehung des Führers zu den Gruppenmitgliedern
- die Strukturiertheit der Führungsaufgabe
- die Positionsmacht des Führers
- die Stile und die Erwartungen von Vorgesetzten, Untergebenen und KollegenInnen
- die Organisation und Technologie
- den Willen und die Bereitschaft des Mitarbeiters: Beziehungsorientierung
- die Fachkompetenz des Mitarbeiters: die Aufgabenorientierung

Die ständige Weiterentwicklung im Thema Führen ist ein Muß für alle Menschen mit Führungsverantwortung. Die Auseinandersetzung mit den praktizierten Führungsinstrumenten (vgl. Döring 1992, S 43 f) und der eigenen Persönlichkeit ist ebenso Aufgabe, wie die Weiterentwicklung der fachlichen Fähigkeiten. Zu den intellektuellen Fähigkeiten müssen Gefühle und Gefühlswärme hinzukommen. Andernfalls werden „Intelligenzbestien" oder „Fachidioten", in einer grausamen oder einseitigen Haltung, Führungshandlungen setzen (vgl. Ringel 1991, S 114).

Der praktizierte Führungsstil, und nicht die in Hochglanzdruck beschriebenen theoretischen Führungsleitsätze, trägt wesentlich zum Thema Krankheit und Prophylaxe in der Organisation bei.

*„Führe andere so, wie Du selbst geführt werden möchtest." Produktivität und Humanität, als Orientierungsfaktoren für den Führungsstil, schließen sich nicht gegenseitig aus, sondern bedingen und fördern einander.*

### Betrachtungsebenen

Folgende Betrachtungsebenen sind zu unterscheiden:
- die individuell menschliche Ebene
- die Ebene der Organisation/der Betriebswirtschaft
- die volkswirtschaftlich/ökologische Ebene

In der betrieblichen Praxis werden Problemstellungen häufig isoliert auf nur einer Ebene betrachtet. So scheinen z. B. Entscheidungen, die im engeren Sinn der Betriebswirtschaft getroffen werden, plausibel und richtig, sind aber aus den beiden anderen Bereichen jedoch nicht schlüssig, oder sogar extrem schädlich.

Die volkswirtschaftlich ökologische Sicht wurde bisher meist nur in Ansätzen berücksichtigt. Durch Egoismus auf einer Ebene werden Ketten von Fehlentscheidungen produziert, die Verantwortung von Ursache und Wirkung am Ort des Geschehens nicht direkt wahrgenommen. Die Integration aller Ebenen in der Veränderungs- bzw. Führungsarbeit bewußter und wirksamer vorzunehmen, wird aus meiner Sicht eine Herausforderung der nächsten Zukunft für die wirksame Entwicklungsarbeit im prophylaktischen Sinn sein.

*In Zukunft ist der Verbindung der drei Ebenen bei Entscheidungsvorgängen und Strategieentwicklungen stärker Beachtung einzuräumen (vom ökologisch-volkswirtschaftlichen bis zum persönlich-psychischen Bereich).*

### Wie Organisationen betrachtet werden können

Wenn es den beteiligten Führungskräften in unserem anfangs beschriebenen Gesprächsausschnitt gelingt, ihre Gesichtspunkte im zuletzt genannten Sinn zu verbinden, wird die Qualität der Diagnose erheblich erhöht. Für die Qualität der Führung und Problemlösung ist es außerdem sehr bedeutend, welche strukturellen Aspekte neben den inhaltlichen Aspekten, einer Frage zugrundegelegt werden. Glasl unterscheidet bei der Betrachtung von Organisationen drei Subsysteme, und diesen zugeordnet sieben Wesenselemente (vgl. Glasl, 1993 S 13) (Abb. 2). Die Subsysteme und Wesenselemente von Organisationen sind nicht voneinander getrennt zu betrachten, sondern in einer gegenseitigen Vernetzung und Beeinflussung zu sehen.

Die Führungskräfte in unserem Beispiel zielen mit ihren Aussagen bzw. Fragen hauptsächlich auf die Ebene 4: Menschen, Gruppen, Klima. Bei Problemen des Einzelnen werden meist Kurzschlüsse auf dieser Ebene vollzogen, ohne die Möglichkeit zu durchdenken, daß die Ursachen des Symptoms in Verbindung mit anderen Ebenen zu sehen sind. Außerdem sind durch die Äußerungen der Führungskräfte deren Hintergrundmodelle im Ansatz erkennbar. Die Aspekte Menschenbild, Führungsstil, Problemlösungsansatz, persönlicher Fokus auf einen Teil der 7 Ebenen u.a.m. sind die Leitlinien für die Aussagen in dieser Führungskräftebesprechung.

*Je differenzierter und vernetzter die Organisation in ihren Teilaspekten bei auftretenden Fragestellungen und Führungsaufgaben betrachtet werden kann, um so differenzierter, angemessener und somit wirksamer sind die darauf basierenden Lösungsansätze.*

| Wesenselement: | Subsystem: |
|---|---|

1. Identität

    } *kulturelles Subsystem*

2. Policy, Strategie, Programme

3. Struktur (Aufbauorganisation)

4. Menschen, Gruppen, Klima, Führung    } *soziales Subsystem*

5. Einzelfunktionen, Organe

6. Prozesse, Abläufe

    } *technisch-instrumentelles Subsystem*

7. Physische Mittel

**Abb. 2.** Die sieben Wesenselemente und die drei Subsysteme (in: Glasl 1993)

**Prophylaxe in Organisationen**

*Ansätze prophylaktischen Handelns in Organisationen*

Wenn wir nun versuchen, alle bisher aufgezeigten grundsätzlichen Aspekte im Sinn der Prophylaxe von psychischen und psychosomatischen Erkrankungen in Organisationen anzuwenden, so könnte folgendes getan werden (in Anlehnung an ein Gespräch mit Ringel im Sommer 1985):

- Prophylaxe und notwendige Unterstützungen, im Sinn gestaltender Veränderung der Arbeit mit Lebendigem, im Themenfeld
  - des Unternehmensklimas und der Unternehmenskultur
  - dem Führungsstil und dem Umgang mit Menschen in der Organisation
  - in Haltungsfragen: Hilfe aus humanitärer Überlegung vs. der Reduktion von betrieblichen Störfaktoren
  - Früherkennung *und* vorbeugende Orientierung (Haltungsänderung)
- Maßnahmen für Mitarbeiter mit (temporär) eingeschränkter Leistungsfähigkeit
  - Entwicklung einer entsprechenden unterstützenden Haus- bzw. Gruppenkultur
  - Integration des Arbeitsteams in die Lösungsansätze

- Entwicklung der Führungskräfte im Umgang mit diesen Problemstellungen und zur Verfügung stellen von unterstützenden Ressourcen (intern/extern)
- Arbeit mit einem konkreten Arbeitsteam und deren Führungskraft zur Vorsorge oder zur Behandlung akuter Fälle
– Hausinterne Beratung/Unterstützung
- Rahmenbedingungen für diese Arbeit (Arbeitsgebiet vs. Grenzen)
- Einrichtung der Funktion
- Grundsatzabsicherung der Themen: Vertrauen, Unabhängigkeit, Schweigepflicht
- Absicherung der Professionalität der internen Berater
- Zusammenarbeit mit betriebsärztlichen Einrichtungen
– externe Kooperationspartner
- Mit welchen Stellen (z. B. Kriseninterventionszentrum, Psychosozialer Dienst, regional ansässige Psychotherapeuten)
- Spielregel der Nutzen des Zuganges durch Mitarbeiter direkt und/oder über interne Beratungsstelle
– Therapeutische Versorgung
- Einzelarbeit (extern/intern)
- Gruppen (Selbsthilfe, Selbsterfahrung, Abbau von Störungen)
- Klärung einer eventuellen (Teil)Kostenübernahme durch die Organisation

### Organisationsentwicklung und Prophylaxe

Der Impuls der Organisationsentwicklung setzt auf eine Verbindung von menschlich-sozialen und produktiv-organisatorischen Aspekten im Sinn der Entwicklungsorientierung auf.

French und Bell (vgl. 1982, S 30) formulieren als Merkmale der Organisationsentwicklung:
– Der Klient ist ein umfassendes System oder eine größere Einheit eines ganzen Systems
– Die Interventionen richten sich hauptsächlich auf Probleme und Themen, die vom Klienten identifiziert worden sind
– Die Interventionen beziehen sich auf Problemlösungen und das bessere Funktionieren des Systems
– Die Eingriffe basieren auf Theorie und Technologie der Sozialwissenschaft

Glasl/von Sassen (vgl. Glasl 1983) formulierten folgende Definition der Organisationsentwicklung:

Unter Organisationsentwicklung verstehen wir einen Veränderungsprozeß der Organisation und der in ihr tätigen Menschen, welcher von den Angehörigen der Organisation selbst bewußt gelenkt und aktiv getragen wird und somit zur Erhöhung des Problemlösungspotentials und der Selbsterneuerungsfähigkeit dieser Organisation führt, wobei die Angehörigen der Organisation gemäß ihren eigenen Werten und Vorstellungen die Organisation so gestalten, daß sie nach innen und außen den wirtschaftlichen, sozialen, humanen, kulturellen und technischen Anforderungen entsprechen kann.

Die Entwicklung des Potentials der in der Organisation tätigen Menschen (vgl. Döring und Leupold 1991, S 66 f) fördert deren Handlungsfähigkeit. Damit ergibt sich eine bessere Voraussetzung, daß diese Menschen sich bereits bei den ersten Kennzeichen einer Störung dieser zuwenden. In der folgenden Auseinandersetzung werden die Betroffen selbst aktiv und führen (ev. mit Hilfe von professionellen Helfern) das Problem einer Lösung zu. Im Sinn der Prophylaxe ist Selbsthilfe einer der Basisgedanken der Organisationsentwicklung.

*Organisationsentwicklung, die auf diesen Definitionen und Grundsätzen basiert, bietet aus meiner Sicht die beste Basis für prophylaktisches Denken und Handeln in Organisationen.*

## Zusammenfassung und Aussicht

Prävention in Organisationen für psychosomatische und psychische Erkrankungen ist durch die Bemühung aller in der Organisation Tätigen zu erreichen. Konzepte zur Gestaltung der Prävention sollten alle Menschen und alle Subsysteme der Organisation einbeziehen. Das Konzept sollte mittelfristig angelegt sein und in Schritten verfolgt werden können. Soziale, menschliche sowie betriebswirtschaftlich, ökonomische Aspekte sind zu integrieren. Alle in der Organisation tätigen Menschen sind Gestaltende und Verantwortliche am Geschehen. Anzustreben ist eine allmähliche Abschwächung und Ablösung der hierarchischen Strukturen durch neue Gemeinschafts- und Arbeitsformen. Die natürliche Autorität, die wachsen läßt, unterstützt, fördert, beglückt, soll die auf Machtausübung begründete Autorität ablösen (vgl. Ringel 1987). Zwanghafte hierarchische Ordnung ist mittelfristig durch Modelle der Gemeinschaft und Sebstverantwortung zu ersetzen. Die grundsätzlich positive Haltung und Wertschätzung des anderen und der eigenen Person bilden die gesunde Basis. Verbesserung der Handlungsfähigkeit und Kompetenz der Menschen im sozialen wie inhaltlichen Bereich sind grundlegende Zielsetzungen.

„Vorsorgen statt heilen" steht nicht nur für den sozialen sondern auch für den ökonomischen Aspekt (im Sinn der Organisationsentwicklung) und bringt „Ertrag" auf beiden Seiten. Die Kernüberlegungen des Lean Management basieren unter anderem darauf (und nicht, wie derzeit in manchen österreichischen Betrieben, im vordergründigen Abbau von Stellen und Hierarchieebenen).

Der Gedanke der Vorsorge ist in unseren Betrieben und Organisationen derzeit noch zu wenig verankert. Mehr oder weniger wird in die Reparatur gesteckt und viel zu wenig in vorbeugende Maßnahmen. Erfolge im Thema Prävention sind in einzelnen Organisationen zu beobachten, von einer Flächendeckung sind wir aber noch weit entfernt. Es bedarf der Anstrengung aller Beteiligten wie Eigentümer, Führungskräfte, Mitarbeiter, Betriebsräte, und „externer Helfer", um aus der derzeitigen vom materialistischen und egoistischen Denken geprägten Situation, der so oft krankmachenden entseelten Arbeit, in eine sinnbehaftete Arbeit zu gelangen, die mit positiver Energie erfüllt ist. Die Qualität der Ergebnisse und gesunderhaltenden Lebensraum ermöglicht.

Mein Beitrag möge als Impuls dienen, daß Verantwortliche und Betroffene in Organisationen vermehrt Initiativen in Richtung Prophylaxe setzen.

## Literatur

Döring W (1992) Führungsinstrumente – maßgeschneidert. In: Agogik Zeitschrift für Fragen sozialer Gestaltung, Heft 2: Führungsinstrumente. Bern, S 43–52
Döring W, Leupold C (1991) Organisationsentwicklung und gestalttheoretische Aspekte. In: Kailer N, Biehal F (Hrsg) Organisationsentwicklung – Sichtweisen und Erfahrungen österreichischer Führungskräfte. Manz, Wien
French W L, Bell jr C H (1982) Organisationsentwicklung, 2. Aufl. Haupt, Bern
Glasl F (Hrsg) (1983) Verwaltungsreform durch Organisationsentwicklung. Haupt, Bern
Glasl F, Lievegoed B (1993) Dynamische Unternehmensentwicklung. Haupt, Bern
Lewin K (1968) Die Lösung sozialer Konflikte, 3. Aufl. Christian, Bad Nauheim

Lievegoed B (1983) Lebenskrisen Lebenschancen – Die Entwicklung des Menschen zwischen Kindheit und Alter, 3. Aufl. Kösel, München

Lievegoed B (1990) Soziale Gestaltung am Beispiel heilpädagogischer Einrichtungen. Info 3, Frankfurt

Metzger W (1962) Schöpferische Freiheit, 2. Aufl. Waldemar Kramer, Frankfurt/Main

Metzger W (1975) Psychologie, 5. Aufl. Steinkopff, Darmstadt

Metzger W (1976) Vom Vorurteil zur Toleranz, 2. überarbeitete Aufl. Steinkopff, Darmstadt

Ringel E (1984) Die österreichische Seele. Böhlau, Wien

Ringel E (1987) Zur Gesundung der österreichischen Seele. Europaverlag, Wien

Ringel E (1991) Fürchte den anderen wie dich selbst. Ephelant, Wien

Rosenstiel L von, Molt W, Rüttinger B (1975) Organisationspsychologie, 2. Aufl. Kohlhammer, Stuttgart

Schubert D (1988) Die Person im Lebensraum – Eine Einführung in die dynamische Theorie von Kurt Lewin. Selbstverlag GTA Sektion Psychotherapie, Biedenkopf

Walter H J (1985) Gestalttheorie und Psychotherapie, 2. erweiterte Aufl. Westdeutscher Verlag, Opladen

Womack P, Jones D, Roos D ( 1992) Die Zweite Revolution in der Autoindustrie, 6. Aufl. Campus, Frankfurt/Main

# Das Syndrom „Widerwillen gegen die Arbeit"

## Existentielle Krisenprozesse in der Arbeitswelt und psychobiologische Auswirkungen

### R. Karazman

### Einleitung

Ausgangspunkt dieses Artikels ist die „salutogenetische" Hypothese der „Existenzanalyse und Logotherapie" über Sinnerfüllung im Leben als Grundlage psychobiologischer Gesundheit, die zur Evaluation des größten, deutschen Gesundheitsförderungsprogrammes für Fahrer der Münchner Verkehrsbetriebe im Gesundheitspark München herangezogen wurde. Besondere Aufmerksamkeit galt dem Zusammenhang von Sinnfindung bzw. Sinnleere im Arbeitsleben und Gesundheit bzw. Krankheit. Bei einem Teil der Fahrer bildete sich bei einer pathogenen, beruflichen Bedingungskonstellation aus progredientem Werteverlust in der Arbeitswelt und chronischer psychobiologischer Überforderung ein „Widerwillen gegen die Arbeit". Die existentielle Dynamik dieses Syndroms basiert auf der subjektiv erlebten Gefährdung von Dasein und Sinnfindung im zukünftigen Leben durch das gegenwärtige Arbeitsleben. Es wird Kontrollverlust über das eigene Schicksal und Ausweglosigkeit zu einem sinnerfüllten Leben erlebt. Dies sind Kennzeichen der „Passiven Streß-Reaktion" nach Henry und Stephens. Mit dem „Widerwillen"-Syndrom gehen schwere, psychische und somatische Erkrankungen entsprechend der pathologischen Trias bei Hypercortisolismus einher: psychische Erkrankungen, Tumorneigung und Infektionskrankheiten, u. U. mit Todesfolge. Die existenzanalytische Operationalisierung des „Widerwillen"-Syndroms verspricht ein hohes prädiktives Screening-Potential und könnte daher für psychotherapeutische Prävention sowie für betriebliche Gesundheitsförderung durch Verhältnisprävention hilfreich werden.

## 1. Sinnerfüllung in der Arbeitswelt – ein salutogenes Potential?

Die Arbeiten am „Widerwillen"-Syndrom bauen auf dem integrativen Verständnis zweier ursprünglich unabhängiger Forschungsschwerpunkte auf:

– zum einen auf Grundlagenarbeiten auf dem Gebiet der Psychoneuroimmunologie und Psychoneuroendokrinologie unter besonderer Berücksichtigung der Arbeitswelt (Karazman 1990, 1994a) und

– zum anderen auf der methodischen Anwendung der Existenzanalyse zur Operationalisierung der salutogenetischen Fragestellung nach einem Zusammenhang von Sinn-Findung und Gesundheitsentwicklung, unter besonderer Berücksichtigung der Arbeitswelt (Karazman et al. 1995a).

Die soziale Relevanz dieser Forschungsziele gründet auf den qualitativen Veränderungen im Arbeitsprozeß bzw. der menschlichen Beziehungen am Beginn der „Posffordistischen Ära" der Arbeitswelt:

– die *„Sinn-Frage"* bietet einen Schlüssel zur Selbstorganisation im Arbeitsprozeß;

– das *„Kippen der Alterspyramide der Belegschaften"* – die Erhöhung des Durchschnittsalters der Belegschaften – bedeutet eine Ausweitung der psychobiologischer Risiken der Arbeitsorganisation;

– *Streß* wird durch progrediente Arbeitsanforderungen (internationale Konkurrenz, Lean Management, Technologie-Entwicklung, drohende Arbeitslosigkeit) zur vorherrschenden Arbeitsverfassung;

– *Berufsunfähigkeitspensionen und Krankenstände* sind im Ansteigen, insbesondere in den ICD-Diagnoseklassen „Psychosen, Neurosen etc.".

Gleichzeitig erweist sich eine pathogenetisch orientierte Psychotherapie und einseitig somatisch-toxikologische (Arbeits-)Medizin insuffizient für produktive Prävention und betriebliche Gesundheitsförderung.

Der Paradigmenwechsel von der „Krankheitswissenschaft Medizin" in die Bewegung „Gesundheitswissenschaft/Salutogenese" bietet eine erste Orientierung für eine neue Theorie, Methode und Praxis der Gesunderhaltung und Gesundheitsförderung. Neben Denkrichtungen wie Yaron Antonovskys „Sense of coherence"-Konzept (1987) verweist auch die von Viktor Frankl begründete „Logotherapie und Existenzanalyse" (1987) auf die Erschließung von Gesundheitspotentialen und bietet als Anthropologie und Psychotherapie wertvolle Paradigmen und Prämissen im Sinne von Salutogenese und Gesundheitswissenschaft:

- die *Ganzheitlichkeit* eines bio-psycho-noetischen Menschenbildes
- das axiologische *Sinn-Paradigma* und die *Existenz*
- die Differenzierung der persönlichen Phänomene in *Psychobiodyna-mik* des Individuums und *noetische (geistige) Dynamik* in der Existenz (Verwirklichung durch Sinnbeziehung zu Werten in der Welt).
- Erst „Sinn" bezieht das psychobiologische Individuum in die soziale Matrix des Lebens- bzw. Arbeitsprozesses in einer menschengerech-ten und damit gesundheitsfördernden Qualität (im Unterschied zu reiner Zweckbeziehung). Die Sinn-Beziehung begründet persönli-che Gesundheitsorganisation, weil sich die Psychobiologie an Wer-ten (aus)richtet. Fehlt dauerhaft Sinn im Leben, beginnt „mir etwas zu fehlen" (Existenzanalytische Grundhypothese).

### 1.1 Die Existenzanalyse der Arbeitsbeziehung

Für die Existenzanalyse trägt *Arbeit Doppelcharakter:* Einerseits hat Arbeit einen „Zweck" zur Sicherung von Lebensbedingungen und Sinnerfül-lung *außerhalb* des Arbeitslebens andererseits kann „Sinn" auch *inner-halb* des Arbeitslebens erfolgen. Arbeit kann *Wert* als auch *Weg zu Werten* sein. Auf psychobiologischer Ebene bewirkt Arbeit immer Verausga-bung und Verbrauch, auf noetischer Ebene jedoch u. U. auch Berei-cherung und Erfüllung durch Sinn – was über das psychoneuroimmu-nologische Netzwerk die psychobiologische Gesundheitsorganisation eines Individuums unterstützt (Cardoso 1995, Badura 1995). Ob Arbeit „nur" Zweck-Charakter trägt oder auch Sinn-Charakter, sei daher für die Entwicklung von Gesundheit oder Krankheit wesentlich – so die *Existenzanalytische Grundhypothese:* Ein sinnerfülltes Arbeitsleben unter-stütze daher die Entwicklung von Gesundheit eher als ein nur zwecko-rientiertes und chronisch sinnleeres Arbeitsleben, da Sinnverlust unter arbeitsbedingter Verausgabung mit Desintegration der Psychobiologie einhergeht (Abb. 1).

### 1.2 Die „Existenztypologie" – Sinn-Gestalten im Leben und Entwicklung von Gesundheit

Auf diesem Sinn-Paradigma entwickelten wir die *„Existenztypologie"* (ET), eine Methode und ein Forschungsinstrumentarium zur Typolo-gisierung von individueller Sinn-Gestalt im Leben. Über ein struktu-

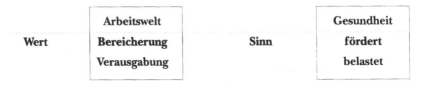

**Abb. 1.** Der existentielle Doppelcharakter der Arbeit

riertes Interview erfolgt die Zuordnung des Gesprächspartners zu vier
Sinn-Gestalten im Privat- und Arbeitsleben und die Validierung entsprechend der Grundhypothese mittels Gesundheits- und Arbeitsweltdaten (Karazman et al. 1994d, 1995a). Die ET wurde im Rahmen von
bislang zwei Evaluationsstudien eines großen deutschen Gesundheitsförderungsprogrammes bei Fahrerinnen und Fahrern im öffentlichen
Personennahverkehr (Organisation: Birgit Ertl; wissenschaftliche Organisation: Mark Schmid-Neuhaus; Münchner Gesundheitspark) und in
mittlerweile 450 einstündigen Interviews vertieft. In Selbstbeurteilungs-
form korrelierte die ET bei drei Studien mit über 1.000 Hausärztinnen
und Hausärzten entsprechend der Grundhypothese signifikant mit Ge-
sundheitsdaten (Karazman et al. 1994b).

Die *„Existenztypologie"* ergibt sich aus der Kombination von vier Sinn-
gestalten im Leben – je nach Vorherrschen von Sinnfülle („Interesse")
oder Sinnleere („Notwendigkeit") im Arbeits- oder Privatleben
(Abb. 2):

| SINN-GESTALTEN | ARBEITSLEBEN | PRIVATLEBEN |
|---|---|---|
| Ko-Existenz / KE | Interesse<br>*wollen* | Interesse<br>*wollen* |
| Privat-Existenz / PE | Leere<br>*müssen* | Interesse<br>*wollen* |
| Arbeits-Existenz/AE | Interesse<br>*wollen* | Leere<br>*müssen* |
| Existent. Vakuum/ EV | Leere<br>*müssen* | Leere<br>*müssen* |
| Pensionstyp / KEP | Interessensabnahme<br>*wollen wird müssen* | Interessenszunahme<br>*wollen* |

**Abb. 2.** Existenztypologie – Sinngestalten im Privat- und Arbeitsleben

*Ko-Existenz (KE):* Sowohl im Privatleben wie im Arbeitsleben werden Interessen verwirklicht und Sinn erlebt. Arbeit ist Zweck und Sinn.

*Privat-Existenz (PE):* Verwirklichung von Werten findet nur im Privatleben statt. Die Arbeit hat *nur* Zweck, Privatleben zu sichern.

*Arbeits-Existenz (AE):* Sinn-Erfüllung findet sich nur im Arbeitsleben. Im Privatleben dominieren Leere und Langeweile. Arbeit hat Zweck *und* Sinn.

*Existentielles Vakuum (EV):* Sinn und Verwirklichung werden über lange Zeit in beiden Bereichen verfehlt. Seit langem herrscht Sinn-Leere. Das relativ hohe Durchschnittsalter von 54 Jahren bei den befragten Fahrern bewog uns zur Definition einer fünften Sinn-Gestalt:

*Pensions-Typ (KEP):* Nach sinnerfülltem Arbeitsleben (KE/AE) entwickelte sich in den letzten 3 Jahren ein innerliches Abschiednehmen von der Arbeitswelt und der Wunsch, das Lebenskapitel Ruhestand zu eröffnen. Arbeit verliert Sinn und reduziert sich auf „Zweck" (not-wendig).

Die Tabelle 1 zeigt nun die Validierung der Existenztypologie (Sinn-Gestalten) mit verschiedenen Gesundheitsvariablen und die Unterstützung der existenzanalytischen Grundhypothese durch signifikante Zusammenhänge:
– Alter, Dienstjahre
– Selbstbeurteilung der Arbeitsfähigkeit durch Angabe der Wunschjahre bis Pension und das virtuelle Pensionsalter „Dienstjahre + Wunschjahre"
– offizieller Krankenstand in Tagen; Operationen, Unfälle
– grobklinische, psychiatrische Exploration
– Selbstbeurteilung psychischer Symptome mittels SCL90-R
– Daten zur Arbweitswelt, Arbeitsorganisation, Arbeitskultur; u.v.m.

In allen Studien screente die ET in diesen Variabalen signifikante und relevante Differenzen im Sinne der Grundhypothese. Die folgende Tabelle 1 stammt aus der ET-Evaluation 1994 der Münchner Fahrerinnen und Fahrer. Fahrer mit Sinn-Findung im Arbeitsleben (KE/AE) sind körperlich und seelisch gesünder und wünschen sich später in den Ruhestand zu gehen als Fahrer ohne Sinn-Findung im Beruf (PE/EV).

**Tabelle 1.** Existenztypologie und Gesundheit
(Jänner 94, n=89; * statistisch signifikant)

| SINN-TYP | KE | KEP | PE | AE | EV | GES. |
|---|---|---|---|---|---|---|
| n | 33 | 19 | 17 | 7 | 13 | 89 |
| Alter*<br>p=0.01 | 51,5a | 52,8a | 49,9a | 53,9a | 50,4a | 51,5 |
| Wunsch-Jahre<br>im Beruf*<br>p=0.018 | 8,1a | 3,9a | 6,1a | 7,3a | 4,6a | 6,3a |
| Alter<br>+<br>Wunschjahre | 60a | 57a | 56a | 61a | 55a | |
| AU-Tage*<br>1994/Pers.<br>p=0.0321 | 13,4 | 44,7 | 25,8 | 27,6 | 23,2 | 24,9 |
| Psychische<br>Symptomatik*<br>GSI im SCL90R<br>p=0.0043 | 0,317 | 0,429 | 0,567 | 0,600 | 0,800 | 0,480 |

**Tabelle 2.** Existenzanalyse des Widerwillen-Syndroms

| | |
|---|---|
| Allseitiger Verlust von Sinn-Findung durch Erschöpfung | In der psychobiologischen Überforderung verflacht das Werterelief im Arbeitsprozeß und erstarrt zu einer sinnleeren Belastungsmonotonie.<br>Die Sinn-Leere fördert wiederum die psychobiologische Erschöpfung, da nur mehr Verausgabung vorherrscht. |
| Angst ums Dasein und Integrität | Angst zu sterben, invalid zu werden, krank zu werden, nichts mehr wert zu sein, nichts mehr zu schaffen.<br>Angst vor Freiheitsentzug als Folge eines Unfalls.<br>Angst vor Verlust des Selbstwerts. |
| Werteverlust in der Arbeitswelt | Werteverlust in der Arbeitswelt<br>durch Verkehrszunahme, neue Technologie, Minutendruck, Ausscheiden von Kollegen, Vereinzelung, Kontaktverlust, Verhalten von Fahrgast und Führung u. a. |
| Aufwertung im Privatleben | Aufwertung im Privatleben<br>durch Eröffnung von neuen Werten (Partner in Pension, Interessen, Haus) oder Neubesinnung nach Verlust (Tod v. Angehörigen, Krankheit, Kinder). |

## 2. Das Syndrom „Widerwillen gegen die Arbeit" –
### Bedingungen, Phänomene, Existenzanalyse, Psychobiologie

*2.1 Arbeitsbedingungen und „Widerwillen"-Syndrom*
*bei älteren Fahrern im öffentlichen Personennahverkehr (ÖPNV)*

Unter Aspekten der Sinnfrage entschlossen wir uns zu einer erweiterten Typologisierung der Arbeitsbeziehung, da wir neben einem *Wollen* (Sinn-Beziehung) und einem *Müssen* (Zweck-Beziehung) eine weitere, geschlossene und selbständige Beziehungsgestalt zur Arbeit beobachteten: nämlich einen *Wider-Willen* gegen die Arbeit und die Arbeitswelt.
Bereits in den ersten Interviewdurchgängen 1993 beschrieb ein Teil der Fahrer, dem Arbeitsalltag, dem Beruf und dem Unternehmen mit Widerwillen zu begegnen, bisweilen gegen die ganze Welt – und in der extremsten Ausprägung auch gegen sich selbst. Umfassend war die Angst ums Dasein, die Angst vor frühzeitigem Tod oder Invalidität als Folge zunehmender Arbeitsüberforderung und die zunehmende Aussichtslosigkeit auf ein (gesundes) Pensionsleben.
Die Arbeitssituation wurde nicht mehr als Wert gesehen, sondern als Gefahr für Verwirklichung von Werten im Privatleben und in naher Zukunft. Die ganze Mühe eines jahrzehntelangen Arbeitslebens erschien zunehmend sinn- und zwecklos. Das Arbeitsleben – einst eine sinnvolle Lebenssphäre – wurde nun zum „Feind" eines sinnvollen Lebens und u. U. des Überlebens (Abb.3).

| | Sinn<br>KE | Abschied<br>KEP | Widerwillen<br>EV-PE |
|---|---|---|---|
| Arbeit<br>ist | SINN +<br>ZWECK | nur<br>ZWECK | GEFAHR<br>für SINN |
| | *wollen* | *nicht wollen* | *wider wollen* |

**Abb. 3.** Stufen in den Arbeitsbeziehungen, die dem Widerwillen-Syndrom vorausgehen können

Diese Entwicklung der Arbeit zum „Feind" gründete auf einer *pathogenen potenzierenden Wechselwirkung von progredienter psychobiologischer Überforderung und Werteverlust in der Arbeitswelt beim Älterwerden:*

– Die progrediente, psychobiologische Überforderung basiert auf der
  Schere zwischen der Ausrichtung der Arbeitsplätze an jungen, gesunden Arbeitskräften bei altersgemäßer Verringerung psychophysiologischer Leistungsparameter (Illmarinen 1991). Weiters ist die
  Entwicklung weiter Teile der Arbeitswelt durch Beschleunigung,
  Vereinzelung, Einengung im Handlungsspielraum und steigenden
  Verantwortungsdruck gekennzeichnet und verstärkten Streß (Karasek 1979). Für den Fahrberuf sind diese Tendenzen beispielhaft: Be-
  schleunigungs-Programme, Verkehrsdichte, Einzelfahrer, Unfallrisi-
  ko. Chronischer Streß wiederum „beschleunigt" psychobiologische
  Alterung und verringert dadurch erneut die Arbeitsfähigkeit. Psychobiologischer Raubbau findet statt.
– Andererseits besteht eine Tendenz zum Werteverlust im Laufe des
  beruflichen Älterwerdens: Routine ersetzt Interesse, befreundete
  Kollegen sind in Pension oder invalide oder tot, die technologische
  oder Organisationsentwicklung „verbessert" eine gewachsene Arbeitskultur, Arbeitslosigkeit droht, Vorurteile und Abwertung gegenüber älteren Kollegen usw. Die chronische Müdigkeit bei Überforderung macht zusätzlich blind für Werte, sodaß Arbeit nur mehr
  zur Verausgabung und nicht mehr zur Bereicherung wird. Sinn-
  Leere macht krank.

Damit entwickelt sich in der Arbeitssituation älterwerdender Menschen in typischer Weise folgende pathogene Risiko-Konstellation: *Tendenziell zunehmende Arbeitsbelastungen treffen auf eine altersgemäße Abnahme
psychophysiologischer Leistungspotentiale und zuweilen salutogener Sinnpoten-
tiale, sodaß Sinnverlust und psychobiologische Überforderung das Auftreten von
Erkrankungen durch das Arbeitsleben erhöhen.*
Waren die Fahrer in jüngeren Jahren auch bei acht Stunden Fahr-
tätigkeit nicht überfordert, so beginnen einzelne mit steigendem Alter
ab der sechsten Fahrstunde zu erschöpfen, zu zittern, innerlich unruhig und ängstlich zu werden und können sich nur mehr schwer konzentrieren. Zum wichtigsten Anliegen wird die Vermeidung von Unfäl-
len („um nicht ins Gefängnis kommen") und es bildet sich Angst vor
dem Fahrerstand.
Zur Bewältigung dieser „Schere" dient die Dauermobilisierung
durch die Streß-Mechanismen: um durchzustehen, um Reserven zu
mobilisieren, um den Arbeitsalltag doch noch zu bewältigen, um nicht
durch einen Unfall „ins Kriminal" zu kommen, um doch noch bis zum
Pensionsbeginn zu überleben.

## 2.2 Die Phänomene des „Widerwillen"-Syndroms

Das progrediente Streß-Syndrom zur Bewältigung der Arbeit geht mit biologischer Reduktion, psychischer Miß-Stimmung und noetischem Vakuum im Lebensvollzug einher. Die Arbeitenden entwickeln eine negative, emotionale Lebensbilanz und das Privatleben verkümmert zusehends unter dem steigenden Regenerationsbedarf. Dem achtstündigen Arbeitstag folgt ein psychischer „After-Effekt" von ein bis zwei Stunden mit psychomentaler Erschöpfung, Unansprechbarkeit und Reizbarkeit. Sie merken von der Welt, von der Familie, vom Fernsehprogramm nichts mehr. Reizbarkeit, Depressivität, Müdigkeit und Schlafstörungen nehmen zu – auch bei den Angehörigen. Durch den Erholungsbedarf am Wochenende verarmt das Familien- und Privatleben an Sinn, ohne Erfüllung im Lebensvollzug bleibt wiederum nur Verausgabung. Das Werterelief im Leben verflacht in der täglichen Belastungsmonotonie. Sinn-Mangel bis zur Sinnleere überzieht alle Lebensbereiche: Eine Arbeit, die man nicht mehr schafft, und ein Privatleben, das es nicht mehr gibt. Eine Arbeit, die das Dasein bedroht und das Sein behindert.

In kurzer Zeit verwandelt sich so ein sinnvolles und interessantes Leben in eine sinnleere Qual, in ein „Existentielles Vakuum", in einen ausweglosen Käfig, in eine unkontrollierbare Arbeitswelt, in Widerwillen gegen die Arbeit – *ohne* daß sich „objektiv" etwas an den Arbeitsanforderungen verändert hätte. Der positivistische Somatiker wird keine Veränderungen am Arbeitsplatz messen können, nur in der subjektiven Stellungnahme ist diese radikale Wende erkennbar.

Dieser „Wider-Willen" hatte im emotionalen Aspekt und in den verbalen Äußerungen einen depressiven, aggressiven, paranoiden oder ängstlichen Ausdruck. Aversive Emotionen, pessimistische Gedanken, Aggression, Zorn, außerordentlich erhöhte Kränk- und Reizbarkeit, Verzerrungen in der Deutung der Umwelt herrschten vor. Z. B. wird jeder Kollege, der stirbt, subjektiv zum Beweis für die Unmenschlichkeit des Unternehmens, für die Gefahr ums Dasein durch das Unternehmen, für die eigene Ausweglosigkeit. Man fürchtet, der oder die Nächste zu sein. Die Möglichkeit einer sinnvollen Zukunft scheint zwischen den Fingern zu zerrinnen. Man gibt sich nur mehr wenige Jahre, sodaß es aussichtslos scheint, die Früchte aus 30 Arbeitsjahren noch genießen zu können.

Alle und alles stört: der Vorgesetzte, der Fahrgast, das Beschleunigungsprogramm, die Fahrersitze, die technologische Kontrolle IBIS oder die Hautfarbe eines Passanten. Man fühlt sich ungerecht behan-

delt, ist leicht kränkbar und will am liebsten keinen Menschen mehr sehen – was im Personennahverkehr zu einer permanenten, subjektiven
Traumatisierung führt. Dysphorie und innere Spannung bilden die vorherrschende emotionale Dynamik und verführen zu Interaktionen mit
negativem Output. Befreundete Kollegen sind bereits in Pension, die
technische Kontrolle im Fahrberuf wird enger, der Verkehr „ist zum
Krieg geworden", die Arbeitswelt „graust" und ist leer an Werten. Sie erleben sich als Gefangene einer sinnleeren Arbeitswelt, erleben sich in
einem Arbeits-Käfig, in einem „Radl" und sehen keinen „Aus-Weg zum
Sinn". Ausweglosigkeit und Kontrollverlust entsprechen der Definition
der „Passiven Streß-Reaktion" in der Streß-Theorie von Henry und
Stephens, die zum Untergang des betroffenen Lebewesens führt. Und
auch alle Vorstellungen der Fahrer enden damit, daß nach jahrzehnte-
langer Arbeit die Verwirklichung der privaten Lebensträume massiv gefährdet ist, da der Ruhestand nicht mehr erreichbar scheint.

Im Längsschnitt kommt es über folgende Stufen zum „Widerwillen-
Syndrom":
– stabile Sinn- oder Zweckbeziehung (Ko-Existenz oder Arbeitsexi-
   stenz)
– „Abschied/beginnender Widerwillen"
– „Widerwillen"-Syndrom

Die „Abschieds"-Dynamik kann phänomenologisch als Vorstufe des
„Widerwillen"-Syndroms betrachtet werden, da der Ausstieg aus einem
sinn- oder zweckvollen Arbeitsleben eingeleitet wird. Die „Abschieds-
Dynamik" zeichnet sich durch chronische Müdigkeit, Interesse- und
Freudlosigkeit am Arbeitsleben, progrediente Überforderung, Über-
windung am Morgen sowie durch gesundheitliche Befürchtungen aus.
Es beginnt ein Überdruß gegen die Arbeit und die Fahrer wünschen, in
Pension zu gehen. Die psychiatrischen Diagnosen wie Chronique Fati-
gue Syndrome, Dysthymie, Depression oder psychovegetative Erschöpfung finden im Widerwillen-Syndrom ihre Entsprechung.

### 2.3 Die Existenzanalyse des „Widerwillens gegen die Arbeit"

Die Tabelle 2 zeigt vier Ebenen der geistigen Dynamik beim „Widerwillen".

**Tabelle 3.** Gruppenvergleich von Gesundheits- und Arbeitsweltdaten
Fahrern mit Sinnfindung, mit Abschiedsdynamik und mit Widerwillen

| | Widerwillen (n=15) | Abschied (n=16) | Ko-Existenz (n=25) | Signifikanz ANOVA P |
|---|---|---|---|---|
| Alter | 51,3 | 53,8 | 51,0 | 0,016 |
| Dienstjahre | 21,8 | 22,4 | 21,5 | ns |
| Wunschjahre bis Ruhestand (in Jahren) | 2,9 | 4,7 | 7,3 | 0,000 |
| Ideales Pensionalter: Alter + Wunsch | 54,2 | 58,5 | 58,3 | 0,001 |
| Krankenstand 1993 in Tagen | 48,7 | 29, 1 | 7,2 | 0,003 |
| Krankenstand stationär 1993 in Tagen | 9,5 | 17,3 | 1,5 | 0,040 |
| Psychopath. Fremdbeurteilung (% Personen) | 78% | 31% | 19% | |
| Psychopathol. Selbstbeurteilung „SCL90R"-GSI | 0,700 | 0,536 | 0,310 | 0,005 |
| „Existenz-Skala" Orgler-Längle Gesamtscore | 203,0 | 222,0 | 334,7 | 0,049 |
| Zeugnis-Note für das Unternehmen (1-5) | 3,7 | 2,7 | 2,7 | 0,024 |
| Zeugnis-Note für die Verwaltung (1–5) | 2,7 | 1,8 | 1,9 | 0,002 |
| Hohe Kränkbarkeit durch Fahrgast (%) | 93% | 50% | 32% | |
| Unangenehmer Fahrgast-Kontakt min. 1 x pro Monat | 43% | 19% | 4% | |

Die *noetische Dynamik beim Widerwillen-Syndrom* ist durch vier *wieder-kehrende Veränderungen im Werterleben* gekennzeichnet, die als Kriterien zur Typologisierung der „Widerwillen"-Fahrer in unserer Untersuchungen dienten.

„Widerwillen gegen die Arbeit" ist Ausdruck einer schweren, existentiellen Krise im Arbeits/Leben. Im aversiv-getönten Widerwillen zeigt sich die massive *Ablehnung des Gegenwärtigen als mobilisierende Voraussetzung zur Veränderung des Gegenwärtigen.* Widerwillen birgt eine Stellungnahme zur not-wendigen Änderung eines gefährdeten oder sinnleeren Lebens. Gelingt Selbstdistanzierung und folgt der Reflexion eine sinnvolle Änderung im Arbeits- und Privatleben, so mündet der Widerwillen gegen „das Alte" in das Wollen von etwas „Neuem". Widerwillen ist verborgener und zu bergender Willen.

Scheitert die Botschaft des Phänomens Widerwillen, kommt es zum „Widerwillen"-Syndrom. Dieses ist ein gescheiterter Versuch des Auswegs zu einem neuen Sinn-Gefüge, ist eine eingefrorene Stellungnahme, ein Treten „auf der Stelle" bei steigender Aversion gegen *diese* Stelle. Mißlingt also der existentielle Ausweg im Lebensvollzug, dann kommt es zur psychobiologischen Risiko-Situation des „Widerwillen"-Syndroms mit einem erhöhten Risiko für Krankheit, Unfall, Kündigung und mitunter auch Tod oder Suizid (siehe Pkt. 4).

„Widerwillen" tritt auf, wenn ein externes oder internes Hindernis diese Änderung erschwert und erst aufgebrochen werden muß. Der Handlungsspielraum wird von seiten der Unternehmen, kann aber mitunter auch von seiten der Persönlichkeit und der privaten Lebensbedingungen eingeengt sein. Veränderungen im Arbeitsleben sind schwerer zu vollziehen als etwa im Privatleben. Mitunter droht die Veränderung als Kündigung zu enden, oder kann nur eine solche sein. Vielen Menschen fällt mit zunehmender Routine, mit steigendem Alter, bei hoher Arbeitslosigkeit, bei familiären Auflagen, bei ökonomischen Verpflichtungen, aber auch bei normativen, psychodynamischen Behinderungen (Neurosen, Psychosen, Persönlichkeitsstörungen) Veränderung schwer. Trotzdem bleibt dem Betroffenen auch unter schwierigen Bedingungen die Möglichkeit, den für sich richtigen Weg, den sinn-gerichteten Ausweg oder den passenden Umgang mit sich und der Situation zu finden.

Widerwillen entsteht bei „eingefrorenem" Wollen: Mangel an Eigenmotivation, Eigenständigkeit und Eigenverantwortung; Verlust der Wertefühligkeit, der motivationalen Grunddynamik und der Beziehungsfähigkeit zur Welt sind für eine tiefgehende Veränderung im Lebensvollzug grundlegend. Dieses Mißlingen einer sinnstiftenden Wende basiert letztlich auf einer *Grundwert-Störung*, d. h. das eigene Leben erweist sich nicht als alles begründender und damit wichtigster Wert, sondern wird zum Instrument normativer Über-Ich-Dynamik mit letztlich pathogenem Widerspruch: *Die Kollegen erkennen und erlauben sich nicht, das zu tun, was für sie gut und richtig wäre.*

### 2.4 Gesundheits- und Arbeitsweltdaten bei Fahrern mit „Widerwillen"

Morbidität und Mortalität sind bei Fahrern im Vollbild des „Widerwillen"-Syndroms extrem hoch. Im ersten Untersuchungsjahr (1993) klassifizierten wir bei 17 von 125 Fahrern ein „Widerwillen"-Syndrom, wobei vier Fahrer im Laufe des Jahres arbeitsunfähig wurden: 1 Todesfall, 2 Herzinfarkte, 1 diabetische Stoffwechselentgleisung. Alle aus der Widerwillen-Gruppe. Die restlichen WW-Fahrer hatten signifikant längere Krankenstände sowie schwerere psychische Symptome.

Der folgende Datenvergleich (Tabelle 3) wurde zwischen drei Gruppen von Fahrern aus dem zweiten Untersuchungsjahr 1994 auf Basis der Widerwillen-Kriterien nach einem strukturierten Interview durchgeführt:

- *Gruppe „Ko-Existenz":* sinnvolles Privat- und Berufsleben
- *Gruppe „Abschied":* nach sinnerfülltem Arbeitsleben Pensionswunsch
- *Gruppe „Widerwillen":* Arbeitsleben als Gefahr für Dasein und Sinn

Diese drei Gruppen wurden mit folgenden Variablen validiert:
- Alter, Dienstjahre
- Wunsch-Jahre bis zur Pension als Parameter für Arbeitsfähigkeit
- Krankenstand und stationärer Krankenstand
- psychopathologischer Status mittels Fremd- und Selbstbeurteilung (SCL90-R)
- Gesamtscore in der „Existenz-Skala" von Orgler und Längle
- Einschätzung von Anerkennung in der Arbeitswelt
- Frequenz der „Daily Hassles" mit Fahrgästen
- Dauer der Kränkbarkeit nach einem unangenehmen Fahrgastkontakt

Die drei Gruppen unterscheiden deutlich und belegen damit das methodische Potential der Existenz-Typologie und der Widerwillen-Kriterien:

- Die „Ko-Existenz"-Fahrer sind am gesündesten, wollen am längsten
  fahren, sind mit der Arbeitswelt am zufriedensten und in der Interaktion am gelassensten.
- Die Gruppe „Abschied/beg. Widerwillen" hat das höchste Alter, die
  längsten stationären Krankenstände (Operationen, Unfälle) und
  scheint zufrieden mit der Arbeitswelt, aber bereits deutlich über-
  müdet.
- Die Gruppe „Widerwillen" zeigt eine negative Tönung in der Wahrnehmung der Umwelt: schlechteste Noten für das Unternehmen im
  Umgang mit den Fahrern, höchste Frequenz unangenehmer Fahr-
  gäste, stärkste Verletzlichkeit, längste Krankenstände, schwerste Psychopathologie und ... geringste Anzahl an Wunschjahren bis zum
  Ruhestand. Sie wollen nicht mehr.

Der stationäre Krankenstand der „Widerwillen"- und „Abschieds"-
Gruppe basiert zu einem Großteil auf tumorbedingten Operationen
(insbes. Prostata- und Schilddrüsen-Region). Zusammenfassend dominieren das Krankheits-Profil der WW-Fahrer die pathologische Trias des
Hypercortisolismus (siehe Streß): psychische Symptombildung, Infektionskrankheiten und Entzündungen sowie erhöhte Tumorneigung.

### 3. Sinn, Streß, Soma –
### Psychoneuroimmunologie und „Widerwillen"-Syndrom

Ausgangspunkt unserer Untersuchungen war die salutogene Hypothese, derzufolge das psychoneuroimmunologische Netzwerk *Mensch* bei
sinnerfüllter Beziehung in Privat- und Arbeitswelt eher gesund, weil
ausgerichtet, bleibt. In einer Streß-Studie mit Dr. Temml für das WHO-
Projekt „Wien – Gesunde Stadt" entwickelte ich einen neuen Streß-Be-
griff durch Integration von Viktor Frankls Sinn-Begriff mit der psycho-
neuroimmunologischen „Zwei Streß-Achsen-Theorie" von Henry und
Stephens sowie eigenen psychoneuroendokrinologischen Forschungen
bei psychischen Erkrankungen (Karazman 1990).

Demzufolge wäre Streß:

*Streß* ist ein psychobiologisches Programm zur Sicherung eines gefährdeten
Wertes (z. B. Einschränkung der persönlichen Freiheit, Schaden, Unfall, Strafe, Nachteil, Mißerfolg, Erkrankung, Risiko, Fehler usw.).
- Die *„Aktive Streß-Reaktion"* ist ein psychobiologisches Programmpaket zur Sicherung eines gefährdeten Sinn-Bezugs über Aktivierung des sympathiko-
  adrenalen Systems mit gesundheitsfördernder Stoßrichtung.

– Die *„Passive Streß-Reaktion"* dient der Dauermobilisierung bei chronischer Sinnleere (durch „Kontrollverlust" für das eigene Leben oder „Ausweglosigkeit" zum eigenen Wert) über Aktivierung der Cortlsolausschüttung mit dem Risiko einer cortisol-assoziierten, pathogenen Entgleisung der Psychobiologie (z. B. Depressionen, Aggressionen, paranoide Psychosen, Angstzustände, Schmerzanfälligkeit – Immunsuppression, Infektionen, Tumore, Diabetes, Magengeschwüre, Osteoporose – Frei/Tod).

Die „Passive Streß-Reaktion" entspricht der Entdeckung der Streß-Reaktion durch Selye an Tieren, die umgebracht wurden. Insofern deutet die „Passsive Streß-Reaktion" auf einen Überlebenskampf bzw. Todeskampf hin. Die existentielle Dynamik der (Arbeits-)Situation der „Widerwillen"-Fahrer wie ihr psychisches und somatisches Krankheitsprofil stützen die Hypothese, daß das „Widerwillen-Syndrom" auf psychobiologischer Ebene einer „Passiven Streß-Reaktion" entspricht und ein hohes Risiko für Gesundheit und Leben birgt.

Der Wert unseres „Widerwillen"-Begriffs liegt in der radikalen Subjektivität der existenzanalytischen Methode, denn er geht von der Stellungnahme des Individuums aus, die darüber entscheidet, ob Arbeitsbedingungen Erfüllung oder nur Belastung mit sich bringen. Denn „objektiv" hat sich an den Arbeitsanforderungen vor und nach Entwicklung von „Widerwillen" *nichts* geändert, „subjektiv" aber *alles*. Die Stellungnahme, die Bedeutung der Arbeit, die Beziehung zur Arbeitswelt und zum gesamten Leben dienten entsprechend der Existenzanalyse des „Widerwillen"-Syndroms als Kriterien zur Typologisierung des Fahrers, um dann durch sogenannte „harte" Daten validiert zu werden. Diese „Widerwillen"-Kriterien tragen daher u. E. ein prädiktives Potential zur rechtzeitigen Intervention und frühen Prävention.

## 4. Prävalenz, Prävention und Therapie

Die Entwicklung von „Widerwillen gegen die Arbeit" kann gehäuft in typischen Bedingungskonstellationen des Arbeitsprozesses auftreten, aber auch in sehr spezifischen. Gemeinsam ist allen Betroffenen, den Arbeitsalltag als einen „Käfig" zu erleben, aus dem es keinen Ausweg zu einem sinnvollen Leben zu geben scheint. Typische Situationen zur Auslösung von Widerwillen finden sich bei chronischer Überforderung, in Altersabhängigkeit, bei Nachtschichtarbeit, bei Doppelbelastung, im Spätstadium von Burn Out-Entwicklungen, bei Mobbing und Belästigung oder bei Umorganisationen und Einführung neuer Technologien.

### 4.1 Ansatzpunkte zur Prävention von „Widerwillen gegen die Arbeit"

Die Prävention der Entwicklung von „Widerwillen gegen die Arbeit"
bzw. einer Passiven Streß-Reaktion kann auf folgenden Ebenen ansetzen:

– *Betriebliche Gesundheitsförderung – Salutogenese:* „Wachküssen" von Gesundheitspotentialen in der Arbeitswelt über Auslösung einer evo-
  lutiven Dynamik durch Sinnfindung, Mitgestaltung, gesundheitför-
  dernde Organisationsentwicklung, kollegiale Professionalität und
  ganzheitliche Personal-Persönlichkeitsentwicklung (Karazman et al.
  1995 b).

– *Verhältnisprävention, Re-Design von Arbeitsplätzen – Prävention:* Erwiese-
  ne oder ver-mutete pathogene Bedingungen in der Arbeitsorganisation, am Arbeitsplatz oder in der beruflichen Qualifikation durch
  Re-Design der Arbeitsplätze beseitigen und eine humanökologische
  Ausrichtung des Arbeitsplatzes gewährleisten.

– *Verhaltensprävention und Psychotherapie – Therapie* (ev. Psychopharmaka und stationäre Maßnahmen): Auflösung psychodynamischer Widersprüche, Entwicklung neuer Coping-Strategien, Aufbau psychobiologischer Ressourcen, Verbesserung von Gesundheit und Lebensqualität.

– *Rehabilitation*
  Im Fokus einer Psychotherapie beim „Widerwillen"-Syndrom steht
  die Grundwertstörung und die psychodynamische Hemmung des Ver-
  änderungswunsches im Leben, das „Eingefroren"-Sein. Im Fokus einer
  psychotherapeutischen Prävention steht die Motivationspflege und die
  Eigenwertpflege des Einzelnen, die Fähigkeit, Werte zu fuhlen und
  sinnvolle Beziehungen mit der Welt zu finden. Die Sinnlichkeit als Weg
  zum Sinn kann durch die Rauhheit des Lebens und besonders des Arbeitsleben gefährdet werden und bedarf kontinuierlicher Pflege. Eigenmotivation, Eigenständigkeit und Eigenverantwortung sind salutogene wie präventive noetische Dynamik, die eine evolutive Dynamik im
  Lebensvollzug begründet und aus dem Käfig des lebensgefährdenden
  „Widerwillen"-Syndrom befreien hilft - einzeln oder im gewerkschaftlichen Rahmen.

## 4.2 Protokoll eines Fahrers mit „Widerwillen"-Syndrom und Effekte des Gesundheitsförderungsprogramms auf das Widerwillen-Syndrom

Das folgende Gesprächsprotokoll – sechs Monate nach Ende des GFP für ÖPNV-Fahrer im Münchner Gesundheitspark – zeigt wie das Zusammenwirken von Verhältnisprävention, Verhaltensprävention, sozialer Unterstützung und Eigenverantwortung einem Fahrer, *seinen* Ausstieg aus dem „Widerwillen"-Syndrom zu finden, gelungen ist (Karazman et al. 1995 c). Der Fahrer beschreibt sehr anschaulich die existentielle Dynamik, das Leid, die Hilfe durch seine Frau, die Krankheitsfolgen und den Beitrag des GFP zur Eigenfindung als Voraussetzung der Remission. Seine positive Beurteilung des GFP war im Dezember unmittelbar nach dem GFP – noch nicht möglich, da das Zusammensein mit „glücklicheren" Kollegen belastenden Charakter trug. Unmittelbar bei Wiederbeginn des GFP nach der Sommerpause entwickelte dieser Fahrer eine Hautallergie am Hals, die mit dem Ende des GFP wieder abgeklungen ist. Die Remission des „Widerwillen"-Syndroms wurde durch einen Wechsel der Arbeitszeitform unterstützt: Im „Stoßdienst" fahren die Fahrer nicht acht Stunden im Block wie im „Turnus", sondern zweimal vier Stunden zu den Hauptverkehrszeiten mit einer mehrstündigen Pause dazwischen.

„...der Widerwillen gegen die Arbeit ist vor 3–4 Jahren entstanden. Nach acht Stunden Turnus war ich ganz kaputt. Das GFP hat da viel ausgemacht, es war wie ein Ruhetag und jetzt im Stoß habe ich zweimal 4 Stunden, das ist was ganz anders...

...Diese Müssensphase hat so vor 8 Jahren begonnen und vor 4 Jahren war sie dann ganz massiv. Damals vor 8 Jahren hatte ich einen schweren Unfall mit riesigem Sachschaden. Ich war unschuldig, wurde aber vom Dienst freigestellt. Das hat mir einen Knacks gegeben, es war eine Enttäuschung Ich wollte mit dem Fahren aufhören. Ich hatte ein Gerichtsverfahren, es war wie ein Stigma. Ich wurde dann freigesprochen und begann dann wieder zu fahren.

Vor 4 Jahren wurde das Müssen ganz massiv. Am Samstag ging's noch, aber am Sonntag war mir schon den ganzen Tag grauslich beim Gedanken: am nächsten Tag in die Arbeit. Die Woche hat sich gezogen, alles ist lang geworden, am 3. Tag hab ich schon nur mehr gedacht: 'Noch 2 Tage' und 'Wenn ich jetzt in Rente wär.' Die Frau hat gesagt am dritten Tag, ich schau aus wie nach einem Kater.

Die Arbeit hat mich nicht gelangweilt, aber es ist schwerer geworden. Das Weggehen der Schaffner ist gegangen, bis der letzte weg war und man war dann ganz alleine. Die Türsicherheit, der Kartenverkauf, alles wurde schrecklich. An einem heißen oder trüben Tag war es nach 8 Stunden wie nach 24, ich war unansprechbar, meine Frau wußte: nicht anreden. Dann hab ich eine Allergie entwickelt, seit 15 Jahren. Aber Aufhören wollt ich nicht, die Arbeit hat mir gefallen...

Ich bin in den Innendienst gewechselt. Ich hab mir nach 25 Dienstjahren gesagt, hör auf, der finanzielle Druck war weg, die Sicherheit, geh in den Innendienst. Ich war im Innendienst. Nie mehr. Es war total langweilig, ich war nicht ausgefüllt und wurde depressiv. Ich war früher mein eigener Herr, jeden Tag dachte ich nur mehr ans rausfahren.

...Auch zu Hause war ein Loch. Es wurde eine Langeweile, es hat nichts mehr gegeben. Die Kinder waren aus dem Haus, ich war alleine. Beides hat zusammengespielt. Die Kinder haben uns rausgerissen, da rührte sich mehr, da befaßt man sich mehr damit...

...Jetzt machen wir wieder mehr mit meiner Frau. Der Privatbereich hat aufgeholt und das GFP hat mitgeholfen, es hat mich irgendwie erweitert. Man ist anders. Die Frau hat dann den Stoß vorgeschlagen. Sie hat gesagt: 'Mir fällt die Decke auf den Kopf.' Ich würd gern weiterfahren, aber nur 4 Stunden am Tag.“

## Danksagung

Die Daten entstammen dem Evaluationsprojekt eines betrieblichen Gesundheitsförderungsprogrammes in einem deutschen ÖPNV-Verkehrsbetriebe, welches gemeinsam mit H. Geißler und I. Karazman-Morawetz durchgeführt wurde. Die Existenztypologie sowie die Statistik wurde in gemeinsamer Arbeit mit I. Karazman-Morawetz entwickelt. Wesentliche theoretische Impulse zur Weiterentwicklung der Forschungsarbeiten stammen von L. Tutsch. Vielen Dank.

## Literatur

Antonowsky Y (1987) The salutogenic perspective: toward a new view of health and illness? Advances 4 (1): 47–55
Cardoso M S (1995) Dissatisfaction in the workplace and prevalence of infectious diseases. In: Rantanen, et al (eds) New epidemics in occupational health. People and Work-Research reports 1: 76–78
Frankl V (1987) Logotherapie und Existenzanalyse. Piper, München
Illmarinen J, Tuomi K, Eskelinen L, Nygard C, Huuhtanen P, Klockarsd M (1991) Sumrnarv and recommendations of a project involving cross-sectional and follow-up studies on the aging worker in Finnish municipal occupations (1981–1985). Scand J Work Environ Health 17 [Suppl 1]: 135–41
Karasek R (1979) Job demands, job decision latitude, and mental strain: implication for kjob redesign. Adm Sci Q 24: 285–307
Karazman R (1994a) Update über Psychoneuroimmunologie unter bes. Berücksichtigung der Arbeitswelt“. Bericht für BM für Gesundheit, Sport und Konsumentenschutz, Wien
Karazman R (1995b) Streß in verschiedenen Arbeitsverhältnissen. In: Karazman R, Temml Ch (Hrsg) Streß. WHO, Wien, Dokumentation 4

Karazman R, Koinig G, Langer G, Schonbeck G, Dittrich R (1990) Monitoring of withdrawal of antidepressants and neuroleptics by hormone pertubation-tests. Clin Neuropharmacol 13/1: 197

Karazman R, Geissler H, Karazman-Morawetz I (1994b) Lebensqualität, Sinn-Entwicklung und Belastungen bei NÖ. Hausärztinnen und Hausärzten. ÖHV-Verlag, Wien

Karazman R, Geissler H, Karazman-Morawetz I (1994d) Meaning in life and health in public urban transport drivers. Abstract-Band Congress „New Epidemics in Occupational Health", Helsinki, p 144

Karazman R, Geissler H, Karazman-Morawetz I, Johanning E, Hörschinger P (1995a) Sinn-Erleben und Gesundheit – „Existenzanalyse" bei Fahrern eines öffentlichen Nahverkehrsunternehmens im Rahmen eines Gesundheitsförderungsprogrammes. In: Johnen R (ed) Salutogenese – Ein neues Konzept für die Psychosomatik. Karlsruhe

Karazman R, Geissler H, Kloimüller I (1995b) Betriebliche Gesundheitsförderung für älterwerdende Arbeitnehmer. Zeitschrift des Hauptverbandes der Österreichischen Sozialversicherungen 4

Karazman R, Geissler H, Priester K (1995c) Sechs-Monate Katamnese der Effekte des Gesundheitsförderungsprogrammes von 1993. Forschungsbericht für Münchner Verkehrsbetriebe MVB, München

Stock Ch, Badura B (1995) Fördern positive Gefühle die physische Gesundheit? – Eine Forschungsnotiz.

# Kognitive verhaltenstherapeutische Aspekte der Prophylaxe psychischer Störungen in der Arbeits- und Organisationsgestaltung

M. Lenert

## 1. Zur Prävention psychischer Störungen

Auf Caplan (1964) geht die Unterteilung in *primäre, sekundäre* und *tertiäre Prävention* psychischer Erkrankungen zurück.

Unter der *primären Prävention* psychischer Erkrankungen werden Maßnahmen, die darauf abzielen, die Inzidenzraten psychischer Erkrankungen (Neuauftreten psychischer Erkrankungen in einer bestimmten Population) zu senken, verstanden. Dies soll durch die Vermeidung von Risikofaktoren erreicht werden. Die meisten Autoren ordnen auch die *Förderung der psychischen Gesundheit* der primären Prävention zu (Becker 1990).

Die *sekundäre Prävention* psychischer Erkrankungen hat die Senkung der Prävalenzraten psychischer Erkrankungen (Anzahl der Fälle psychischer Erkrankungen in einer bestimmten Population zu einem bestimmten Zeitpunkt) zum Ziel. Chronifizierung und Unheilbarkeit psychischer Erkrankungen sollen durch Früherkennung (screening) und frühzeitige Behandlung vermieden werden.

Bei der *tertiären Prävention* geht es um die Verringerung oder die Beseitigung der Folgen psychischer Erkrankungen für die Betroffenen und für deren Umwelt. Die tertiäre Prävention deckt sich weitgehend mit dem Konzept der Rehabilitation, angewandt auf ganze Populationen.

## 2. Zur Prävention in der Arbeitswelt

Erwerbsarbeit – und diese ist im folgenden Beitrag hauptsächlich gemeint, wenn von Arbeit die Rede ist – stellt, zumindest in entwickelten Industrieländern, einen Sozialisationsfaktor ersten Ranges dar. Berufsausbildung, Berufsausübung und berufliche Weiterbildung beeinflussen von einem relativ frühen Lebensabschnitt an entscheidend die Entwicklung der Persönlichkeit, die soziale Integration sowie die psychische und die somatische Gesundheit.

Spätestens seit der Mitte des vergangenen Jahrhunderts ist dokumentiert, daß durch arbeitsbedingte Fehlbelastungen und -beanspruchungen massive körperliche und psychosomatische Reaktionen entstehen können. 1913 erschien das von M. Mosse und G. Tugendreich herausgegebene Werk „Krankheit und soziale Lage", in dem dargelegt wird, daß aus einer fortschreitenden Mechanisierung und Zerlegung der Arbeit in einzelne Arbeitsverrichtungen Arbeitsbedingungen resultieren, „die zur Minderung psychischer und somatischer Resistenz (...), zu somatischen und psychischen Störungen, zu letztlich irreversibler Erschöpfung und schließlich zu vorzeitigem Gesundheitsverschleiß (führen)" (Uexküll 1990, S 1123).

Die meisten Menschen verbringen den größten Teil ihres wachen Lebens mit Arbeit. Dadurch wird Arbeit für die meisten Menschen zu einem zentralen Lebensbereich. Deshalb liegen in der Gestaltung von Arbeitsbedingungen weitreichende Möglichkeiten, den psychischen und somatischen Zustand der arbeitenden Menschen sowohl positiv als auch negativ nachhaltig zu beeinflussen.

Dadurch wird Arbeit zu einem Lebensbereich, in dem die Prävention psychischer und somatischer Erkrankungen sehr weitreichende Konsequenzen hat. Sie wird somit zu einem vorrangigen Bereich der Prävention.

Im vorliegenden Beitrag soll ein bestimmter Aspekt von Arbeit, nämlich die Arbeitätigkeit selbst, behandelt werden. Verschiedene Strukturen und Merkmale von Arbeitätigkeiten werden daraufhin untersucht, wieweit sie zur Prävention psychischer Störungen beitragen können. Zu diesem Zweck werden einige zentrale Konzepte der kognitiven Arbeitspsychologie und der kognitiven Verhaltenstherapie einander gegenübergestellt. Die arbeitspschologischen Konzepte werden im Hinblick auf ihre verhaltenstherapeutische Wirksamkeit bei der Prophylaxe psychischer Störungen untersucht.

## 3. Arbeitspsychologie und Verhaltenstherapie

In den letzten 25 Jahren ist eine interessante Parallelentwicklung in der *arbeitspsychologischen* und in der *verhaltenstherapeutischen Modellbildung* zu beobachten.

In der *Arbeitspsychologie* wurden zunehmend kognitive Modelle für jene psychische Prozesse, die bei den Ausführenden während der Arbeit in Organisationen ablaufen, entwickelt und als theoretische Grundlagen von arbeits- und organisationsgestalterischen Maßnahmen herangezogen. Vor allem Modelle, in deren Zentrum die *aktive Selbstregulation der Beschäftigten bei der Arbeitsausführung* standen, wurden als arbeitspsychologische Grundlage für Versuche mit der Einführung alternativer Arbeitsorganisationsformen wie beispielsweise Aufgabenanreicherung (job enrichment), Aufgabenerweiterung (job enlargement) oder teilautonome Gruppenarbeit herangezogen. Besonders teilautonome Gruppenarbeit bildete eine Zeit lang einen Schwerpunkt arbeitspsychologischer Forschung.

Die Ausgangslage für Versuche mit alternativen Arbeitsorganisationsformen waren zunehmende Verschlechterungen der Arbeitszufriedenheit der Belegschaften und des Betriebsklimas. Diese äußerten sich in Erhöhungen der Personalfluktuation und der Ausschußquoten in der Produktion. Neue Arbeitsorganisationsformen, die auf der ausführenden Ebene – beispielsweise in Form von Gruppenarbeit – ein größeres als in der Regel bisher vorgesehenes Ausmaß an selbständiger Arbeitsplanung und -ausführung ermöglichten, wurden als ein psychologisch wirksames Mittel angesehen, um Betriebsklima und Arbeitszufriedenheit zu verbessern und auf diesem Weg eine Verringerung der Personalfluktuation und eine Senkung der Ausschußquoten in der Produktion zu erreichen.

Projekte, die vor allem im Rahmen des Programms „Humanisierung der Arbeit" (HdA) in der damaligen BRD durchgeführt wurden und die mit elaborierten und wissenschaftlichen Methoden begleituntersucht und beraten wurden, folgten in den späten 60er und in den 70er Jahren auf die ersten „Feldexperimente" der frühen 60er Jahre. Einer der erklärten Zielbereiche der HdA-Programme war die umfassende Förderung der Beschäftigten. Dazu zählte auch die Förderung der seelischen, körperlichen und geistigen Gesundheit. Diese sollte durch neu zu entwickelnde Arbeitsorganisationsformen erreicht werden.

Die zum gegenwärtigen Zeitpunkt vorliegenden Erfahrungen deuten darauf hin, daß die Förderung der seelischen, körperlichen und

geistigen Gesundheit der Beschäftigten durch Erweiterungen der
Selbstregulation bei der Arbeitsausführung möglich ist. Daraus können
sich auch positive Effekte für ein gesamtes Unternehmen ergeben. Voraussetzungen dafür sind Konzepte der Arbeits- und Unternehmensor-
ganisation, die für die Beschäftigten und für das jeweilige Unternehmen spezifisch entwickelt werden. Derartige Konzepte müssen gewisse
Spielräume für die Anpassung an die sich im Zuge von Umgestaltungen
verändernden Bedürfnisse der Beschäftigten und des Unternehmens
als Ganzem vorsehen. Die Rahmenbedingungen des Unternehmens
müssen ebenfalls berücksichtigt werden. Universell einsetzbare und
starre Konzepte („one best way"-Lösungen wie beispielsweise die Einführung teilautonomer Gruppenarbeit ohne die Berücksichtigung der
Veränderungen der beruflichen Qualifikation und der Motive der Beschäftigten durch die Arbeit in teilautonomen Arbeitsgruppen) haben
sich als wenig zielführend erwiesen.

In der *Verhaltenstherapie* wurden ungefähr im selben Zeitraum ebenfalls kognitive Modelle der Persönlichkeit und des Handelns entwickelt,
welche die klassischen lernpsychologischen Paradigmata ergänzten.
Die *Vernetzungen* zwischen kognitiven und physiologischen Vorgängen
und Komponenten des (sichtbaren) Verhaltens rückten zunehmend in
den Vordergrund von Theoriebildung und Therapie.

Je nach dem Schwerpunkt der zu behandelnden Störung lag der
therapeutische Schwerpunkt auf einer dieser drei Komponenten. Kognitive Therapieansätze konzentrierten sich auf das System der Informationsverarbeitung, verhaltensorientierte Ansätze auf Verhaltensdefi-
zite und spezifische Vermeidungsmuster und physiologische Ansätze
auf autonome physiologische Vorgänge, wie sie zum Beispiel im Zuge
von Angstreaktionen auftraten (Kanfer et al. 1990, S 17).

Durch eine zunehmend systemische Betrachtung psychischer
Störungen wurde mehr und mehr der Erfahrung Rechnung getragen,
daß komplexe Phänomene wie beispielsweise „Angst" oder „Selbstunsi-
cherheit" durch Veränderungen einzelner psychologischer oder physiologischer Variablen nur wenig erfolgreich behandelt werden konnten. Die biologische, die psychologische und die soziale Systemebene
und vor allem die Wechselwirkungen zwischen den Systemebenen wurden in Diagnose und Therapie zunehmend berücksichtigt. Die Forderung nach einer ganzheitlichen Perspektive wurde erhoben (Bio-psy-
cho-sozialer Ansatz von Schwartz).

Eine Präzisierung dieses Ansatzes erfolgte in den 70er Jahren.
Menschliches Verhalten wurde als Ergebnis des Zusammenwirkens von

drei Variablenbereichen, den Alpha-, Beta- und Gamma-Variablen, verstanden.

- *Alpha-Variable* bestehen – vereinfacht gesagt – aus allen außerhalb einer Person liegenden Gegebenheiten. Diese beeinflussen die Person, können aber auch durch die Person verändert werden.
- *Beta-Variable* setzen sich aus Vorgängen, die von einer Person selbst in Gang gesetzt werden, zusammen. Es sind dies „selbsterzeugte" Prozesse wie Denken, Planen, Entscheiden oder Problemlösen. Hierher gehören auch das „Denken über Denken" (Meta-Kognition), Selbstbeobachtungen und Reaktionen auf selbsterzeugte Situationen. Beta-Variable beeinflussen einen sehr breiten Bereich von Gefühlen (Emotionen) und Gedanken (Kognitionen im engeren Sinn) sowie das Verhalten der dinglichen Umwelt gegenüber und die sozialen Interaktionen.
- *Gamma-Variable* bilden den dritten der oben angesprochenen Variablenbereiche. Sie bestehen aus allen Einflüssen des genetischen und biologischen Systems.

Den letzten Stand der Entwicklung bilden Modelle, in deren Zentrum der Wiedererwerb und/oder der Neuaufbau von *Selbstkontrolle* auf der Seite der KlientInnen stehen. Unter Selbstkontrolle ist zu verstehen, daß die KlientInnen durch eine selbst herbeigeführte, gezielte Beeinflussung ihrer eigenen Gedanken, Gefühle und ihres Verhaltens eine realistische und ihren persönlichen Bedürfnissen angemessene Umwelt selbst herstellen können. Derartige Modelle werden im Rahmen der Selbstmanagement-Therapie angewendet und dürften *prophylaktisch besonders wirksam* sein.

Aus verhaltenstherapeutischer Sicht dürften sich für die *Prophylaxe psychischer Störungen* durch die Arbeitsgestaltung in Organisationen arbeitspsychologische Modelle, die schwerpunktmäßig im Bereich der Alpha- und Beta-Variablen ansetzen, besonders eignen. Vor allem Denken, Problemlösen und das Entwerfen von Plänen für das eigene Handeln (Meta-Kognition) stellen Fähigkeiten dar, die eine aktive und selbstregulierte Beeinflussung der Umwelt ermöglichen und die in den verschiedensten Situationen, also auch in Arbeitssituationen, trainiert und angewendet werden können. Ein prophylaktischer Haupteffekt dürfte in der *Trainierbarkeit* von Selbstregulationsfähigkeiten in einem zentralen Lebensbereich wie der Arbeit und der *Anwendbarkeit dieser Fähigkeiten in anderen Lebensbereichen (Transfer und Generalisierung)* zu sehen sein.

## 4. Verhaltenstherapeutisch wirksame Aspekte der Arbeitsgestaltung auf der Grundlage kognitiver Selbstregulationsmodelle

Das wichtigste psychologische Merkmal einer Arbeitstätigkeit ist ihre *Zielgerichtetheit.* Von den die Arbeitstätigkeit Ausführenden werden in Abhängigkeit von antizipierten Handlungsergebnissen (vorgegebene Ziele, die in Form einer Arbeitsauftrags vorliegen) – mehr oder weniger selbständig – Unterziele definiert und die zu ihrer Erreichung notwendigen *Handlungsschritte* festgelegt. Die *Rahmenbedingungen* der Arbeitsausführung beeinflussen diesen Vorgang. Sie sind von den das Arbeitshandeln begleitenden *psychischen (inneren) Prozessen* und den dabei auf der Seite der Arbeitenden entstehenden *psychischen Strukturen* zu unterscheiden (Hacker 1986).

Durch die Wahl von Technologien, die Festlegung von Organisationskonzepten, die Mensch-Maschine-Funktionsteilung, die Arbeitsteilung und -kombination, die Gestaltung der Schnittstellen im Mensch-Maschine-System, die Arbeitsplatzgestaltung und die Entwicklung von Normen, Lohnformen, Arbeitsanweisungen und -programmen werden zahlreiche Festlegungen *(Rahmenbedingungen)* der Art und Weise der Ausführung von Arbeitstätigkeiten getroffen. Derartige Festlegungen können, wie häufige, nachträglich erforderliche Umgestaltungen der oben angeführten Punkte zeigen, auf verschiedene Art und Weise und mit unterschiedlichen Folgen für die Arbeitenden getroffen werden. Die Rahmenbedingungen müssen nicht notwendigerweise selbständige Entscheidungsmöglichkeiten der Arbeitenden hinsichtlich der Vorgehensweisen beim Erfüllen von Arbeitsaufträgen einschränken, sie können dies jedoch bewirken. Umgekehrt können sie aber auch derartige Möglichkeiten einräumen.

Im Zuge der Ausführung von Arbeitstätigkeiten entwickelt sich bei den Beschäftigten eine bestimmte *psychische Struktur.* Für diese Entwicklung ist ausschlaggebend, daß dasselbe *Arbeitsergebnis* auf verschiedenen Wegen, d. h. mit *unterschiedlichen Tätigkeitsstrukturen,* erreicht werden kann. Dabei existiert häufig nicht nur eine Optimalvariante. In der Regel gibt es eine Reihe unterschiedlicher und, im Hinblick auf die Erfüllung eines Arbeitsauftrags, annähernd gleich günstiger Varianten. Die Möglichkeiten, unter diesen Varianten auftragsbezogenen Handelns zu wählen, werden als *Freiheitsgrade* bezeichnet.

Freiheitsgrade bieten Möglichkeiten zu Entscheidungen zwischen verschiedenen – kognitiv antizipierten – Entwürfen von Arbeitswegen. Diesen gehen *kognitive Analysen* (Orientierungen) der verschiedenen möglichen Varianten des Arbeitshandelns voraus. *Freiheitsgrade* sind *Kernpunkte der regulativen psychischen Komponenten einer Arbeitstätigkeit.* Sie bestimmen die Beschaffenheit der psychischen Struktur des Arbeitshandelns bei den Beschäftigten.

Liegen Freiheitsgrade vor, so sind die Arbeitstätigkeiten im Hinblick auf die Art, die Abfolge und das Tempo ihrer Verrichtungsteile durch äußere Vorgaben nur teilweise festgelegt. Freiheitsgrade bei der Arbeitsausführung können vorliegen hinsichtlich

1. selbständiger Zielstellung und/oder selbständiger Entwicklung von Unterzielen auf dem Weg zur Erreichung eines übergeordneten Zieles (Abteilungsziel, Unternehmensziel),
2. der Mengenvorgabe je Zeiteinheit,
3. der Festlegung der Abfolge von Teiltätigkeiten,
4. der Festlegung von Vorgehensweisen und/oder der bei der Ausführung von Arbeitstätigkeiten einzusetzenden Mittel und
5. der Festlegung von Ergebniseigenschaften (Produkteigenschaften).

*Problemlösende Denkleistungen* sind zumindest für die Tätigkeiten unter den Punkten 4. und 5. erforderlich. Bei Punkt 3. können sie erforderlich sein. Der in einer Arbeitsaufgabe enthaltene *kognitive Trainingseffekt* ist umso größer, je mehr problemlösende Denkleistungen eine Arbeitsaufgabe erfordert. Der kognitive Trainingseffekt trägt zur Entwicklung von *Handlungskompetenz* bei. (Zum Konzept der Handlungskompetenz siehe weiter unten.)

An *Einzelarbeitsplätzen* wird durch das Vorliegen von Freiheitsgraden *vorwiegend die sachliche Kompetenz* (berufliche Qualifikation) gefördert. Sofern die Ausführung der Arbeitsaufgabe in *Gruppen- oder Teamarbeit* gemeinsam mit anderen Personen erfolgt, wird durch das Vorliegen von Freiheitsgraden *auch die soziale Kompetenz* gefördert.

Es ist zweckmäßig, zwischen objektiv existierenden und subjektiv erfaßten, das heißt vom Arbeitenden erkannten Freiheitsgraden, zu unterscheiden. Objektiv gegebene Möglichkeiten für unterschiedliches aufgabenbezogenes Handeln müssen nicht notwendigerweise erkannt werden. Umgekehrt müssen subjektive Freiheitsgrade nicht immer den objektiv vorliegenden entsprechen (vermeintliche Freiheitsgrade). Nicht alle erkannte Freiheitsgrade müssen hinsichtlich der einzusetzenden Maßnahmen (Qualifikation) beherrscht und nicht alle beherrschten Maßnahmen auch eingesetzt werden.

### 4.1 Operative Abbildsysteme und Handlungsspielraum bei Arbeitshandlungen

Operative Abbildsysteme sind *kognitive Handlungspläne*. Sie bestehen aus *Hierarchien* von *Zielen* und *Unterzielen* mit den diesen zugeordneten – geistig vorweggenommenen – *Entwürfen von Arbeitswegen*. Die Anzahl der Freiheitsgrade und wo (auf welcher hierarchischen Ebene) die Freiheitsgrade im Ablauf einer Arbeitshandlung liegen bestimmen darüber, wie groß die Möglichkeiten sind, verschiedene Entwürfe von Arbeitswegen einem vorgegebenen Ziel zuzuordnen. Diese Möglichkeiten sind größer, wenn sie auf einer höheren hierarchischen Ebene der psychischen Struktur von Arbeitshandlungen liegen und beispielsweise bereits Zielsetzungen selbst bestimmt werden können. Sie sind geringer, wenn sie auf einer niedrigeren hierarchischen Ebene der psychischen Struktur von Arbeitshandlungen liegen.

Der „Freiraum" bei Entscheidungen zwischen Zielen und Arbeitswegen wird als *Handlungsspielraum* bezeichnet. Je weiter „unten" in der Hierarchie der operativen Abbildsysteme einer Arbeitstätigkeit die Möglichkeiten für selbständige Entscheidungen liegen, desto geringer ist der mit dieser Arbeitstätigkeit verbundene Handlungsspielraum.

### 4.2 Ebenen der psychischen Regulation von Arbeitstätigkeiten

Mit der Anzahl und vor allem mit der Lage der Freiheitsgrade in der Hierarchie der operativen Abbildsysteme ändern sich auch die kognitiven Operationen, die erforderlich sind, um die gestellte Arbeitsaufgabe erfolgreich auszuführen. Grob gegliedert können die folgenden *Regulationsebenen*, auf denen während der Arbeitsausführung kognitive Operationen ablaufen, voneinander unterschieden werden:

– die *sensumotorische Regulationsebene*
– die *perzeptiv-begriffliche Regulationsebene* und
– die *intellektuelle Regulationsebene* (Ebene der Entwicklung *plangenerierender Strategien*).

Auf der sensumotorischen *Regulationsebene* erfolgt ein Vergleich zwischen *Arbeitsauftrag* (Ziel) und *aktuellem Zustand des Arbeitsvorganges*

(Soll-Ist-Vergleich) auf weitgehend *automatisierte Weise* und unter Beteiligung eines relativ *geringen Bewußtheitsgrades*. Klassisches Beispiel für derartige Regulationsprozesse erfordernde Arbeitstätigkeiten sind Fließbandarbeiten, die einen hohen Grad an Arbeitsteilung aufweisen und die aus *kurzen, gleichbleibenden* und *sich ständig wiederholenden Tätigkeitszyklen* bestehen. Dies ist zum Beispiel bei der Bestückung von Leiterplatten für elektronische Geräte der Fall. Das Endprodukt spielt für die Ausübung der Tätigkeit an sich keine ausschlaggebende Rolle und die Arbeitsverrichtungen sind nahezu zur Gänze vorgeben.

Charakteristisch für solche Tätigkeiten ist eine geringe berufliche Qualifikation. Diese besteht meist aus einer nur einige Tage dauernden Anlern- und einer nur etwas längeren Übungsphase, die erforderlich ist, um den für diese Tätigkeiten erforderlichen, sehr hohen Automatisierungsgrad zu erreichen. Die Handlungsprogramme in den operativen Abbildsystemen bleiben gleich oder verändern sich nur geringfügig. Sie verändern sich auf jeden Fall nicht durch ein aktives Eingreifen der ausführenden Person. Bei derartigen Tätigkeiten werden die perzeptiv-begriffliche und die intellektuelle Reguationsebene kaum oder gar nicht in Anspruch genommen.

Regulationsvorgänge auf der *perzeptiv-begrifflichen Ebene* erfordern demgegenüber *kognitive Operationen* mit *Begriffen* und *Symbolen*. Die weitgehend automatisierte Hand–Augen Koordination auf sensumotorischem Niveau ist allein nicht mehr ausreichend, um das vorgegebene Ziel zu erreichen. Informationen über den Arbeitsfortschritt müssen in Form von Symbolen (z. B. auf einem Display mit alphanumerischen Zeichen) wahrgenommen, entschlüsselt (decodiert) und in ein kognitives Abbild (Vorstellung, kognitive Repräsentanz) des analogen Zustandes des Arbeitsfortschritts übersetzt werden. Die Größe der Abweichung des Arbeitsfortschritts (Ist-Wert) von einer vorgegebenen Stellgröße (Soll-Wert) muß festgestellt und gegebenenfalls ein verschlüsselt vorliegendes (codiertes) Handlungsprogramm (z. B. die Eingabe einer Kombination alphanumerischer Zeichen) aus dem Gedächtnis abgerufen und realisiert werden. Die Rückmeldung über die Wirkung der Handlung erfolgt wiederum auf symbolischem Weg und der Regulationszyklus beginnt von Neuem.

Auf derartigen Regulationszyklen beruhen mitunter sehr komplexe Tätigkeiten. Verschiedene Aktionsprogramme stehen bei derartigen Tätigkeiten in der Regel zur Auswahl. Die Anzahl der Alternativen ist jedoch beschränkt und das Ziel sowie die Unterziele der Tätigkeit sind zumeist weitgehend vorgegeben und vom Ausführenden nicht veränderbar. Der für die Ausübung derartiger Arbeitstätigkeiten erforderliche Bewußtheitsgrad ist in der Regel ziemlich groß.

Die psychische Struktur von Tätigkeiten, die *kognitive Operationen auf der intellektuellen Regulationsebene* erfordern, unterscheidet sich grundlegend von den psychischen Strukturen der oben genannten Tätigkeiten. Auf dieser Regulationsebene sind Ziele, wenn überhaupt, nur sehr global vorgegeben. *Hauptanforderungen* an den Ausführenden sind der weitgehend *selbständige Entwurf von Zielen,* die *Entwicklung von Unterzielen* und deren *Konkretisierung.* Auch die Zuordnung von bereits feststehenden Aktionsprogrammen zu selbst entwickelten (Unter-)Zielen bzw. die auf selbst entwickelte (Unter-)Ziele ausgerichtete *Neukombination* bereits vorhandener *Aktionsprogramme* und/oder die Entwicklung völlig neuer Aktionsprogramme kennzeichnen diese Regulationsebene. Diese erhält damit einen *kreativen Charakter* und ihre Beherrschung ist die Voraussetzung für eine flexible und erfolgreiche Anpassung an sich verändernde Arbeitsbedingungen (z. B. bei der Anwendung neuer Arbeits- und Produktionstechniken). Wie die anderen Regulationsebenen ist die intellektuelle Regulationsebene trainierbar und Arbeitstätigkeiten, die ihre Inanspruchnahme erfordern, fördern die *Fähigkeit der Selbstregulation* und damit die *Entwicklung der Handlungskompetenz.*

Die psychischen Regulationsebenen stehen zueinander in einem hierarchischen Verhältnis. Sie sind nach den kognitiven Anforderungen, die ihre Beherrschung stellt, geordnet. Die intellektuelle Regulationsebene steht an der Spitze dieser Hierarchie. Rein auf der sensumotorischen Ebene regulierte Arbeitstätigkeiten sind möglich. Sie weisen einen denkbar geringen Handlungsspielraum auf und bieten für die Ausführenden die geringsten Chancen, Handlungskompetenz zu entwickeln.

## 4.3 Das Konzept der Handlungskompetenz

*Handlungskompetenz* ist zu verstehen als ein Regelsystem zur Erzeugung von *effizienten Handlungsplänen.* Effizientes Handeln zeichnet sich durch die folgenden Merkmale aus:

1. Effizientes Handeln ist *realistisch.* Die definierten Ziele müssen erreichbar sein. Es muß ein Zeitplan bestehen und die zur Erreichung des Zieles erforderlichen Handlungen müssen – zumindest in Umrissen – geplant sein.
2. Effizientes Handeln ist *stabil.* Darunter ist zu verstehen, daß auch

dann an einem Ziel festgehalten wird, wenn zu dessen Erreichung eine Änderung des Vorgehens erforderlich ist.

3. Effizientes Handeln ist *flexibel.* Bei unerwarteten Ereignissen und Rückmeldungen muß das Handeln an die veränderten Bedingungen der Realität angepaßt werden.

4. Effizientes Handeln ist *organisiert.* Ziele und Planungsperspektiven müssen in einem hierarchisch sinnvollen Zusammenhang stehen, die Handlungshierarchie muß voll ausgebaut sein und jede Regulationsebene muß ihre spezifischen Funktionen in vollem Umfang nutzen. Die Ziele werden unter maximaler Ausnutzung automatisierbarer Vorgänge (Entlastung höherer Regulationsebenen!) angestrebt.

## 4.4 Partialisierte Handlungen und Realitätsprüfung

*Partialisierte Handlungen* liegen vor, wenn die Erfüllung von Arbeitsaufgaben *psychische Regulationsebenen* weitgehend oder gänzlich *ausschließt.*

Am häufigsten dürfte der Fall eintreten, daß keine oder nur sehr geringe Regulationsleistungen auf höheren Regulationsebenen (perzeptiv-begriffliche und intellektuelle Regulationsebenen) erforderlich sind. In diesem Fall erfolgt die psychische Regulation des Ablaufs von Arbeitshandlungen weitgehend „kurzschlüssig" durch Rückmeldungen und Operationen auf der sensumotorischen Regulationsebene. Derartige Arbeitshandlungen sind in einem hohen Ausmaß automatisiert und verlaufen nach einem gleichbleibenden Schema (automatisierte Hand–Augen Koordination). Der *Handlungsspielraum* ist äußerst gering und zumeist ist seitens der Ausführenden *keine Kontrolle* über Arbeitsergebnis und Arbeitsablauf möglich.

Seltener dürfte der Fall eintreten, daß Arbeitsaufgaben vorliegen, bei denen *höhere psychische Regulationsebenen* weitgehend *isoliert von den darunter liegenden Regulationsebenen* beansprucht werden. *Standardisierung, Vereinfachung* und *Trennung des Arbeitsablaufes in der Planung vom Arbeitsablauf in der Arbeitsausführung* (z. B. in Konstruktionsbüros) können jedoch dazu führen, daß für die Ausführenden der Kontakt zum konkreten Produkt und damit die Kontrolle über das Arbeitsergebnis weitgehend verloren geht (vgl. Resch 1988).

Wenn – wie dies bei *partialisierten Handlungen* der Fall ist – Planungs- und/oder Kontrollvorgänge von den ausführenden Handlungsteilen getrennt werden, so besteht die Gefahr, daß die *hierarchische Ordnung* der *psychischen Handlungsstruktur zerfällt.* Das Handeln ist nicht mehr im oben genannten Sinn *effizient.*

Die *Realitätsprüfung* des eigenen Handelns ist dann nur *teilweise oder gar nicht mehr möglich.* Als Folgen können *illusionäre Handlungspläne* bis hin zu *völlig unflexiblen Handlungsplänen* entstehen.

Mit dem Konzept der Realitätsprüfung ergibt sich ein Übergang zur *Psychopathologie. Fehlerhafte, verzerrte* oder *illusionäre Wahrnehmungen der Realität* können als eine globale Grundlage jeder psychischen Störung angesehen werden. Eine Arbeitsorganisation, die Regulationsebenen systematisch ausschaltet, behindert die Entwicklung einer funktionierenden Realitätsprüfung bzw. trägt zur *Entstehung nicht realistischer innerer (psychischer) Strukturen* von Handlungsplänen bei. Damit einher geht ein *Verlust der Organisiertheit (Effizienz) des Handelns* und in der weiteren Folge kommt es zu mehr oder weniger großen Einbußen an Handlungskompetenz. Dies führt im „günstigsten" Fall zu einem nur *unvollständigen Ausschöpfen der persönlichen Entwicklungsmöglichkeiten* und im ungünstigsten Fall zur *Entstehung schwerwiegender psychischer Störungen* (Depression, Abhängigkeiten, etc.).

Da die Merkmale effizienten Handelns in allen Lebensbereichen gleich sind, dürfte sich eine arbeitsbedingt mangelnde Entwicklung oder ein arbeitsbedingter Verlust der Fähigkeit, effiziente Handlungspläne erstellen zu können (Handlungskompetenz), auf den gesamten Lebenszusammenhang auswirken (Generalisierung).

Aus dem Gesagten ergibt sich das *prophylaktische Potential* geeigneter *Arbeitsorganisationsformen.* Wenn die allgemeine Handlungskompetenz durch Arbeit negativ beeinflußt werden kann, dann muß es auch möglich sein (und darauf, daß dies der Fall ist, deuten zahlreiche Forschungsergebnisse hin; siehe auch weiter unten), die Handlungskompetenz durch die Gestaltung von Arbeitstätigkeiten in der Form zu fördern, daß durch die Arbeit sämtliche psychische Regulationsebenen in einem ausgewogenen Verhältnis in Anspruch genommen und trainiert werden und dadurch zur Prophylaxe psychischer Störungen im gesamten Lebenszusammenhang beigetragen wird.

### 4.5 Die Konzepte „Kontrolle" und „Beeinflußbarkeit der Arbeitssituation"

Das Konzept der Kontrolle stammt aus der klinischen Psychologie. Es geht auf die Arbeiten von Seligman (vgl. u. a. Garber und Seligman

1980) zurück und ist auch in der kognitiven Verhaltenstherapie ein zentrales Konzept. Kontrollverlust, Nichtkontrolle und deren Folgen, nämlich Hilflosigkeit (helplessness), bilden Schwerpunkte verhaltenstherapeutischer Theorie und Praxis.

*Kontrollverlust* tritt ein, wenn auf *dieselben Handlungen* einer Person *verschiedene Ergebnisse,* die in keinem ursächlichen Verhältnis zu den Handlungen stehen, folgen (zufällige Folgen). Mehr oder weniger generalisierte psychische Störungen sind, je nach der subjektiven Wichtigkeit (Zentralität) des Lebensbereiches, in dem der Kontrollverlust eintritt, und entsprechend dem Stellenwert, den die Handlungen und die mit den Handlungen angezielten Ergebnisse für die Person aufweisen, zu erwarten. Die Störungen treten im Fall von Kontrollverlust auf der *emotionalen Ebene* als *gedrückte Stimmung,* die sich bis zu *depressiven Verstimmungen* und *Angst* steigern kann, auf der *Handlungsebene* als *Rückzug aus der (sozialen!) Umwelt,* auf der *kognitiven Ebene* als die sich *verfestigende Überzeugung,* daß *„ohnehin nichts zielführend"* ist, und auf der *motivationalen Ebene* als *Apathie* in Erscheinung.

Das vielleicht wichtigste Ergebnis der Forschung um Kontrollverlust, Nichtkontrolle, *Hilflosigkeit* und deren Folgen ist, daß die Hilflosigkeit, die im Zuge von Kontrollverlust bzw. unter Bedingungen von Nichtkontrolle eintritt, *erlernt wird* und somit auch wieder *verlernbar* ist.

Die therapeutische Anwendung der Überlegung, daß Hilflosigkeit das Ergebnis eines Lernprozeß ist, zeigt, daß durch *gezielte Veränderungen der Wahrnehmung von Kontrollbedingungen* in der Umwelt der KlientInnen und durch einen *gezielten Aufbau von aktivem Kontrollverhalten* die *eigeninitiativen, aktiven Zuwendungen zur Umwelt* zunehmen. Dadurch *bessert* sich das *depressive Zustandsbild* der KlientInnen. Möglichkeiten, die Umwelt aktiv nach den eigenen Zielen und Bedürfnissen zu gestalten, können wieder wahrgenommen werden. Im Zuge dessen erhöhen sich für die KlientInnen die Chancen, die *Umwelt* weiter so zu gestalten, daß diese für die KlientInnen *in noch größerem Ausmaß* kontrollierbar wird.

In der Arbeitspsychologie existiert das Konzept der *Beeinflußbarkeit der Arbeitssituation* analog zum Konzept der Kontrolle in der kognitiven Verhaltenstherapie. Es ist definiert durch das *Vorliegen und Erkennen von Freiheitsgraden* in der Arbeitsausführung sowie durch das *Beherrschen von Arbeitsverfahren,* um die Freiheitsgrade zu nutzen (berufliche Qualifikation). Voraussetzungen für die Beeinflußbarkeit der Arbeitssituation sind

1. die *Ausführbarkeit* der Arbeitsaufgabe,
2. die *Durchschaubarkeit* der Arbeitssituation und

3. die *Vorhersehbarkeit* von Arbeitsanforderungen bzw. deren Änderungen.

Objektive Beeinflußbarkeit der Arbeitssituation besteht dann, wenn eine Person über Mittel und Möglichkeiten verfügt, um Arbeitsbedingungen aktiv zu verändern. Die *objektive Beeinflußbarkeit* der Arbeitssituation allein reicht jedoch nicht aus, um die persönliche Handlungsfähigkeit zu bestimmen, da die *subjektive Interpretation* der Realität handlungsrelevant ist. (Die subjektive Interpretation der Realität wird allerdings von den objektiven Bedingungen wesentlich beeinflußt.)

Von dieser Überlegung ausgehend kann Beeinflußbarkeit der Arbeitssituation wie folgt definiert werden: *Beeinflußbarkeit* der Arbeitssituation ist in dem Maß gegeben, in dem eine Person (und/oder eine Gruppe) über *Möglichkeiten* (umweltseitige Bedingungen) und *Fähigkeiten* (personenseitige Qualifikation) verfügt, um *handlungsrelevante Bedingungen und Tätigkeiten in der Arbeitssituation wahrzunehmen und um die Arbeitssituation den eigenen/vorgegebenen Zielen sowie den eigenen Bedürfnissen und Interessen entsprechend zu beeinflussen.*

Die Beeinflußbarkeit der Arbeitssituation erstreckt sich auf zwei Bereiche. Zum einen geht es dabei um *Bedingungen der Arbeitsumgebung.* Darunter sind potentielle Stressoren wie beispielsweise Lärm in der Arbeitsumgebung, Zeitdruck sowie Konflikte mit Vorgesetzten und KollegInnen zu verstehen. Zum anderen geht es dabei um die *Arbeitstätigkeit.* Hier kommt das Konzept der partialisierten Handlung zum Tragen. *Partialisierte Handlungsstrukturen* sind nämlich dadurch charakterisiert, daß die *Arbeitshandlungen durch Bedingungen,* die zumindest zum Teil *außerhalb der arbeitenden Person* (beispielsweise bei einer technischen Anlage) liegen, kontrolliert werden. Dies ist in der Regel mit Einschränkungen der Beeinflußbarkeit der Arbeitssituation verbunden (Frese 1978).

Hier begegnen einander die Konzepte *Kontrolle, Beeinflußbarkeit der Arbeitssituation* und *partialisierte Handlung.* Die *Regulation (Beeinflußbarkeit, Kontrolle)* der Arbeitstätigkeit liegt im Fall von partialisierten Handlungen zumindest teilweise *außerhalb der ausführenden Person,* anstatt, wie dies bei einer Arbeitstätigkeit, die ein vollständiges Handlungsmuster, das sämtliche Regulationsebenen in Anspruch nimmt, der Fall ist, bei der ausführenden Person selbst zu liegen.

*Hilflosigkeit* und *psychische Störungen* sind demnach als *Folgen partialisierter Handlungen* zu erwarten. Darauf, daß dies zumindest der Tendenz nach tatsächlich der Fall ist, weisen zahlreiche empirische Befunde hin. Feldstudien ergeben beispielsweise, daß die Folgen partialisierter Arbeitshandlungen den Folgen exprimentell erzeugter Hilflosigkeit ähnlich sind. Sie gleichen einem klinischen Bild subdepressiver Verstimmungen.

### 5. Arbeitsbedingungen, die zu Kontrollverlust bzw. Nichtkontrolle führen, und deren Auswirkungen

Frei und Udris (1990) berichten, daß ein deutlicher *Zusammenhang zwischen* der *psychischen Gesundheit* und dem Gefühl, die eigenen Fähigkeiten in der Arbeit (berufliche Qualifikation) *anwenden* zu können, existiert. Es wird festgestellt, daß das subjektive Empfinden von Nichtkontrolle in Arbeitssituationen, in denen wenig Möglichkeiten bestehen, die persönlichen Fähigkeiten in der Arbeit zu nutzen, am ausgeprägtesten ist. Dies ist vor allem in Arbeitssituationen der Fall, in denen die Ausführung der Arbeitstätigkeit weitgehend von Arbeitsbedingungen, die außerhalb der Kontrolle der ausführenden Personen liegen, bestimmt wird. Ferner wird festgestellt, daß *mangelnde Kontrolle* am Arbeitsplatz zu *Beeinträchtigungen des Selbstbewußtseins, Arbeitsunzufriedenheit* und *Langeweile* bei der Arbeit führen kann.

Einige empirische Befunde sprechen dafür, daß *psychosomatische (Streß-)Erkrankungen* dann vermehrt auftreten, wenn eine gewisse Aussicht darauf besteht, *zwischenzeitlich Kontrolle* über die eigene Arbeitstätigkeit und die Arbeitsumgebung ausüben zu können.

In dieselbe Richtung weisen Beobachtungen an Personen mit Typ A-Verhalten. Diese Personen weisen eine sehr hohe Erwartung an Eigenkontrolle auf. Sie geben auch in Situationen mit objektiver Nichtkontrolle nicht auf, die Situation kontrollieren zu wollen, und erkranken häufiger als Personen mit anderen Verhaltenstypen an *koronaren Herzkrankheiten*.

Dies dürfte der Grund dafür sein, daß Vorgesetzte, die über einen gewissen, jedoch sehr *beschränkten Kontrollspielraum* verfügen (Vorarbeiter, Messwartenfahrer), ein signifikant erhöhtes Vorkommen von *kardiovaskulären Krankheiten* und von *ulcus pepticum* aufweisen (zit. nach Frei, Udris 1990).

Obwohl eine Reihe modifizierender Faktoren besteht, welche die Generalisierung von Hilflosigkeit in der Arbeit auf den allgemeinen Lebenszusammenhang verringert (z. B. eine ausgeprägte instrumentelle Einstellung gegenüber der Arbeit, wenn diese hauptsächlich als Mittel zum Zweck gesehen wird), konnte ein – zumindest indirekter – Zusammenhang zwischen *Nichtkontrollbedingungen am Arbeitsplatz* und *allgemeiner Apathie, Resignation* und *Depressivität* bestätigt werden (zit. nach Frese 1978).

Weitere Ergebnisse empirischer Untersuchungen weisen in die Richtung, daß die Einschränkung der Handlungskompetenz in und durch die Arbeit auch in Lebensbereichen außerhalb der Arbeit Konsequenzen hat. So wurde festgestellt, daß Arbeiter, die einen geringen Kontrollspielraum in der Arbeit hatten, über eine *generell verringerte Planungsfähigkeit* verfügten, sich *weniger* als andere an *Aktivitäten, die komplizierte Handlungen beinhalteten,* beteiligten, *verminderte intellektuelle Fähigkeiten aufwiesen* und zu *generell verringertem sozialem Engagement* neigten (Frese 1978, S 181–182).

Angesichts dieser Ergebnisse kann zumindest als Hypothese formuliert werden, daß wenig kontrollierbare Arbeitssituationen dadurch, daß sie zumeist auch *einen nur geringen Spielraum für die selbständige Gestaltung arbeitsbezogener sozialer Kontakte* zulassen (z. B. Arbeit an isolierten Einzelarbeitsplätzen), zu *außerbetrieblichen* Einschränkungen der *Konfliktbearbeitungsfähigkeit* und zu *Kommunikationsproblemen* – beispielsweise in der Familie – führen. Ferner kann angenommen werden, daß ein arbeitsbedingter Verlust an sozialer Kompetenz dazu führt, daß außerbetriebliche soziale Ressourcen, die für eine Kompensation des in der Arbeit entstandenen Defizits an sozialer Kompetenz wichtig wären, mit zunehmenden Einschränkungen der persönlichen Kontrolle über die eigene Arbeitssituation immer weniger genutzt werden können.

*Arbeitsbedingungen,* die bei den Beschäftigten zu *Einschränkungen der Kontrolle über die Arbeitssituation* führen, weisen eine relativ weite Verbreitung in Europa auf. Dies ergibt die bisher umfangreichste, *repräsentative Erhebung von Arbeitsbelastungen in Europa* (European Foundation 1992). Die im Zuge dieser Erhebung erzielten Ergebnisse beruhen auf Interviews, die mit 12.500 erwerbstätigen Personen in den (damals) 12 Mitgliedstaaten der Europäischen Gemeinschaft geführt wurden. Die befragte Stichprobe ist nach Wirtschaftssektoren, nach dem Geschlecht sowie nach Alters- und Berufsgruppen repräsentativ für die erwerbstätige Bevölkerung in den Ländern der Europäischen Gemeinschaft.

Die folgenden Ergebnisse wurden erzielt:

18,4% der Befragten standen fast während der gesamten oder während der gesamten Arbeitszeit unter *Zeitdruck* (hohes Arbeitstempo). 22,9% der Befragten arbeiteten fast immer oder immer auf *unaufschiebbare und zeitlich knappe Termine* hin. Die gesamte oder fast die gesamte Arbeit bestand für 23,3% der Befragten aus *kurzzyklischen und sich wiederholenden Arbeitstätigkeiten*. Eine *selbständige Auswahl der Reihenfolge der Arbeitsaufgaben* und/oder ein *selbständiger Arbeitsaufgabenwechsel* waren für 37,6% der Befragten nicht möglich. Eine *selbständige Wahl* des Arbeitstempos und/oder ein *selbständiger Wechsel des Arbeitstempos* waren für 35,2% der Befragten *nicht möglich*. 11,5% der Befragten verfügten über *nicht ausreichend klare und zu wenig Informationen*, um ihre Arbeit richtig ausführen zu können. 8,5% der Befragten verfügten über ein *unzureichendes Arbeitstraining*. Die *Unterstützung durch ArbeitskollegInnen und Vorgesetzte* war für 18,2% der Befragten *zu gering*.

30,1% der Befragten sahen ihre *Gesundheit* und ihre *Sicherheit* an ihrem Arbeitsplatz *gefährdet*. 12,4% der Befragten haben in den der Befragung vorangegangenen 10 Jahren auf einen *gesünderen und sichereren Arbeitsplatz* gewechselt. 7,1% der Befragten gaben an, daß sie deshalb, weil sie ihre Gesundheit und ihre Sicherheit an ihrem Arbeitsplatz gefährdet sahen, den *Arbeitsplatz wechseln wollten*, einen derartigen Wechsel aber *nicht geschafft* hatten. Diese zuletzt genannte Gruppe dürfte einem *sehr großen Risiko, psychische Störungen zu entwickeln*, ausgesetzt sein.

### 6. Schlußfolgerungen für die Prophylaxe psychischer Störungen durch Arbeitsgestaltung

*Arbeitsbedingungen*, welche *Kontrollverlust* bewirken und die *Entwicklung von Handlungskompetenz beeinträchtigen*, treten in der Regel *kombiniert* auf. Ein strikt vorgegebenes, hohes Arbeitstempo zieht zumeist Einschränkungen der Möglichkeiten, sich gegenseitig bei der Arbeit zu unterstützen, nach sich. Der vermehrte Einbezug von Planungs- und Kontrolltätigkeiten in die Arbeitsaufgaben auf der ausführenden Ebene kann negative Effekte auf den Planungs- und Kontrollspielraum der Arbeitsaufgaben in den vor-, nach- und übergeordneten Arbeitsbereichen nach sich ziehen.

Daraus kann der Schluß gezogen werden, daß *arbeits- und organisationsgestalterische Maßnahmen*, die auf eine *Steigerung der Kontrolle* über die eigene Arbeitssituation und damit auf eine *Erhöhung der Selbstregulation* auf der Seite der Beschäftigten abzielen, *nicht vereinzelt* durchgeführt werden dürfen. Ebenso müssen die einzelnen *Subsysteme einer Organisation* (z. B. ein einzelner Arbeitsplatz, eine Abteilung) in ihrem *Zusammenhang in der gesamten Organisation* gesehen werden. Dies gilt sowohl hinsichtlich der Organisation *des Arbeitsablaufs* (horizontal) als auch im

Hinblick auf die *Aufbauorganisation* (vertikal) eines Betriebes. Eine *systemische, ganzheitliche Betrachtung der gesamten Betriebsorganisation* ist unter dem Gesichtspunkt der Selbstregulation erforderlich.

Als Basis für eine im verhaltenstherapeutischen Sinn prophylaktisch wirksame Arbeits- und Organisationsgestaltung müßten dementsprechend *ganzheitliche, arbeitsorientierte Konzepte* entwickelt und angewendet werden (vgl. Ulich 1995).

Dies bedeutet für die *Arbeitsgestaltung*, daß die Ausführung der Arbeitsaufgaben das *selbständige Setzen von Zielen und Unterzielen* beinhalten sollte. Ziele und Unterziele sollten für die Beschäftigten einen wahrnehmbaren und sinnvollen Zusammenhang mit den übergeordneten Zielen (Ziele der gesamten Organisation, Bereichsziele) aufweisen. Dies ist erforderlich, um einen *vollständigen hierarchischen Aufbau der psychischen (inneren) Struktur* von Arbeitsaufgaben zu gewährleisten. Eine Voraussetzung dafür sind *klar formulierte* und allen Beschäftigten der Organisation *bekannte Organisationsziele*.

Eine *selbständige Arbeitsvorbereitung* sollte für die Ausführenden möglich sein. Gleichfalls sollten Möglichkeiten für eine *selbstregulierte Auswahl* der erforderlichen *Arbeitsmittel* und der *selbstgewählten Gestaltung* der für die Erreichung der Arbeitsziele erforderlichen *sozialen Interaktionen* vorgesehen werden. Dies trägt dazu bei, den Ausführenden die Möglichkeit zu bieten, sinnvolle Verknüpfungen zwischen Handlungszielen und den zielführenden Handlungen (Planung durch Verknüpfung von Zielen und operativen Abbildsystemen) herzustellen.

Kontinuierliches *Ablauf-Feedback* und laufendes *Ergebnis-Feedback* sollten für gegebenenfalls durchzuführende Handlungskorrekturen und zwecks Überprüfung der Übereinstimmung der eigenen Handlungen mit den gesetzten Zielen für die Entwicklung und die Erhaltung einer *funktionierenden Realitätsprüfung* zur Verfügung stehen.

*Dezentralisierung* und *Delegation von Entscheidungen* in Richtung auf die ausführenden Ebenen dürften in den meisten Fällen zu einer *Verflachung der Hierarchie der gesamten Organisation* führen.

Auf der Ebene von *Untereinheiten einer Organisation* (Abteilungen, Werkstätten) bedeutet dies eine in Übereinstimmung mit den Unternehmenszielen weitgehend *selbständig durchgeführte Planung und Ausführung der Arbeit sowie die Durchführung der Kontrolle der Arbeitsergebnisse innerhalb der Untereinheiten der Organisation*.

Die Ausführung der Arbeit in *selbstregulierten Arbeitsgruppen,* die – in Übereinstimmung mit den Zielen der jeweiligen Untereinheit der Organisation (und der gesamten Organisation) – *auf der Gruppenebene Pla-*

*nung, Durchführung* und *Kontrolle* der Gruppenarbeit übernehmen, ist für die *Förderung der sozialen Kompetenz* vorteilhaft.

Die *einzelnen Beschäftigten* müssen für die Arbeit in selbstregulierten Arbeitsgruppen über eine hohe *fachliche Qualifikation* und über *soziale Kompetenz* verfügen. Sowohl fachliche Qualifikation als auch soziale Kompetenz werden jedoch infolge der Anforderungen, welche die Selbstregulation stellt, zumindest teilweise *in und durch die Arbeit selbst gefördert.*

Der individuelle Arbeitseinsatz sollte konsequenterweise wiederum in Übereinstimmung mit den anderen Mitgliedern einer Arbeitsgruppe selbstreguliert und unter *Berücksichtigung persönlicher Eignungen* erfolgen (vgl. Ulich 1995).

## 7. Zusammenfassung

Im vorliegenden Beitrag wurde der Versuch unternommen, einen *verhaltenstherapeutischen Zugang zur Prophylaxe psychischer Störungen in der Arbeitswelt* zu finden. *Modelle der psychischen Regulation* menschlichen Handelns wurden dazu herangezogen.

Ein kognitives Modell der *Arbeitspsychologie* betreffend die psychische Regulation von Arbeitstätigkeiten wurde umrissen. Seine Anwendung führt dazu, durch die Schaffung von *Freiheitsgraden* in der Arbeitssituation (arbeitsseitig) und durch die *selbstregulierte*, bestmögliche Nutzung der vorhandenen Freiheitsgrade bei der Arbeitsausübung (personseitig), die *Entwicklung von Handlungskompetenz* in der und durch die Arbeit selbst zu fördern.

Das Konzept der Selbstregulation in der Arbeitspsychologie entspricht dem Konzept *des Selbstmanagements* in der *Verhaltenstherapie.* Ziel der Selbstmanagement-Therapie ist es, die KlientInnen (wieder) in die Lage zu versetzen, die *Regulation des eigenen Handelns aktiv, realitätsbezogen und selbständig* zu übernehmen.

Eine Parallele wurde auf theoretischer Ebene zwischen den zentralen Konzepten „*Kontrolle*" aus der Verhaltenstherapie bzw. aus der klinischen Psychologie und „*Beeinflußbarkeit der Arbeitssituation*" aus der Arbeitspsychologie gezogen. *Hilflosigkeit* wurde als schwerwiegende Konsequenz sowohl von Kontrollverlust bzw. mangelnder Kontrolle über die eigenen Lebensumstände als auch des Verlusts von bzw. des Mangels an Beeinflußbarkeit der eigenen Arbeitssituation identifiziert.

Experimentelle und andere empirische Befunde wurden exemplarisch darauf hin untersucht, ob die Folgen von mangelnder Beeinflußbarkeit der Arbeitssituation und von Kontrollverlust in anderen Lebensbereichen vergleichbar sind. Hinweise darauf, daß Unterschiede zwischen den in der erwerbstätigen Bevölkerung und im klinischen Bereich beobachteten Folgen von mangelnder Beeinflußbarkeit der Arbeitssituation und von Kontrollverlust in anderen Lebensbereichen hauptsächlich gradueller Natur sind, wurden gefunden.

Personen, die auf ihre Arbeitssituation wenig oder fast keinen Einfluß ausüben können, weisen auch in anderen Lebensbereichen eine niedrigere Stimmungslage auf, sind weniger aktiv und weniger sozial orientiert als Personen, die über ein größeres Ausmaß an Beeinflußbarkeit ihrer Arbeitssituation verfügen. Im klinischen Bereich können unter den Bedingungen von Kontrollverlust bzw. geringer Kontrolle über die Lebensumstände eine gedrückte Stimmungslage, Apathie und soziale Isolation beobachtet werden (depressives Zustandsbild).

Modelle der psychischen Selbstregulation von Arbeitstätigkeiten sind der Familie der kognitiven Modelle der Arbeitspsychologie zuzuordnen. Die Selbstmanagement-Therapie, die auf die (Wieder-)Herstellung erfolgreicher Selbstregulation der KlientInnen abzielt, ist eine verhaltenstherapeutische Anwendung ebenfalls kognitiver psychologischer Modelle.

Damit ergibt sich möglicherweise ein Zugang dazu, sowohl die *Förderung der Persönlichkeit* als auch die *Entstehung psychischer Störungen in der Arbeitswelt* auf der Basis *kognitiver psychologischer Modelle* theoretisch relativ konsistent und empirisch abgesichert erklären zu können.

Der Vorteil derartiger Modelle läge darin, vorhersagen zu können, durch welche Form von *Arbeitsgestaltung* psychische Störungen vermieden werden können, eine der Entstehung psychischer Störungen entgegenwirkende Arbeitsgestaltung durchführen und deren *prophylaktische Effekte* empirisch überprüfen zu können (Erfolgskontrolle und Qualitätssicherung im Bereich der Arbeits- und Organisationsgestaltung). Kognitive psychologische Modelle könnten darüber hinaus auch dazu herangezogen werden, Prophylaxe, die auf eine Erweiterung generalisierter Handlungskompetenz abzielt und die damit zu einer *Förderung der Persönlichkeit* der Beschäftigten beiträgt, *durch Arbeitsgestaltung* zu betreiben.

## Literatur

Becker P (1990) Prävention. In: Schwarzer R (Hrsg) (1990) Gesundheitspsychologie. Hogrefe, Göttingen Toronto Zürich, S 429–438

Braun P (1985) Der verhaltenstherapeutische Zugang zur Psychotherapie in der Arbeitswelt. In: Petzold H, Heinl H (Hrsg) Psychotherapie und Arbeitswelt. Junfermann, Paderborn, S 150–177

Büssing A (1992) Organisationsstruktur, Tätigkeit und Individuum. Huber, Bern Göttingen Toronto Seattle

Caplan G (1964) Principles of preventive psychiatry. Basic Books, New York

Davison G C, Neale J M (1988) Klinische Psychologie. Psychologie Verlags Union, München Weinheim

European Foundation for the Improvement of Living and Working Conditions (1992) First European Survey on the Work Environment 1991–1992. European Foundation, Dublin

Frei F, Udris I (1990) Das Bild der Arbeit. Huber, Bern Stuttgart Toronto

Frese M (1987) Partialisierte Handlung und Kontrolle: Zwei Themen der industriellen Psychopathologie. In: Frese M, Greif S, Semmer N (Hrsg) Industrielle Psychopathologie. Huber, Bern Stuttgart Wien, S 159–183

Garber J, Seligman MEP (1980) Human helplessness. Academic Press, New York London Toronto Sydney San Francisco

Hacker W (1986) Arbeitspsychologie. Huber, Bern Stuttgart Toronto

Kanfer F H, Reinecker H, Schmelzer D (1990) Selbstmanagement-Therapie: Ein Handbuch für die klinische Praxis. Springer, Berlin Heidelberg New York Tokyo

Liepmann D (1990) Enwicklung von Gesundheitsprogrammen in Organisationen. In: Schwarzer R (1990) Gesundheitspsychologie. Hogrefe, Göttingen Toronto Zürich, S 447–460

Novak P (1990) Arbeit und Krankheit. Ein psychosomatisches Problem. In: Uexküll Th v (Hrsg) Psychosomatische Medizin. Urban & Schwarzenberg, München Wien Baltimore, S 1122–1132

Resch M (1988) Die Handlungsregulation geistiger Arbeit. Huber, Bern Stuttgart Toronto

Ulich E (1992) Arbeitspsychologie. Schäffer-Poeschel Verlag, Stuttgart

Ulich E (1995) Ganzheitliche Arbeitsgestaltung. Fortschrittliche Betriebsführung und Industrial Engineering 1: 4–8

# Psychotherapie in der Arbeitswelt

## G. D. Ahrer

### Indikationen und Anwendungsmöglichkeiten von Psychotherapie in der Arbeitswelt

Obwohl der im Oktober 1994 in Wien stattgefundene 48. Van Swieten-Kongreß einen Paradigmawechsel in der Medizin propagierte und um einen Dialog mit den Hausärzten über diagnostische, therapeutische und prophylaktische Strategien zur psychischen Verarbeitung von Erkrankungen bemüht war, läßt sich auf breiter Front doch noch sehr viel Hemmung und Unwissen über Möglichkeiten und Grenzen von Psychotherapie konstatieren. Es ist daher ein dringendes Anliegen, Fragen der Psyche zu enttabuisieren und ohne Zwangsbeglückung darüber zu informieren.

Gerade in Zeiten beschleunigten Wandels und stetig größer werdender Veränderungen wird es notwendig, sich des Drucks bewußt zu sein, der auf den in die Arbeitswelt eingegliederten Menschen lastet. Menschen werden immer mehr zu Leistungsträgern und ausschließlich an der jeweils erreichten Leistung gemessen. Daß dieser permanente äußere Druck auch einen inneren Gegendruck erzeugt, liegt auf der Hand; wie die betroffenen Menschen und die sie beschäftigenden Organisationen optimal damit umgehen können, soll Inhalt dieser Abhandlung sein.

Das geschilderte Szenario deutet aber auch bereits an, daß der Terminus Psychotherapie in diesem Kontext nicht nur im engeren, orthodoxen Sinn gesehen werden darf, sondern als Synonym für jegliche Art von zweckdienlicher therapeutischer Intervention dienen soll.

Umfragen in Deutschland brachten hervor, daß 80% der Belegschaft für eine noch nicht näher spezifizierte Art der Unterstützung zur

besseren Verarbeitung der Belastungen am Arbeitsplatz sind bzw. diese
sogar verlangen. Als Antwort auf diesen Bedarf haben etwa 80% der
500 amerikanischen Spitzenunternehmen ein entsprechendes Employ-
ee Assistance Programme eingerichtet und dies keineswegs nur aus pu-
rem Altruismus.

### Bearbeitung aktuellen Geschehens

Daß kränkende Umwelteinflüsse die Seele und in weiterer Folge den
Körper krank machen können, wie ebenso ein kranker Körper psychische Folgewirkungen haben kann, wissen in unseren Breiten vom
Grundsatz her eine große Anzahl von Menschen. Der Schritt vom ab-
strakten allgemeinen Wissen zum operativen Handeln bei einer konkreten Kasuistik ist jedoch im allgemeinen ein weiter und langer.

   Indikation für eine entsprechende Intervention sind unter ande-
rem Symptome wie eine hohe Abwesenheitsrate aufgrund häufiger
Krankheiten, Alkoholismus und Eßstörungen, leistungseinschränkende
Angst, Streß, klassische Psychosomatosen, wie z. B. Herzrhythmuspro-
bleme, Schlafstörungen, Magengeschwüre, Darmstörungen, etc. sowie
Neurosen, wie z. B. Depression etc. und sonstige extreme Konflikte, hohe Fluktuation als Ausweg aus der belastenden Situation, Mobbing,
Sinnleere und Unfähigkeit, die erforderliche Leistung zu erbringen,
Motivationslosigkeit und innere Kündigung, Burn-out, Sabotageakte
aus einem Mangelerlebnis, Isolations- und Integrationsprobleme, Arbeit nach Vorschrift als Ausdruck des Protests und klimatische Faktoren
wie Neid, Mißtrauen, Rastlosigkeit, Mangel an Innovation und Kreativität, Unsicherheit, Frustration, Aggression, Nervosität, Lethargie, Hy-
peraktivität, Orientierungslosigkeit und vieles mehr.

### Präventive Handlungen

Um dem laufend stattfindenden Verlust von positiver Energie in einem
System entgegenwirken zu können und dieses nicht nur zu erhalten,
sondern auch zu stärken, ist es mehr als überlegenswert, die Mittel für
geeignete Maßnahmen bereit zu stellen, um die oben erwähnten destruktiven Symptome sich erst gar nicht entwickeln zu lassen oder diese schnellstmöglich beseitigen zu können. Dies verlangt von der Organisation natürlich ein Maß an strategischem Weitblick sowie ein ganz-

heitliches Betrachten der ablaufenden Prozesse, in der die Organisation als Organismus gesehen wird.

Es wäre durchaus angebracht, wenn in Zukunft ein Rechnungshofbericht – den ja jede Organisation in der einen oder anderen Form hat – auch einen klinischen Audit mit beinhaltet, der ausdrückt, daß der Eigentümervertreter die in einer Organisation arbeitenden Menschen für genauso wichtig erachtet, wie die dort erwirtschafteten Leistungen, d. h. daß das Mitarbeiter Well-being ebenso zur geschätzten Notwendigkeit wird, wie betriebswirtschaftliche Parameter es bereits sind. Ähnlich der Situation bei Umwelt-Schäden zahlt die Volkswirtschaft ja in jedem Fall auch für den durch den Arbeitsprozeß entstandenen menschlichen Schaden.

Ein systemischer Ansatz erscheint hier besonders prädestiniert, um die Wechselwirkung „wie geht das System mit den darin wirkenden Personen um", bzw. „wie gehen die betroffenen Personen mit dem System um", zu bearbeiten. Fragen der Hierarchie, Autorität, Abhängigkeit, Macht, Umgang mit Belästigungen etc. sind nur einige Themen, deren positive Abhandlung das innere Immunsystem des individuellen und kollektiven Organismus „Arbeitswelt" stärkt.

Auch Fragen wie „Therapie durch den Arbeitsplatz" oder „Arbeit als Reifungsprozeß und Wachstumsmöglichkeit" für den Stelleninhaber passen zu diesem Thema. Welche Störungen durch die Arbeitswelt entstehen bzw. welche devianten Arbeitsbedingungen Störungen auslösen, muß hier ebenso thematisiert werden wie die Frage, ob jemand *durch* die Arbeit oder *in* der Arbeit auffällig geworden ist.

Ein systemisches Erkennen krank machender Faktoren mit entsprechender Klimaanalyse, die Erhaltung der Gesundheit, eine Alkoholprophylaxe und Infarktprophylaxe sowie andere Präventivmaßnahmen, z. B. gegen Mobbing oder Bullying, passen ebenso hierher.

### Zielkollision von Arbeitgeber und Arbeitnehmer – gibt es eine gemeinsame Basis?

Jeder der beiden Kontrahenten wird sich natürlich früher oder später in der einen oder anderen Form die Frage stellen „Was habe ich davon?" und im Sinne des cui bono gemäß seinem Weltbild entsprechende Schlüsse ziehen. Ziel dieser Diskussion wäre es, eine Win-Win Situation zu schaffen, aus der beide Parteien einen ausreichenden Nutzen ziehen.

In diesem Zusammenhang erhebt sich natürlich auch die Frage, wie weit neben den vom Arbeitsplatz induzierten Beeinträchtigungen auch jene Problemstellungen Platz finden, die primär genetisch aus der betroffenen Person oder aus deren Lebensstil stammen. Zweifellos besteht eine Wechselwirkung, wobei sich jedoch vermutlich die Wurzeln eines manifesten Geschehens einerseits eher auf die Organisation oder andererseits eher auf private/persönliche Probleme oder Dispositionen, die in die Arbeitswelt hineingetragen werden, zurückführen lassen.

## Ziele aus Arbeitgebersicht

Die Ziele aus organisatorischer Sicht können vielfältiger Natur sein, werden aber häufig in Richtung Leistung, Erfolg, Gewinn, Produktivität, Ertrag auf eingesetztes Kapital und ähnliche betriebswirtschaftliche Faktoren, so wie in modernen Organisationen auch Vermeidung schlechter Presse, Verbesserung von Klima, Kreativität, Innovationsfreudigkeit, Hedonismus etc. als eigenständige Ziele oder Subziele, gemessen werden. Um diese Ziele in einem von Wettbewerb und Rezession dominierten Umfeld erreichen zu können, bedarf es einer Mannschaft, die gelernt hat, mit vorhandenen Schwierigkeiten konstruktiv umzugehen. Wenn dies jedoch, aus welchen Gründen auch immer, einmal nicht möglich ist, ergibt es durchaus Sinn, die Psyche auf Zeit dahin zu unterstützen, wieder genug Kraft zu sammeln, um mit den ständig steigenden Anforderungen zu Rande zu kommen.

## Ziele aus Arbeitnehmersicht

Aufgrund der instabilen Umweltfaktoren wünschen sich Menschen nicht nur im privatwirtschaftlichen Bereich stabilisierende Kräfte bzw. eine Art Netz, welches hilft, mit der steigenden Ungewißheit leichter fertig zu werden. An Problemen und Krisen reift man, heißt es; dies ist richtig, wenn man sie schlußendlich meistert. Man kann aber auch an ihnen zerbrechen, wenn einem im entscheidenden Augenblick der nötige Support verweigert wird und man ihn aufgrund der eingeengten Sichtweise selbst nicht mehr suchen bzw. finden kann. Dies kann bei z. B. verstärktem Personalabbau das Anbieten eines Outplacement-Service sein, kann das Angebot von Entspannungstechniken oder Fitnessangeboten zum Abbau der stetig steigenden Spannungen sein, bzw.

kann auch eine besondere Unterstützung für jene Rumpfmannschaft sein, die nach erfolgtem großflächigen Personalabbau dann schlußendlich übrig bleibt und von der erwartet wird, daß sie das Schiff mit der halben Mannschaft in Zukunft noch erfolgreicher als in der Vergangenheit lenkt. Für den Arbeitnehmer ist es auch Ausdruck eines Interesses des Arbeitgebers an den oft sehr erschwerend empfundenen Alltagsproblemen konstruktiv mitzuarbeiten und dadurch Wertschätzung auszudrücken.

### Abgrenzung zu Betriebsarzt, Linienvorgesetzen, Personalabteilung und Betriebsrat

Bereits in einem Mittelbetrieb werden die verschiedenen Einflußsphären auf das organisatorische Geschehen sichtbar und es erhebt sich die Frage der funktionalen Eingliederung eines psychotherapeutischen Ansatzes in die bestehende Struktur.

Im Regelfall wird sich der *Betriebsarzt* vorwiegend um Vorsorgeuntersuchungen, Ergonomie, Impfaktionen, Belastung durch im Betrieb verwendete Stoffe, sowie Akutversorgung der Mitarbeiter richten (siehe auch Curriculum für betriebsärztliche Ausbildung). Eine geringere Anzahl von entsprechend geschulten Betriebsärzten hält auch heute schon Kurse über Autogenes Training ab, gibt Ernährungstips und arbeitet mit der Betriebsküche zusammen bzw. beschäftigt sich auch mit psychischen Störungen. Die derzeit geringe Anzahl solcher Interventionen weicht zwar einer zunehmenden Bedeutung dieses Themenkreises, es wird aber voraussichtlich noch einige Zeit dauern, bis Schwerpunkte dieser Art auch in das Curriculum für die betriebsärztliche Ausbildung Eingang finden.

Der *Linienvorgesetzte* wird sich in der Regel ohne entsprechender Schulung überfordert fühlen, kompetent mit psychischen Problemen seiner Mitarbeiter umzugehen und sie je nach eigener Charakterstruktur entweder hinunterspielen, an Dritte verweisen, totschweigen oder hochspielen bzw. dramatisieren. Genauso wie es viele Jahrzehnte gedauert hat, bis die Erkenntnisse von S. Freud und anderen in einem anerkannten medizinischen Kongreß an die Hausärzte des Landes weitergegeben werden, wird es vermutlich auch noch ein weiter Weg sein, bis Linienvorgesetzte entsprechend ausgebildet werden, um ihren Mitarbeitern kompetente Gesprächspartner in punkto psychischer Problematik sein zu können.

Die *Personalabteilung* und hier wieder im besonderen die Personal-
entwicklungsabteilung wird in einigen fortschrittlichen Organisationen
eine In-house-counselling Funktion bzw. eine Clearing-house Funktion
anbieten können. Im Regelfall wird sie sich jedoch als Vertreter der Geschäftsleitung und Brücke zu den Mitarbeitern mit den Modalitäten
der Bereitstellung geeigneter Mitarbeiterunterstützung beschäftigen.
Es wird an der Personalabteilung liegen, die Wünsche der Geschäftsleitung und die Anliegen der Mitarbeiter konzeptionell zu verbinden und
im Rahmen eines systemischen psychotherapeutischen Ansatzes eine
für die Organisation geeignete Lösung herbeizuführen. Je nach Bedarf
kann auch die Grenze zwischen Training – wie z. B. in einem Führungs-
kräftetraining – und Therapie, sei sie nun klassisch aufdeckend oder
vorwiegend unterstützend, fließend sein.

Der *Betriebsrat* wird zwar grundsätzlich persönliche Beratungslei-
stung anbieten, die aber weder in Theorie noch in Praxis in therapeutischer Arbeit münden wird. Das Kollektiv des Betriebsrates oder allenfalls einzelne Mitglieder werden als Repräsentanten der Belegschaft im
Regelfall von der Geschäftsleitung eine adäquate therapeutische Unterstützung für die Lösung aufgetretener Probleme oder als Prophylaxe fordern. In vielen Betrieben wird jedoch auch hier noch viel an Auf-
klärungsarbeit zu leisten sein, so daß der Betriebsrat, unterstützt von
seinen Gremien, in der Lage ist, dieses Ansinnen ohne Scheu und aus
innerer Überzeugung vorbringen zu können. Ein moderner Betriebsrat kann hier sehr wohl die Funktion des Bannenträgers, Aufklärers
und Innovators übernehmen und das Thema in einer Organisation ge-
sellschaftsfähig machen bzw. zumindest zu entstigmatisieren.

Es ist für den Verlauf der therapeutischen Unterstützung sicher
nicht unerheblich, *wer* diese Leistung dem Mitarbeiter anbietet, ob dies
z. B. die Geschäftsleitung, der direkte Linienvorgesetzte, die Personalabteilung, der Betriebsarzt, der Betriebsrat, etc. ist, da die anbietende
Instanz gleichzeitig bei verschiedenen Mitarbeitergruppen auch den
korrespondierenden Widerstand mitliefert, wie z. B. die Nähe, die ein
solches Angebot in den Augen des Betroffenen zum eigenen Chef hat,
im Falle eines paranoiden Geschehens dieses stark vorantreiben kann.

## Konsequenzen einer Indifferenz

Es liegt auf der Hand, daß Symptome, die auf längere Zeit unbearbei-
tet bleiben, sich proliferieren und stärker werden. Die Sichtweise der

Betroffenen wird zunehmend eingeengt und fokussiert sich auf das Symptom oder Syndrom. Ähnlich empfindende Mitarbeiter werden mobilisiert, Zeit und Energie in die unzureichende Bekämpfung der als belastend empfundenen Situation gesteckt und eine Spirale in Bewegung gesetzt, die im Abseits landet. Hinter all den Symptomen stehen wirtschaftliche Meßgrößen (z. B. Produktionsverlust bei Abwesenheit) und die Produktivität und Effektivität der menschlichen Arbeit wird zunehmend geringer. Die Identifikation mit den Zielen der Organisation wird geringer und die Organisation in einem zunehmend verzerrteren Licht gesehen. Die Kultur der Organisation und das Klima werden dadurch nachhaltig beeinflußt, die Beziehung zur Führungscrew beeinträchtigt und Wille sowie Fähigkeit zur Leistung herabgesetzt. In letzter Konsequenz muß dann das Unternehmen die Erreichung seiner Ziele als gefährdet sehen, wodurch sich eine betriebswirtschaftliche Legitimierung der anfallenden Kosten als gar nicht mehr so schwer ergibt. Ein konstruktives Umgehen mit den Störfaktoren, ein Transparent-Machen, ein Anbieten bzw. Erarbeiten von Lösungsmöglichkeiten, kurz ein systemisches Begreifen und psychotherapeutisches Unterstützen von Mitarbeitern ergibt somit plötzlich betriebswirtschaftlichen Sinn, da sie einen Beitrag zu einem störungsfreien und produktiven Arbeiten leisten und somit die Erfüllung organisatorischer Zielsetzungen unterstützen.

### Arten des Einsatzes von Psychotherapie in der Arbeitswelt

In diesem Abschnitt sollen die konkreten Möglichkeiten und Modalitäten in möglichst operativer Form zur Diskussion gestellt werden, um Organisationen in die Lage zu versetzen, zu entscheiden bzw. darüber zu beraten, welche Art der psychotherapeutischen Unterstützung im weiteren Sinne für ihre speziellen Belange am zweckdienlichsten sind. Da kein Betrieb dem anderen gleicht, wird es in der Praxis auch eine Vielzahl von therapeutischen Modellen geben, die dem jeweiligen Betrieb am Optimalsten dienen.

#### *Auf individueller Basis*

*Counselling* ist wahrscheinlich die am meisten akzeptierte Form von Psychotherapie im weiteren Sinne und eignet sich natürlich hervorragend

für die Belange der Arbeitswelt. Besonders im englisch/amerikani-
schen Sprachraum haben viele Unternehmen bereits Verträge mit
Counselling-Organisationen, welche Mitarbeiter anonym und außerhalb des Betriebes empfangen und ihnen die benötigte Unterstützung
angedeihen lassen. Dies kann natürlich ebenso intern im Sinne eines
School-Counsellor's angeboten werden. Die sich in diesem Zusammenhang ergebende theoretische Frage ist, wie weit das Counselling Service eine Brückenfunktion zwischen Geschäftsleitung/Geschäftspolitik
und den Mitarbeitern hat. Als Beispiel könnte die Starthilfe zum Wiedereinstieg für weibliche Mitarbeiter in den Betrieb dienen, wo der
Counsellor einerseits die Funktion der Mithilfe zum Abbau der Probleme der wiedereinsteigenden Mitarbeiterin hat und andererseits aber
z. B. in Zusammenarbeit mit dem Betriebsrat auch Vorschläge für die
Geschäftsleitung machen kann, die einen solchen Wiedereinstieg auf
einer höheren bzw. breiteren Ebene leichter ermöglichen. Das Counselling Service würde dadurch natürlich zu einem politischen Macht-
faktor, was den Vorteil hat, daß Themen systemisch gelöst werden können, d. h. die Umwelt verändert werden kann, aber natürlich den Nachteil hat, daß die Möglichkeit des Counsellors zu Versagen, einen un-
produktiven Druck auf die Counselling Situation ausübt, die Abstinenz
erschwert und in einer Briefträgerfunktion münden könnte. Höhere
Chancen werden klarerweise durch höhere Risken kompensiert. Die
Angst der Belegschaft, daß diese Art von Counselling Service zum ver-
längerten Arm oder zumindest zum Sprachrohr der Geschäftsleitung
wird, ist natürlich auch nicht ohne weiteres zu entkräften.
      Eine Nachbetreuung in Form einer „Hot-Line" ist im Rahmen eines
Counselling Angebotes relativ leicht einzurichten und sollte ein solches
Angebot komplettieren, da alleine schon das Wissen über die Möglichkeit einer Nachbetreuung Erleichterung bringen kann. Der im Laufe
der Zeit aufgebaute Nimbus eines solchen Services wird auch darüber
entscheiden, wie groß der Leidensdruck sein muß, um solch eine Unterstützung in Anspruch nehmen zu wollen, bzw. wieweit Mitarbeiter in
der Omega-Position sich zu einer Beratung aufraffen können und welche Auswirkungen solch eine Intervention wieder auf das System der
Arbeitsgruppe hat. Auch die Frage, wieweit Gruppendruck entstehen
kann, um einen einzelnen zur Konsumation eines Counselling Services
zu zwingen, ist eine Frage des Settings.
      Die Etablierung einer *Kriseninterventíon* deutet bereits durch ihren
Namen den erwarteten großen Leidensdruck an, wobei auch hier die
Frage der Anonymität bei der Inanspruchnahme einer solchen Unter-

stützung nicht unterschätzt werden sollte. Wir dürfen nicht vergessen, daß in unseren Breiten immer noch die Devise vorherrscht, daß „wer so etwas braucht, doch ganz schön verrückt sein muß" und wir daher mit ihm/ihr möglichst wenig zu tun haben wollen – vielleicht aus Angst, um nicht selbst „verrückt" zu werden oder in die Tiefen der Psyche hinabgezogen zu werden. Das Thema Psyche wird umgangssprachlich auch heute noch häufig mit „Psycherl" oder „hysterisch" in Verbindung gebracht und daher vom Durchschnittsbürger auch begrifflich so fixiert. Umgekehrt wird der Mitarbeiter seine Bedürftigkeit aus Angst vor der Abhängigkeit vom Chef natürlich ebenso häufig unterdrücken. Die Erkenntnis, daß Krisen auch Chancen bieten und jeder Wachstumsschub üblicherweise mit einer Wachstumskrise einhergeht, sind noch viel zu wenig etabliert. Die Hypothese, daß Ritterrüstungen den besten Schutz gegen diverse Angriffe/Aggressionen bieten, ist auch vielerorts noch nicht widerlegt.

Üblicherweise wird es nur wenige Organisationen geben, die eine *bifokale Therapie,* d. h. ein Focus ist am Symptomträger und der andere Focus am sozialen Umfeld z. B. Partner etc., einsetzen. Diese Dipolarität läßt natürlich die Abgrenzung zur systemischen-/Familientherapie verschwimmen. Exponierte Organisationen – sei es räumlich oder funktional bedingt – werden sich aber möglicherweise auch mit dieser Therapieform anfreunden, da sie einen Bedarf der Mitarbeiter aufgrund deren speziellen Umfelds deckt. Dies wird umso eher der Fall sein, je klarer die Belastung der Arbeitsbedingungen auf das sozial Umfeld akzeptiert wird (z. B. Übersiedlung der Familie ins Ausland etc.).

Der Begriff des *Coaching* hat als Schlagwort Eingang in die Organisationsliteratur gefunden, gilt als progressiv und enttabuisiert. Der Begriff des *Developers* statt des Begriffes Therapeut läßt offenbar viel weniger Widerstand aufkommen, reduziert Berührungsängste auf ein Minimum und ist vom Sprachlichen wesentlich weniger beladen als der Begriff der Therapie. Das Konzept der *Einzel-Supervision* kann inhaltlich dem Coaching natürlich sehr nahe kommen, hat aber außerhalb der Welt sozialer Institutionen bereits wieder den sprachlichen Makel von Überwachung, Inspektion und somit Machtausübung.

Wieweit therapeutische Unterstützung dieser Art über eine *Kurzzeittherapie* im Sinne psychotherapeutischer Beratung versus tiefe Einzelanalyse hinausgehen kann und soll, ist natürlich nicht zuletzt eine Frage der Zielsetzung, der Finanzkraft sowie von den negativen Folgen einer Nichtbehandlung abhängig. Im Regelfall wird eine Intervention dieser Art eher außerhalb der Arbeitszeit stattfinden, aber auch dies wird

schlußendlich von den Umständen abhängen, wie dies ja auch beim
Ort der therapeutischen Intervention bereits der Fall ist, der auch eher
vom Arbeitsplatz getrennt sein wird, um das Auseinanderhalten der beiden Bereiche auch äußerlich zu unterstreichen und die notwendige
Anonymität zu gewährleisten.

## Auf Abteilungsebene

Die häufigste therapeutische Intervention auf der Ebene der Arbeitsfa-
milie oder Gruppe wird die *Teamsupervision* sein. Der Terminus ist zwar
nach wie vor von der Aura sozialer Institutionen umgeben und wird daher in wirtschaftlichen Organisationen häufig unter dem Terminus *ab-
teilungsbegleitende* Arbeit geführt. Der Vorteil dieses auch Organisations-
begleitung oder Organisationsentwicklung bzw. Lernstatt genannten
Ansatzes ist, daß er sowohl auf individueller als auch auf systemischer
Ebene leicht einsetzbar ist und der „Lerntransfer" praktisch sofort stattfindet. Die Tatsache, daß man mit den Arbeitskollegen auch nach einer
von Mißerfolg gekrönten Intervention zusammenarbeiten muß, ist natürlich den Skeptikern äußerst präsent. Nichts desto trotz ist die Form
der Teamsupervision ein probates Mittel, um individuelle sowie Grup-
penbelange optimal bearbeiten zu können. In der Praxis sind so unterschiedliche Frequenzen wie einmal die Woche bis einmal im Jahr bekannt und für ihre jeweiligen Zwecke erfolgreich.

## Bereichsübergreifend

Eine außerhalb des medizinischen und psychosozialen Bereiches in der
organisatorischen Praxis wenig geübte Abwandlung der Teamsupervision ist die *Balint Gruppe*, deren Vorteile in der bereichsübergreifenden
Erkenntnissammlung „Sharing of best practice" und angstfreieren Bearbeitung der belastenden Problematik liegt.

Workshops zur *Streßbewältigung* auf mentaler-, körperlicher- und Ver-
haltensebene sind bereits in einer Vielzahl von Organisationen akzeptiert und werden erfolgreich frequentiert.

In einigen Großunternehmen wird auch der Alkoholprophylaxe
bzw. -therapie verstärktes Augenmerk geschenkt, da die angeschlagene
Psyche in unseren Breiten als erstes zu Medikamenten oder Alkohol
greifen läßt.

„Wer Leistung fordert, muß Sinn bieten", gilt nicht nur als Maxime für diverse Führungsseminare, sondern kann auch Ausgangspunkt für eine therapeutische Intervention bei der zunehmend zu konstatierenden Entfremdung und Sinnenleere im Arbeitsprozeß (z. B. durch Arbeit nach Vorschrift oder Checkliste) sein.

## Möglichkeiten für Einführung und Setting von Psychotherapie in der Arbeitswelt

Der Anstoß für die Einführung von psychotherapeutisch orientiertem Support in der Arbeitswelt kann aus verschiedenen Quellen kommen, wobei die Art der Quelle für den Erfolg mitbestimmend sein kann. Ein mögliches Finanzierungsmodell für Einzelarbeit wäre z. B., daß die ersten zehn Stunden von der Organisation finanziert werden, während allfällige weitere Stunden vom Mitarbeiter – entweder voll oder zum Teil subventioniert – getragen werden. Dies würde die Hemmschwelle beim Einstieg reduzieren, Zeit zum Ausprobieren der Kosten-Nutzen-Relation geben und auch eine gute Basis für eine länger dauernde und tiefergehende therapeutische Intervention sein. Natürlich wären auch Stiftungen denkbar, wie z. B. von Arbeitnehmer-Organisationen, wie der Arbeiterkammer oder der Gewerkschaft, bzw. aus dem Betriebsratsfonds heraus; auch ein Teil des Personalentwicklungs- bzw. Schulungsbudgets könnte dafür herangezogen werden. Auf Abteilungs- bzw. Organisationsebene werden die angebotenen Inhalte in der Regel vom Unternehmen getragen werden.

Die Wahl hinsichtlich der Art der Therapie wird vor allem von den Spezifika der Organisation, der darin arbeitenden Menschen und deren Umfeld abhängig sein. Es gibt nicht eine bestimmte Richtung, die grundsätzlich besser wäre als alle anderen Richtungen und nicht nur bei den klassischen psychotherapeutischen Methoden gilt auch heute noch die Maxime, daß vielfach die Wahl des Therapeuten das wesentlichere Agens als die Wahl der Schule ist. Daher erscheint auch die persönliche, freie Therapeutenwahl als wichtig, da ein einziges und noch dazu vielleicht vom Chef ausgesuchtes therapeutisches Beziehungsangebot eindeutig zu wenig ist. Geschlecht und Alter des Therapeuten sowie Ort, Zeit und Frequenz der Therapie haben Einfluß auf den Erfolg einer Intervention.

Die Frequenz wird von Fall zu Fall sehr unterschiedlich ausfallen, je nachdem, ob es sich um eine Krisenintervention handelt, die nach zwei bis drei Kontakten pro Woche verlangen kann, oder ob es sich um eine Teamsupervision auf Abteilungsebene als Psychotherapie im weiteren Sinne handelt, wo besonders bei stabilen Gruppen auch eine Frequenz von einer 2–3tägigen Blockveranstaltung im Jahr sichtbare Erfolge bringt.

Ein wesentlicher Punkt im Zusammenhang mit Einzelarbeit ist die Gewährleistung der Anonymität. Dies spricht für ein Setting außerhalb der Organisation, da erst dadurch wirklich garantiert ist, daß niemand aus dem sozialen Gefüge der Organisation den Personenkreis identifizieren kann, der dieses psychotherapeutische Service in Anspruch nimmt. So praktisch ein In-house-Service ist, so gefährlich kann im entsprechenden machtpolitischen Klima die Indentifikation als „Bedürftiger" sein und somit das gesamte Konzept zu Fall bringen. Da es sich hier weder um die sozial akzeptierte Impfung des Betriebsarztes oder den Besuch des ebenso sozial akzeptierten Masseurs bei Verspannungen handelt, ist besondere Vorsicht bezüglich allfälliger Repressalien durch Kollegen oder Vorgesetzte geboten. Diese Anonymität gilt natürlich auch für den Therapeuten, der sich um so schwerer tut, die Abstinenzregel einzuhalten, je detaillierter und persönlicher er bei seinen Klienten bekannt ist.

Zusammenfassend läßt sich sagen, daß einerseits die durch das Psychotherapiegesetz geschaffene Qualität im Angebot und andererseits die wirkenden Umweltfaktoren in einer wirtschaftlich instabilen Zeit die Thematik der Psychotherapie in der Arbeitswelt sehr aktuell macht und in verschiedenster Weise – je nach konkreter Situation – behandelt werden kann. Es ist an der Zeit, sich dieses Themas auch auf politischer Ebene anzunehmen, bevor die auf uns zukommenden veränderten Organisationsformen, wie z. B. Home-Office, Werkverträge, befristete Dienstverhältnisse bzw. selbständige Tätigkeit etc. diesen Intentionen davonlaufen und sich damit einem organisierten Angebot entziehen. Unternehmen fehlt einerseits die Information über die Kosten-Nutzen-Rechnung und Arbeitnehmerorganisationen der Mut, sich auf ein gesellschaftlich noch nicht 100% akzeptiertes Parkett zu begeben. Menschen in Schlüsselpositionen verbleibt die Aufgabe, sich bei der Verteilung der Mittel auch dieser gesellschaftlichen Verantwortung bewußt zu sein und entsprechende Prioritäten zu schaffen, die es den arbeitenden Personen ermöglicht, nicht nur zu „leben, um zu arbeiten", sondern auch zu „arbeiten, um zu leben". Eine Herausforderung, die es lohnt, sich ihr zu stellen!

# Zur Rolle der Supervision im Krankenhaus

## Ein Erfahrungsbericht

### I. Luif

## Vorwort

Als Einleitung soll erklärt werden, was Supervision ist bzw. auch nicht ist, z. B. Abgrenzung zu Psychotherapie auf der einen Seite und Organisationsberatung auf der anderen Seite.

Im zweiten Teil werde ich die Möglichkeiten der Supervision in Krankenhäusern bzw. Krankenhausabteilungen darstellen. Insbesonders werde ich auf die Modalitäten und Grenzen der Supervision bezogen auf die Arbeitssituation von Pflegepersonen, aber auch von ÄrztInnen und therapeutischem Personal eingehen und auch konkrete Hinweise geben, wie sich Supervision auf das Stationsklima und damit auf die Arbeit mit den PatientInnen auswirken kann. Zentrale Bedeutung kommt dabei der Burnout-Prophylaxe zu. Ergänzend werde ich Beispiele aus meiner Praxis bringen.

Im dritten Teil werde ich Möglichkeiten und Grenzen der Supervision zusammenfassend darstellen.

Im letzten Teil möchte ich daraus mögliche Konsequenzen für das Gesundheitswesen ziehen. Es wird dabei vor allem darum gehen zu zeigen, daß Supervision für Spitalserhalter (als Arbeitgeber) unbequem ist, sicherlich kein Allheilmittel sein kann, aber auch keine Alibifunktion haben darf.

## 1. Einleitung

*Was ist Supervision?*

Unter Supervision wird eine spezielle Form der mittel- und längerfristigen Einzel-, Team- und Institutionsberatung verstanden, die eine verstärkte Professionalisierung der Arbeit mit PatientInnen, Teammitgliedern und den verschiedenen Führungsebenen zum Ziel hat.

Supervision ist also eine Form der Qualitätssicherung im Bereich der personalen, sozialen und/oder beruflichen Kompetenz; d.h. der Schwerpunkt kann im kognitiven, emotionalen oder interaktionalen Bereich liegen.

Vor allem verstehe ich unter Supervision die Begleitung und Unterstützung bei der Reflexion der beruflichen Tätigkeit. Es handelt sich also um eine praxisbegleitende Methode der berufsspezifischen Reflexion mit dem Ziel der Erhöhung der Arbeitszufriedenheit und der Fähigkeit, berufliche Probleme zu lösen. Supervision kann im weiteren Sinne auch als Fortbildung verstanden werden.

*Ziele und Aufgaben von Supervision*

sind also – Förderung und Entwicklung von personaler und professioneller Kompetenz;
– Beseitigung von fachlichen Defiziten;
– Entwicklung bisher nicht genutzter Potentiale;
– Förderung der Leitungs- und/oder Kooperationskompetenz;
– Förderung von sozialer Kompetenz;
– Herstellung symmetrischer Beziehungsstrukturen;
– Reflexion von institutionellen und gesellschaftlichen Rahmenbedingungen;
– Rollenberatung (Coaching);
– emotionale Entlastung.

Sie muß also individuelle, institutionelle und gesellschaftliche Bedingungen berücksichtigen.

## Supervisionskontrakt

Supervision unterliegt der Kontraktbildung zwischen SupervisorIn, AuftraggeberIn und SupervisandInnen.

Gerade wenn es um Supervision in großen Institutionen, wie Krankenhäusern geht, muß unterschieden werden zwischen dem Teil des Kontraktes (Arbeitsvertrages), der das Honorar, die Arbeitszeit etc. regelt und mit der Stelle geschlossen wird, die für die Organisation von Supervision zuständig ist und dem Teil, der sich auf Gruppenzusammensetzung, inhaltliche Arbeit etc. bezieht und mit den SupervisandInnen geschlossen werden muß. Es hat sich als günstig erwiesen, wenn in dieser Phase der supervisionsvorbereitenden Gespräche Vorgesetzte mit einbezogen werden, auch wenn sie dann nicht an der eigentlichen Supervision teilnehmen.

## Supervisionssettings

Supervision kann in Einzel- und Mehrpersonen-Settings erfolgen. Mehrpersonen-Settings können Gruppen von Angehörigen der gleichen oder verwandter Berufsgruppen sein, aber auch Teams.

## Supervisionsmethoden

Bewährt haben sich als Methoden der Supervisionsarbeit vor allem methodenplurale Modelle; das heißt sie integrieren phasen- und situationsspezifisch: systemische Organisationsberatung, Gruppendynamik und aus der psychotherapeutischen Praxis stammende psychoanalytische, psychodramatische und Gestaltmethoden.

Die psychoanalytisch konzipierte Balint-Gruppe macht vor allem die unbewußten Gefühle und Impulse der SupervisandInnen ihren KlientInnen gegenüber sichtbar. Dieses Konzept findet besonders in der Supervision von Ärzten Anwendung.

## Abgrenzung Psychotherapie – Supervision – Organisationsentwicklung

Psychotherapie hat den ganzen Menschen zum Thema, dazu gehört also auch der Beruf – Supervision hingegen hat den Beruf zum Thema, der Mensch, der ihn ausübt, gehört dazu.

Supervision bereitet gelegentlich Organisationsentwicklung vor; das bedeutet, in der Supervision wird aufgezeigt, daß Organisationsentwicklungsmaßnahmen für eine Institution notwendig sind.

## 2. Supervision im Krankenhaus

In diesem Abschnitt möchte ich vor allem die Bedeutung von Supervision im Krankenhaus als Chance zur Prophylaxe von Burnout, Gesunderhaltung der MitarbeiterInnen, Erhöhung der Arbeitszufriedenheit, Wiedergewinnung von Handlungsspielräumen, Abbau hoher Belastungen, Verbesserung des Stationsklimas und damit Erhöhung der Effektivität der Arbeit im Sinne der PatientInnen aufzeigen. Damit wird auch eine Steigerung der Effizienz bei der supervidierten Institution erreicht.

### *Rahmenbedingungen für Supervision im Krankenhaus*

Die Kosten für die Supervision werden zunehmend häufiger vom Träger, manchmal auch von der Gewerkschaft übernommen. Die Teilnahme an der Supervision ist freiwillig, manchmal wird, wenn es um Teamsupervision geht, von KollegInnen und Vorgesetzten ein gewisser Druck auf diejenigen MitarbeiterInnen ausgeübt, die kein Interesse an der Teilnahme haben. Die Supervision erfolgt in der Dienstzeit bzw. wird die Zeit im Wege eines Zeitausgleiches zur Verfügung gestellt. Die SupervisorInnen können frei oder aus einer zur Verfügung gestellten Liste ausgewählt werden. Es wird darauf geachtet, daß sie kein Naheverhältnis zum Arbeitgeber haben oder gar im Krankenhaus angestellt sind. Die anderen Bedingungen, wie TeilnehmerInnen, Zeitpunkt und Frequenz unterliegen der Kontraktbildung zwischen den SupervisandInnen und dem jeweiligen Supervisor/der Supervisorin. Insgesamt sind die Rahmenbedingungen als gut und den Ansprüchen von Supervision entsprechend zu bezeichnen.

Abgesehen von der Supervision (Coaching) der leitenden MitarbeiterInnen werden in Krankenhäusern vor allem Team- und Gruppensupervision angeboten, oft auch Mischformen, etwa wenn das Pflegepersonal einer Station an der Supervision teilnimmt, nicht aber die Ärzte oder die TherapeutInnen, die nur stundenweise auf der Station sind.

Jede Variante hat etwas für sich und die Entscheidung, welche Möglichkeit die günstigste ist, kann nur in den Vorgesprächen mit den Interessierten, manchmal auch mit Vorgesetzten getroffen werden.

Supervisionssitzungen finden meist vierzehntägig in Einheiten zu eineinhalb Stunden statt. Seltenere Sitzungen haben sich als ungünstig erwiesen, da TeilnehmerInnen, die durch Urlaub oder auch dienstliche Erfordernisse an der Teilnahme gehindert sind, schnell den Anschluß an die Gruppe verlieren.

Supervision kann sein
– fallzentriert: beschäftigt sich mit den Problemen der jeweiligen PatientInnen oder auch den Schwierigkeiten, die MitarbeiterInnen mit bestimmten PatientInnen haben;
– teamzentriert: gibt Unterstützung bei der Lösung von Teamkonflikten;
– institutionszentriert: analysiert die Rahmenbedingungen für die Arbeit und institutionelle Gegebenheiten.

Immer geht es in der Supervision um das Spannungsfeld KlientIn – SupervisandIn – Institution; speziell in der Krankenhaus-Supervision also um das Spannungsfeld PatientIn – Stationsteam – Krankenhaus (eventuell auch Gesundheitswesen) und andere Einrichtungen, mit denen Zusammenarbeit notwendig ist.

Supervision hat immer die Arbeitssituation und den Arbeitsinhalt zum Thema. Woran konkret gearbeitet wird, bestimmen die TeilnehmerInnen meist zu Beginn der jeweiligen Sitzung.

*Ansprüche an den Supervisor/die Supervisorin
im Krankenhaus*

Daß ein(e) qualifizierte(r) Supervisor(in) Beratungskompetenz haben muß, versteht sich von selbst. Dazu sollte jede(r) SupervisorIn Arbeit in Großinstitutionen aus eigener Erfahrung kennen. Gerade im Gesundheitswesen, speziell in Krankenhäusern wird – m. E. berechtigt – auch Felderfahrung, oft auch -kompetenz gefordert. Ich weise auf „Fallarbeit", „Erstellen von Behandlungsplänen" aber auch Umgang mit bestimmten Krankheitsbildern als Themen in der Supervision hin.

## Auftrag an die Supervision

Supervision wurde in den Wiener Gemeindespitälern nach den tragischen Vorkommnissen von Lainz eingeführt. Wie erinnerlich haben 1988/89 Pflegerinnen einige betagte PatientInnen getötet. Das Angebot der Supervision war zunächst als Hilfestellung bei der belastenden Tätigkeit vor allem des Pflegepersonals gedacht, wurde jedoch bald auch von Angehörigen anderer Berufsgruppen wie Ärzten und medizinischem Fachdienst in Anspruch genommen. Inzwischen wird die Möglichkeit der Supervision auch den MitarbeiterInnen von Privatspitälern angeboten.

Supervision ist vor allem wichtig:
– individuell betrachtet: beim Berufseinstieg und bei Einstieg in ein neues Arbeitsfeld;
– für ein Team gesehen: bei starken Veränderungen der KlientInnen, neuen Gesetzen, Veränderungen der Arbeitsbedingungen, d. h. immer wenn Neuorientierung notwendig ist.

Wenn eine neue Abteilung eröffnet wird oder auch ein größerer Teil des Teams wechselt oder eine Abteilung neue Aufgaben übernimmt, ist möglicherweise ein Klausur-Wochenende, das dem „Teambuilding“ gewidmet ist, hilfreich.

Gerade im Sinne der Prophylaxe muß Supervision m.E. als unverzichtbarer Teil der Profession helfender Beruf gesehen und gefordert werden. Es geht um die Reflexion der beruflichen Tätigkeit und nicht in erster Linie um Konfliktlösung oder allgemeiner die Lösung von gerade jetzt anstehenden Problemen.

## Ziele von Supervision im Krankenhaus

Die Ziele von Supervision im Krankenhaus decken sich im wesentlichen mit den in der Einleitung genannten Zielen und Aufgaben von Supervision allgemein.

Besondere Bedeutung kommt der Unterstützung bei der Abgrenzung und der Hilfe bei der Verarbeitung eigener Erfahrungen zu. Wichtig erscheint mir immer wieder, allzu große Offenherzigkeit („Strip tease“) besonders in Teamsupervisionen zu verhindern zugunsten einer selektiven Offenheit; damit meine ich, SupervisandInnen mögen offen zeigen, wie sie ihre Arbeit, PatientInnen, KollegInnen und Vorgesetzte erleben und was sie belastet, Details aus ihrem Privatleben jedoch nur soweit preisgeben, als es für eine konstruktive Zusammenarbeit notwendig ist und nur soweit „Geheimnisse" alle an der Supervision teilnehmenden Personen wissen dürfen. Im übrigen gilt für Supervisionen die Verschwiegenheitsregel; Details aus der Supervision werden nicht weitererzählt. Von wem, an wen und in welcher Form Ergebnisse der Supervision weitergegeben werden, wird jeweils in der Supervision besprochen und vorbereitet. Gelegentlich erweist es sich auch als zweckmäßig, z. B. die Oberschwester zu einer Supervisionssitzung einzuladen, um anstehende Probleme gleich mit allen Betroffenen bearbeiten zu können.

Breiten Raum nimmt die Reflexion von institutionellen und gesellschaftlichen Rahmenbedingungen ein: vor allem wird die Institution Krankenhaus durchleuchtet und die Stellung der jeweiligen Station sowie auch der dort arbeitenden Personen definiert. Gelegentlich brauchen Menschen, die in einer Rieseninstitution arbeiten, Unterstützung beim Herausfinden des „Dienstweges".

Supervision arbeitet im allgemeinen partnerschaftlicher als Psychotherapie etwa. Das vorbildhafte Erleben dieser Tatsache regt immer wieder an, auch die Arbeitssituation in bezug auf Partnerschaftlichkeit zu überprüfen. Nur Pflegepersonen, die gewohnt sind, sich mit den Angehörigen anderer Berufsgruppen, z. B. den Ärzten, gleichberechtigt zu sehen, können PatientInnen bei Fragen und auftretenden Ängsten wirkungsvoll unterstützen, ohne selbst Gefahr zu laufen, allzu schnell ausgelaugt zu werden. Ein wichtiger Auftrag an die Supervision ist, Pflegepersonen darin zu unterstützen, PatientInnen zu ermuntern, Fragen zu stellen, eben mündig zu sein.

Oft wird Supervision angefordert, wenn es in einem Team unlösbar scheinende Konflikte gibt und kann sicherlich Hilfestellung bei der Konfliktlösung geben.

Gerade in Abteilungen, in denen der Behandlung durch ein Team, dem Umgang mit den PatientInnen und dem „therapeutischen Milieu" zentrale Bedeutung zukommt (z. B. Psychiatrie), ist vielfach fallzentrierte Supervision besonders gefragt.

### „Die Engagierten" als Beispiel für Teamsupervision

Vor einigen Jahren wurde ich von einer Sozialarbeiterin um Supervision für das Team, zu dem sie gehörte, gebeten.

Anläßlich der Kontraktgespräche erfuhr ich: es handelt sich um ein multiprofessionelles Team; alle Teammitglieder sind sehr engagiert, ehrgeizig und um Fortschritte der PatientInnen bemüht. An der Supervision werden zwar nicht alle Teammitglieder, aber aus jeder Berufsgruppe mindestens eine Person, außerdem Angehörige der verschiedenen hierarchischen Ebenen, auch die Stationsschwester und die die Station leitende Oberärztin, teilnehmen.

Das Team hatte bereits Erfahrung mit Supervision, war im großen und ganzen mit der Arbeit der Station und den Erfolgen zufrieden; einigen Teammitgliedern war die Station jedoch zu chaotisch und sie dachten, daß sich die Erfolge, die sie haben, auch mit weniger Aufwand und Nervenverschleiß erreichen lassen müßten.

In den Supervisionssitzungen war die Arbeitsatmosphäre von Anfang an recht angenehm, alle empfanden sie wohltuend im Gegensatz zu der Hektik, die sonst oft auf der Station herrschte. Das Team bemühte sich bald auch bei anderen Besprechungen und auch bei der täglichen Visite um weniger Hektik.

Ein wesentlicher Konfliktpunkt wurde schnell deutlich: die Sozialpädagoginnen fühlten sich besonders überbeansprucht und kritisierten, daß die „Schwestern zu viel Zeit beim Kaffee verbringen". Die Darstellung der Situation mit vertauschten Rollen machte allen deutlich: 1. daß die Schwestern recht unsicher sind, was ihre Aufgaben und ihre Möglichkeiten auf einer Station sind, auf der wenig pflegerische Tätigkeit notwendig ist; 2. daß die Sozialpädagoginnen erwarten, daß die anderen ihre Überlastung sehen und von selbst helfen. Als die Sozialpädagoginnen erfuhren, wie es den Schwestern geht, was sie außer Pflege noch an Aufgaben haben, von denen sie bisher wenig wußten, brachten sie mehr Verständnis für die andere Berufsgruppe auf und entschlossen sich, bei Bedarf konkret um Unterstützung zu bitten und auch die Schwestern anzuleiten, wenn es um die Freizeitgestaltung der PatientInnen geht. Die Situation entspannte sich damit schnell.

Einige Monate beschäftigte sich das Team in der Supervision vor allem mit den Kompetenzen und Zuständigkeiten und durchleuchtete auch die Verflechtungen, die sich auch daraus ergaben, daß die Angehörigen der unterschiedlichen Berufsgruppen unterschiedliche Vorgesetzte haben, die teilweise gar nicht zur Station gehören. Auch dieses Wissen um die Gegebenheiten machte für alle Beteiligten manche Situationen durchschaubarer und damit auch leichter erträglich.

Erst als damit wesentliche Konfliktpunkte geklärt waren, konnte das Team daran gehen, sich in der Supervision intensiv mit der Situation einzelner PatientInnen zu beschäftigen und „Fallarbeit" zu machen.

## Burnout

Wie schon eingangs erwähnt kommt der Burnout-Prophylaxe zentrale Bedeutung in der Supervision im Krankenhaus zu. Gerade in großen, technisch gut ausgestatteten Krankenhäusern leiden immer mehr MitarbeiterInnen am Ausbrennen (Burnout), am Überdruß (Life tedium) und an Streß.

Überdruß kann aus jeder chronischen Belastung (geistiger, körperlicher oder emotionaler Art) entstehen; Ausbrennen hingegen ist das Resultat andauernder oder wiederholter emotionaler Belastung. Die Symptome sind ähnlich.

Burnout-Syndrom – der Begiff wurde von dem amerikanischen Psychoanalytiker H. J. Freudenberger (1980) Mitte der siebziger Jahre geprägt – meint einen Zustand physischer und psychischer Erschöpfung und damit verbundenen psychosomatischen Störungen, wie er vor allem bei ursprünglich sehr engagierten Angehörigen helfender Berufe als Folge von langandauernden exzessiven Anforderungen an psychische Energien und zwischenmenschliche Fähigkeiten in der beruflichen Tätigkeit auftritt.

Ausbrennen tritt meist nicht als Folge vereinzelter traumatischer Ereignisse auf und betrifft vor allem Menschen, die einmal „entflammt" waren.

Langandauernde personelle Unterbesetzungen, die Verknappung finanzieller Ressourcen im Sozialbereich, Diskrepanzen zwischen den eigenen Ansprüchen und den objektiven Änderungsmöglichkeiten und möglicherweise auch Anonymität, bzw. dadurch bedingte Vereinzelung und die Undurchschaubarkeit sehr großer Systeme tragen sicherlich wesentlich zum Auftreten von psychischen Erschöpfungszuständen bei.

Häufig wird auch fehlende Anerkennung als Grund für Unzufriedenheit genannt.

Belastungen durch schwerkranke und sterbende PatientInnen werden kaum ausgeglichen und können nur schwer verarbeitet werden.

Als Unterstützung bei der Bewältigung hoher Belastungen und drohenden Burnouts kommen laut J. Fengler (1992) in Betracht:

– psychohygienische Maßnahmen;
– Coping: Bewältigungs-Strategien entwickeln
– soziale Unterstützung;
– Supervision;

– Interventionen auf Team- und Institutionsebene: z. B. bezahlte Fortbildung, zur-Verfügung-Stellen von Supervision, kleinere autonome
Arbeitseinheiten.

H. Meng (in: Bettschardt et al. 1959) definiert Psychohygiene als
Praxis und Lehre vom seelischen Gesundheitsschutz. Maßnahmen zur
Psychohygiene können also durchaus als „seelisches Zähneputzen" verstanden werden. Überlegungen, welche psychohygienischen Maßnahmen gerade am Platz sind, ist gerade im Krankenhaus oft Thema der
Supervision. Gelegentlich ist auch die Supervision selbst bereits eine
psychohygienische Maßnahme, etwa, wenn über bestimmte Vorkommnisse herzhaft gelacht wird und damit eine unangenehme Situation
nicht mehr ganz so tierisch ernst genommen wird.
      Nach der „Diagnose" der Situation geht es in der Supervision
zunächst darum zu erkennen, daß nicht die betroffene Person unfähig
oder ungeeignet für den Beruf ist. Daran schließen Überlegungen an,
wie die Situation veränderbar ist: Anerkennung durch KollegInnen
kann beispielsweise die fehlende Anerkennung durch den Chef/die
Chefin ersetzen, Arbeitsgruppen können das Gefühl besonderer Kompetenz bestätigen und dadurch motivierend wirken und so fort.

### „Fall Maria"

Maria (Name und persönliche Daten geändert) war zwei Jahre bei mir
in Einzelsupervision. Die jetzige Situation erfuhr ich bei einem zufälligen Treffen etwa ein Jahr nach Ende der Supervision. Ich möchte über
sie als Beispiel für eine gelungene Einzelsupervision berichten.
      Als Maria sich entschloß, Einzelsupervision zu nehmen, war sie etwa
30 Jahre alt und arbeitete bereits seit über zehn Jahren in einer Be-
treuungseinrichtung für geistig und mehrfach behinderte Jugendliche,
die einem Krankenhaus angeschlossen war. Sie hatte keine adäquate
Ausbildung, sieht man vom Stationsgehilfinnenkurs ab. In ihrer Freizeit beschäftigte sie sich viel mit künstlerischen Dingen und besuchte
immer wieder Kurse.
      Was ihre Arbeit betraf, war sie zu dieser Zeit recht unzufrieden – sie
beklagte sich über fehlende Unterstützung durch ihre KollegInnen,
Perspektivelosigkeit und mangelnden Erfolg.
      Ein Jahr vor Beginn der Supervision hatte sie eine Kunstpädagogik-
Weiterbildung begonnen, auf die sie mehr oder weniger zufällig bei

einem der Kunst-Seminare aufmerksam wurde. Sie sah jedoch keine Möglichkeit, diese Weiterbildung beruflich zu nützen, ja kam gar nicht auf die Idee, diesen Anspruch zu stellen. Sie betrachtete die Beschäftigung mit Kunst als Ausgleich zu ihrer tristen beruflichen Situation, wie sie sich ausdrückte.

In der Supervision reflektierte sie zunächst die Situation im Krankenhaus und entwickelte viele Ideen, sie zu verbessern. Fortschritte und Rückschläge wechselten einander ab. Sie machte einige Versuche, das, was sie in ihrer Weiterbildung gelernt hatte, auch den Jugendlichen, die sie betreute, zu vermitteln. Zuerst heimlich, schließlich wagte sie auch den Anspruch zu stellen, Material zur Verfügung gestellt zu bekommen. Bei ihren KollegInnen stieß sie auf Ablehnung – diese konnten nicht verstehen, warum Maria etwas probiert, was die Jugendlichen doch nicht können.

Maria entschloß sich schließlich, die Arbeit im Krankenhaus zu kündigen, obwohl sie damit auch erworbene Rechte als Arbeitnehmerin im öffentlichen Dienst aufgab. Da sie sich zunächst die Welt anschauen wollte, beendete sie auch die Supervision.

Kürzlich traf ich sie zufällig und sie berichtete, daß sie seit einem halben Jahr wieder arbeitet. Sie hatte das Glück, nette KollegInnen zu finden, arbeitet bei einem neuen Projekt mit, in dem sie einiges von ihren künstlerischen Ideen einbringen kann. Die behinderten Jugendlichen, die sie jetzt betreut, sind durchaus mit denen zu vergleichen, mit denen sie früher zu tun hatte. Auch zu ihrer eigenen Überraschung machen die Jugendlichen begeistert mit bei dem, was sie ihnen vorschlägt.

Alles in allem denke ich, Maria ist ein gutes Beispiel, wie beginnender Burnout bewältigt werden kann. In Zukunft wird es möglicherweise gar nicht notwendig sein zu kündigen, weil der Genuß eines „Sabbatjahres" zu den Rechten von ArbeitnehmerInnen gehören wird.

### 3. Möglichkeiten und Grenzen der Supervision

Das Angebot der Supervision wird gelegentlich als (freiwillige) Sozialleistung verstanden. Möglicherweise trägt diese Haltung dazu bei, das was in der Supervision erarbeitet wird, zu entwerten, vor allem dann, wenn sich die MitarbeiterInnen in der Supervision mit dem Team, mit Organisationsfragen oder auch mit den Problemen einzelner PatientInnen beschäftigen. Supervision darf auf keinen Fall nur als „psychohygienische Veranstaltung" gesehen werden, obwohl oder gerade weil das eine ihrer Aufgaben ist.

Supervision sollte immer emanzipatorisch und entwicklungsorientiert sein und darüber hinaus Eigenverantwortung fördern. Supervision ist vor allem Unterstützung bei der Erreichung der Ziele der SupervisandInnen. Das bedeutet auch: wenn das Arbeitsziel institutionelle oder gesellschaftliche Veränderung ist, trägt Supervision indirekt dazu bei. Leider erlebe ich immer wieder, daß SupervisandInnen mit ihren Fragen oder auch Verbesserungsvorschlägen nicht gehört werden. Supervision ist nur dann wirklich sinnvoll, wenn das, was in der Supervision überlegt oder erarbeitet wird, auch von Vorgesetzten gehört wird. Damit meine ich auf keinen Fall, daß alles umzusetzen ist, es geht vielmehr darum, Diskussionsvorschläge aufzunehmen.

Schlechte Arbeitsbedingungen können indirekt verbessert werden durch Motivation und Stützung der SupervisandInnen bei der Verbesserung und bei Konflikten mit dem Arbeitgeber bzw. der Institution oder anderen Abteilungen. Arbeitskräfte können jedoch keine herbeigezaubert werden.

Supervision ist nicht Kontrolle, Psychotherapie, gruppendynamische Selbsterfahrung, fachliche Fortbildung oder Berufsberatung, kann aber all das auch sein, bzw. Elemente davon beinhalten.

Supervision soll auf keinen Fall Konflikte, ob im Team oder mit Vorgesetzten, verschärfen, sondern zu ihrer Lösung beitragen.

## 4. Konsequenzen für das Gesundheitswesen

Supervision kann dazu beitragen, PatientInnen in ihrer Ganzheit zu sehen, gerade mit mündigen PatientInnen mündig, verantwortungsvoll und partnerschaftlich umzugehen und damit die Bedingungen sowohl für PatientInnen als auch im Krankenhaus arbeitende Menschen zu verbessern.

Supervision fördert die Emanzipation der MitarbeiterInnen im Gesundheitswesen und befähigt sie, klarere und deutlichere Forderungen nach guten Arbeitsbedingungen zu stellen.

Emanzipierte MitarbeiterInnen werden die PatientInnen unterstützen in deren Forderung nach mehr Humanität im Spitalswesen.

Supervision kann darüberhinaus wesentlich zur Prophylaxe des Burnout-Syndroms und anderer durch chronische emotionale Überlastung bedingter psychischer und psychosomatischer Erkrankungen beitragen.

Damit kann Supervision mithelfen, die Zahl der Krankenstandstage zu senken, den einen oder anderen Berufswechsel und auch vorzeitiges Ausscheiden aus dem Arbeitsprozeß, die durch chronische Unzufriedenheit und Überlastung begründet sind, zu verhindern und damit den Arbeitskräftemangel gerade beim Pflegepersonal aber auch bei anderen Gesundheitsberufen im Spital zu senken.

## Literatur

Bettschardt W, Meng H, Stern E (1959) Seelische Gesundheit. Erhaltung, Erziehung, Verantwortung. Arbeiten aus dem Aufgabenbereich der Psychohygiene. Huber, Bern

Fengler J (1992) Helfen macht müde: zur Analyse und Bewältigung von Burnout und beruflicher Deformation. Pfeiffer, München

Freudenberger H J (1980) Das Erschöpfungssyndrom von Mitarbeitern in alternativen Einrichtungen. In: Petzold H, et al (Hrsg) Therapeutische Wohngemeinschaften, Erfahrungen, Modelle, Supervision. Pfeiffer, München, S 88–104

# Psychiatrische Einrichtungen als „Zentren für psychosoziale Gesundheit" nicht nur für Patienten, sondern auch für Mitarbeiter

## Das Qualitätskomitee „Gesundheit im Betrieb" des psychiatrischen Krankenhauses der Stadt Wien Baumgartner Höhe (PKB)

### K. Purzner

## 1. Einleitung

Eine psychiatrische Abteilung eines Landeskrankenhauses in einem österreichischen Bundesland nennt sich seit einiger Zeit „Zentrum für psychosoziale Gesundheit". Hinter dieser Änderung der Bezeichnung stecken die Erkenntnisse der letzten Jahrzehnte vieler Psychiatriereformen. Man hat erkannt, wie wichtig es ist, nicht nur Krankheiten zu behandeln, d. h. sich auf die Beseitigung von Symptomen zu konzentrieren, sondern auch Gesundheit zu fördern – und dies nicht nur bei Patienten, *sondern auch beim Personal*. Denn in psychosozialen Einrichtungen – gleichviel ob Kindergarten, Schule oder Krankenhaus – geht es den jeweiligen „Klienten" in gewisser Weise immer nur so gut wie den entsprechenden Helfern, ob es sich nun um Kindergärtnerinnen, Lehrer oder medizinisches Personal handelt.

## 2. Das Arbeitsleid in psychosozialen Einrichtungen

Wie vieles hier auf Verbesserung wartet, konnte ich in den letzten zwei Jahrzehnten in drei verschiedenen Institutionen entweder als Mitarbeiter selbst erfahren oder als Unterrichtender, Supervisor bzw. Konsulent oder Berater beobachten: nämlich in einem *kleinen Kindergarten*, einer

*Schule mittlerer Größe* und einem psychiatrischen *Großkrankenhaus.* Bei
dem Kindergarten handelt es sich um den Anna-Freud-Kindergarten in
Wien, einem städtischen Kindergarten mit 60 Plätzen und 11 Mitarbeitern, bei der Schule um die Ausbildungsstätte für psychiatrisches Kran-
kenpflegepersonal in Wien (mit durchschnittlich ca. 100 Schülern, ver-
teilt auf drei Jahrgänge, 7 Lehrpflegepersonen und einer Vielzahl von
Unterrichtenden), bei dem Großkrankenhaus schließlich um das Psychiatrische Krankenhaus der Stadt Wien Baumgartner Höhe (es be-
herbergte in den 70er Jahren dieses Jahrhunderts noch mehr als 2.500
Patienten und beschäftigt mehr als 1.500 Mitarbeiter). Die Arbeitsbela-
stungswirkungen im Kindergarten und prophylaktische Möglichkeiten
ebendort haben die Leiterin desselben und ich in verschiedenen Publikationen beschrieben (dazu und auch zur indirekt prophylaktischen
Wirkung für die Klientel siehe Purzner, in diesem Buch). Ich möchte
mich daher an dieser Stelle auf die Entwicklung der prophylaktischen
Möglichkeiten im oben genannten Krankenhaus und der auch dort an-
gesiedelten Krankenpflegeschule konzentrieren.

## 3. Die Entwicklung des Umgangs mit Belastungswirkungen
am Arbeitsplatz

### 3.1 Das Psychiatrische Krankenhaus –
*Von der Supervision zur Organisationsentwicklung*

*Fall- und Team-Supervisionsveranstaltungen* brachten hier zunächst erste
Abhilfe für gestreßte Mitarbeiter. Später gesellte sich die Entdeckung
dazu, daß auch die organisatorischen Verhältnisse auf das Befinden der
Mitarbeiter wesentlichen Einfluß haben und es entstand die *organisati-
onsbezogene Supervision.* Schließlich wurde in den letzten Jahren immer
deutlicher, daß es unter heutigen Bedingungen hochkomplexer, differenzierter und spezialisierter Einrichtungen, die noch dazu miteinander im Rahmen institutioneller Netzwerke kooperieren müssen, nur
noch mittels guter Führungsarbeit, d. h. also integrierten Manage-
mentleistungen, möglich ist, auf Gesundheit am Arbeitsplatz hinzuwirken. Auf diese Weise entstanden die durch krankenhausexterne oder
-interne Berater bzw. Trainer begleiteten oft in Projektform abge-
wickelten verschiedenen Spielarten von *Organisationsentwicklungsprozes-
sen.* Alle diese Maßnahmen dienten und dienen weiterhin eigentlich

dazu, mehr oder weniger organisationsweit-umfassend „gesunde Verhältnisse" in unserem Betrieb herzustellen und damit auch einen Beitrag zur Prophylaxe auf den *Ebenen Individuum-Gruppe-Organisation* zu leisten.

### 3.2 Die Ausbildungsstätte für psychiatrische Krankenpflege

In der Pflegeschule ging es Ende der 70er, anfangs der 80er Jahre zunächst darum, durch Veränderungen in der Unterrichts- und Prüfungsorganisation unnötige Belastungen der Schüler zu verringern. Ab Anfang der 80er Jahre begannen Versuche, zwischen den verschiedenen Fächern mehr Abstimmung herzustellen und schließlich die psychosozialen Unterrichtsfächer nicht nur untereinander, sondern auch mit den Alltags- und Stationserfahrungen der Schüler zu koordinieren. Schließlich kam es auch von der Schuldirektion aus zu belastungsverringernden organisatorischen Veränderungen (Blockunterricht, Praxisblöcke, Projektunterricht etc.). In der 2. Hälfte der 80er Jahre verstärkten sich zudem die Hilfsangebote des schulpsychologischen, aber auch des betriebsärztlichen Dienstes und schließlich wurde auch eine unserer Oberärztinnen, die als Umweltärztin ausgebildet ist, als Abfallbeauftragte nach dem Abfallwirtschaftsgesetz eingesetzt und initiativ (Rauchen am Arbeitsplatz, Dioxinbelastung durch Betriebe der unmittelbaren Umgebung etc.).

Die letztgenannten Einrichtungen kommen natürlich der gesamten Belegschaft des Hause zugute.

### 3.3 Gemeinsamkeiten

Sowohl im Psychiatrischen Krankenhaus als auch in der Pflegeschule kamen uns bei dem Versuch, Gesundheit am Arbeitsplatz zu fördern, Analysenergebnisse zugute, die in unserem Krankenhaus im Rahmen von Kooperationen mit diversen externen Institutionen zustande gekommen waren (z. B. dem Institut für Personalwirtschaft der Wirtschaftsuniversität Wien, dem psychologischen Institut der Universität Wien, dem Institut für Philosophie und Gruppendynamik an der Universität Klagenfurt etc.).

## 4. Das Qualitätskomitee „Gesundheit im Betrieb" (QK-GIB) als Instrument der Koordination und Integration

Durch die beschriebenen Entwicklungen der letzten Jahrzehnte – sowohl im Krankenhaus, als auch in der Pflegeschule – entstand allmählich ein immer größerer Koordinations- bzw. Integrationsbedarf. Ergebnisse der eben erwähnten Analysen, Arbeitsunfall- und Krankenstandsstatistiken, quantitative und qualitative Inanspruchnahmen der oben erwähnten Dienste, Umweltuntersuchungen im Zusammenhang mit dem PKB etc., all diese Daten, aber auch diverse Einzelmaßnahmen und Programme verschiedener Teilinstitutionen des Gesamtsystems einschließlich deren Evaluation sollten eigentlich – darüber waren sich die verschiedenen Spezialisten einig – in einem betrieblichen Gesundheitsbericht zusammengeführt werden, wodurch eine regel-, bzw. routinemäßige Erfassung und Berichterstattung über Gesundheitsgefahren und -chancen am Arbeitsplatz ebenso möglich werden würde – wie auch über diverse Bemühungen, durch Interventionen und Programme den Risiken entgegenzuwirken und Chancen zu nutzen.

Zur Erfüllung dieser Aufgabe haben wir vor zwei Jahren das Qualitätskomitee „Gesundheit im Betrieb" gegründet (siehe Abb. 1). Er ist gegenüber dem für Krankenanstalten traditionellen Sicherheitsausschuß nicht nur in personeller Hinsicht erweitert, er nimmt auch weiterreichende Funktionen im Sinne *ganzheitlicher betrieblicher Gesundheitsförderung* wahr. Das QK-GIB ist beratendes Organ der Kollegialen Führung, aber auch Ansprechpartner für alle Mitarbeiter des Hauses in Angelegenheit Gesundheitsförderung im PKB und in der Pflegeschule. Ergebnisse der Analysen werden hier diskutiert. Informationen über gesundheitliche Problemstellen im Betrieb werden auf diese Weise transparent gemacht und gegebenenfalls vorhandene Konflikte bearbeitet. Die Transparenz der ermittelten Probleme und der zu treffenden Entscheidungen ermöglicht eher eine rationale Bewältigung sonst ungeregelter Konflikte. Aufbauend auf diesen Analysen können zwischen den Spezialisten besser abgestimmte und besser vorbereitete betriebsspezifische und anforderungsgerechte gesundheitsfördernde Maßnahmen geplant, initiiert und zur Diskussion gestellt werden. Die Evaluation der durchgeführten Maßnahmen erfolgt ebenfalls durch das QK-GIB. Vorher-Nachher-Vergleiche ermöglichen eine Bewertung und machen gegebenenfalls eine sinnvolle Weiterentwicklung der Maßnahmen und Programme möglich.

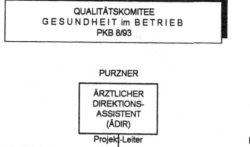

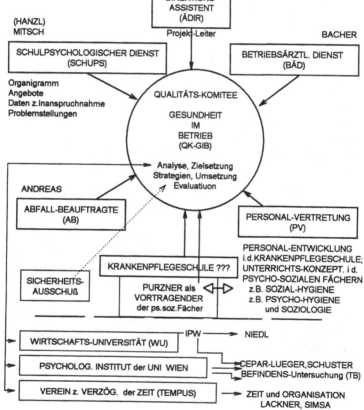

**Abb. 1**

**5. Das neue Arbeitnehmerschutzgesetz fördert die beschriebene Entwicklung**

Im neuen österreichischen Arbeitnehmerschutzgesetz ist ein umfassendes Verständnis des Begriffs „Arbeitssicherheit" und „Gesundheitsschutz am Arbeitsplatz" enthalten. Durch diese weiten Begriffe wird eine Gesamtwahrnehmung gesundheitlicher Belange des Arbeitsplatzes nahegelegt, wie auch die einschlägigen Richtlinien der EG betonen. Insbesondere wird auf die Beachtung der psychosozialen Komponenten der Gesundheit Wert gelegt.

Damit entsteht aber die Notwendigkeit, der *traditionellen Aufgabenstellung* des Arbeitnehmerschutzes die *psychosozialen Aspekte* hinzuzufügen. Somit ergibt sich aber durch die Perspektivenvermehrung genau jener oben schon erwähnter vermehrter *Koordinations- bzw. Integrationsbedarf.* Eine Möglichkeit, diesen Bedarf zu decken, bestünde darin, über Wege zur interdisziplinären Zusammenarbeit zwischen arbeitsmedizinschen, sicherheitstechnischen und arbeitspsychologischen Berufen nachzudenken, wie das z. B. kürzlich in der Podiumsdiskussion einer einschlägigen Veranstaltung in Wien geschehen ist. Die abgegrenzten Tätigkeiten verschiedener Spezialisten (die im Rahmen ihrer betrieblichen, hierarchischen Verankerung je eigene Normen zu befolgen haben) im betrieblichen Gesundheitsbereich könnten durch die Zusammenarbeit in einem Expertenteam ergänzt werden, *ohne daß ihre Funktionen und Verpflichtungen im jeweils angestammten Bereich behindert werden.* Vielleicht handelt es sich bei der Gründung des QK-GIB als Einrichtung eines solchen interdisziplinären Teams um einen praktikablen und wirtschaftlich vertretbaren Lösungsansatz, um die Verpflichtung des Arbeitgebers zur umfassenden Wahrung der Gesundheitsbelange am Arbeitsplatz zu erfüllen, wie sie die einschlägigen Gesetze (inclusive der EG Richtlinien) normieren.

# Zum Individuum und seiner Entwicklung

Persönlichkeitsspezifische Beiträge der Psychotherapie
zur Prophylaxe

# Spüren–Fühlen–Denken.
## Entwicklungspsychologische Anmerkungen zur Prophylaxe, Psychotherapie und Rehabilitation

T. Reinelt

### Vorsorgen ist besser als heilen

In den vergangenen Jahrzehnten hat sich die Sichtweise über die Entstehung und Bekämpfung von Krankheiten bedeutsam gewandelt. Eine ernstzunehmende Krankheitstheorie wird sich nicht damit begnügen, Modellvorstellungen von organischen Prozessen und deren Störungen zu entwickeln, sondern auch psychische Vorgänge und umweltliche Gegebenheiten miteinbeziehen. (Wenn ich von umweltlichen Gegebenheiten schreibe, schließe ich auch die soziale Umwelt mit ein, ohne daß dies jedesmal gesondert erwähnt werden wird.) Darüberhinaus werden Vorstellungen, die von der Annahme eines linearen Ursache-Wirkungszusammenhanges ausgehen, zunehmend durch systemische Beschreibungen ersetzt. Diese beschränken sich vielfach nicht nur auf eine Dimension menschlicher Existenz, wie bspw. die organische oder soziale, sondern sind auch um die Aufklärung von Interdependenzen zwischen diesen Dimensionen bemüht. Dieses Bemühen um eine interdependente Sichtweise dokumentiert sich auch in relativ jungen, aber bereits etablierten und an der Universität gelehrten Fächern, wie etwa jenen der Sozialpsychologie, der Sozialmedizin oder Psychoonkologie. Desweiteren wird dieses Ringen um eine integrierende Zusammenschau körperlicher, psychischer und sozialer Faktoren auch in dem immer häufiger gebrauchten Begriff der „bio-psycho-sozialen Einheit" Mensch deutlich.

Die hier erwähnten Intentionen sind nicht neu und manche ihrer Wurzeln reichen weit in die Geschichte zurück. Zu deutlich war seit jeher augenscheinlich, daß das Arbeiten mit speziellen Stoffen und unter bestimmten umweltlichen Bedingungen die Gesundheit des Menschen angreift. Eine zunehmende Verschärfung dieser Situation brachte für viele Menschen die Industrialisierung mit sich. Das führte allerdings auch dazu, daß die Problematik krankmachender Umwelt- und Arbeitsbedingungen in wachsendem Maße thematisiert wurde. Exemplarisch sei dafür das „Gesundheitsbuch für das Schneidergewerbe" angeführt, welches der Begründer der Individualpsychologie, Alfred Adler, im Jahre 1898 veröffentlichte. Darüberhinaus erachtete Adler gesellschaftliche Systeme und Strukturen und diesen imanenten Wert- und Zielvorstellungen als Risikofaktoren für die psychische Gesundheit. In jüngerer Zeit hat Devereux dieses Problem aufgegriffen und kommt auf Grund seiner Analysen zu dem Schluß, daß die westlichen Gesellschaftssyteme der Entwicklung schizoider Strukturen ihrer Mitglieder entgegenkommen (Devereux 1982). Es gilt also, danach zu fragen, welche umweltlichen Gegebenheiten, Abläufe und Prozesse die individuelle Organisation vorfindet und unter welchen Bedingungen eine Adaptation (Piaget 1983, S 174) an die umweltlichen Anforderungen nicht mehr gelingt. Das Mißlingen der Adaptation bedroht die individuelle Organisation. Dabei zeichnen sich zwei Möglichkeiten für eine physische oder psychische Desorganisation ab. Erstens können, wie schon oben angedeutet, die umweltlichen Belastungen dermaßen anwachsen, daß deren Verarbeitung und Bewältigung nicht mehr möglich ist. Zweitens können aber auch in der individuellen Organisation Hemmnisse und Schwächen vorliegen oder auftreten, die den adaptativen Prozeß beeinträchtigen oder verunmöglichen.

Auch wenn ich vorerst einmal die umweltlichen Bedingungen und die individuelle Organisation jeweils gesondert hervorgehoben habe, verstehe ich den Begriff der Adaptation dermaßen, daß der damit beschriebene Prozeß an beide Faktoren gebunden ist. Das heißt also, daß wir von einer wechselseitigen Abhängigkeit, von einer Relation Individuum–Umwelt ausgehen müssen. Piaget hat zwei Varianten adaptativer Prozesse beschrieben, die in der Organisation der Indiviuum-Umweltbeziehung eine besondere Rolle spielen. Die eine Variante nennt er Assimilation und die andere Akkomodation (Piaget 1983, S 175). Unter Assimilation versteht er die Anwendung einer bestehenden Organisation auf die Umwelt. Als Akkomodation bezeichnet er die Veränderung einer bestehenden Organisation oder die Entwicklung einer neuen. Beide Varianten adaptativer Prozesse sieht Piaget in einer interdependenten Relation.

Ich habe in meinen bisherigen Ausführungen zunehmend die Individuum-Umweltrelation in den Vordergrund gerückt. Eine Theorie der Krankheit wird nicht umhin können, diese möglichst systematisch und konsistent zu beschreiben. In den Vierzigerjahren hat dies Victor v. Weizsäcker mit seiner Gestaltkreistheorie versucht (Weizsäcker 1986). In der jüngeren Vergangenheit haben Uexküll und Wesiack dazu einen bemerkenswerten Beitrag geleistet (Uexküll und Wesiack 1988). Nebenbei sei erwähnt, daß auch theoretische Konzepte der Behinderung diese als Relation individualer und außerindividualer Gegebenheiten (Bach 1986) definieren. Behinderung aktualisiert sich demgemäß in der Individuum-Umweltbeziehung und ist kein absolut bestimmbares Merkmal eines Menschen.

Die hier angerissene Sichtweise halte ich auch für fruchtbar für die Entwicklung von Modellen zur Therapie und Prophylaxe. Hypothesen über Interdependenzen zwischen individualen und außerindividualen Gegebenheiten stellen eine hilfreiche Arbeitsgrundlage für die Forschung, Therapie und Prophylaxe dar. Dabei genügt es nicht, statistisch relevante pathogene Interdependenzen zwischen individualen und außerindividualen Gegebenheiten zu erforschen. Weiterführend ist es, das Augenmerk besonders auf jene Prozesse und Gegebenheiten zu richten, die die Gesundheit fördern und präventiv wirken. Man begnügt sich heute nicht mehr damit, Gesundheit als die Abwesenheit von Krankheit zu definieren, sondern verknüpft diese gemäß des von mir eingangs erwähnten Paradigmawechsels mit körperlichem, seelischem und sozialem Wohlbefinden (Wintersberger 1991, S 23). Mit dieser Sichtweise verbinden sich allerdings auch eine Reihe von Schwierigkeiten, die hier nicht erörtert werden können. Auch würde ich dieses Wohlbefinden nicht als Garant dafür nehmen, daß das Vorliegen einer Krankheit ausgeschlossen werden kann.

In der jüngeren Vergangenheit wird also immer häufiger die Frage gestellt, welche Interdependenzen zwischen individualen und außerindividualen Gegebenheiten zur Erzeugung von Gesundheit beitragen. Gesundheitspsychologie, Gesundheitsmedizin und die Sportwissenschaften haben bereits zahlreiche Faktoren eruiert, die im Prozeß der Salutogenese (Antonovsky 1987) eine Rolle spielen. So wissen wir heute, daß beispielsweise eine fettarme Ernährung und angemessene körperliche Bewegung im Allgemeinen eine die Gesundheit erhaltende und fördernde Wirkung besitzen. Viele Menschen sind aber trotz besseren Wissens nicht in der Lage, sich dementsprechend zu verhalten. Zu den adaptativen organismischen und nicht bewußt ablaufenden psychischen Vorgängen kommen bewußtseinsfähige Prozesse, die ihr Verhalten positiv oder negativ beeinflussen können. Alle diese individuellen adaptativen Vorgänge subsumiere ich hier unter dem Begriff des Lebensstils (Adler 1974, S 32 ff). Ich möchte in diesem Zusammenhang besonders hervorheben, daß ich unter Adaptation einen aktiven Vorgang der Bewältigung verstehe. Das heranwachsende Individuum organisiert die somatischen, psychischen und sozialen Bedingungen, die es vorfindet. Lebensstil läßt sich demgemäß als spezifische Organisationsform individualer und außerindividualer Gegebenheiten definieren. Pragmatisch und im Sinne Adlers formuliert ist er die individualtypische Art, mit den Problemen des Lebens umzugehen.

Die auszubildende Organisation des Lebensstils entwickelt das Kind nach diesem theoretischen Konzept vornehmlich während der ersten Lebensjahre. Sie ist vorerst wohl kaum als Resultat eines bewußt gestalteten Entwicklungsvorganges zu sehen. Individuale und außerindividuale Gegebenheiten stimulieren, adaptieren, variieren die Organisation, die wiederum diese Gegebenheiten in einer sich im Entwicklungsprozeß wandelnden Art und Weise organisiert. Bei näherer Betrachtung wird man hier auf eine gewisse Affinität zu obigen Ausführungen der Piaget'ian Sichtweise der Adaptation, Assimilation und Akkomodation stoßen.

Der Focus unserer Überlegungen hat sich damit auf die „frühe" Ausformung und Entwicklung von Strukturen und Organisationsformen gerichtet. Ich möchte nun im Zusammenhang damit konzeptuelle Vorstellungen über Bedingungen entwickeln, die für die Entwicklung eines salutogenetischen Lebensstils beitragen könnten. Der Bezugsrahmen für die nachfolgenden Ausführungen bildet das Entwicklungsmodell Spüren–Fühlen–Denken (Gerber 1992a, b, 1994a, b, Gerber und Reinelt 1985, 1989a, b, Reinelt 1986, 1992, Reinelt und Gerber 1984, 1985, 1990a, b).

Dieses Modell eröffnet meines Erachtens Orientierungshilfen für die Erziehung, Rehabilitation und Psychotherapie. Den Intentionen der Herausgeber des vorliegenden Buches folgend, sollten auch die Rehabilitation und Psychotherapie über die Beseitigung von Krankheiten, Behinderungen und Symptomen hinausgehend zur Prophylaxe beitragen. Die weiter oben angesprochene Relation mit gesellschaftlichen, politischen, ökonomischen und ökologischen Gegebenheiten kann ich hier nicht weiter verfolgen. Ihre Bedeutung für Fragen der Prophylaxe und Prävention ist jedoch gravierend. Wenn vorbeugen besser als heilen ist, dann wird die Ausbildung und Arbeit jener, die in der Erziehung, Psychotherapie und Rehabilitation arbeiten, diesem Gedanken künftig vermehrt Rechnung tragen müssen.

## Spüren–Fühlen–Denken: ein ontogenetisches Entwicklungsmodell

Ich möchte vorerst klären und umgrenzen, wie der Begriff Spüren hier gebraucht wird. Damit werden alle den Körper betreffende Empfindungen bezeichnet. Von allen möglichen Empfindungsqualitäten werden uns dabei besonders die haptischen, taktil-kinästhetischen und oralen Wahrnehmungsaktivitäten befassen. Diese hier vornehmlich auf das Spüren und Schmecken erfolgende Beschränkung soll aber nicht dahingehend interpretiert werden, daß den anderen Sinnessystemen und deren Aktivitäten keine Bedeutung zugemessen würde. Sie spielen ebenso eine fundamentale Rolle im Prozeß der Entwicklung.

Nun gilt es allerdings zu begründen, warum in dem Modell ein besonderes Schwergewicht den rezeptiven und propriozeptiven Körperempfindungen gegeben wird. In einer früheren Arbeit habe ich die Sinnesorgane als Beziehungsorgane bezeichnet (Reinelt 1990, S 104). Ich ziehe es auch in zunehmendem Maße in Anlehnung an Gibson (1973) vor, statt von Sinnesorganen von Sinnessystemen zu reden. Diese Systeme sind von großer Bedeutung für die Organisation von Selbstrepräsentationen über interaktionelle Aktivitäten mit der Umwelt. Damit kommen wir auch schon der oben eingeforderten Begründung näher. Die rezeptiven und propriozeptiven Körperempfindungen können wir auch als Bewußtwerdung eigener somatischer Aktivitäten bezeichnen. Wenn das kleine Baby Urin ausscheidet oder an Darmkoliken leidet, dann sind diese Vorgänge von ihm nicht regulierbar. Es wird aber die Aktivitäten seiner Sinnessysteme als spezifische Spürerlebnisse wahrnehmen. Daneben gibt es spontane und auch zunehmend willkürlich gesteuerte Bewegungsabläufe, die entsprechende Sinneszellen aktivieren. In deren Gefolge kommt es in verschiedenen Körperbereichen zu Veränderungen von Druck und Spannung. So werden bspw. mit dem Strecken der Extremitäten im Liegen gegenüber einer spannungsarmen Ruheposition Druck- und Spannungsverhältnisse des Körpers einschneidend geändert. Spürbar wird nicht nur die Spannung der Muskeln sondern auch ein Wandel der Körperempfindungen in Verbindung zur Unterlage. Was spürbar wird, hängt einerseits von der Intensität von Reizen und andererseits von der Zentrierung auf aktuelle Wahrnehmungsaktivitäten ab. Vieles bleibt oft unbemerkt, was bei bewußter Zuwendung der Aufmerksamkeit bemerkt werden kann. Erweitert wird die Skala der (potentiell) spürbaren Körperaktivitäten durch eine ungeheure Fülle von Qualitäten und Intensitäten anderer sinnlicher Tätgkeiten.

Vorerst stehen dem Kind keine sprachlichen Symbole zur Benennung seiner Empfindungen zur Verfügung. Es spürt aber die Variationen von Körperwahrnehmungen, die es später auch sprachlich ausdrücken kann. Die Spürqualitäten können dann eines Tages mit Worten wie glatt, rauh, scharf, rund, warm, kalt, sauer, heiß, schwer etc. bezeichnet werden. Ich möchte nochmals betonen, daß diese Spürqualitäten vorerst an die interaktionellen Aktivitäten der entsprechenden Sinnessysteme gebunden sind. Mit der wachsenden Gedächtniskapazität des zentralen Nervensystems werden interaktionelle Aktivitäten zunehmend gespeichert. Als codierte Informationen repräsentieren sie Aktivitäten der Sinnessysteme auf verschiedenen Ebenen der Informationsverarbeitung. Diese zentralnervösen Repräsentationen umfassen sowohl bewußtseinsfähige als auch der bewußten Wahrnehmung unzugängliche Vorgänge.

Die taktil-kinästhetischen, haptischen und oralen Wahrnehmungen und deren innere Repräsentationen bilden wesentliche „Materialien" für die Organisation von Selbst und Welt im Prozeß der Entwicklung. Sie ermöglichen, die eigenen Aktivitäten zu spüren. Im Prozeß der Selbst-Bewußtwerdung scheinen sie eine überragende Rolle zu spielen. Darin liegt auch eine wesentliche Begründung für die Bedeutung, die in dem Modell, haptischen, taktil-kinästhetischen und oralen Wahrnehmungen gegeben wird. Aber es gibt auch noch eine weitere Schiene der Argumentation.

Diese verknüpft körperliche Empfindungen mit emotionalen Prozessen. Untersuchungen an noch sehr kleinen Babies haben ergeben, daß diese offensichtlich zu einer beachtlichen Zahl verschiedener Gefühle fähig sind (Krause 1983). Ebenso scheint es aber auch evident zu sein, daß der emotionale Bereich einem Prozeß der Entwicklung und Differenzierung unterliegt. Diesen Prozeß bringe ich in einen engen Zusammenhang mit der Differenzierung und Nuancierung von körperlichen Selbstwahrnehmungen. Diese sind, wie schon oben beschrieben, das Resultat der Aktivitäten entsprechender Sinnessysteme. Über diese interaktionellen Aktivitäten werden qualitative und quantitative Variationen propriozeptiv spürbar. Die Speicherung derartiger Variationen kann auf verschiedenen Ebenen der Abstraktion erfolgen. Das ist so zu verstehen, daß neben der Speicherung „einzelner" interaktio-

neller sensorischer bzw. sensomotorischer Aktivitäten eine weitere erfolgen kann, die mehrere (auch nicht idente) Wahrnehmungen subsu-
miert. Das hat einerseits mit der dem Individuum imanenten Organisation psychischer Prozesse zu tun und andererseits mit dem Lernen
von sprachlichen Symbolen. Dabei interagieren die imanente Organisation und das durch die Bezugspersonen repräsentierte Sprachsystem.
Ein praktisches Beispiel soll dies verständlicher machen.

Im Laufe der Entwicklung lernen Kinder die Semantik des Wortes „heiß".
Dieses Wort hören sie in Verbindung mit interaktionellen Sinnesaktivitäten, die
zu einer Hitzeempfindung führen. Diese kann durch Nahrung, Wasser, eine
Heizung, die Sonne etc. ausgelöst werden und in unterschiedlichen Kontexten
und verschiedenen Bereichen des Körpers auftreten. Ein wesentlicher Aspekt
ist aber dabei, daß aus der Fülle diverser Informationen eine invariante selek-
tiert wird. Die Speicherung dieser invarianten Information als spezifische Kategorie („heiß") von Körperempfindungen ermöglicht damit deren Ablösung
von konkreten situativen Gegebenheiten. Die Information „heiß" ist damit
nicht mehr an eine spezifische Wahrnehmung gebunden. Sie kann in verschiedenen Kontexten verwendet werden und damit funktioneller Bestandteil in
wechselnden zentralnervösen prozeßhaften Konfigurationen psychischer Vorgänge sein.

Die Speicherung der Information „heiß" auf einer vom Kontext un-
abhängigen Ebene der Organisation dürfte nun, wie schon oben angedeutet, auch für die Ausformung und Differenzierung der Gefühlswelt
bedeutsam sein. Ja, es scheint geradezu, eine Identität von Empfindung
und Gefühl zu existieren. Es läßt sich auch deshalb die Frage stellen, ob
die sprachliche Trennung von Empfindung und Gefühl nicht eine
künstliche ist. Allerdings ist es auch eine empirische Tatsache, daß Gefühle nicht an eine interaktionelle Sinnesaktivität gebunden sind. So
kann ihre Aktivierung allein durch die zentralnervöse Aktivität psychischer Prozesse erfolgen. Der Gedanke an einen geliebten Menschen
kann mit Gefühlen von Zuneigung und Wärme verknüpft sein. Oder
im Traum haben wir eine Begegnung, die intensive Gefühle auslöst, sodaß wir morgens sagen: „Es lief mir kalt über den Rücken." Die Aktivierung der entsprechenden inneren Informationen, bleibt also nicht
auf die Gehirntätigkeit psychischer Prozesse begrenzt, sondern stimuliert auch taktilkinästhetische und haptische Sinneswahrnehmungen.
Das Zustandekommen der Wahrnehmung „Es läuft mir kalt über den
Rücken." läßt sich unseres Erachtens nicht ausreichend durch angeborene Aktivitäts- und Empfindungsmuster erklären, sondern wird nach
unserer Auffassung auch über konkrete Erfahrungen organisiert. Derartige Erfahrung entsprechen den Empfindungen, die durch kaltes
Wasser, welches über den Rücken läuft, ausgelöst werden. Die Sprache

ist hier wie in so vielen anderen Fällen zweideutig. Je nach Kontext wird sie verwendet, um entweder über einen Gefühlszustand oder eine Körperempfindung zu informieren. Es ist also unsere These, daß eine wichtige Grundlage für die Differenzierung von Gefühlen, haptische, taktil-kinästhetische, orale und olfaktorische Wahrnehmungen bilden. In diesem Prozeß der Differenzierung spielen die Bezugspersonen eine eminent wichtige Rolle. Das wird jedem einsichtig sein, der sich mit Fragen dieser Art befaßt. Unsere diesbezüglichen Vorstellungen sollen im folgenden noch etwas weiter entfaltet und gleichzeitig auch der dritte Bereich unseres Entwicklungsmodells, das Denken, beschrieben werden. Um Mißverständnissen vorzubeugen, weise ich darauf hin, daß hier nur von Bausteinen des Denkens die Rede sein kann. Die Vernachlässigung vieler dem Denken zuzuordnender Aspekte heißt nicht, daß ihnen keine Bedeutung zugemessen wird. Hier geht es uns vornehmlich mehr um die begriffliche Fassung von Gefühlen und Empfindungen. Dazu habe ich ja schon einiges formuliert und werde das im weiteren noch näher ausführen.

Die Sprache ist ein System akustischer Zeichen, welches das Kind bei seiner Geburt bereits vorfindet. Vermittler dieses Zeichensystems sind seine Bezugspersonen. Sie erschließen bewußt und unbewußt aus dem Verhalten, vegetativen Reaktionen, Gerüchen etc. des Kindes seine Befindlichkeiten und benennen dieselben. Ihre Vorstellungen darüber, wie das Kind empfindet und fühlt, sind auf das engste mit ihren eigenen Wahrnehmungen und Interpretationen der körperlichen Aktivitäten und Reaktionen des Kindes verknüpft. Das, was sie dem Kind durch ihr Verhalten (ich rechne dazu auch das Sprechen) vermitteln, kann dessen Befindlichkeit mehr oder weniger treffen. Sie beeinflussen nicht nur die Erfahrungsmöglichkeiten des Kindes, sondern helfen ihm im positiven Fall auch, diese sprachlich zu identifizieren, zu kategorisieren und zu bezeichnen. Sie werden somit Helfer im Prozeß des Begreifens von Empfindungen und Gefühlen. Die Rezeption von Sprache können wir als eine Aktivität der Sinnessysteme bezeichnen. Ebenso verknüpfen sich mit dem Sprechen Sinnesaktivitäten. Dazu zählen Informationen, die über das visuelle, akustische und taktil-kinästhetische Sinnessystem organisiert werden.

Sprachlich kodierte Informationen bilden funktionelle Anteile von biopychischen Aktivitätsmustern. Diese werden durch das Zusammenwirken verschiedener Systeme aufgebaut. Was in Aktivitätsmustern gespeichert wird, das sind die eigenen (interaktionellen) Aktivitäten. Ein Beispiel soll dies plastischer machen:

Eine Zeichenabfolge, die die Frucht Zitrone symbolisiert, ist üblicherweise mit einer Fülle von Informationen verknüpft. So können wir uns auch ohne Ansicht der Frucht die (grün-)gelbe Schale, die Klebrigkeit und Säuerlichkeit des Saftes, die Fasrigkeit des Fruchtfleisches, den vermehrten Speichelfluß bei ihrer Verkostung oder der entsprechenden Vorstellung, das Spitzen des Mundes, das „Zusammenziehen" der Mimik, das Aufstellen der Haare am Rücken etc. vergegenwärtigen.

Das, was wir uns vergegenwärtigen, sind unsere eigenen wahrnehmbaren interaktionellen Sinnesaktivitäten, die wir im Umgang mit Zitronen erworben haben. Diese bilden zusammen mit den mit ihnen verknüpften, nicht bewußtseinsfähigen Vorgängen und Prozessen einen Aktivitätskomplex. Die Aktivierung von Teilprozessen desselben können andere damit verbundene Vorgänge stimulieren. So kann beipielsweise bereits der Geruch einer Zitrone eine Vielzahl mit dem entsprechenden Aktivitätskomplex assoziierte Repräsentationen anregen. Ebenso sind sprachliche Symbole meist Träger einer Vielzahl von Informationen. Ihre Bedeutung resultiert aus der Organisation (interaktioneller) Erfahrungen. Sie sind konventionelle Zeichen, die den Austausch von Informationen zwischen Menschen ermöglichen. Sie spielen darüberhinaus eine wichtige Rolle in der Struktur und Organisation des Denkens.

In der Erziehung macht es einen erheblichen Unterschied, in welchem Kontext Sprachsymbole vermittelt werden. Diese können mit wechselnder Treffsicherheit zu situativen (interaktionellen) Wahrnehmungen passen. Damit ist gemeint, daß eine mehr oder weniger große Korrespondenz zwischen der von den Bezugspersonen vermittelten Bedeutung und den Empfindungen, Gefühlen und Verhaltensweisen des Kindes besteht.

Die Sinnhaftigkeit des Gesprochenen ergibt sich aus der konkreten Bestätigung des rezeptiv oder propriozeptiv Wahrgenommenen. Diese Entwicklung „begriffener" Sprache ist ein komplexer Lernprozeß. Ich werde nun die bisherigen Ausführungen zu dem hier vorgestellten Modell an einem Beispiel dokumentieren und dann einige Gedanken zur Psychotherapie, Rehabilitation und Prävention anschließen.

Mit Vertrauen bezeichnen wir ein besonderes Gefühl. Mit diesem korrespondieren spezifische somatische Vorgänge und Handlungen. Vertrauen ist uns nicht von Geburt an gegeben. Es resultiert aus interaktionellen Prozessen zwischen dem heranwachsenden Kind und seinen Bezugspersonen. Gemäß des hier vorgestellten Entwicklungsmodells gehe ich davon aus, daß in der ersten Lebenszeit basale Anteile des Vertrauens besonders über interaktionelle Aktivitäten der oralen, haptischen und taktil-kinästhetischen Systeme organisiert werden. Die rezeptiven und propriozeptiven Wahrnehmungen werden codiert und gespeichert. Mit den interaktionellen Prozessen und der Aktivierung ihrer Repräsentationen sind auch nicht wahrnehmbare organismische Prozesse verknüpft.

Vorläufer und spätere funktionelle Anteile des Vertrauens konkretisieren sich bspw. in entspannten Muskeln, in einer gleichmäßigen und tiefen Atmung, einem ruhigen Herzschlag, hormonellen Prozessen etc. Ich beschreibe damit organismische Aktivitäten des Vertrauens. Nun aber ist Vertrauen nie nur unbewußt bleibende organismische Aktivität. Vertrauen ist auch etwas, was wir empfinden oder fühlen. Die Entwicklung und Differenzierung innerer Repräsentationen rezeptiver und propriozeptiver Empfindungen verstehen wir ebenso als Prozess der Entwicklung und Differenzierung von Gefühlen. Der (interaktionelle) Aktivitätskomplex „Vertrauen" ist somit eine psycho-somatische Organisation. Es wird einen längeren Zeitraum benötigen, bis das Kind auch sprachlich versteht, was (im positiven Fall) kernhaft in ihm repräsentiert ist. Vertrauen wird erst wirklich begreifbar, wenn es empfunden und gefühlt werden kann. Wenn die Lebenssituation eines Kindes sehr ungünstig ist, wird das Wort letztlich unverstanden und bedeutungsarm bleiben.

Was bedeutet es aber nun für ein Kind, wenn es lernt, zu vertrauen? Können wir diesem spezifischen bio-psychischen Aktivitätskomplex eine präventive Wirkung einräumen? Wenn wir davon ausgehen, daß der Qualität zwischenmenschlicher Beziehungen eine eminent wichtige Bedeutung für die psychische und physische Gesundheit zukommt, dann sollte unser Bemühen darauf abzielen, daß das Kind qualitativ positive Beziehungserfahrungen machen kann. Es wird primär vom Verhalten der Bezugspersonen abhängen, ob das Kind entsprechende Qualitäten und Intensitäten wahrnimmt. Besonders informativ sind dabei vorerst die oralen, haptischen und taktil-kinästhetischen Wahrnehmungen.

Rufen wir uns nochmals ins Gedächtnis, daß gemäß der hier skizzierten Auffassung, für die Entwicklung und Differenzierung der Gefühle und für die Begriffsbildung durch interaktionelle Aktivitäten vermittelte Empfindungen eine wichtige Rolle spielen. Für den Kenner der Literatur ist es nichts Neues, daß das kleine Kind den konkreten Umgang mit Objekten der belebten und unbelebten Welt (ich inkludiere hier unter dem Objektbegriff in Anlehnung an die psychoanalytische Terminologie auch den Menschen) benötigt. Das wurde immer wieder von hervorragenden Pädagogen und Psychologen betont. Man denke in diesem Zusammenhang an die sinnesphysiologische Erziehung von Seguin (1912) und deren methodische Weiterentwicklung durch Maria Montessori (1980) oder die Entwicklungspsychologie von Piaget (1974). Es ist ein entwicklungspsychologisches Gesetz, daß die

Konkretheit interaktioneller Prozesse der Abstraktion vorausgehen
muß. Daran ist auch zu denken, wenn man psychotherapeutisch und
rehabilitativ tätig ist. Ich meine damit, daß es in einer erheblichen Zahl
von Fällen notwendig sein wird, vom Denken zum Spüren und Fühlen
zu kommen.

Ich möchte, auch nochmals auf den Begriff der Adaptation zu sprechen kommen. Das erfordert, nochmals die Individuum-Umweltbeziehung zu thematisieren. Die Belastbarkeit derselben ist an individuelle
und umweltliche Gegebenheiten und Vorgänge gebunden.

Die Flexibilität der Interaktion hängt von den adaptativen Prozessen der Akkomodation und Assimilation ab. Gelingt die Adaptation
nicht mehr, kann es zur gesundheitlichen Gefährdung des Individuums
kommen. Permanente Über- oder Unterforderungen sollen durch be-
wältigbare Anforderungen ersetzt werden.

Im frühen Lebensalter wird die Qualität interaktioneller Prozesse
durch Empfindungsqualitäten und -intensitäten bestimmt. Dazu kommen jene Emotionen wie bspw. Zorn oder Angst, die zum mitgebrach-
ten Repertoire des Kindes gehören. Auch diese können die Adaptation
sowohl begünstigen als auch beeinträchtigen. In der Psychotherapie,
Rehabilitation und Prävention zielt man darauf ab, daß die Adaptation
verbessert wird. Intendiert wird eine bessere Abstimmung zwischen individuellen und umweltlichen Möglichkeiten und Gegebenheiten. Es
wird von der Problemlage abhängen, ob mehr auf den Ebenen des
Empfindens und Fühlens gearbeitet wird oder die sachorientierte Auseinandersetzung im Vordergrund steht. Die Einbeziehung gesundheitlicher und ökologischer Gesichtspunkte in die therapeutische und re-
habilitative Arbeit ist anzustreben. Ebenso sollte das in der Erziehung
geschehen. Die Bemühungen der an der Erziehung des Kindes beteiligten Personen sollte dahingehen, jene Faktoren bereitzustellen, die
die Entwicklung von Verantwortlichkeit für sich, andere Menschen und
die Umwelt fördern. Ein derartiges verantwortendes Denken bedarf allerdings entsprechender Vorläufer interaktioneller Wahrnehmungen
von Gefühlen und Empfindungen. Die hier skizzierten Vorstellungen
sollen abschließend exemplarisch zusammengefaßt werden:

Das Wort Liebe hat für ein kleines Baby noch keine Bedeutung. Eine liebende Bezugsperson wird aber ihre Gefühle in entsprechende Handlungen
umsetzen. So wird sie das Kind aufnehmen, an sich drücken, es wiegen und ko-
sen etc. Die Handlungen der Bezugsperson sind wiederum Reize für die Sinneswahrnehmungen des Kindes. So sind viele Empfindungen des Kindes an die
Aktivitäten der Bezugsperson gebunden. Durch häufige Wiederholungen derartiger interaktioneller rezeptiver und propriozeptiver Aktivitäten werden die-

se im Lauf der Zeit gespeichert. Damit beginnt der Prozeß der Errichtung einer
inneren Repräsentation der interaktionellen Aktivitäten mit der Bezugsperson.
Das heranwachsende Kind beginnt, seine innere Bezugsperson oder das, was sie
(u. a. an propriozeptiven) Aktivitäten repräsentiert, zu organisieren. Diese Variationen haptischer, taktil-kinästhetischer und oraler (und natürlich auch alle
anderer sinnesspezifischer) bewußter und unbewußter gespeicherter Informationen bilden gemäß unserer These substantielle funktionelle Anteile entsprechender Gefühle. Sie wurzeln in den Repräsentationen der Interaktionen mit
der primären Bezugsperson. Eine liebende Bezugsperson wird ihre Liebkosun-
gen und Zärtlichkeiten auch sprachlich zum Ausdruck bringen. Allmählich
lernt das Kind, die Sprachsymbole mit (interaktionellen) Aktivitätskomplexen
zu verbinden. So werden Sprachsymbole zu Informationsträgern für Empfindungen und Gefühle. Wenn das Kind größer wird und die Mutter sagt: „Ich liebe Dich", versteht das Kind die Mitteilung, ohne daß gleichzeitig entsprechende weitere Handlungen erfolgen müssen. Erst über die interaktionelle Repräsentanz operationalisierter Liebe kann es lernen, liebevoll und fürsorglich zu
handeln. Das ist eine gute Voraussetzung für die Entwicklung von Vorsorge und
Verantwortlichkeit für sich selbst und die Umwelt. Das führt mich zu dem eingangs angeführten geflügelten Wort zurück, daß

Vorsorgen besser als heilen ist.

## Literatur

Adler A (1898) Gesundheitsbuch für das Schneidergewerbe. Heymanns, Berlin
Adler A (1974) Der Sinn des Lebens. Fischer Taschenbuch, Frankfurt/Main,
    S 32–38
Antonovsky A (1987) The salutogenetic perspective: towards a new view of
    health and illness. Advances 4 (1): 47–55
Bach H (1986) Die Psychologie in der Rehabilitation behinderter Menschen –
    Grundlagen, Aufgabenbereiche, Probleme. In: Wiedl K H (Hrsg) Rehabili-
    tationspsychologie. Kohlhammer, Stuttgart Berlin Mainz, S 13–32
Devereux G (1982) Normal and anormal. Aufsätze zur allgemeinen Ethnopsy-
    chiatrie. Suhrkamp Taschenbuch Wissenschaft 395, Frankfurt/Main
Gerber G (1992a) Der Sprachfindungsprozeß aus der Sicht des ontogeneti-
    schen Entwicklungsmodells „Spüren–Fühlen–Denken". In: Frühwirth J,
    Meixner F (Hrsg) Theorie und Praxis der sprachheilpädagogischen Arbeit.
    Jugend und Volk, Wien, S 38–47
Gerber G (1992b) Spüren–Fühlen–Denken. Ein ganzheitlich-ontogenetisches
    Entwicklungsmodell und seine Anwendung in der Praxis. In: Sedlak F
    (Hrsg) Verhaltensauffällig. Was nun? Beiträge zur pädagogischen Psycholo-
    gie. Ketterl, Wien, S 77–99
Gerber G (1994a) Wiener Modell „Spüren–Fühlen–Denken" und seine Bedeu-
    tung für Diagnostik, Rehabilitation und Prävention. Praxis der Psychomoto-
    rik 19 (2): 85–88
Gerber G (1994b) Das Modell Spüren–Fühlen–Denken und seine Bedeutung
    für das katathyme Bilderleben in der Kinder- und Jugendlichen-Therapie-

ausbildung. In: Gerber G, Sedlak F (Hrsg) Katathymes Bilderleben innovativ: Motive und Methoden. Reinhardt, München, S 82–91

Gerber G, Reinelt T (1985) Sinnlich-anschauliches Erleben beim Behinderten. Überlegung zur Entwicklung und Differenzierung. Therapeutisches Setting. In: Gerber G, Kappus H, Datler W, Reinelt T (Hrsg) Der Beitrag der Wissenschaften zur interdisziplinären Sonder- und Heilpädagogik. Institut für Sonder- und Heilpädagogik, Selbstverlag, S 203–209

Gerber G, Reinelt T (1989a) Spüren–Fühlen–Denken: ein ontogenetisches Entwicklungsmodell mit tiefenpsychologischer Fundierung. In: Sasse O, Stoellger N (Hrsg) Offene Sonderpädagogik – Innovationen in sonderpädagogischer Theorie und Praxis. Lang, Frankfurt/Main, S 302–306

Gerber G, Reinelt T (1989b) Gedanken zur leiblichen Dimension im genetisch-therapeutischen Entwicklungsmodell „Spüren–Fühlen– Denken" und ihre Bedeutung für das katathyme Bilderleben. In: Bartl G, Pesendorfer F (Hrsg) Strukturbildung im therapeutischen Prozeß. Literas, Wien, S 223–228

Gibson J J, Kohler J (Hrsg) (1973) Die Sinne und der Prozeß der Wahrnehmung. Hans Huber, Bern

Krause R (1983) Zur Genese der Affekte. Psyche 37: 1016–1043

Montessori M (Hrsg) Oswald P, Schulz-Benesch G (1980) Die Entdeckung des Kindes. Herder, Freiburg

Piaget J (1974) Psychologie der Intelligenz. Walter, Olten Freiburg/B

Piaget J (1983) Biologie und Erkenntnis. Über die Beziehungen zwischen organischen Regulationen und kognitiven Prozessen. Fischer Taschenbuch, Frankfurt/Main, S 174–188

Reinelt T (1986) Entwicklung und Differenzierung von Gefühlen über anschauliche Vorstellungen – Hinweise für Therapie und Rehabilitation. Vierteljahresschrift für Heilpädagogik und ihre Nachbargebiete 55 (1): 26–34

Reinelt T (1990) Das psychosozial entwicklungsgestörte Kind aus der Sicht des Psychotherapeuten. Heilpädagogik 33(4): 101–110

Reinelt T (1992) „Spüren–Fühlen–Denken". Bausteine zur menschlichen Entwicklung In: Sedlack F (Hrsg) Verhaltensauffällig. Was nun? Ketterl, Wien, S 63–75

Reinelt T, Gerber G (1984) Zur Einordnung psychotherapeutischer Methoden in ein genetisches Entwicklungsmodell des Menschen: Spüren–Fühlen–Denken. Ärztl Praxis Psychother 6: 29–31

Reinelt T, Gerber G (1985) Die Bedeutung von Spüren, Fühlen und Denken für die Theorie, Lehre und Praxis der Sonder- und Heilpädagogik. Heilpädagogik 28(1): 9–15

Reinelt T, Gerber G (1990a) Autogenes Training im Rahmen des genetischen Entwicklungsmodells „Spüren–Fühlen–Denken". In: Gerber G, Sedlack F (Hrsg) Autogenes Training mehr als Entspannung. Reinhardt, München Basel, S 138–143

Reinelt T, Gerber G (1990b) Sensing, feeling, thinking. A developmental model for therapy and rehabilitation. Eur J Child Adolesc Psychiatry, Acta Paedopsychiatr 53 (3): 220–223

Séguin E (1912) Die Idiotie und ihre Behandlung nach physiologischer Methode. Gräser, Wien

Uexküll T, Wesiack W (1988) Theorie der Humanmedizin. Grundlagen ärztli-

chen Denkens und Handelns. Urban & Schwarzenberg, München Wien Baltimore
Weizsäcker V v (1986) Der Gestaltkreis. Theorie der Einheit von Wahrnehmen und Bewegen. Thieme, Stuttgart New York
Wintersberger B (1991) „Gesundheit für alle bis zum Jahr 2000" und das Gesundheitsförderungskonzept. In: Wintersberger B (Hrsg) Ist Gesundheit erlernbar? WUV Universitätsverlag, Wien, S 17–55

# Prophylaxemöglichkeiten in der institutionellen Vorschulpädagogik

## Der Anna-Freud-Kindergarten als psychoanalytisch-systemisch arbeitende Modelleinrichtung des Wiener Kindergartenwesens

### K. Purzner

## 1. Einleitung:
## Der Anna-Freud-Kindergarten (AFK) als Institution

Der Anna-Freud-Kindergarten in Wien ist eine Modelleinrichtung, in der die *Gesamtheit der erzieherischen Wirklichkeit* im *Kindergarten* (Kdg) unter Zuhilfenahme der Mittel der *angewandten Psychoanalyse* erforscht wird. Ziel dieser Forschung ist die Entwicklung pädagogischer Erneuerungen, die zunächst im Modell selbst theoretisch entworfen und praktisch erprobt werden. Im Fall einer Bewährung der Ergebnisse im eigenen Bereich sollen dieselben sodann im Rahmen von geeigneten Verbreitungsmaßnahmen dem *Wiener Kindergartenwesen* zugute kommen. *Praxis, Forschung und Lehre* liegen dabei in einer Hand. Das *Team des AFK* besorgt sowohl den *normalen Kindergartenbetrieb,* als auch – gemeinsam mit dem *psychoanalytischen Berater* – die wissenschaftliche Verarbeitung der dort gemachten Erfahrungen. Die Lehraufgabe schließlich, z. B. in Form von *publikatorischer* oder *seminaristischer Tätigkeit,* wird ebenfalls von den Mitarbeitern – zum Teil von ehemaligen Mitarbeitern – dieser Institution getragen.

## 2. Die Aufgabe des AFK und ihr Zusammenhang mit dem Thema Prophylaxe und Psychotherapie

Aus der eben dargestellten Aufgabe des AFK ergibt sich ganz von selbst der Bezug dieser Institution zum Thema Prophylaxe und Psychotherapie und zwar vor allem auf der *betriebsspezifischen* und der *gesellschaftspolitischen Ebene*. Im Konzept des AFK aus dem Jahr 1981 finden sich bereits die entsprechenden einschlägigen Festlegungen.

Unter Punkt 1.3: „Die Bezeichnung psychoanalytisch orientierter *Kindergarten* soll darauf hinweisen, daß der AFK zunächst ein Kindergarten wie jeder andere sein will, d. h. er nimmt sich als rangobersten Zweck vor, eine wirkungsvolle und aufgeschlossen-flexible Erziehungs- und Bildungsarbeit bereitzustellen, wie sie auch in den einschlägigen Gesetzen, Verordnungen und Dienstvorschriften vorgesehen ist. Dabei soll in Zusammenarbeit mit Eltern und anderen wesentlichen Bezugspersonen einerseits, bzw. verschiedenen Hilfseinrichtungen andererseits angestrebt werden, möglichst viele Kinder möglichst umfassend zu fördern, d. h. ihnen Entwicklungshilfe zur gegenwärtigen und zukünftigen Lebensbewältigung zu geben. Die Erfüllung dieser Aufgabe wird in erster Linie auf erzieherischen Wirkungen beruhen. Eigentliche therapeutische Tätigkeiten und Maßnahmen sind im Rahmen der Kindergartenarbeit selbst nicht vorgesehen.“

Die eben zitierten Konzeptpassagen liegen insofern noch auf der betriebsspezifischen Ebene, als sie sich auf den AFK als einzelnes Kindertagesheim beziehen. Im Folgenden wird aber der darüber hinausgehende Bezug auf das *gesamte Kindergartenwesen* in Wien erkennbar:

Zu Punkt 1.4.1: „Der AFK versteht seine …organisatorischen Bedingungen… vor allem im Hinblick auf die dadurch möglich werdende Entwicklungsarbeit für den Kindergarten schlechthin. Deshalb soll im AFK als Richtlinie gelten, sich um *ständige Fühlungnahme mit anderen Kindergärten (der Gemeinde Wien)* zu bemühen. Zweierlei soll dadurch erreicht werden: einerseits sollen aus der praktischen Arbeit der Kindergärten heraus die der Entwicklung bzw. Erforschung bedürftigen Probleme namhaft gemacht werden, andererseits sollen die anderen Kindergärten den Maßstab dafür bilden, ob die im AFK entwickelten Beobachtungs-, Auswertungs- und Handlungsverfahren auch wirklich gebrauchstauglich sind, d. h. sich zum Einsatz im Regel-Kindergarten eignen.

Schließlich kommt in der nachstehend zitierten Passage aus dem AFK-Konzept die eigentliche *gesellschaftspolitische Ebene* voll in den Blick:

zu Punkt 2.4: „Die heutige Welt verlangt Menschen, die neue Situationen bewältigen können und zwar einerseits dadurch, daß sie sich flexibel anpassen, andrerseits aber dadurch, daß sie die Situationen gestaltend beeinflussen. Sie verlangt Menschen, die sich selbst verstehen, Entscheidungen treffen können und Verantwortung für sich selbst und ihre Handlungen zu übernehmen bereit sind. Sie müssen aber auch fähig sein, mit anderen zusammenleben und -arbeiten zu können, deren Anschauungen, Lebensweise und Ziele vielleicht anders sind. In Beziehung zu anderen Menschen zu leben und dabei sich selbst zu verwirklichen, erfordert einerseits *altersangemessene Autonomie mit Kritik- und Artikulationsfähigkeit, andererseits aber auch das Vermögen, auf andere einzugehen, hinzuhören und Rücksicht zu nehmen.* Grundlegung bzw. Stärkung der kindlichen Entwicklung durch Erziehung und Bildung im Sinne des Bemühens um die Erreichung dieser Ziele will sich der AFK angelegen sein lassen."

## 3. Pädagogik und Psychoanalyse finden eine neue Form wechselseitiger Beeinflussung

Um den oben angeführten prophylaktischen Zielen näher zu kommen, mußte die *Psychoanalyse als Schule der Psychotherapie* einige Erneuerungen zunächst überhaupt gedanklich zulassen und sie dann auch praktisch verwirklichen, die seit einigen Jahrzehnten sowohl von seiten der Erziehungswissenschaft als auch von seiten der Psychoanalyse gefordert wurden. Beispielhaft sei hier nur Rehm (1971) zitiert, der Ende der 60er Jahre in seiner psychoanalytischen Erziehungslehre programmatisch eine *neue Phase der Beziehung zwischen Psychoanalyse und Pädagogik als Bedingung für neue Erkenntnisse* genannt hat. „Die vierte Phase des Verhältnisses von Psychoanalyse und Pädagogik... müßte... durch die *Zusammenarbeit von Psychoanalytikern und Pädagogen* bestimmt sein", gekennzeichnet durch „ein entsprechendes *methodisches Niveau*" und durch *„wechselseitige Beeinflussung"* (genauer siehe Pazmann und Purzner 1991). Wie nun diese Erneuerung und Intensivierung der institutionellen Zusammenarbeit zwischen Kindergartenpädagogik und Psychoanalyse im AFK sich entwickelt hat, wie dieselbe gegenwärtig aussieht und mit welchen Mitteln Prophylaxe auf betriebsspezifischer und gesellschaftspolitischer Ebene betrieben wird, soll im Folgenden an vier Beispielen erläutert werden (genauer Pazmann und Purzner 1991).

Dabei muß vorweg ein wichtiges Forschungsergebnis aus der ersten Zeit des AFK berichtet werden. Es zeigte sich damals, daß eine Verschiebung herkömmlicher Arbeitsschwerpunkte erforderlich war, um der eingangs erwähnten psychohygienisch-prophylaktischen Zielsetzung wirksam näher zu kommen. Wir hatten unser Forschungs- und Entwicklungsprogramm Anfang der 80er Jahre eher traditionell begonnen und zwar vorwiegend mit Einzelkindbeobachtungen. Später verschob sich der Beobachtungsschwerpunkt wohl unter Berücksichtigung individueller Akzente – auf die gesamte Kindergruppe und gruppendynamische Prozesse in derselben. Im Laufe der Zeit wurde dann immer deutlicher, wie wichtig die bewußte Gestaltung des Verhaltens der Erwachsenen und ihres Umgangs miteinander (nicht nur bezogen auf den Umgang der Mitarbeiterinnen mit einzelnen Eltern, sondern auch auf den Kontakt mit der Elterngemeinschaft als Ganzes) für das Prophylaxeanliegen ist. Schließlich und nicht zuletzt geriet das „Haus", d. h. die Personalgemeinschaft oder das Team in den Blickpunkt unseres Forschungsinteresses. Durch fortlaufende Beobachtung und Bearbeitung der in diesen verschiedenen sozialen Teilsystemen des Gesamtsystems „Kindergarten" auftretenden Problemstellungen wurde deren ständige Überlappung bzw. Verwobenheit im systemischen Sinn immer deutlicher (darum sprechen wir heute von der Einnahme einer *psychoanalytisch-systemischen Forschungs-Perspektive*).

Das verhältnismäßig einfache Ergebnis all dieser Bemuhungen war die Erkenntnis, daß es sehr sinnvoll ist, neben dem Aufmerksamkeitsfokus Einzelkind (bzw. -familie) und Kindergruppe auch den Erwachsenen und „Erwachsenengruppen" (Elterngemeinschaften und Teams) besonderes Augenmerk zu schenken. Wenn man Eltern und Berufserziehern hilft, mit ihrer schwierigen Aufgabe besser fertig zu werden, leistet man indirekt einen sehr wichtigen psychohygienischen Beitrag für die Kinder. Viele „Problemkinder" werden unter solchen Bedingungen gar nicht erst zu solchen, oder wenn sie es waren, sind sie es auf einmal nicht mehr! Das hat damit zu tun, daß Erwachsene Kindern nur in dem Maß als Entwicklungshelfer beistehen können, in dem sie jene Entwicklungsaufgaben, bei deren Erfüllung sie Kindern helfen sollen, erst einmal selber gelöst haben (Vorbildwirkung). Das ist aber sowohl bei Eltern als auch bei Mitarbeitern oft nicht der Fall. Die folgenden Beispiele konzentrieren sich daher vor allem auf den Schwerpunkt „Erwachsenenbildung" als indirekten Beitrag zur prohylaktischen Entwicklungsförderung von Kindern im Vorschulalter.

## 4. Beispiele

Ganz allgemein ausgedrückt berichten wir in den folgenden Beispielen von Bemühungen, *Erwachsenen* im kindergärtnerischen Praxisfeld (in erster Linie Mitarbeitern und Eltern) zu einem *vertieften psychosozialen Verständnis der beruflichen bzw. elterlichen Situation im Kindergarten und den damit einhergehenden Aufgaben* zu verhelfen. Wenn das nämlich gelingt, – so unsere Erfahrung – entsteht in der Regel *ein auf dieses erweiterte Bewußtsein bezogener, freierer, kreativerer Umgang mit diesen Situationen*. Institutionelle Erziehungsarbeit im Kindergarten bedeutet für alle Beteiligten und Betroffenen eine große Herausforderung, die viel zu oft zu einer Überforderung wird. Wenn es gelingt, Maßnahmen zu setzen, die dieser Tendenz zur Überforderung bei Erwachsenen entgegenwirken, dann hat man für das prophylaktische Anliegen auch der Kinder viel erreicht.

## 4.1 Die Bedeutsamkeit rhythmischer Bedürfnisse in pädagogischer und psychohygienischer Hinsicht

Folge der zunehmenden Beschleunigung der Lebensabläufe in den letzten Jahrzehnten ist eine Gesellschaft der „Flüchtigkeit" (Prisching 1987). „Keine Idee oder Bewegung kann in der Hektik noch ausreifen"(Bosse 1989). Traditionen würden rasch veralten, es gelinge aber nicht mehr, „Erfahrungen kulturell zu konsolidierten Traditionen zu verarbeiten", meint Lübbe (1989), und es drohe eine „temporale Identitätsdiffusion".

In einer solchen Situation hat man mit ernsten Rhythmusstörungen bei den Menschen zu rechnen. Einerseits, was die Abstimmung innerer (bio-psychischer) und äußerer (soziokultureller und kosmischer) Rhythmen betrifft (genauer siehe Pazmann und Purzner 1991), andererseits, was die grundlegende Tätigkeits-Rhythmik nach Montessori (Holstiege 1989) betrifft.

Der Kindergarten bietet bezüglich dieser Problematik besondere Moglichkeiten der Prophylaxe und zwar aus folgendem Grund: die Kindergärtnerin lebt in ihrer Arbeit – viel mehr als z. B. der Erzieher in der Schule (und ähnlich wie die bäuerliche Bevölkerung noch immer mehr als der Städter) – im *Rhythmus des naturgebundenen Jahresablaufes*. Ein für das Prophylaxeanliegen wichtiger Gewinn entsteht daher dann, wenn es gelingt die *Empfangsempfindlichkeit von Kindergärtnerinnen und Eltern* für die eben erwähnten *rhythmischen Bedürfnisse des Menschen* – und das heißt auch der Kinder – zu erhöhen und Bewußtsein für die *Notwendigkeit der wechselweisen Abstimmung dieser Rhythmen* zu wecken. Das brachte uns allmählich auf den Gedanken, den Jahresablauf mit seinen typischen Phasen und Rhythmen in den Forschungs- und Lehrbetrieb einzubeziehen. Auf diese Weise entstand unser *Seminar „Das Kindergartenjahr aus tiefenpsychologischer Sicht"*. Durch die jährlich rhythmische Wiederkehr typischer Situationen und Problemstellungen (etwa der Eingewöhnungssituation) ist es möglich, den Forschungs- und Lehrbetrieb diesem Rhythmus geschmeidig anzupassen und damit im Laufe der Zeit zu einem allmählich und gemeinsam vertieften Verständnis und verbesserten Umgang mit den situationstypischen Anforderungen zu kommen.

Methodisch gehen wir dabei so vor, daß jene Erscheinungen, Ereignisse, Vorgänge, Problemlagen oder Verhaltensmuster, die in bestimmten Situationen des kindergärtnerischen Praxisfeldes *typischerweise* vorkommen, herausgearbeitet und darauf abgestimmte Handlungsmöglichkeiten entwickelt werden.

Solche aus einer Praxissituationsanalyse abstrahierten Wahrnehmungs- und
Handlungsmuster der Kindergärtnerin sozusagen als Merk- und Werkzeug in
die Hand zu geben, ist die Grundidee der *antezipatorischen beruflichen Sozialisation*, weil damit berufstypische, arbeitsplatzspezifische Situationen verhältnismäßig konkret antizipiert bzw. simuliert werden. Der jeweiligen Berufsprakti-
kerin wird dadurch dazu verholfen, Problemlagen rascher zu erkennen, komplexe Probleme leichter zu zerlegen und dafür angemessene Antworten zu finden.

### 4.2 „Erzieher brauchen Märchen "

Dieser Titel einer unserer Publikationen (Pazmann und Purzner 1991)
und ein themeneinschlägiges intensives Seminarangebot gehören zu
unserem Standard-Lehrprogramm bzgl. Kdg-typischer *Phantasie*-Betäti-
gung. Wir versuchen damit, *Erziehern* zu einem vertieften und geklärten
Verhaltnis zum *Geschichtenerzählen* zu verhelfen, einer für das Kinder-
gartenalter *zentralen Erziehungsmethode*.
    Vizebürgermeisterin Ingrid Smejkal schrieb über unsere Arbeit (op.
cit.): „Unter dem Titel 'Erzieher brauchen Märchen' wird ein Aspekt
der möglichen Problembewältigung im pädagogischen Geschehen dargestellt. Märchen, die eine Zeitlang aus der Pädagogik verbannt waren,
erleben ihre Rechtfertigung. Märchen erzählen von der Bewältigung
schwieriger Lebenssituationen, sie deuten Lösungsmöglichkeiten an,
sie wollen Hoffnung vermitteln und den Glauben an die eigenen Fähigkeiten stärken. Diese Hilfe zu Lebensbewältigung brauchen die Kinder,
die Mitarbeiter in den Kindertagesheimen, letztlich wir alle."
    Wir glauben, daß Erzieher im Zusammenhang des Märchener-
zählens auf zwei Faktoren immer wieder hingewiesen werden sollten.
Nämlich einerseits auf die Bedeutung der *Phantasie* für die Psychohygiene und andererseits auf die Gefährdung der Phantasie in unserer
Zeit (Ehalt 1990). (Beides gilt übrigens wie unter 4.1 beschrieben auch
für die *Zeit*). Und weil die Möglichkeit der Entfaltung der *Phantasie*
stark abhängt vom Umgang des Menschen mit der *Zeit*, darf man wohl
mit Fug und Recht behaupten, daß beide Fähigkeiten in der gegenwärtigen soziokulturellen Lage in ihrem Bestand gefährdet sind. Der
Märchenautor Michael Ende hat diese besorgniserregende Situation
klar erkannt: das bedrohte *Fantasien* der „Unendlichen Geschichte"
und die *Zeit-Männer* in „Momo" spiegeln unsere Ängste um die beschriebenen Existentialien in der Märchenwelt auf sehr beeindrucken-
de Weise.

## 4.3 Mit Unterschieden leben und arbeiten: die Bedeutung des Wertbewußtseins für das Prophylaxe-Anliegen im pädagogischen Feld

Ein thematischer Schwerpunkt, der sich in unserer Arbeit in den letzten Jahren entwickelt hat und uns auch weiterhin beschäftigen wird, ist *das mangelnde Wertbewußtsein im erzieherischen Alltag.* Mit der Zeit wurde ganz deutlich, welch enorme Bedeutung diesem Sachverhalt im psychosozialen Feld ganz allgemein, näherhin in der Erziehung und natürlich auch im Kindergarten zukommt.

Die *pädagogische Moral* ist viel zu oft vorschreibend (präskriptiv), Normen setzend (normativ) oder aufrufend (appellativ). D. h. sie zeigt an, was sein soll (oder sollte) oder was zu geschehen hat (oder hätte). Diese Werte, die ein *pädagogisches Ideal* vorgibt, kennen wir sehr gut, manchmal bis zum Überdruß. Weit weniger Bescheid wissen wir darüber, was sich in unserem *tatsächlichen Erleben und Verhalten* an Werthaltungen ausdrückt. Dort also, wo es darum ginge, nicht so sehr das zu erkennen, was sein sollte, als das, was der Fall ist, wo wir also unsere eigenen Werte und diejenigen anderer Menschen erkennen und beschreiben sollten, stellen wir oft eine Schwäche bzw. Ungeübtheit fest.

Wegen dieses Übungsmangels herrscht nun in der Regel eine wissensmäßig stark reduzierte Einstellung gegenüber Werten vor, d. h. *Werte existieren weitgehend unreflektiert und unbewußt* (dies, obwohl wir im allgemeinen glauben, unser persönliches Wertgefüge recht gut zu kennen). Da aber unseren Werten *zentrale Steuerungskraft für unser Erleben und Verhalten* zukommt, bedeutet mangelndes Wertbewußtsein auf Grund eines meist nur diffusen Wertempfindens, daß Werte ihr Steuerungspotential unterhalb einer kritisch-reflexiven Bewußtseinsebene entfalten. Das spielt nun so lange verhältnismäßig wenig Rolle, als schwerwiegende Wertantagonismen und -konflikte nicht desintegrierend wirken. Wenn aber, wie im pädagogischen Zusammenhang fast immer, Wertantagonismen sehr ausgeprägt vorhanden sind, dann hat das mangelnde Wertbewußtsein die fatale Folge einer Hervorrufung vieler unnötiger Konflikte. Letztere sind aber immer eine Angelegenheit, die das Psychohygiene-Anliegen hinderlich beeinflußt. Wir widmen daher diesem Problem sowohl in der Praxis als auch im *Seminarbetrieb ("Mit Unterschieden leben und arbeiten")* und in unseren *Publikationen* (Pazmann und Purzner 1993) große Aufmerksamkeit.

*4.4 Leiterinnenseminare – Netzwerkbildung*

Wenn Erfahrungen und Erkenntnisse von prophylaktischer Bedeutung
nicht nur auf betriebsspezifischer, sondern auch auf gesellschaftspolitischer Ebene wirksam werden sollen, muß für entsprechende Verbreitung auch im Führungsbereich möglichst vieler Einzelbetriebe gesorgt
werden. Darum haben wir neben den seit Jahren laufenden Seminaren
für Kindergärtnerinnen in den letzten Jahren auch solche für *Leiterin-
nen* von Kindertagesheimen eingerichtet. Damit soll gemäß des *allgemeinen Prinzips* der „Netzwerksarbeit" die Vermittlung prophylaxerelevan-
ter Inhalte in das *gesamte Wiener Kindergartensystem* vorangetrieben werden. *Netzwerke* sind durch *gemeinsame Erfahrungen geknüpfte Bande* bis zu
freundschaftlichen Beziehungen, die *unabhängig* von der *formellen, hierarchischen Kommunikation* sich bilden und weiterbestehen. In Netzwerk-
en fließen Informationen klarer, schneller und unverfälschter, und Erfahrungsaustausch findet informeller, persönlicher und ehrlicher statt
als bei hierarchischer oder funktionaler Kommunikation. *Erneuerung
braucht* – so scheint es uns immer mehr – *Netzwerke und Netzwerkmenta-
litäten.* Nicht um die *Hierarchie* zu ersetzen, sondern um sie zu *ergänzen,*
zu unterstützen. Es zeichnet sich ab, daß in der Netzwerkarbeit noch
viele unausgeschöpfte Möglichkeiten liegen, Vermittlungsprozesse zu
fördern. Wir planen dementsprechend nach Maßgabe unserer Möglichkeiten den Ausbau bereits begonnener Kooperationen in pädagogischer und psychoanalytischer Richtung.

## 5. Schluß

Wir hoffen, daß wir mit unserer Arbeit jenen fruchtbaren Beitrag
zur wechselseitigen Bereicherung von Kindergarten und Psychoanalyse
geleistet haben und weiter leisten werden können, zu dem uns eine
große Tradition auf diesem Gebiet verpflichtet. Und wir sind uns dieser
Tradition gerade in jener Stadt, in der Sigmund und Anna Freud ge-
wirkt haben, sehr wohl bewußt!

## Literatur

Bosse L (1989) Salzburger Nachrichten, 16. 12. 1989
Ehalt H Ch (1990) Der Terror der Zeit... Wiener Zeitung, 31. 8. 1990

Holstiege H (1989) Modell Montessori. Herder, Freiburg Basel Wien
Lübbe H (1989) Die Aufdringlichkeit der Geschichte. Styria, Graz Wien Köln
Pazmann E, Purzner K (1991) Erzieher brauchen Märchen. WUV-Universitäts-
  verlag, Wien
Pazmann E, Purzner K (1993) Unbewußte Werte als Spannungsquelle in der
  Kind/Eltern- und Erziehergemeinschaft. Forschungsergebnisse aus dem
  Anna-Freud-Kindergarten. In: Gangl H, Kurz R, Scheipl J (Hrsg) Brenn-
  punkt Schule. Ein psychohygienischer Leitfaden. Ketterl, Wien
Prisching M (1987) Gesellschaft der Flüchtigkeit. Dem Zeitgeist auf der Spur.
  Die Presse, 20./21. Juni 1987
Rehm W (1971) Die psychoanalytische Erziehungslehre. Anfänge und Ent-
  wicklung. Piper, München

# Volksschule als förderndes Umfeld

V. Zimprich

## Die Welt des Säuglings: Beziehung statt Erziehung

Wurde der Säugling früher eher als passives, egozentrisches, in der Mutter-Kind Dyade abgekapseltes Wesen, dessen Selbstgefühl erst über die Beziehung mit der Mutter entsteht, gesehen, so berichtet die klinische neuere Säuglingsforschung über ganz gegensätzliche Ergebnisse. So hat D. N. Stern (1992) mithilfe moderner experimenteller Methoden festgestellt, daß der Säugling bereits weit früher als Selbstbewußtheit und Sprache vorhanden ist, über Selbstempfindungen und über eine subjektive Welt verfügt.

Er beschreibt das Baby bereits als Kommunikationspartner, und kompetentes, anpassungsfähiges sich im Lebenslauf entwickelndes, reflexives Individuum, das von Anfang an den anderen miteinschließt. Dies bedeutet, daß das Kleinkind ein intersubjektives Wesen ist, das jeden Tag seine interpersonale Welt mitschafft. In der Eltern-Kind Beziehung findet ein Austausch der Innenwelt des Säuglings mit der Innenwelt der Mutter, bzw. der Eltern statt. Seine Entwicklung ist nicht wie früher angenommen an bestimmte Entwicklungsphasen gebunden, sondern vollzieht sich in Sprüngen und Quantensprüngen. Für die frühe soziale Entwicklung ist das Selbstempfinden so wichtig, da es das soziale Erleben bestimmt.

Es können daher die sprunghaften Veränderungen der sozialen „Präsenz" des Kindes nicht mehr damit erklärt werden, daß es sich aus einer Entwicklungsphase löst und in die nächste eintritt. Der Säugling entwickelt neue Arten der Selbstfindung und dadurch finden entscheidende Veränderungen im sozialen Erleben statt. Dieser Ansatz zeigt überzeugend, daß die frühe Kindheit nicht so grundsätzlich und allumfassend als Quelle früher Störungen (Petzold 1992) herangezogen werden kann, sondern auch spätere Lebensalter. Das bedeutet nicht, daß die früheren Erfahrungen, des Kleinkindes mit seiner interpersonalen Umwelt keine Spuren hinterlassen.

Die Persönlichkeit des Kindes kann jedoch zu verschiedenen Zeitpunkten seiner Entwicklung in ganz wesentlichen Bereichen gestört werden. Im Vordergrund unseres Interesses steht die Entwicklung des Selbst des Kindes vom 5. bis zum 10. Lebensjahr.Unser Interesse wird sich weniger spezifischen Traumata, die spezifische Schädigungen erzeugen widmen, sondern vielmehr der Frage, welche interpersonalen Erfahrungen bzw. Umfelder braucht das Kind über die Säuglingsperiode hinausgehend im Laufe seines Lebens um ein gesunder, normal beziehungsfähiger und belastbarer Erwachsener werden zu können?

### Die emotionale Entwicklung des Kindes bis zum 10. Lebensjahr und seine Umwelt

Wenn hier von Entwicklungsphasen gesprochen wird, so nur aus der Notwendigkeit heraus verschiedene Anteile der Entwicklung sichtbar machen zu müssen. In Wahrheit befindet sich das Kind immer in allen Phasen gleichzeitig, selbst wenn man sagen kann, daß diese oder jene Phase dominiert. Die primitiven Aufgaben werden niemals vollständig bewältigt (Winnicott 1994). Das Entwicklungsstadium das ein Mensch erreicht hat, wird auch in der einzelnen Situation sichtbar.

Die persönliche Entwicklung und die Sozialisation des Individuums machen gemeinsam die Reife des Menschen aus. Das Kind befindet sich anfangs in einem Zustand der kompletten Abhängigkeit und soll eines Tages Unabhängigkeit, und zwar mit einem integrierten Sozialgefühl erlangen.

Damit wird ersichtlich, daß die Gesundheit des Einzelnen und die Gesundheit der Gesellschaft zusammenhängen. Wenn Gesundheit Reife ist, dann ist Unreife jeder Art geistig- seelisch ungesund und eine Bedrohung für den Einzelnen und eine Belastung für die Gesellschaft. Andererseits ist die volle Reife des Individuums in einem unreifen oder kranken sozialen Milieu nicht möglich.

D. W. Winnicott (1993) hat in diesem Zusammenhang 3 Reifestadien unterschieden:

1)  *die absolute Abhängigkeit*
2)  *die relative Abhängigkeit*
3)  *die Annäherung an Unabhängigkeit*

*ad 1) Die absolute Abhängigkeit:* Am Anfang ist der Säugling völlig abhängig von der Versorgung durch die Mutter und ihren Leib. Die fördernde Umwelt macht des stetige Fortschreiten der Reifeprozesse möglich. Sie befähigt das Kind bestimmte Potentiale zu entwickeln. Jedoch Mutter und Vater bringen nicht ein Kind hervor wie ein Künstler ein Bild schafft, sie können für das Kind sorgen, so daß seine Reifungsprozesse nicht blockiert werden. Dies ist allerdings eine sehr komplexe Angelegenheit.

*ad 2) Die relative Abhängigkeit:* Die sensible Anpassung der Eltern an die Ich-Bedürfnisse des Säuglings verändert sich allmählich und der Säugling wird seiner Abhängigkeit gewahr. Er erlebt die Notwendigkeit der Eltern für seine Existenz. In dieser Phase der besonderen Bedürftigkeit opfern Eltern vieles um ihr Kind nicht allein zu lassen um nicht zusätzlich Haß und Enttäuschung hervorzurufen. Diese behutsame Entwöhnung ermöglicht eine allmähliche Erweiterung der sozialen Beziehungen des Kindes auf andere Familienmitglieder.

*ad 3) Die Annäherung an Unabhängigkeit:* Allmählich wird das Kind fähig, der Welt und all ihren Komplexitäten zu begegnen, weil es dort immer von dem sieht, was in seinem Selbst schon vorhanden ist. In ständig weiter werdenden Kreisen des sozialen Lebens identifiziert sich das Kind mit der Gesellschaft. Auf diese Weise entwickelt sich eine echte Unabhängigkeit, eines Tages, bei der das Kind fähig ist, ein befriedigendes personales Dasein zu leben, während es an den Angelegenheiten der Gesellschaft teilnimmt.

Wichtig sind in diesem Zusammenhang dabei die kleinen emotionalen Schritte, bei denen die Eltern niemals das Vertrauen ihres Kindes aufs Spiel setzen. Sie geben dem Kind dabei das Gefühl der Sicherheit und der Ich-Stützung bei den ersten Schritten in die Öffentlichkeit des Kindergartens, und helfen ihm dort Freunde zu gewinnen und befriedigende, soziale Kontakte zu erfahren.

Die Weiterführung dieser Entwicklung führt dann unter dem Schutz der Eltern in die Volksschule. Sie begleiten und unterstützen das Kind in seinem Streben nach Unabhängigkeit. Es braucht Orientierung und Lenkung bei seinen Erforschungen der Gesellschaft von Seiten der Eltern., da diese über mehr Lebenserfahrung verfügen und besser sehen können, wann ihre Kinder zu rasch fortschreiten oder Unterstützung brauchen.

In der Zeit von 6–10 Jahren brauchen die Kinder die Möglichkeit üben zu können , wie es sich anfühlt, einerseits noch mit den Eltern innerlich sehr verbunden zu sein und andererseits aber schon das Abenteuer der Andersartigkeit anderer Milieus, wie dem der Schule, der Freunde, deren Familien usw. erfahren zu lernen.

Von einem anderen Ansatz aus aber in die selbe Richtung weisend, beschrieb der Wiener Psychologe Erik Erikson (1950) die emotionalen Berreiche, die ein Kind von Geburt an zu durchschreiten hat. Aufbauend auf der Stadienlehre Sigmund Freuds (1969) formulierte er sein epigenetisches Prinzip und legte folgende emotionale Schritte fest (zit. n. Rollett 1988).

### 1. Die Achse Vertrauen versus Mißtrauen: Geburt –1. Lebensjahr

Die erste Lernaufgabe für das Kind stellt das Vertrauen in die Eltern dar. Die Lernerfahrungen des ersten Lebensjahres entscheiden, ob es sich zwischen den Polen Vertrauen - Mißtrauen eher für die Seite des Vertrauens oder Mißtrauens entscheiden darf. Wenn die Bedürfnisse des Kindes sicher befriedigt werden und es den Eltern gelingt, echte Zuneigung dem Kind zu vermitteln, entsteht eine feste Vertrauensbasis.

### 2. Die Achse Autonomie versus Scham und Zweifel: 2.–3. Lebensjahr

Wenn die Vertrauensbasis gelegt ist, können Kinder eine erste Form der Unabhängigkeit von den Eltern entwickeln. Sie sind fähig, sich längere Zeit alleine zu beschäftigen, und beginnen, eigene Handlungspläne zu entwickeln. Wird dieser Prozeß gestört, so entsteht Scham und Zweifel an den eigenen Fähigkeiten.

### 3. Die Achse Initiative versus Schuld: 4.–5. Lebensjahr

In diesem Alter können die Kinder bereits grammatikalisch richtig sprechen und sind bereit, selbst Initiativen zu setzen. Sie haben Spaß an Aufgaben und sind neugierig. Wenn man ihre Fragen nicht beantwortet und ihre Aktivitäten behindert, fühlen sie sich schuldbewußt, wenn sie ihre eigenen Initiativen entfalten.

## 4. Die Achse Produktivität versus Minderwertigkeit: 6.–11. Lebensjahr

In diesem Stadium ist das Kind daran interessiert, eigene Leistungen zu erbringen. Es ist dabei auf die Anerkennung der Umgebung angewiesen. Wird sie versagt, entstehen langfristig wirkende Minderwertigkeitsgefühle.

Alle diese Entwicklungen haben langfristige Auswirkungen auf die Strukturierung der Persönlichkeit des Kleinkindes. Das bedeutet, daß Traumata, Schädigungen bzw. Defizite entstehen, wenn dem Kind die Möglichkeit genommen wird, in diesem Zeitraum diese entsprechenden basalen emotionalen Lernprozesse zu machen.

Wir dürfen daraus natürlich nicht schließen, daß emotionale Lernprozesse innerhalb dieser Achsen nur in diesen Lebensphasen stattfinden. Erikson hat die Entwicklungsphasen herausgegriffen in denen die jeweils bezeichneten Emotionen das erste Mal konfrontiert und erfahren werden, und grundlegende Eindrücke entstehen.

Das Lernen von Gefühlen ist jedoch ein Prozeß, der über eine lange Zeitstrecke erfolgt. Die entsprechenden Erfahrungen müssen immer wieder gemacht werden, wiederholt werden solange bis das Individuum zu einem Erfahrungswert gelangt ist, der nicht mehr verloren geht. Trotzdem sind erste emotionale Erfahrungen sehr weichenstellend, da sie eine basal orientierende Funktion haben.

### Volksschule als erziehendes Umfeld

Nicht nur von Wissenschaften wie Psychologie, Pädagogik, psychologischer Pädagogik, Psychotherapie usw., sondern auch von den Sozialwissenschaften ist die Bedeutung der Umwelt für die menschliche Entwicklung unumstritten. Lewin (1935), Bronfenbrenner (1981) u. a. definieren sie als das Ergebnis der Interaktion zwischen dem wachsenden menschlichen Organismus und seinen Lebensbereichen.

Es handelt sich hierbei um eine höchst komplexe, wechselseitige Beeinflußung von menschlicher Entwicklung und seinen Mikro-, Meso-, Exo- und Makrosystemen. Ist es in der Säuglingszeit die Aufgabe der Eltern, die Umwelt zu gestalten, so ist es in der Volksschulzeit die Gesellschaft, die die Gestaltung des Umfeldes „Schule" übernimmt.

Unserer gesellschaftlichen Entwicklung entsprechend und dem naturwissenschaftlichen Paradigma folgend, wurden wichtigen Forderungen wie denen von Piaget (1948) Rechnung getragen. In seinen komplexen Untersuchungen legte er die geistige Entwicklung des Kindes dar und seine Bedeutung für seine Persönlichkeit. Er postuliert fünf Entwicklungsstufen der Intelligenz auf die der Schulunterricht Rücksicht nehmen muß.

Über das Wissen von Piaget hinaus gibt es nicht nur eine intellektuelle, sondern auch eine emotional, kommunikative Ebene, auf die heute Rücksicht genommen werden muß. Die interpersonale Forschung hat uns gelehrt, daß das Ineinandergreifen von kognitiven (Piaget), emotionalen (Psychotherapieforschung) und kommunikativen (Watzlawick) Ebenen, ein Netzwerk von fördernden und/oder hemmenden Faktoren bildet, die für den Lernprozeß des Kindes entscheidend sind. Damit haben wir uns von einer individuell kognitiven auf eine interpersonal emotionale Ebene begeben.

Dementsprechend handelt es sich um ein sehr komplexes Geschehen, das erforderlich ist, um eine ungestörte Entwicklung des Kindes zu gewährleisten.

Was sind nun die emotionalen Entwicklungsstufen bzw. Entwicklungsbereiche, die ein gesundes Kind in unserem Kulturkreis bis zum 10. Lebensjahr durchschreiten soll? Welche Entwicklungsstadien (Erikson) bzw. Polaritätsachsen stehen an, an denen gearbeitet werden muß? Welche Gefühlsgegebenheiten müssen vorhanden sein, damit keine Defizite, Schädigungen oder Traumata entstehen?

### Schwerpunkte der Umfeldgestaltung in der Volksschule die folgende Entwicklungsdimensionen ermöglichen

*1. Ausdehnung des zu den Eltern erworbenen Vertrauens auf die Schule*

Das Kind ist in etwa bis zu seinem 9. Lebensjahr mit der Mutter kofluent. Das bedeutet, daß es die Mutter als Stütze noch in einem bestimmten Ausmaß braucht und sein Vertrauen, das es zu ihr hat in immer größeren Kreisen auf weiter entfernt stehende Personen ausweitet, wie auf seine Lehrer, Schulkameraden u. a.

Das Vertrauen, das zwischen Mutter und Kind entstanden ist, konnte nur auf der Basis wachsen, daß sich die Mutter im Sinne des Kindes verhielt. Je kleiner das Kind, desto mehr muß die Mutter den Bedürfnissen des Babys im Wechselspiel mit den eigenen Bedürfnissen gerecht werden. Gelingt es ihr nicht, diese Gratwanderung zu gehen, so wird das Kind krank oder zeigt andere Störungen. Wie gering dieser Spielraum ist, zeigen u. a. die Studien von Rene Spitz (1945) auf die hier nicht näher eingegangen werden kann. Dies bedeutet, daß Kinder, wenn sie kein Vertrauen zu ihrer Umwelt aufbauen können, verkümmern.

Da das Eintreten in die Schule für das Kind die erste Konfrontation mit der Öffentlichkeit ist, werden die Kinder nochmals auf die emotionale Achse Vertrauen versus Mißtrauen zurückgeworfen. Mütter, Väter und die Familien brauchen ihren Platz in der Volksschule.Umgekehrt soll auch der/die Klassenlehrer/in als Person in die Familie integriert sein. In intakten Landgemeinden ist dies ja auch heute noch üblich.

Die Schulatmosphäre darf nicht als sterile Lernanstalt konzipiert sein. Die Schule soll ein Lebensraum der Kinder sein, wo sich soziale Kontakte ereignen, wo miteinander gegessen wird, gespielt wird, wo sich bewegt wird, wo unkontrollierte Eigeninitiative ermöglicht und gefördert wird. Es soll u.a. Feste geben, in die die Eltern und Familien miteinbezogen sind, ebenso wie auch die Lehrer in familiäre Feste einbezogen werden. Dadurch sollen die beiden Lebensbereiche Familie und Schule besser integriert werden und auch die Kommunikation der Eltern untereinander unterstützt werden.

Die Erfahrungen sind beispielgebend und weichenstellend für spätere Einstellungen und Bewältigungsmöglichkeiten der Berufswelt des Jugendlichen und jungen Erwachsenen.

## 2. Möglichkeit zu prozessualer individueller Produktivität und Leistung

Zu keinem Zeitpunkt seiner Entwicklung ist das Kind so produktiv und kreativ wie im Volksschulalter. Über eigene Schöpfungen erfährt es sich selbst. Erringt es mit diesen Anerkennung und Förderung seiner Umwelt (Lehrer), so kann es sein eigenes Selbst positiv bewerten. Andernfalls entstehen langfristig wirkende Minderwertigkeitsgefühle und Leistungsstörungen.

Der Leistungs- bzw. Arbeitsansatz des Kindes ist ein intuitiver, kreativer, spielerischer Prozeß, der nicht dem des Erwachsenen entspricht (Montessori 1987). Der Volksschulunterricht muß daher nicht nur diese Elemente nicht zerstören, sondern diese erhalten und fördern und gleichzeitig neue strukturierende und zielorientierte Ansätze hinzufügen. Das Freisein von Schulangst und Schulunlust bewirkt und ermöglicht Lernfreude und einen Leistungsanstieg (Oestreich 1980).

Der Projektunterricht und Teamarbeit sind geeignete Medien um individuelle Produktivität und Zielgerichtetheit miteinander zu vereinen. Außerdem kann der Bezug zur eigenen Gestaltungskraft erprobt und erfahren werden. Die Position des/r Lehrers/in ist einerseits als Freund und Unterstützer das Kind in seinem Lernprozeß zu begleiten und andererseits neue Impulse anzuregen (Rogers 1989).

### 3. Spielraum für persönliches Engagement und Eigenverantwortung in Richtung Unabhängigkeitsentwicklung

In einer gewährenden nicht allzu strukturierten Atmosphäre entwickelt sich die schöpferische und intellektuelle Fähigkeit des Kindes auf spielerische Weise. Stark gerichteter Leistungsdruck behindert kreative Lernschritte grundsätzlich. Stattdessen ist es sinnvoll die Eigenverantwortung des Schülers zu fördern und dadurch Signale zu setzen.Das Schwergewicht soll auf dem selbstbestimmten Lernen liegen und nicht auf dem Unterricht. Die natürliche Neugier und die Freude am Lernen sind natürlicherweise im gesundenen Kind vorhanden (Rogers 1989), sind jedoch eine zarte Pflanze, die nicht zerstört werden darf. Ungestörtes Lernen kann sich dann entwickeln, wenn die Balance zwischen Freude und Zielsetzung bestehen bleiben kann.

Volksschule ist Lebensschule (Schwarzmann 1978)! In dieser Lebensphase entscheidet sich, ob das Individuum mit Verantwortung und persönlicher Freiheit zu leben lernt. Es ist die wichtigste Zeit im Leben des Kindes und leider meines Erachtens viel zu wenig beachtet, in der das Kind sein eigenes Engagement in sich selbst entdecken lernt, d. h. sein Vertrauen in seine eigene Art des Reagierens.

Gefühle von Sinnlehre und Sinnlosigkeit des Lebens sind zweifellos Ausdruck der mangelnden Fähigkeit zu Engagement des Individuums in unserem Zeitalter. Lernziel der Volksschule ist die Vermittlung eines Lebenssinns und der Fähigkeit der Hingabe an ein Ziel, als Grundvoraussetzung für Lernen und Wachsen.

Nach Rogers (1989) ist Engagement „die Summe der Vorgänge in einem Individuum das nach den aus seinem Inneren kommenden Richtungen sucht" (S 227).

Diese Bestrebungen des Kindes, also seine Selbst- Entwicklung zu fördern und nicht zu hemmen muß die vordergründigste Zielsetzung der Volksschule sein.

## 4. Unterstützung der Identitäts- und Unabhängigkeitsentwicklung

Da die Volksschule auf eine möglichst umfassende Sozialisation der Schüler ausgerichtet sein soll, ist die Person des /r Lehrers /in von entscheidender Bedeutung. Nicht nur, daß Soziales gelebt und vorgelebt werden muß, um glaubwürdig zu sein, entsteht emotionales Wachstum in der wechselseitigen Kommunikation zwischen Lehrern und Schülern.

Die Beziehung zwischen Kind und Lehrperson kann durch Übertragung unbewußter Konflikte gestört werden (Singer 1973, S 100). Lehrer sollen mit diesem Phänomen vertraut sein und umgehen können und über tiefenpsychologische Erkenntnisse wie Abwehrmechanismen, unbewußte Ursachen aggressiven oder unkonzentrierten Verhaltens in der Schule usw. informiert sein. Konkrete kinderpsychologische Ausbildung gibt den Blick auf die unbewältigten Konflikte des Schülers frei, statt ihn als Störenfried abzudiagnostizieren.

Abgesehen von einem tiefenpsychologischen und kinderpsychologischen Unterricht ist jedoch Selbsterfahrung eine unumgängliche Ausbildung und dient direkt der Persönlichkeitsbildung des Lehrers. Dies ist eine Notwendigkeit nicht nur um der hohen Identifizierungsbereitschaft des jungen Kindes gewachsen zu sein, und seinen Ansprüchen an emotionaler Auseinandersetzung sondern auch aus psychohygienischen Gründen für den Lehrer selbst.

Der Unterricht von Psychologie und Pädagogik in Form von akademischen Vorlesungen dargeboten ist weiterhin von eminenter Bedeutung, ersetzt jedoch nicht psychotherapeutische Selbsterfahrungsseminare. Hier lernt der/die Lehrer/in als Gruppenteilnehmer/in sich selbst mit seiner /ihrer eigenen Person, mit seinen eigenen Defiziten und Ressourcen auseinanderzusetzen und sie zu handhaben.

Vorallem das Üben von sozialen Interaktionen ist meines Erachtens der besondere Wert dieser Ausbildung. Dadurch wird der Lehrer gezielt im zwischenmenschlichen Umgang trainiert und stabilisiert. Wieviele Lehrer klagen heutzutage über Ausgelaugtheit und Burnout - Syndrom? Der/die Volksschullehrer/in ist nicht nur Erzieher/in sondern auch Mutter- oder Vaterersatz und emotional besonders beansprucht. Er/sie muß über ein hohes Maß an emotionaler Flexibilität verfügen, sich selbst in Frage stellen können, naßistischen Kränkungen durch die Schüler begegnen können usw. Es ist daher in seinem /ihrem persönlichen Interesse und im Interesse des Kindes in seiner Persönlichkeit so gefestigt zu sein, daß er /sie den Anforderungen der Kinder gewachsen ist.

Was die Kinder selbst anbelangt, so muß gesagt werden, daß sie nur so weit wachsen können als der Lehrer selbst emotional gewachsen ist. Anders ausgedrückt: Durch die Lehrer-Schüler-Beziehung lernt das Kind sich und die Welt besser verstehen. In den Bereichen in denen der Lehrer sich selbst nicht versteht, kann er auch das Kind nicht verstehen und damit wird Entwicklung verhindert. Besonders wichtig erscheint mir dies im Zusammenhang mit der Identitätsentwicklung zu sein. Wie schon in Punkt 3. erwähnt, ist die Vernetzung von Elternhaus und Volksschule von außergewöhnlich hoher andauernder Wichtigkeit für das Kind. Das Kind darf seinen gesamten Lebenskontext in die Schule mitbringen, darf quasi symbiotisch mit Familie und Schule verschmolzen sein. Dennoch ist gleichzeitig unbedingt nötig, daß das Kind von den Lehrern betrachtet und behandelt wird, als ob es ein völlig getrenntes, völlig eigenständiges, von seiner Familie klar unterschiedenes Individuum ist. „Ohne diese Identifikation von außen erscheint die Herausbildung einer eigenen Identität nicht möglich" (Hawellek 1992, S 92).

*Zusammenfassend* läßt sich sagen: Lernprobleme sind Lebensprobleme. Wenn wir dem Entfremdungsprozeß und der Sinnentleerung in unserer Gesellschaft entgegenwirken wollen, so ist die Volksschule ein zentraler Ansatzpunkt. Sie repräsentiert eine Zelle der Gesellschaft. Als solche hat sie symbolhaften Charakter. Aus kinderpsychotherpeutischer Sicht prägt sie die Schritte des Kindes in die Öffentlichkeit, im positiven wie im negativen. Das einzelne Subjekt kann sich nur dort „hinreichend gut" (Winnicott 1993) entwickeln, wo es in einer fördernden Umwelt steht. Die fördernde Umwelt wird damit zur Rahmenbedingung von menschlicher Entwicklung. Eine gute Versorgung in der frühen Kindheit führt zu Sicherheit, ein Gefühl der Sicherheit und des Vertrauens führt zu Selbstvertrauen und macht es möglich, Grenzsetzungen zu verarbeiten und führt weiter zu der Fähigkeit der Selbstbeherrschung. Disziplinierung muß von Menschen ausgehen, die man lieben und hassen kann, denen man trotzen und auf die man sich verlassen kann. Die Beschaffenheit der Umwelt spiegelt sich in der Beschaffenheit des Inneren, des Individuums wieder. So wie die Räume und Grenzen sind in denen wir leben, so entwickelt sich unser inneres System von Grenzen und Räumen. Angst ist ein schlechter Beweggrund für Regelbewußtsein und Selbstbeherrschung.

Daraus geht hervor, daß das wichtigste und wertvollste Instrumentarium die Lehrerpersönlichkeit ist, mit der die gesunde Entwicklung und Lernfähigkeit des Volkschulkindes engst verknüpft ist. Nur eine lebendige Lehrer- Schüler-Beziehung kann präventiv Klima schaffen in dem die Schüler leistungsfreudig und lernfähig bleiben.

Die Forderung nach einer spezifischen Ausbildung von Lehrer/innen erscheint zwingend. Je stabiler, echter, geringer irritierbar, einfühlsamer eindeutiger in Grenzsetzungen und fähiger zu intersubjektiven Beziehungen (Petzold 1992) Lehrer sich verhalten, desto gesünder kann das Schulklima sein. Ein entsprechend förderndes Umfeld bedeutet aus kinderpsychotherapeutischer Sicht Prävention physischer und psychischer Krankheit umittelbar und in langer Sicht und damit die Entstehung von:

- *Krankheiten:* Krankheitsanfälligkeiten aller Art, Psychosomatosen
- *Schulschwierigkeiten:* Schulängste, Schulverweigern, Lernstörungen,...
- *antisozialen Tendenzen:* (Gefühle von Leere und Sinnlosigkeit, Minderwertigkeit, Entwurzeltheit,... bei Jugendlichen)
- *Beziehungs- und Kommunikationstörungen:* Zugehörigkeitskonflikte, Isolationsängste, Einsamkeitsgefühle,...
- *Leistungsstörungen aller Art:* Zwanghaftigkeit, Initiativlosigkeit,...
- *Persönlichkeitsstörungen:* Depressive Störungen, resistente Abhängigkeiten aller Art (Süchte), Neurosen,...

Um den sehr differenzierten Ansprüchen der sozialen menschlichen Erziehung und Beziehung adäquat entsprechen zu können, ist eine hochqualifizierte Ausbildung des/der Lehrers/in in Form von Förderung der eigenen Persönlichkeitsentwicklung durch Selbsterfahrung Einzel und in Gruppen und Fortbildung durch Supervision erforderlich.

## Literatur

Bronfenbrenner U (1981) Die Ökologie der menschlichen Entwicklung. Klett-Cotta, Stuttgart
Erikson E (1950) Childhood and society. New York
Freud S (1969) Vorlesungen zur Einführung in die Psychoanalyse. Fischer, Frankfurt/Main (Studienausgabe Bd 1)
Hawellek C (1992) Das Konzept der Grenzen. Peter Lang, Frankfurt/Main
Lewin K (1935) A dynamic theory of personality. New York
Montessori M (1987) Kinder sind anders. Klett-Cotta, München

Oestreich G (1980) Kinder zwischen Angst und Leistung. Fachbuchhandlung
    für Psychologie Verlagsabteilung, Frankfurt/Main
Petzold H (1992) Empirische Baby- und Kleinkindforschung. Integrative The-
    rapie 1–2
Piaget J (1948) Psychologie der Intelligenz. Rascher, Zürich
Rogers C R (1989) Freiheit und Engagement. Fischer, Frankfurt/Main
Rollett B (1988) Pädagogische Psychologie. Wiener Universitätsverlag, Wien
Schwarzmann J (1978) Volksschule, Lebensschule? Zytglogge, Bern
Singer K (1973) Verhindert die Schule das Lernen? Psychoanalytische Erkennt-
    nisse als Hilfe für Erziehung und Unterricht. Ehrenwirth, München
Stern D N (1992) Die Lebenserfahrung des Säuglings. Klett-Cotta, Stuttgart
Winnicott D W (1993) Reifungsprozesse und fördernde Umwelt. Fischer TBV,
    Frankfurt/Main
Winnicott D W (1994) Die menschliche Natur. Klett-Cotta, Stuttgart

# Erziehungsberatung als Gesellschaftsfaktor und psychosoziale Gesundheitsvorsorge hinsichtlich neurotischer Erkrankungen, Suchtentwicklung, Kriminalität und anderer Persönlichkeitsstörungen

C. Andreas

Nach den theoretischen Konzepten aller in Österreich anerkannten Psychotherapieschulen werden die Grundzüge einer neurotischen Persönlichkeitsentwicklung, einer zur Sucht oder zur Kriminalität neigenden Persönlichkeit in den ersten Kindheitsjahren geprägt. In psychotherapeutische oder psychiatrische Behandlung kommen diese Menschen jedoch, wenn überhaupt, meist erst im Erwachsenenalter, sodaß dann ihre festgefügte pathologische Persönlichkeitsstruktur selbst im Idealfall einer jahrelangen und sehr teuren Psychotherapie häufig nur geringfügig aufgelockert werden kann, während zur gleichen Zeit ganz unbemerkt eine neue Patientengeneration heranwächst, für deren psychische Gesundheit sich vorläufig noch keine Institution verantwortlich fühlt. Es handelt sich hier um jene Problemkinder, die meist bereits im Kindergarten oder in der Volksschule auffallen und als sogenannte „verhaltensgestörte" Kinder Lehrer und Kindergärtner überfordern. Häufig stammen diese Kinder aus Familien sozialer Randschichten oder haben Eltern, die selbst an schwereren psychischen Erkrankungen leiden. Es sollte daher zu den vordringlichsten Aufgaben aller in psychiatrischen Institutionen oder in Sozialberufen Tätigen gehören, sich nicht nur um die Anliegen ihrer unmittelbaren Klienten zu kümmern, sondern, zumindest im Sinne einer Krisenintervention, Hilfe für die

Kinder der Betroffenen zu organisieren. So könnten etwa behandelnde
Psychiater, soweit ihre Klienten damit einverstanden sind, von sich aus
Kontakt mit Schulpsychologen oder mit im Schulsystem tätigen Bera-
tungslehrern oder Psychagogen aufnehmen, um diesen Kindern besondere Unterstützung zukommen zu lassen, bevor es zu gravierenden
Schäden gekommen ist. Diese Vorgangsweise gilt aber auch in der modernen Sozialpsychiatrie noch eher als unüblich.

Davon abgesehen, zeigt sich jedoch auch die sogenannte Durch-
schnittsfamilie als zunehmend ineffizient bezüglich ihrer Erziehungs-
aufgaben. Die kindlichen Umweltbedingungen, vor allem die unterschiedlichen Erziehungseinflüsse, werden hinsichtlich ihrer möglicherweise negativen Auswirkungen auf spätere Persönlichkeitsstörungen
noch immer unterschätzt. Eltern erhalten – weder als Schüler, noch
später – irgendeine Form der Ausbildung oder Anleitung für die verantwortungsvolle Aufgabe der Kindererziehung, während professionelle Erzieher – wie Kindergärtner, Lehrer und Heimerzieher – im Rahmen einer vorgeschriebenen Ausbildung ihre Eignung unter Beweis
stellen müssen. Im privaten Bereich jedoch wird diese wichtige Aufgabe immer noch mehr oder weniger den Frauen unter dem Titel „Haushaltsführung und Kinderbetreuung" allein aufgebürdet, was häufig dazu führt, daß die Kinder praktisch so „nebenbei", sozusagen „zwischen
Kochen und Wäschewaschen" erzogen werden. Wohl leisten die Mütter
einen entscheidenden Beitrag zum Fortbestand der Gesellschaft, indem ihre Erziehungsarbeit immer wieder eine neue erwerbsfähige Generation hervorbringt, die dann in der Zukunft die Sozialleistungen
unserer Gesellschaft finanziell tragen wird. Jedoch mag der Umstand,
daß private Erziehungsarbeit im wesentlichen eine unbezahlte Tätigkeit ist – sieht man von einigen anrechenbaren Pensionsjahren und einer eher taschengeldhaften Bezahlung des Karenzurlaubs, die in keinem Verhältnis zur erbrachten Leistung steht, ab – eine der Ursachen
sein, warum Erziehungsleistungen innerhalb des Familienverbandes in
ihrer Bedeutung immer noch unterbewertet werden. Dies zeigt sich
beispielsweise auch darin, daß nicht berufstätige Mütter, nach ihrem
Beruf befragt, fast immer antworten: „Ich bin nur Hausfrau." und damit ihren zweiten Beruf, die Kindererziehung, in ihrer Selbsteinschät-
zung als Leistung negieren.

Th. Gordon schreibt in seinem Buch „Familienkonferenz" (Gordon
1989): „Eltern werden beschuldigt, aber nicht geschult. Millionen neuer Mütter und Väter übernehmen jedes Jahr eine Arbeit, die zu den
schwierigsten zählt, die jemand haben kann: sie bekommen ein Kind...

und nehmen die volle Verantwortung für sein physisches und psychisches Wohl auf sich, um ihn zu erziehen, auf daß er ein produktiver, kooperativer und mitwirkender Bürger werde." (S 11) Es zeigte sich während der Schulungsprogramme, die Gordon in den USA für Eltern durchgeführt hatte, „daß viele Menschen ihre Effektivität als Eltern mit einer bestimmten Art von Spezialausbildung erheblich zu steigern vermögen." (S 12)

Schärfer formuliert es A. Miller in ihrem Buch „In Anfang war Erziehung" (Miller 1980): „Die auf Kosten der Lebendigkeit gelungene Erziehung zur Schonung der Eltern führt nicht selten zum Selbstmord oder zur extremen Drogenabhängigkeit, die einem Selbstmord nahekommt. Wenn die Droge dazu gedient hat, das aus der Unterdrückung der Gefühle entstandene Loch zu füllen, dann macht die Entziehungskur das Loch wieder sichtbar. Wenn die Entziehungskur nicht mit der Wiedergewinnung der Lebendigkeit einhergeht, muß mit neuen Rückfällen gerechnet werden." (S 129) „Die klassische Psychiatrie ist trotz ihres riesigen Machtapparats im Grunde hilflos, solange sie versucht, die schweren Schäden der frühkindlichen Erziehung mit neuen Erziehungsmaßnahmen zu beseitigen... Die raffinierten Formen der Demütigungen der Patienten haben wie die Erziehung zum Ziel, die verschlüsselte Sprache des Kranken endlich zum Schweigen zu bringen." (S 155) „Das Bewußtsein der Öffentlichkeit ist indessen noch weit von der Erkenntnis entfernt, daß das, was dem Kind in den ersten Lebensjahren passiert, unweigerlich auf die ganze Gesellschaft zurückschlägt, daß Psychosen, Drogensucht und Kriminalität ein verschlüsselter Ausdruck der frühesten Erfahrungen sind. Diese Erkenntnis wird meistens bestritten oder nur intellektuell zugelassen, während die Praxis (die politische, juristische oder psychiatrische) noch stark von mittelalterlichen, an Projektionen des Bösen reichen Vorstellungen beherrscht bleibt, und der Intellekt die emotionalen Bereiche nicht erreicht." (S 9)

Erfahrungsgemäß unterscheiden sich die pädagogischen Anschauungen junger Eltern gar nicht so sehr von jener der Vorgenerationen. Noch immer werden die meisten Kinder zumindest ab und zu geschlagen, nur trauen sich die heutigen Eltern häufig nicht mehr darüber zu reden. „Im Gegensatz zu fast allen Einrichtungen der Zivilisation scheint die Eltern-Kind-Beziehung unverändert geblieben zu sein. Eltern verlassen sich auf Methoden, derer man sich vor 2.000 Jahren bediente."(Gordon 1989, S 14) Würden moderne Konfliktlösungsmodelle, die man in Managementausbildungen lernt und die in Politik und Wirtschaft schon häufig angewendet werden, auf die Eltern-Kind-Beziehung übertragen, so „könnten die Eltern verantwortungsbewußte und kooperative Kinder erziehen, ohne sich dabei auf die Waffe der Angst zu verlassen." (Gordon 1989, S 13)

Was aber ist der Grund dafür, daß immerhin teilweise bald hundert Jahre alte Lehren verschiedenster psychotherapeutischer Schulen noch immer so wenig Eingang in maßgebliche gesellschaftliche Bereiche gefunden haben, was auch von materiellem Wert wäre, bedenkt man die Abhängigkeit der derzeit arbeitsfähigen Generation von den Pensionszahlungen einer zukünftigen erwerbsfähigen Generation. Aber auch in anderer Hinsicht erscheint unsere Gesellschaft bedroht. A. Miller beschreibt eindrucksvoll Zusammenhänge zwischen bestimmten Erziehungsformen und der Ausbildung faschistischer Denk- und Verhaltensweisen: „Lernt das Kind, auch körperliche Strafen als 'notwendige Maßnahmen' gegen 'Übeltäter' zu verstehen, so wird es im Erwachsenenalter versuchen, sich selber durch Gehorsam vor Strafen zu schützen, und gleichzeitig keine Bedenken haben, im Strafsystem mitzuhelfen." (Miller 1980, S 59) „Solche Menschen führen Befehle aus, ohne deren Sinn in Frage zu stellen." (S 86) „Die Friedensforschung zeigt die Abhängigkeit von einzelnen Individuen, die sich der Masse bemächtigen können, sobald sie deren Erziehungssystem repräsentieren."(S 280) „...je leichter es dank der Technik sein wird, mit einem Knopfdruck Tausende von Menschen umzubringen, umso wichtiger ist es... diesen fast ubiquitären Mechanismus aufzudecken." (S 32)

## Mögliche Ursachen für die Unterbewertung privater Erziehungsarbeit

### 1. Schuldzuweisungen verhindern konstruktive Verhaltensänderungen der Eltern

Es zeigte sich, daß rein theoretische Aufdeckung von Kausalzusammenhängen im Bereich der Kindererziehung, vor allem aber die in den Sechziger- und Siebzigerjahren von übereifrigen Psychologen und Psychotherapeuten getätigten Schuldzuweisungen lediglich die ohnedies immer vorhandenen Schuldgefühle der Eltern aktualisieren und damit zur Abwehr anstatt zu Einsicht und Verhaltensänderung führen.

## 2. Einsicht in die Tatsache, daß Charakterzüge teilweise auch angeboren sind

Entgegen der anfänglichen Euphorie, man könne jede psychische Störung letztlich durch Psychotherapie heilen, wenn sie nur richtig und lange genug durchgeführt würde, setzte sich in den letzten Jahrzehnten wieder eher die Erkenntnis durch, daß menschliche Charakterzüge und Fähigkeiten doch zumindest genetisch mitgeprägt seien.

Allerdings zeigt sich beim genauen Studium der Lebensläufe psychiatrischer Patienten, daß viele von ihnen erschütternde Kindheitsschicksale durchlitten haben. Die eigentlich traumatischen Bedingungen aber bleiben meist auch einer gründlichen Exploration verborgen, da sie sowohl vom Patienten selbst als auch von seinen Angehörigen verdrängt und somit niemals bewußt wurden.

## 3. Bestimmte Erziehungsstile korrelieren nicht eindeutig mit spezifischen psychischen Erkrankungen

Beim derzeitigen Stand psychiatrischer und psychotherapeutischer Forschung lassen sich einzelne psychische Erkrankungsformen nicht eindeutig auf spezifische Erziehungsstile zurückführen, wenngleich sich doch immer wieder Paralellen in Patientenschicksalen zeigen. Besonders scheint das auf die Drogensucht zuzutreffen, deren beängstigende Verbreitung ein zunehmendes Problem unserer Zeit darstellt. Nicht nur Kinder aus sozialen Randschichten, sondern auch Kinder aus scheinbar wohlgeordneten Familien sind im Sinn der sogenannten Wohlstandsverwahrlosung, infolge innerer Vereinsamung, chronischer intellektueller Überforderung und mangels geeigneter Vorbilder seitens ihrer Eltern hinsichtlich eines sinnerfüllten Lebens gefährdet. Andererseits prädestinieren rigid-autoritäre Erziehungsstile für Gefühlskälte und Brutalität durch Ausbildung eines grausamen, falschen Über-Ichs. Die neurotisierende Wirkung fehlgeleiteter sexueller Energie erkannte Freud schon vor fast hundert Jahren.

## 4. Die Privatsphäre der Familie erscheint vielfach unantastbar

Mit Kinder- und Jugendarbeit befaßte öffentliche Institutionen zeigen in einem demokratischen Staatswesen eine begründete Scheu, in die

Privatsphäre der Familien allzusehr reglementierend einzugreifen. Wozu aber dieses Wegschauen mancherorts geführt hat, zeigt die erst in den letzten Jahren zunehmend erlaubte öffentliche Diskussion über Gewalt und sexuellen Mißbrauch innerhalb der Familie.

Sehr wohl könnten diese Einrichtungen auf den immer vorhandenen Leidensdruck der Eltern, auf deren versteckte Hilferufe adäquater reagieren. Es läßt sich an den meisten Elternabenden in Schulen oder Kindergärten feststellen, daß auch Eltern sogenannter „unauffälliger" Kinder häufig unsicher oder sogar ratlos wirken, was Erziehungsprobleme anbelangt. Es könnte dort, vor allem aber auch in den Medien, viel mehr Aufklärung diesbezüglich geben, daß Erziehungsprobleme keine Schande sind, sondern in jeder Familie vorkommen, daß auch das „bravste" Kind zeitweise entwicklungsbedingt schwierig wird. Nur wenn sich die öffentliche Einstellung zu diesem Thema grundlegend ändert, werden Eltern Erziehungsprobleme zugeben können, ohne sich als Versager zu fühlen, werden beispielsweise gestehen können, daß ihnen manchmal doch „die Hand ausrutscht".

### 5. Kindererziehung ist meist Aufgabe der Frauen, die in der Rollenaufteilung zwischen Mann und Frau immer noch benachteiligt sind

Die Frau ist häufig „allein für die Erziehung und das Funktionieren des Alltags verantwortlich, sodaß sie meist nicht im gewünschten Ausmaß ihren beruflichen Interessen nachgehen kann." „Die Unzuverlässigkeit und mangelnde Präsenz der Väter im Alltag ist für die Frauen und für die Kinder eine ständige Quelle der Enttäuschung." „Eine diesbezügliche Verweigerungshaltung der Männer gehört mittlerweile zu den häufigsten Scheidungsursachen." „Die frühest mögliche Mitbeteiligung von zwei Erwachsenen an der Kindererziehung erhöht das kindliche Sicherheitsgefühl und das Angebot an Reaktions- und Verhaltensweisen, vor allem aber entlastet es den Erziehungsprozeß und ermöglicht beiden Elternteilen, entspannter und gelassener an diese Aufgabe heranzutreten." (Benard und Schlaffer 1994, S 7–8) „Selbst eine an den Mann oder eine Angestellte delegierte Aufgabe des… Familienbereichs kann nicht – wie eine vergleichbare delegierte Aufgabe im Wirtschaftsleben – vorübergehend vergessen werden in der Zuversicht, daß ein kompetenter Mensch sie nunmehr übernommen hat. Denn die Erfahrung zeigt den meisten Frauen, daß es ohne ständige 'Qualitätskontrolle' ihrerseits eben nicht... zufriedenstellend gemacht wird." (Benard und Schlaffer 1990)

Neben dem Monopol auf Hausarbeit sind die Frauen auch für alle Pflegedienste und für die emotionale Stabilität im Familienverband zuständig. „Eine beruflich erfolgreiche Frau" hat zwar gelernt, „zu delegieren, Anweisungen zu geben. Doch Kinder sind keine Mitarbeiter", funktionieren nicht nach Sachzwängen. „Wenn alle Gute-Nacht-Geschichten ,gelesen sind, die Küche und der Rest der Wohnung wieder Ähnlichkeiten mit einer zivilisierten Wohnstätte haben, dann würde sie am liebsten selbst ins Bett fallen." (Tschirf 1994)

Doch selbst, wenn es kreative Mütter dann noch schaffen, ihr Notebook aufzuklappen, um auch etwas Geistiges zu arbeiten, so steht garantiert just in diesem Moment ein verschlafenes Kind im Türrahmen, um sich über Hunger, Durst oder eine nicht mit Pflaster versorgte Schürfwunde zu beklagen. Karriereträchtige Väter hingegen haben meist ein eigenes Arbeitszimmer, von dem die Mütter kindliche Störungen fernhalten.

Wer trotz anders lautender statistischer Untersuchungen glaubt, an dieser traditionellen Rollenaufteilung habe sich im letzten Jahrzehnt doch vieles geändert, der möge sich die Waschmittelwerbung im Fernsehen ansehen, die anschaulicher als jede Statistik gesellschaftsimmanente Einstellungen zeigt. Man trifft dort auf meist sehr dankbare Frauengestalten, die sich darüber freuen, daß ihnen (durchwegs männliche) Experten endlich erklären, wie sie die lästigen Schmutzberge wegschaffen können (wofür sie ja zuständig sind).

Erziehung und Haushaltsführung werden zwar meist in einem Kontinuum gesehen, sind aber in Wirklichkeit zwei völlig konträre Berufe. Während das Eingehen auf kindliche Bedürfnisse, aber auch die Förderung der kindlichen Intelligenz und der kreativen Talente eine gut aufgeräumte Wohnung binnen Minuten in ein Chaos verwandeln kann, führt penibles Achten auf Sauberkeit und Ordnung schnell zur Unterdrückung der kindlichen Kreativität. Beachtet man, mit welcher Anstrengungsbereitschaft und welcher Beharrlichkeit Kinder in selbst gewählten und selbsterfundenen Spielen oft stundenlang neu erworbene Fertigkeiten üben, so ist gut vorstellbar, daß spätere Lernstörungen auf ein solches Einengen der Kreativität zurückzuführen sind. Deshalb gibt es ja auch in Kindergärten meist eine Betreuerin, die die Kinder fördert und eine Putzfrau, die hinterher aufräumt. Wären den Müttern diese Zusammenhänge mehr bewußt, so kämen sie vielleicht nicht so sehr in Streß, wenn ein unerwarteter Besuch die unaufgeräumte Wohnung sieht, und die Kinder könnten in einer etwas entspannteren Atmosphäre spielen.

So aber bleibt vor allem berufstätigen Müttern meist nichts anderes übrig, als die Kinder zeitweise vor Fernseher und Spielcomputern „verwahrlosen" zu lassen, um wenigstens die notwendigsten Hausarbeiten in Ruhe verrichten zu können. Das Suchtpotential des Fernsehens, das Trieberfüllung und Spannungsminderung auf Knopfdruck liefert, ergänzt die beziehungsarme Atmosphäre der streßerfüllten Alltagskommunikation. Berufstätige Mütter haben meist ein schlechtes Gewissen, nicht berufstätige erleben sich als „Nur-Hausfrauen". Da private Erziehungsarbeit eine unbezahlte Tätigkeit ist und als solche in unserer Gesellschaft kaum geschätzt wird, fehlt den Müttern vielfach das Erfolgserlebnis. Die daraus resultierenden Minderwertigkeitsgefühle geben sie häufig als gelebte Depression, als innere Leere an die Kinder weiter. Die gegen Schlafstörungen und Angstzustände eingenommenen Tabletten können für Kinder Vorbildcharakter hinsichtlich späterer Suchtkarrieren haben.

Auch den Vätern geht es in dieser Rollenaufteilung nicht immer gut. Da sie, um Karriere zu machen, „erst einmal alles andere im Leben vernachlässigen mußten", beschleicht sie beim Nachhausekommen manchmal „das Gefühl, nicht mehr dazuzugehören." „Die Familie ist längst in einem grünen, entlegenen Prestigevorort deponiert worden. Hobbies wurden danach gewählt, daß sie Kontakte zu möglichen Kunden herstellen." Sie haben sich Luxusgüter angeschafft, „die sie aus Zeitmangel nicht in Anspruch nehmen können." (Benard und Schlaffer 1989)

Die politischen Entscheidungen, auch in der Familienpolitik, werden weiterhin vorwiegend von männlichen Politikern getroffen, die als „Sonntagsväter" kaum noch Bezug zu ihren Kindern haben, wodurch „Kinderwelt" und „öffentliche Welt" weiterhin bewußtseinsmäßig getrennt bleiben.

„Kaum denkbar wären... der erbärmliche Zustand der öffentlichen Kinderversorgung und die mangelnde Einplanung von Kindern in das Stadtleben, wenn Väter sich für diese Themen interessieren würden. Eine Väterbewegung mit dem Ziel, Kindergärten, Spielplätze, Ganztagsschulen und ähnliche Einrichtungen endlich hinreichend und in zumutbarer Ausgestaltung zur Verfügung zu stellen, wäre dann gegeben, wenn Männer sich für das Leben und den Aufenthaltsort ihrer Kinder interessieren würden und ein Auge für die Details des Kinderlebens entwickeln würden." (Benard und Schlaffer 1994, S 94)

Auch bieten solche Rollenaufteilungen den Kindern kaum Vorbilder für funktionierende Partnerschaften.

## 6. Im Unbewußten wurzelnde Motive für die Verleugnung von Erziehungsschäden

Ganz verborgene, aber hartnäckig wirksame Gründe für die Verleugnung von Erziehungsschäden untersucht die Schweizer Psychoanalytikerin A. Miller in ihrem schon erwähnten Buch „Im Anfang war Erziehung" (Miller 1980). Es handelt sich hier um jene Kinder, die zu ihrer Disziplinierung am Ausleben ihrer Bedürfnisse entweder gewaltsam, durch Züchtigung, gehindert wurden, oder mit Methoden wie Demütigung, Verspottung, Abschreckung, Verachtung und nachhaltigem Liebesentzug. „Die lebendigen Gefühle des Kindes sind eine Gefahr für die herrschenden Eltern", deshalb muß man so früh als möglich dem Kind seinen „Willen" nehmen, auch deswegen so früh, „damit das Kind nicht merkt", was man ihm antut (S 77). „Die größte Grausamkeit, die man Kindern zufügt, besteht wohl darin, daß sie ihren Zorn und Schmerz nicht artikulieren dürfen, ohne Gefahr zu laufen, die Liebe und Zuwendung ihrer Eltern zu verlieren. Dieser Zorn wird im Unbewußten gespeichert... und später auf Ersatzpersonen projiziert"(S 129), beispielsweise auf die eigenen Kinder, die dann als Ventil für die aufgestauten Affekte dienen. Die eigenen Eltern hingegen bleiben in der Erinnerung durch Idealisierung von diesen Rachegefühlen verschont, da diesem Menschen als kleines Kind gar nichts anderes übrig blieb, um zu überleben, als seine Eltern zu lieben. „Ein Kind... ist bereit, zu verzeihen, die ganze Schuld auf sich zu nehmen, alles Vorgefallene schnell zu vergessen und niemandem etwas zu erzählen" (S 142). Solcherart erzogene Menschen reden gern von „gesunden Watschen" oder können sich häufig gar nicht erinnern, daß sie jemals geschlagen wurden. „Die Erinnerung an das Mißhandeltwerden kann zwar erhalten bleiben, dessen emotionaler Gehalt aber, das Erlebnis des Geschlagen- und Gedemütigtwerdens wird in den meisten Fällen völlig verdrängt... Deshalb werden die ehemals geschlagenen Kinder zu schlagenden Vätern und Müttern... Sie foltern aus dem Zwang, ihre eigene Geschichte zu wiederholen und können dies ohne jedes Mitgefühl für das Opfer tun, weil sie vollständig mit dem attackierenden Teil identifiziert sind. Es war ihnen als Kind nicht möglich, das hilflose attackierte Kind in sich zu erleben, denn dazu hätte eine verstehende, begleitende erwach-

sene Person gehört", die ihnen „den Schmerz nicht ausredete" (S 139).
Solcherart mißhandelte Kinder haben ein kaum entwickeltes Selbstwertgefühl, aber ein „extrem rigides Wertsystem" (S 109). „Ein Aus-
wechseln der Werte ist möglich, solang das Prinzip des Gehorsams das
ganze Wertsystem beherrscht" (S 104). Diese Art von Erziehung führt
zur „Abspaltung der beunruhigenden Teile des eigenen Inneren und
der Projektion auf ein verfügbares Objekt. Der innere Feind kann endlich draußen verfolgt werden" (S 112). Das Vorhandensein dieses Mechanismus zeigt deutlich die beständige Gefahr der Ausbildung faschi-
stoider Tendenzen in jeder Gesellschaft. „Es scheint mir, daß wir immer
noch von der Möglichkeit eines ähnlichen Verbrechens (Nationalsozia-
lismus) umgeben sind, solange wir seinen psychologischen Mechanismus nicht verstanden haben" (S 100).

An dieser Stelle sind sicher manche versucht, zu sagen, daß ja nicht
„jeder, der als Kind geschlagen wurde, ein Mörder werden müsse. Doch
so friedlich ist es heute um die Menschheit nicht bestellt. Wir wissen
nicht, wie die Welt aussehen könnte, wenn Kinder ohne Demütigungen, geachtet und ernstgenommen, aufwachsen würden. Mit einem
Kind zu fühlen, wenn es entblößt, gekränkt, gedemütigt wird, bedeutet
zugleich, daß man wie im Spiegel plötzlich dem Leiden der eigenen
Kindheit begegnet, was viele Menschen aus Angst abwehren müssen"
(S 209). Hingegen: „Ein Kind, das ernstgenommen und geachtet wird,
kann seine eigenen Erfahrungen mit sich und der Welt machen und
braucht keine Sanktionen des Erziehers" (S 317).

Diese Sichtweise vermittelt ein gutes Verständnis für die Vorgänge
von Gewalt und sexuellem Mißbrauch in Familien und kann sowohl für
Opfer als auch für Täter hilfreich sein, was auch deswegen so wichtig erscheint, weil ja eben aus Opfern so oft zukünftige Täter werden.

**Utopie einer neuen Erziehungswelt**

Aus dem bisher Gesagten lassen sich die Forderungen zur Vermeidung
erziehungsbedingter Schäden leicht ableiten:

*1. Grundsätzliche Überlegungen zu konstruktiven Erziehungsformen*

In Gesprächen über Erziehungsprobleme läßt sich fast immer erkennen, daß die meisten Menschen prinzipiell nur zwei verschiedene Er-

ziehungsstile kennen: einerseits eine eher autoritäre Erziehungshaltung, die vielen Eltern aus Angst, sie könnten die Kontrolle über ihre Kinder verlieren, doch eher ratsam erscheint – und andrerseits die sogenannte antiautoritäre Erziehungsmethode, die zwar heutzutage doch wieder eher abgelehnt wird, aber infolge des allgemeinen Zeitmangels durch unsere streßerfüllte Berufswelt tatsächlich immer häufiger zum Tragen kommt und zu einer zunehmenden emotionalen Verwahrlosung der Jugend führt.

Als wünschenswerte Erziehungsform erscheint nicht ein Kompromiß aus autoritären und antiautoritären Formen, wie viele fälschlich annehmen, sondern eine völlig andere Kommunikationsqualität, die in weiten Teilen dem entspricht, was in Psychotherapieschulen als psychotherapeutische Haltung gelehrt wird. Es geht dabei um gegenseitige Achtung, Ernstnehmen des anderen, vorurteilsloses und anteilnehmendes Zuhören, Wertschätzung, Vertrauen, ehrliches Aussprechen der eigenen Gefühle und Bedürfnisse und Zeitnehmen für Wachstum. Sicher läßt sich diese Methode im Alltagsstreß in reiner Form oft nicht anwenden. Konflikte sind nicht nur unausbleiblich, sondern sogar notwendig für gegenseitige Lernprozesse und für das Abstecken der eigenen Grenzen. Sie sind nicht a priori Ausdruck des eigenen Versagens. Oft ist gar nicht so sehr das Ergebnis stundenlanger Diskussionen ausschlaggebend, sondern der gemeinsame Weg dorthin, das gemeinsame Suchen nach Lösungen, das Nichtabreißen des Kommunikationsprozesses. Gordon nennt dies die „niederlagelose" Methode (Gordon 1989): Eltern könnten seiner Meinung nach häufig nur in den Kategorien „Sieg" und „Niederlage" denken. In der autoritären Erziehungsform siegt der Erwachsene, in der antiautoritären das Kind... Die „niederlagelose" Methode hingegen sei schon seit langem in unserer Gesellschaft bewährt, etwa in Absprachen mit Geschäftspartnern oder bei gewerkschaftlichen Verhandlungen (S 22).

Diese Erziehungsmethode zeigt oft keinen schnellen Effekt, da das Lernen über Einsicht und Vorbildwirkung erfolgt, baut aber letztlich bleibende Charakterstrukturen auf. Gordon führt an, daß „in diesem Programm geschulte Eltern über das überraschende Ausbleiben von Rebellion (in der Pubertät) berichtet hätten". „Eltern können lernen, wie man Kinder dazubringt, sich aus echter Rücksichtnahme auf die Bedürfnisse der Eltern zu verhalten, anstatt aus Angst vor Bestrafung oder der Zurücknahme von Vergünstigungen" (S 13).

## 2. Änderung gesellschaftlicher Bedingungen

Hier lassen sich zunächst jene ja schon hinreichend bekannten politischen Forderungen aufzählen, die immer noch nicht befriedigend in die Realität umgesetzt sind:

Familienrechtliche Maßnahmen für eine faire Aufteilung von Erwerbs-, Erziehungs- und Haushaltsarbeit zwischen Mann und Frau, Teilzeitarbeit für Eltern, Arbeitszeitverkürzung auch für Väter, ausreichende Anzahl ganztägig geöffneter Kinderbetreuungseinrichtungen usw.

Dies allein wird jedoch nicht genügen, solange die Frauen weiterhin den Wert der von ihnen geleisteten Arbeit selbst so geringschätzen und sich so widerspruchslos in Medien und Schulbüchern als vorwiegend staubtuchschwingende Heinzelmännchen verewigen lassen. Vor allem den berufstätigen Müttern müßte eigentlich bewußt sein, daß der finanzielle Wert ihrer daheim geleisteten Arbeit meist jenen ihrer beruflichen Tätigkeit bei weitem übertrifft, bedenkt man, was professionelle Erzieher, Nachhilfelehrer, Putzkräfte, Köche, Psychotherapeuten, Pflegepersonen und Betriebsmanager an ihren Arbeitsplätzen gezahlt bekommen. Das mangelhafte Selbstwertgefühl vieler Frauen und ihre vielfache Überforderung führen immer noch dazu, daß sie dieses Konfliktpotential unbewußt an die Kinder weitergeben, entweder als Ausleben unbewußter Racheimpulse wegen tief verdrängter Kränkungen oder als negatives Vorbild, was depressive Lebensgestaltung oder Tablettensucht anbelangt.

## 3. Streßabbau durch Verminderung der schulischen Überforderung

Wohl zeigte sich in der österreichischen Schulgesetzgebung in den letzten zwei Jahrzehnten ein deutlicher Trend, der weg von der reinen Leistungsschule und hin zu mehr kreativer Entfaltung führte. Diese zunehmende Liberalisierung im Schulwesen förderte gleichzeitig die Eigenständigkeit der einzelnen Schulen und hat dadurch, wie sich in den letzten Jahren zunehmend abzeichnet, paradoxerweise wieder teilweise zu einem eher gegenteiligen Effekt geführt. Manche Lehrer versuchen nun aus privatem Ehrgeiz, unterstützt vom Ehrgeiz jener Eltern, die ihr Kind um jeden Preis in die AHS schicken wollen, schon in der Volksschule, den Kindern immer mehr Leistung abzuverlangen. Die Kinder zeigen sich dabei gut „dressierbar", wirken zunächst nicht unbedingt überfordert, verlieren aber zunehmend die Fähigkeit zum kreativen Spiel, obwohl sie hier an sich die gleichen Fähigkeiten wie im Rahmen von Schulaufgaben üben könnten, nur nach ihren eigenen Gestaltungsplänen und daher mit mehr Einsatz und Effekt. Nach längeren Hausaufgaben schaffen sie es häufig nur mehr, vor dem Fernseher zu „versacken" und bieten so ein getreues Abbild der Erwachsenenwelt, wo „Workoholiker" abends versuchen, sich mit Fernsehen, Alkohol und teuren, prestigeträchtigen Hobbies zu zerstreuen, ohne dabei befriedigt zu werden – ein Verhalten, das schließlich meist in einer Art von Sucht endet. So zeigt sich auch, daß immer mehr Eltern ihren Kindern heimlich Tabletten gegen Konzentrationsstörungen und Versagensängste verabreichen.

## 4. Mögliche neue Organisationsformen von Erziehungsberatung

Da erziehungsgeschädigte Kinder häufig bereits im Kindergarten oder spätestens in der Schule in irgendeiner Form auffallen, haben Kindergärtner und Lehrer eine wichtige Aufgabe in der Früherkennung und Prävention. Sie werden jedoch fast immer damit allein gelassen und fühlen sich daher mit diesen „verhaltensgestörten" Kindern überfordert. Schulpsychologen sind schlecht erreichbar, meist mit Testen beschäftigt und haben nicht unbedingt eine psychotherapeutische Ausbildung. Die speziell für den Umgang mit solchen Kindern ausgebildeten „Beratungslehrer" – eine an sich ausgezeichnete Einrichtung des Wiener Schulsystems – sind rar, ihre Existenz ist an manchen Schulen gar nicht bekannt. Kindergärten sind häufig in psychologisch-beraterischer Hinsicht noch viel schlechter versorgt. Wohl sind in den letzten Jahren diverse kleinere Beratungseinrichtungen von teils öffentlichen und teils privaten Trägern errichtet worden, ihr Bekanntheitsgrad ist jedoch noch sehr gering, die Schwellenangst daher dementsprechend groß. Meist sind solche Einrichtungen nicht einmal den Lehrern der nächstgelegenen Schule ausreichend bekannt. So wissen Lehrer meist nicht, wohin sie Eltern schwieriger Schüler, so sich diese überhaupt beratungswillig zeigen, vermitteln könnten. Dazu kommt, daß in Österreich beratungsbedürftig mit psychisch krank und daher geistig abnormal gleichgesetzt wird, im Gegensatz zu manchen Nobelgegenden in den USA, wo schon fast jeder seinen eigenen Psychotherapeuten hat. Erziehungsprobleme werden nicht als teilweise auch natürlich auftretende Phasen im Entwicklungsprozeß des Kindes, sondern als persönliches Versagen erlebt und deswegen auch aus Scham von den Eltern verschwiegen.

Es sollte daher, im Zusammenwirken von Institutionen der psychiatrischen Versorgung, von Schule, Kinderbetreuungseinrichtungen und Jugendämtern, im Sinne einer psychosozialen Gesundheitsvorsorge ein flächendeckendes, leicht zugängliches, von Psychotherapeuten betreutes Erziehungsberatungssystem eingerichtet werden. Diese Beratung sollte von Eltern, aber auch von Lehrern und Kindergärtnern kostenlos und unbürokratisch in Anspruch genommen werden können, um die Schwellenangst zu minimieren, sollte jedoch von anderen Organisationen unabhängig sein, um die Schweigepflicht, beispielsweise der Schule gegenüber, zu garantieren. So könnten dort etwa, neben Einzelberatung, in der geschützten Atmosphäre einer Selbsterfahrungsgruppe gemeinsam gewaltfreie Erziehungsstile gefunden werden, die eigene Hilflosigkeit würde dann nicht mehr nur als persönliches Versagen erlebt werden. Eine behutsam nachgehende Betreuung könnte in manchen Fällen auch jene Eltern erreichen, die erst gar nicht zu schulischen Elternabenden kommen, weil sie sich selbst in einer Krise befinden. Erfahrungsgemäß zeigen sich nämlich auch jene Eltern schwieriger Kinder, die sich der Schule gegenüber nicht kooperativ verhalten, bei richtiger Kontaktaufnahme zu einer Beratung bereit, weil sie ja meist selbst einen großen Leidensdruck haben und diesen äußern können, sobald sie durch Angst und Scham nicht mehr gehindert werden. Wahrscheinlich würde sich bei Durchführung einer solchen Krisen- und Lebensberatung der Eltern die eigentliche Einzeltherapie mit dem Kind erübrigen, die ja ohnedies meist kaum mehr als „ein Tropfen auf dem heißen Stein" sein kann, wenn die Kinder nach jeder Therapiestunde wieder in das krankmachende Milieu entlassen werden.

Es sollte daher Aufgabe von im psychosozialen Feld tätigen Institutionen sein, auf den wichtigen präventiven Stellenwert von Erziehungsfaktoren und kindlicher Umwelt hinzuweisen. Eigentlich ist verwunderlich, wie wenig Psychiater und Psychotherapeuten an dieser Aufgabe interessiert sind, bedenkt man, welch wichtigen Stellenwert die Prävention bereits in der übrigen Welt der Medizin einnimmt. Insgesamt wären die Kosten für die Errichtung eines solchen flächendeckenden Beratungssystems sicherlich geringer als jene, die durch die Behandlung von Suchtkrankheiten und anderen erziehungsbedingten Störungen in psychotherapeutischen und allgemeinpsychiatrischen Einrichtungen sowie im Strafvollzug und durch Polizeieinsätze verursacht werden – da die innere Leere, die durch emotionale Vernachlässigung entsteht, später durch keine noch so lang dauernde Psychotherapie oder Resozialisierungsmaßnahme ausgefüllt werden kann.

## Literatur

Benard Ch, Schlaffer E (1989) Rückwärts und auf Stöckelschuhen. Kiepenheuer & Witsch, Köln, S 222

Benard Ch, Schlaffer E (1990) Grenzenlos weiblich. Kiepenheuer & Witsch, Köln, S 241

Benard Ch, Schlaffer E (1994) Männer zwischen Firma und Familie – Wege zu einer modernen Vaterschaft. Hernsteiner – Fachzeitschrift für Management-Entwicklung 7: 7–8, 9

Gordon Th (1989) Familienkonferenz. Wilhelm Heyne, München, S 11, 12, 13, 14, 22, 89

Miller A (1980) Im Anfang war Erziehung. Suhrkamp, Frankfurt/Main, S 9, 32, 59, 77, 86, 100, 104, 109, 112, 129, 139, 142, 155, 209, 280, 317

Tschirf A (1994) Die Hoffnung ist gänzlich abgesackt. Salzburger Nachrichten, 5. 10. 1994, S 6

# Frauen und Sucht

## Ein Beitrag zum Verständnis frauenspezifischen Suchtverhaltens

### M. E. Klein

## 1. Begriffsdefinitionen

### Sucht und Suchtverhalten

Suchtverhalten und Drogengebrauch waren schon immer Teil gesellschaftlicher Realität, allerdings an Intensität und im kulturellen Kontext unterschiedlich. Der Umgang mit Drogen und deren Stellenwert
in der westlichen Gesellschaft ist im Laufe der Geschichte nicht unverändert geblieben. Das Bedürfnis nach Drogen scheint stärker zu werden: und wo ein Bedarf, da auch ein Anbieter. Spricht man heute von
Sucht, wird hauptsächlich Suchtmittelmißbrauch bzw. -abhängigkeit gemeint. Zudem stellen die „stoffungebundenen" Süchte ein immer
größer werdendes Problem dar: „Es ist nicht mehr nur von der Droge
als abhängig machendes Suchtmittel die Rede, sondern auch von
einem bestimmten krankmachenden Verhalten, wie etwa Eßstörungen,
Spielsucht oder Liebessucht." (Stahr et al. 1995)
Gross definiert Sucht in dieser erweiterten Fassung

„als unabweisbares Verlangen nach einem bestimmten Gefühls-, Erlebnis-
und Bewußtseinszustand […] Von Sucht spricht man, wenn die Kontrolle über
den Gebrauch von Suchtmitteln oder süchtigen Verhaltensweisen herabgesetzt
oder überhaupt nicht mehr vorhanden ist und das Suchtmittel auch dann noch
mißbraucht wird, wenn sich negative Auswirkungen wie körperliche, psychische
oder soziale Beeinträchtigungen zeigen." (Gross 1992)

## Suchtmittel und Drogen

Entgegen allgemeinen Vorstellungen, unter „Drogen" nur diejenigen zu verstehen, die staatlich verboten sind, definieren Vogt und Scheerer weitfassender und inkludieren psychotrope Substanzen. Drogen sind daher

alle Stoffe, Mittel, Substanzen, die aufgrund ihrer chemischen Natur Strukturen oder Funktionen im lebenden Organismus verändern, wobei sich diese Veränderungen insbesondere in den Sinnesempfindungen, in der Stimmungslage, im Bewußtsein oder in anderen psychischen Bereichen oder im Verhalten bemerkbar machen. (Vogt und Scheerer 1989)

## Mißbrauch

Mißbrauch liegt nach Feuerlein vor, wenn „eine Sache in einer Art und Weise gebraucht wird, die von dem üblichen Gebrauch bzw. von dem ursprünglich dafür eingesetzten Zweck abweicht, und zwar in quantitativer und/oder in qualitativer Hinsicht". (Feuerlein 1989) Ein Mißbrauch kann demzufolge sowohl ein gegen Gesetze verstoßender Gebrauch sein als auch ein Mißbrauch im medizinischen Sinne.

### 2. Sozio-kulturelle Hintergründe

Die Sucht an sich, das Verlangen nach dem Suchtmittel, das ständige Kreisen aller Gedanken um die Droge, das Beherrschtwerden durch sie – das ist bei Männern und Frauen gleich. Unterschiedlich dagegen sind Ursachen und Hintergründe, Verlauf und Folgen der Sucht. (Mebes und Jeuck 1993)

Die Kategorie „Geschlecht" findet in herkömmlichen wissenschaftlichen Studien nur selten Beachtung. Tut sie dies dennoch, dann eher, um Geschlechterdifferenz festzumachen, als diese zu hinterfragen. Unter dem Postulat der Geschlechtsneutralität werden weibliche Lebenszusammenhänge und frauenspezifische Ursachen für den Gebrauch von psychotropen Substanzen nicht berücksichtigt. Das, obwohl quantitative Daten eine eindeutig geschlechtsspezifische Verteilung aufweisen. So werden alkoholische Getränke überwiegend von Männern konsumiert, während Frauen psychotrope Medikamente wie Schmerz-, Beruhigungs- und Schlafmittel bevorzugen. Vergleicht man Alkoholabhängigkeit von Männern und Frauen so liegt der Anteil der Frauen bei 25 Prozent (vgl. Vogt 1992).

Epidemiologische Studien zeigen, daß immer mehr Frauen von Alkohol, Medikamenten, harten Drogen und anderen Suchtmitteln abhängig werden. Dies hat aber nicht zur Folge, Lebensbedingungen und implizite Theorien von Sucht stärker in den Forschungsmittelpunkt zu stellen, patriarchale Normen und Weiblichkeitszuschreibungen zu hinterfragen. Die Frage nach dem Zusammenhang zwischen Sucht von Frauen und Abhängigkeit als Lebensform wird nicht gestellt.

Heute stehen grundsätzlich beide Geschlechter vor erschwerenden Lebensbedingungen und Risken der modernen Gesellschaft, die mannigfaltige Gründe zum Konsum von Suchtmitteln jedweder Art bieten. Gesellschaftliche Krisen werden zunehmend als persönliche Krisen erlebt „und nicht mehr oder nur noch sehr vermittelt in ihrer Gesellschaftlichkeit wahrgenommen". (Beck 1986) Längst gilt es für Frauen nicht mehr als selbstverständlich und biologisch festgeschrieben im Ausüben der Mutterrolle alleinige Bestätigung finden zu müssen. Neben das Leitbild der Mutter ist das der selbstbewußten, zielstrebigen Berufstätigen getreten.

Da Reproduktionsarbeit auch heute noch fast ausschließlich von Frauen geleistet wird, bleiben Beruf und Familie für viele Frauen ein unweigerlicher Kampf, nicht selten zu Lasten einer angestrebten Karriere. Dieses Nebeneinander unterschiedlicher, scheinbar widersprüchlicher Orientierungen und die Auflösung traditioneller Geschlechtsrollen führen zu vielfältigen Konfliktfeldern. Im „kulturellen System der Zweigeschlechtlichkeit" (Hagemann-White 1984) entwickeln Frauen und Männer unterschiedliche Deutungs-, Orientierungs- und Handlungsmuster. „Ihre Wahrnehmungen von Alltagsrealität sowie entsprechende Reaktions- und Auseinandersetzungsformen sind geprägt von Sozialisationserfahrungen, die durch Differenz, Hierarchie und Widersprüche im Geschlechterverhältnis charakterisiert sind". (Stahr et al. 1995) Selbstbild und Identität werden von patriarchal geprägten gesellschaftlichen Rahmenbedingungen geformt. „So sind auch die Suchtformen, die Frauen entwickeln, nicht nur Ausdruck individuellen Leidens, sondern spiegeln zugleich ein Stück ihrer gesellschaftlichen Situation wider". (Stahr et al. 1995)

Grenzüberschreitungen, die – in welcher Form auch immer – normative Konstruktionen von „Weiblichkeit" und „Männlichkeit" durchbrechen, stoßen auf Intoleranz und Unverständnis. Dies gilt auch für den Bereich der Sucht, denn sowohl angepaßtes, angemessenes Verhalten als auch ein Abweichen von der Norm werden geschlechtsspezifisch definiert und sanktioniert.

Exzessiv trinkende Frauen erfahren aufgrund der „geschlechtshier-
archischen symbolischen Ordnung" (Stahr et al. 1995) eine weitaus
stärkere Mißbilligung und Maßregelung ihres Verhaltens in der Öffentlichkeit als alkoholabhängige Männer. Männern, die viel trinken, wird
eine höhere Toleranz entgegengebracht. Alkoholikerinnen verlassen
mit ihrem Verhalten viel früher den ihnen gesellschaftlich zugewiese-
nen Platz, und nehmen für sich ein Verhalten in Anspruch, das eigentlich nur im Toleranzbereich männlichen abweichenden Verhaltens
liegt. Hinzugefügt sei der nicht uninteressante Aspekt, daß trinkende
Frauen aus der Unterschicht im Unterschied zu Frauen aus der Mittel-
und Oberschicht von stärkerer gesellschaftlicher Ausgrenzung betroffen sind.

Frauen, die von *illegalen* Drogen abhängig sind, haben in viel stär-
kerem Ausmaß als Alkoholikerinnen den für sie vorgesehenen sozialen
Rahmen verlassen. Indem sie sich in illegalem Raum bewegen und handeln, setzen sie gültige Chiffren für Weiblichkeit radikal außer Kraft.
Gemeinsam mit männlichen Drogenabhängigen teilen sie den Protest
gegen gesellschaftliche Zuschreibungen, Normen und Konventionen.

Studien zu Lebenswelten von Drogenabhängigen (vgl. Hedrich
1992) zeigen, daß drogenabhängige Frauen innerhalb ihrer Subkultur
keinen gleichrangigen Platz mit Männern haben. Frauen fehlt trotz
„gemeinsamer Sucht" der gesellschaftliche Ort, der ihnen ein Zugehö-
rigkeitsgefühl und eine „neue Heimat" geben könnte. Rollenstereoty-
pes Verhalten, wie z. B. Gewalterfahrungen von Männern gegenüber
Frauen, Anschaffungsprostitution, Zuständigkeit für Heim und Kinder,
wird auf der „Szene" wieder zur Realität von Frauen.

Oft sprechen Frauen von ihrer Einsamkeit, die durch die extremen
Situationen auf der Straße zunehmend verstärkt wird. Die meisten
Schlüsselpositionen rund um sie nehmen Männer ein: Vater, Freier,
Freund, Richter, Anwalt, Arzt, Dealer, Drogenfahnder, Drogenberater.
Die meisten Frauen sind auf der Straße allein unterwegs, im Gegensatz
zu ihren männlichen Kollegen, die eher gruppenweise auftreten. Von
Frauen halten sie im allgemeinen nicht viel. Viele wissen auch wenig
darüber, wie andere Frauen in einer ähnlichen Situation zurechtkom-
men. Ihre Beziehungen zu Frauen sind mehrheitlich durch Neid und
Konkurrenz gekennzeichnet. Über Männer haben sie meist eine bessere Meinung, doch werden sie auf konkrete Erfahrungen angesprochen,
erzählen sie fast nur von schlechten (vgl. Spreyermann 1991).

Studiert man Biographien der Konsumentinnen illegaler Drogen,
findet man unvollständige Familien und (legalen) Drogenkonsum en-

ger Bezugspersonen. Das ist bei Buben zunächst recht ähnlich. Unterschiedlich sind allerdings die Reaktionsmuster auf diese schlechten Ausgangspositionen:

Während Buben früh die Orientierung in peer-groups suchen, wo häufig auch der erste Drogenkonsum stattfindet, gehen Mädchen eher und auch früher enge Paarbeziehungen ein, verlassen die Herkunftsfamilie, um mit einem Partner zusammenzuwohnen ( vgl. Hedrich 1989).

Oftmals besteht ein hoher Zusammenhang zwischen Konsumentinnen „harter" Drogen und (üb)erlebter sexueller Gewalt in früher Kindheit und Jugend. Der sexuelle Mißbrauch im engsten Familienkreis bzw. im sozialen Nahraum stellt die Regel dar. Mebes und Jeuck schreiben dazu: „Alle bisherigen Zahlen, die im wesentlichen durch Untersuchungen in den USA zusammengetragen wurden, kommen bei süchtigen Frauen auf einen Anteil von durchschnittlich 65 bis 70%, die sexuellen Mißbrauch als Mädchen erfahren haben. Diese Zahlen beziehen sich auf Alkohol und Drogenmißbrauch."

Praktikerinnen frauenspezifischer Einrichtungen Deutschlands bestätigen diese Ergebnisse aus ihrer Erfahrung und stellen sogar einen noch höheren Prozentanteil fest (vgl. Mebes und Jeuck 1993).

Bei den Tätern handelt es sich fast ausschließlich um Männer. Um solche aber, die nicht als krankhaft veranlagt oder als Psychopathen bezeichnet werden können, sondern indes als ganz „gewöhnlich" gelten, und es als ihr Recht ansehen, Frauen und Kinder für ihre Zwecke zu benutzen und sie zu mißbrauchen.

Der Schritt zum familienunabhängigen Wohnen wird gerade bei Mädchen, die Opfer sexuellen Mißbrauchs geworden sind, oft als einzige zur Verfügung stehende Möglichkeit gesehen, dem sexuellen Mißbrauch zu entgehen. In der gesamten Entwicklung von Mädchen spielen Partnerbeziehungen eine große Rolle. Früh schon begeben sie sich in emotionale Abhängigkeit eines Partners, der häufig auch drogenabhängig ist. Eine solche Situation erschwert den eigenständigen Versuch, ihre Drogenabhängigkeit zu beenden.

## 3. Überlegungen und Konsequenzen

Die Anforderungen an Suchtarbeit sind unter diesen Prämissen viel komplexer als herkömmlich wahrgenommen. Suchtarbeit sollte die besonderen Lebensbedingungen von Frauen miteinbeziehen und Postulate traditioneller Weiblichkeitskonstruktionen in Frage stellen.

Mebes und Jeuck gehen noch viel weiter und meinen, daß es eigener Räume und Plätze bedarf, wo Frauen ungehindert von Männern,
deren Ansprüchen und Orientierungen, ein eigenes Frauenleben entwerfen, erproben und realisieren können (Mebes und Jeuck 1993).
     Dabei stellt sich die Frage, ob eigens dafür geschaffene Räume nicht
eine realitätsfremde Umgebung darstellen. Sicher wäre dies eine Möglichkeit neue Lebenskonzepte zu entwerfen, weniger aber ist es die Er-
probung derer. Andererseits wieder kann eine überwiegend aus männlichem Klientel bestehende Einrichtung die passiv-untergeordnete Haltung von Frauen (einmal mehr) manifestieren, zumal das männliche
Klientel oft gerade das verkörpert, womit Frauen nicht mehr konfro-
niert sein wollen und können. Beispielsweise können in der Einrichtung eine von sexueller Gewalt geprägte Frau und ein Zuhälter aufeinander treffen, was für solche Frauen eine eher hemmende denn för-
derliche Situation sein kann. Diese prekäre Lage erfordert besondere
therapeutische Sensibilität.
     In welcher Form auch immer man den gesonderten Bedürfnissen
von Frauen nachkommen will, wichtig bleibt, jede Frau in ihrer Komplexität als handelndes Subjekt mit unterschiedlichen Wünschen und
Bedürfnissen und mit individueller Lebensgeschichte wahrzunehmen.

     Eine Frau, die anfängt, sich mit Alternativen zu ihrer Sucht zu beschäftigen,
sich in einem nächsten Schritt entscheidet, ihr Suchtmittel aufzugeben, hat
noch keinen neuen Lebensentwurf. Für sie beginnt der Weg in die Ungewißheit, das bedeutet über lange Zeit Hilflosigkeit, Alleinsein, Einsamkeit und
vor allem anderen Heimatlosigkeit. [...] Jedes therapeutische Angebot für
süchtige Frauen [...] muß Bedingungen schaffen, unter denen Frauen sich
selbst helfen und schützen können. Vorraussetzung ist dabei, daß die Betroffenen ihr eigenes Wissen und ihre eigene Kraft zur Lösung ihrer Probleme einsetzen dürfen.
     Vor allem anderen muß den Frauen Zeit für ihre kleinen Schritte in die Un-
abhängigkeit eingeräumt werden. (Mebes und Jeuck 1993)

### *Fallbeispiel* [1]

Eva wurde 1968 als lediges Kind in einer niederösterreichischen Kleinstadt geboren. Im Alter von einem Jahr wurde sie aufgrund der Berufstätigkeit ihrer
Mutter unter der Woche zu einer Pflegefamilie gegeben. Das Verhältnis zu ihrer Pflegemutter war ein eher kühles, sie selbst beschrieb es als ein „Versorgt-
werden". Sie glaube auch, daß der Pflegevater sie als Fünfjährige sexuell miß-

---

[1]   Name und Daten wurden geändert

braucht habe, allerdings könne sie sich an das Gesicht des Täters nicht erinnern, das Geschehnis aber sei für sie klar nachvollziehbar. Durch die fast permanente Abwesenheit der Mutter war auch diese keine Bezugsperson.

Als sie drei Jahre alt war heiratete ihre Mutter den Stiefvater, ab dem zehnten Lebensjahr wohnte sie bei den Eltern, die beide voll berufstätig waren. Drei Jahre später erfolgte die Scheidung der Eltern. „Ich erlebte die miesesten Jahre ihrer Ehe", so Eva „die Stimmung war eisig, er hat den Ärger an mir abgelassen."

Mit 15 Jahren zog sie von zu Hause aus und erlebte erstmals „Unabhängigkeit". Da sie keinerlei Pläne und Vorstellungen in Bezug auf ihre Zukunft hatte, besuchte sie wie viele ihrer Freundinnen eine Hotelfachschule, die sie nie abschloß. Ihre Freizeit verbrachte sie mit Freunden, die häufig Haschisch rauchten und LSD konsumierten. Zu dieser Zeit hatte sie wechselnde sexuelle Beziehungen und machte in dieser Clique auch ihre ersten Erfahrungen mit Haschisch und LSD. Diesen Lebensabschnitt beschrieb sie als sehr erfahrungsreich, anstehenden Konflikten aber wich sie aus. Der Koffer stand immer nahe bei ihr, gegebenfalls hatte sie ihn auch immer schnell gepackt.

Sie beendete ihre Lehre als Kellnerin und begann im Gastgewerbe zu arbeiten, wo sie ihre „erste große Liebe", einen Holländer, kennenlernte. Dieser arbeitete als „DJ" und konsumierte häufig Kokain. Bald darauf ging sie mit ihm nach Holland, dort steigerten beide ihren Kokainkonsum. Nach Scheitern der Beziehung kehrte sie in ihren Heimatort zurück und fand sich bald wieder in ihrer alten Clique, in der sie zum ersten Mal unwissentlich, in einen Joint gemixt, Heroin konsumierte. Anfangs war sie sehr wütend auf ihre Freunde, schon bald aber verzieh sie diese „Verführung", denn „eigentlich war es ein tolles Erlebnis".

Ihr weiterer Lebensweg war gekennzeichnet von zahlreichen Ortswechseln im In- und Ausland. Aus Spanien vor einem gewalttätigen Kokaindealer und Liebhaber geflüchtet, baute sie eine Existenz in der Schweiz auf. Da sie in Spanien als „Topless-Girl" gearbeitet hatte und damit viel Geld verdient hatte, suchte sie in der Schweiz ebenfalls in dieser Branche Arbeit. „Mein Körper war mir sowieso ziemlich egal, also habe ich mir gedacht, kann ich gleich als Prostituierte arbeiten." Zu dieser Zeit war sie bereits heroinabhängig, „zugemacht" habe sie sich aber nur an ihren freien Tagen. „Ich hätte die Arbeit ohne Heroin einfach nicht ausgehalten. Hätte ich Zeit gehabt nachzudenken, wäre mir der ganze Ekel hochgekommen. Dem habe ich einfach immer vorgebeugt". Sie sparte etwas Geld und kehrte nach Österreich zurück.

In Wien arbeitete sie in Peepshows und nahm zunächst kein Heroin. Da am „Wiener Markt" zu dieser Zeit Antidepressiva „in" waren, substituierte sie Heroin mit diesen, kehrte aber bald wieder zum Heroin zurück, da die Wirkung der Antidepressiva letztendlich ins Gegenteil umschlug. Sie lernte ihren jetzigen Ehemann kennen, der ebenfalls drogenabhängig war.

Auf die Frage, wie sich ihre Beziehung gestaltete, als sie beide drogenabhängig waren, zeichnete sie ein für eine drogenabhängige Frau typisches Bild:

Sie habe sich immer mehr als er dafür verantwortlich gefühlt den „Schein nach außen" zu bewahren. „Ich habe mir Mühe gegeben, daß alles noch irgendwie hinhaut, manchmal glaube ich, ich habe die totale Mutterrolle übernommen." Ihr Tagesablauf war gekennzeichnet durch permanenten Streß. So-

fort eintretende Entzugserscheinungen in der Früh trieben sie schnell auf die
Straße. Nachdem sie ihre körperlichen Schmerzen gelindert und auch für
ihren Freund Heroin besorgt hatte, machte sie sich so gut als möglich an die
Hausarbeit. Jegliche Arbeit wurde jedoch durch immer wieder auftretende Entzugserscheinungen unterbrochen, die beide zum Dealen auf die Straße trieb.
Eva versuchte in dieser Zeit einer regelmäßigen Arbeit im Gastgewerbe nach-
zugehen (eine andere Arbeit hätte ihr Freund nicht erlaubt), die sie aber mit
permanenter Steigerung ihres Bedarfs nicht lange durchhielt. Bevor sie in Therapie ging sei sie nervlich völlig am Ende gewesen und wog nur mehr 45 Kilo.
    Heute befindet sich Eva gemeinsam mit ihrem Ehemann auf stationärer
Therapie.

    Dieses Fallbeispiel illustriert in vielfacher Hinsicht eine typische,
weibliche Drogenkarriere:
    Wie der Großteil der später Drogenabhängigen stammt auch Eva
aus einem sogenannten „Broken-Home", und erlebte an Emotionalität
in ihrer Umgebung fast ausschließlich negative. Gefühlsmäßig ver-
härmt wurde sie leicht Opfer eines sexuellen Mißbrauchs, der aufgrund
der dargelegten Situation erst viele Jahre später zu Tage kam.
    Es ist daher nicht weiter verwunderlich, daß Evas Flucht in die Dro-
ge ziemlich früh begann. Zum Teil aus dem Bedürfnis heraus sich endlich zu spüren. Zitat: „Ich habe einfach nie gewußt wie es mir geht. Hätte mich wirklich jemand ernsthaft gefragt, ich hätte einfach nichts sagen können. Ich war einfach tot." Mit der Droge erschien ihr anfangs
vieles im Leben leichter. Der Drogenkonsum kann so auch als eine
Form einer Überlebensstrategie gesehen werden.
    Später, als sie bereits abhängig war, brauchte sie die Droge unter an-
derem auch deswegen, um vieles nicht spüren bzw. auch nicht realisieren zu müssen, was sich im Zusammenhang mit ihrer Drogenabhängigkeit ereignete (Auftretende Scham- und Ekelgefühle als Prostituierte, hilfloses Abhängig- und Ausgeliefertsein an den Partner etc.). Ein
nicht unwichtiger Teufelskreis, wendet man den Blick weg von der massiv vorhandenen physischen Abhängigkeit. Für Eva dauerte es viele Jahre, bis sie es schaffte, ihn zu durchbrechen.
    Wenn sie nunmehr ihre Beziehung reflektiert, meint sie, daß dies al-
les andere gewesen sei, als sie sich heute unter Beziehung vorstellt. Zitat: „Das war keine Beziehung, sondern ein Abhängigkeitsverhältnis.
Ich hab' ja immer alles getan, was er wollte."
    Auch heute, nach einem fast einjährigen Therapieaufenthalt, ist es
noch oft schwierig, ihre Freiheitsansprüche, ihr Recht darauf, nicht immer für ihn da zu sein, geltend zu machen. Für den Fortbestand ihrer
Ehe habe sie aber Zuversicht, da ihr Ehemann lerne, sie als eigenstän-

dige Person zu akzeptieren und sie loszulassen. Diesbezüglich stellt ihre Beziehung eher eine Ausnahme dar, denn selten überlebt eine Beziehung das „Nüchternsein".

Auf die Frage nach ihrer Zukunft antwortete sie, daß sie sich schon sehr auf ein Leben „draußen" freue und sich auch vorstellen könne, in irgendeiner Weise beruflich das Wissen und die Erkenntnisse, die sie gewonnen hat, weiterzugeben. Sicherlich empfinde sie auch Angst vor der Beendigung des Therapieaufenthaltes, die starke „Gier nach Leben, Aufgaben und Herausforderung" sei aber stärker.

## Literatur

Beck U zitiert nach Stahr I, Barb-Priebe I, Schulz E (1995) Suchtarbeit mit Frauen. Ein praktischer Leitfaden zur Aus- und Fortbildung in Beratung, Therapie und sozialer Arbeit. Juventa, München, S 14
Feuerlein W (1989) Alkoholismus – Mißbrauch und Abhängigkeit. Thieme, Stuttgart, S 3
Gross W zitiert nach Stahr I, et al (1995) a a O, S 11
Hagemann-White C (1984) Sozialisation: Weiblich – Männlich? Alltag und Biografie von Mädchen. Leske und Budrich, Leverkusen
Hedrich D (1992) In: Kindermann W, Sickinger R, Hedrich D (Hrsg) Drogenabhängig. Lebenswelten zwischen Szene, Justiz, Therapie und Drogenfreiheit. Freiburg/B, S 193–234
Mebes M, Jeuck J G (1993) Sucht. In: Schriftenreihe Sexueller Mißbrauch, Bd 2. Donna Vita, Ruhnmark, S 26, 46, 27
Spreyermann Ch (1992) In: Bendel Ch, Brianza A, Rotenmanner I (Hrsg) Frauen sichten Süchte. ISPA-Press, Lausanne, S 35
Stahr I, Barb-Priebe I, Schulz E (1995) Suchtarbeit mit Frauen. Ein praktischer Leitfaden zur Aus- und Fortbildung in Beratung, Therapie und sozialer Arbeit. Juventa, München, S 11, 14, 15
Vogt I (1993) In: Schweizerische Fachstelle für Alkohol und andere Drogenprobleme (Hrsg) Frauen, Männer, Abhängigkeit. ISPA-Press, Lausanne, S 35
Vogt und Scheerer zitiert nach Stahr I, et al (1995) a a O, S 11

# Der luzide Traum

## Betrachtungen über das Klarträumen als psychotherapeutische Technik und Prävention

### B. Holzinger

Sie stehen am Abgrund kurz vor dem Sturz ins Bodenlose – und wenn die Angst Ihren Kopf beinahe schon zum Platzen gebracht hat, bemerken Sie buchstäblich im letzten Moment: Das ist ja nur ein Traum!

Oder: Frankenstein geht hinter Ihnen her. Er kommt immer näher und näher. Dabei wird er immer schneller. Je schneller er aber wird und je näher er kommt, desto bleierner werden Ihre Füße. Die Angst schnürt Ihnen die Luft ab. Sie schaffen es einfach nicht, davonzulaufen.

Oder: Sie finden geheime Schriften, öffnen die beschriebenen Seiten und beginnen zu lesen. Wie gebannt und gefesselt folgen Sie den Zeilen. Doch plötzlich dreht sich alles im Kopf. Die Zeilen verschwimmen. Nichts ist mehr lesbar.

„Das kann doch nur ein Traum sein!"

Ähnliches haben sicherlich auch Sie schon geträumt, oder mitten in einer solchen Geschichte plötzlich bemerkt, daß Sie träumen, so wie 26% aller Österreicher, die ähnliche Erlebnisse in einer Umfrage der ÖGSMSF (der Österreichischen Gesellschaft zur Förderung der Schlafmedizin und Schlafforschung) schilderten. Diese Studie wurde in Zusammenarbeit mit dem Gallup-Institut im April 1993 durchgeführt.

Solche und ähnliche Traumerlebnisse sind es, an die man denkt, wenn einem die Frage gestellt wird „Haben Sie schon einmal einen luziden Traum gehabt?"

Mit der Erkenntnis „Das ist ja nur ein Traum!" wachen die meisten von uns auf, um ein paar Nächte später erneut mit denselben Monstern zu kämpfen oder an bekannten Abgründen zu balancieren.

Die wenigsten kommen auf die Idee, sich diese Erkenntnis, daß man träumt, zu Nutze zu machen und von sich aus frei entscheidend in die Traumgeschichte einzugreifen. Luzides Träumen oder Klarträumen nennen die Wissenschaftler diesen Zustand.

Freud hat den Traum bekanntlich als den Königsweg zum Unbewußten beschrieben. Er hatte aber noch nicht erfaßt, daß in diese Wirklichkeit des Schlafs auch Bewußtseinshandlungen einfließen können. Solch eine Erkenntnis – also eine kognitive und eigentlich auch Willensleistung – stellt z. B. der Versuch dar, sich mit einer auftauchenden Traumgestalt zu unterhalten. Kann und darf aber so etwas rein psychoanalytisch überhaupt sein? Wackeln da nicht die Festen der klassischen Lehre?

Greift man bewußt in den Traum ein, so verändert sich allerdings meistens auch die Traumumgebung: Sie wird zumeist leuchtender und intensiver!

Marquis D'Hervey de Saint-Denis, ein französischer Chinaforscher und Filmpionier hat in der zweiten Hälfte des 19. Jahrhunderts in Paris als erster Europäer begonnen, seine luziden Erfahrungen zu sammeln. Er veröffentlichte 1867 „Les Rêves et Les Moyens de Les Diriger" (Üs. d. Verf.: Träume und Wege sie zu lenken.).

Frederik Willem van Eeden, ein niederländischer Psychiater, hat kurz nach der Jahrhundertwende den Begriff *luzides Träumen* geprägt. Er versuchte immer wieder vergeblich, Freud zu einer Stellungnahme zum luziden Träumens zu bewegen. Obwohl sich Stellen in der Traumdeutung (1900/1960, S 22, S 32, S 466) finden, geht Freud auf das Phänomen während des Traumes zu wissen, daß man träumt, nicht näher ein.

Paul Tholey in Frankfurt und Stephen La Berge an der Stanford University in Palo Alto (Kalifornien) sind der Forschung in den vergangenen zwanzig Jahren mit Ihren (Traum)Gedanken vorausgeeilt. Sie nennen sich und die anderen (Klar)Traumforscher „Traumfahrer" oder „Oneironauten". Ihre bewußten Eingriffe in die Traumregie verwenden Sie erstmals als „Mitbringsel" gezielter Expeditionen ins sogenannte Unbewußte. Ihre dabei entwickelten „Reiseführer" versorgen uns mit tollen „Traumreisetips" und sie geben uns die ersten wesentlichen Markierungen auf den bisher noch weißen Traumlandschaften der Seele.

Doch die abendländischen Forscher sind bei weitem nicht die ersten, die den Klarträumen Bedeutung beimessen und sie nutzen wollen. In einer Linie des tibetanischen Buddhismus, den Dzog Chen, wird das Auftreten von „Klarheitsträumen" mit geistiger Klarheit und spiritueller Bedeutung verbunden. Diese werden von den Meistern dieser Disziplin, wie etwa Namkhai Norbu Rinpoche als luzide Träume beschrieben.

Paul Tholey (1987) definiert sieben unterschiedliche Sparten der Klarheit, die ein Traum erfüllen muß, damit wir von einem Klartraum oder luziden Traum sprechen können:

1. Klarheit über den *Bewußtseinszustand:* man weiß, daß man träumt;
2. Klarheit über die eigene *Entscheidungsfreiheit:* man entscheidet über Flucht, Konfrontation oder Annäherung mit der Alptraumfigur;
3. Klarheit des *Bewußtseins,* im Gegensatz zum Verwirrtheits- oder Dämmerzustand;
4. Klarheit über das *Wachleben:* man weiß wer man ist und was man sich für diesen Traum vorgenommen hat;
5. Klarheit der *Wahrnehmung:* man sieht, hört, riecht, schmeckt und fühlt;
6. Klarheit über den *Sinn des Traumes;*
7. Klarheit der *Erinnerung* an den Traum.

Für den Klartraumbegriff, wie er von Tholey eingeführt wurde, ist das Vorhandensein der Klarheit im Sinne von (1) bis (4) unerläßliche Bedingung; die Klarheit im Sinne von (5) und (7) ist dagegen nicht unbedingt Voraussetzung.

Andere Autoren, wie Stephen La Berge, verstehen unter „lucid dreams" (Üs. d. Verf.: luzide Träume) schlicht Träume, in denen man weiß, daß man träumt und frei entscheidend und handelnd ins Traumgeschehen eingreifen kann.

Das Wort „luzid" leitet sich vom lateinischen Wort „Lux" ab, das mit „Licht" übersetzt wird. Häufig wird in luziden Träumen auch tatsächlich Licht wahrgenommen.

Tips zum Erlernen des Klarträumens und erkenntnistheoretische Implikationenen würden den Rahmen dieses Aufsatzes sprengen. Hier werden lediglich einige Gedanken festgehalten, was das luzide Träumen für die Psychotherapie und Prophylaxe bedeuten könnte.

An dieser Stelle möchte ich unterstreichen, wie neu dieses Phänomen für die abendländische Forschung ist und daß die Diskussion zu diesem Thema gerade erst begonnen hat. Niemand kann mit Sicherheit sagen, ob und welche Kräfte wir wecken, wenn wir bewußt träumen. Deshalb soll dieser Artikel in erster Linie zu einer Diskussion in Österreich inspirieren, die international bereits begonnen hat. Es kann sich bei den Ausführungen gar nicht um eine fertige Lehrmeinung handeln.

Mit der Gestalttheorie und dem theoretischen Hintergrund der Gestalttherapie scheint mir das Phänomen des Klartraums am besten versteh- und integrierbar.

Wenn wir zunächst andere therapeutische Schulen betrachten, die eine gewissen Nähe zum Klarträumen vermuten lassen (Verhaltenstherapie, Psychoanalyse, Katathymes Bilderleben), so dürften sich kurz skizziert folgende Überschneidungen bzw. theoretische Hintergründe ergeben:

Beim Erlernen des luziden Träumens spielt Konditionierung eine wesentliche Rolle. Während des Klarträumens liegt die Möglichkeit des Probehandelns auf der Hand. Diese Möglichkeiten und Ideen kommen aus der *Verhaltenstherapie* und dürften deshalb ohne Schwierigkeit in die theoretischen kognitiv-behavioristischen Konzepte integrierbar sein.

Neben der Konditionierung ist die (Auto)-Suggestion als Methode, das luzide Träumen zu induzieren sehr wirksam. Den Konzepten der *Hypnose* und *Hypnotherapie* dürfte die Idee des Klartraumes als psychotherapeutische Technik nahe stehen, da in der Hypnose und Hypnotherapie der Klient in die Welt der Suggestionen und Bilder geführt wird.

Der *Psychoanalyse* ist vermutlich die Idee, den Traum willentlich zu beeinflussen, fremd. Dennoch ist der Traum ein wesentlicher Schlüssel in der Psychoanalyse. Er wird gedeutet. Im Klartraum weiß der Träumer per definitionem die dem Traum innewohnende Bedeutung während er noch träumt, quasi an „Ort und Stelle" und kann so selber deuten und erkennen.

Ein großes Näheverhältnis besteht zwischen dem Klarträumen und dem *Katathymen Bilderleben* – entworfen von Hans Carl Leuner. Der deutlichste Unterschied ist aber, daß die Welt der Bilder beim KB aus dem Wachzustand eingeleitet wird und manchmal unklar ist, ob der Klient noch wach ist oder schon eingeschlafen ist und der luzide Traum im Schlaf beginnt und auch während des Schlafes stattfindet, eben geträumt wird. Der Träumer ist im luziden Traum direkt im Traumgeschehen, in der Welt der Traumbilder. Die Physiologie des Schlafes ist deutlich vom Wachzustand unterscheidbar, ein Traum ist ein Traum.

Eine differenzierte Unterscheidung physiologisch und phänomenlogisch, also welche typischen merkmale die Traumwelt charakterisieren, wäre sicherlich ein unschätzbarer Schlüssel, um die Schwelle zwischen Wach und Schlaf zu ertasten.

Dennoch stoßen sich Psychotherapeuten verschiedener Schulen am Gedanken das *Unbewußte bewußt* zu erleben, insbesondere die Nachfolger C. G. Jungs, die dem Klarträumen ansonsten großes Interesse entgegenbringen, zeigen sich besorgt über dieses „Eingreifen", diese Möglichkeit dem „Schatten" willentlich begegnen zu können. Dies wird immer wieder mit „vermeidender Kontrolle über den Traum" vermischt. Und immer wieder tauchen Fragen auf, wie:

- „Wird der Fluß des Unbewußten gestört, wenn wir in unsere Träume eingreifen?"
- „Darf man denn den Traum kontrollieren?"
- „Raubt man dem Traum sein Wesen?"
- „Bedeutet das luzide Träumen nicht gleichzeitig ein quasi gewaltsames Durchbrechen von Abwehr und ist in diesem Sinne gefährlich?"

Spätestens seit der Diskussion über „gelernte Hilflosigkeit" ist bekannt, daß Kontrollverlust krankheitserregend wirken kann. Nicht gemeint ist hier: Kontrolle als Vermeidung, sondern die Gewißheit, daß man selbst für die Gestaltung der Wach-, und der Traumwirklichkeit zuständig ist; und daß man weder höheren noch tieferen unbewußten Mächten ausgeliefert ist, sondern selbst entscheidend handeln kann.

Der Gedanke, daß der Gewinn von Kontrolle in diesem Sinne Streß reduziert und somit gesundheitsfördernd wirkt, liegt nahe. Das gilt besonders für die Prävention von Krankheit.

Diese Kontrolle kann zur Abwehr werden, dennoch ist das Klarträumen kein Abwehrmechanismus an sich. Die Art des Umgangs und der Anwendung bestimmen die Wirkung. So scheint das Klarträumen unter bestimmten Voraussetzungen – im „vortherapeutischen" Bereich bei der Persönlichkeitsentwicklung oder Psychohygiene – sinnvoll.

Der Träumer kann Unangenehmes auch im Klartraum vermeiden: Er kann Dinge einfach nicht wahrnehmen, sich selber Schaden zufügen, oder flüchten: der Umgang mit dem luziden Träumen entspricht vermutlich der Persönlichkeitsstruktur. Demnach sind Überlegungen anzustellen, für welche Klientengruppen das luzide Träumen angezeigt bzw. zu vermeiden ist.

Das Spektrum ist breit: Luzides Träumen kann auf der einen Seite zur Erforschung eigener Tiefen und Höhen dienen. In diesem Sinne kann es prophylaktisch angewandt werden. Auf der anderen Seite könnten Menschen mit einer starken Neigung zum Realitätsverlust noch verwirrter werden. Mehr Differenzierung sollte durch vorsichtige Anwendung von luziden Träumen in der Psychotherapie und durch vermehrte Forschung möglich werden. Zum Einwand, daß man vielleicht dem Unbewußten sein Wesen raube – erlebt man *Es* bewußt – kann ich nur auf meine eigene luzide Erfahrung zurückgreifen: Das Unbewußte verliert nicht, sondern gewinnt eine andere Dimension dazu. Meine Träume verloren nichts an Lebendigkeit. Sie sind nach wie vor unvorhersehbar und müssen nicht gesteuert werden. Entschließt man sich zum Beispiel, im Traum eine Tür zu öffnen, so wird es immer eine Überraschung bleiben, was sich dahinter verbirgt. In diesem Zusammenhang stellt sich vielmehr die Frage:

Was können oder sollen wir unter dem Unbewußten wirklich verstehen?

Als Psychotherapeutin für Integrative Gestalttherapie sind mir die Auffassungen der Gestalttherapie, der Gestalttheorie und der Integrativen Therapie am nächsten:

James Simkin, der gemeinsam mit Fritz Perls das Gestaltzentrum „Esalen" in Big Sur aufgebaut und geleitet hat, meinte dazu in seinen „Minilectures" (1976, S 17):

„The theoretical model of the psychodynamic schools of personality chiefly the Freudian school envisions the personality like an onion consisting of layers. Each time a layer is peeled away, there is still another layer until you finally come to the core. I envision the personality more like a rubber ball which has only a thick outer layer and is empty inside. The ball floates or swims in an environment so that at any given moment only a portion is exposed while the rest is submerged in the water. Thus rather than inventing an unconscious or preconscious to account for behavior that we are unaware of, I suggest that unaware behavior is the result of the organism not being in touch with its external environment due to its being mostly submerged in its own background (internal environment), or fantasies." (Üs. d. Verf.: Das theoretische Modell der psychodynamischen Persönlichkeitsschulen, allen voran das der Freudschen Schule, stellt sich Persönlichkeit wie eine Zwiebel aus mehreren Schichten vor. Jedesmal, wenn eine Schicht abgeschält ist, taucht eine neue auf, bis man endlich zum Innersten vorgedrungen ist. Ich stelle mir Persönlichkeit mehr wie einen Gummiball vor, der nur eine dicke äußere Haut hat und innen leer ist. Der Ball schwimmt oder treibt in einer Umgebung, so daß zu jedem beliebigen Zeitpunkt nur ein Teil sichtbar ist, während der Rest untertaucht. Statt Un- oder Vorbewußtes zu erfinden, um sich Verhalten zu erklären, dessen wir uns nicht gewahr sind, schlage ich vor, daß unbewußtes Verhalten das Resultat eines Organismus ist, der mit seiner Umgebung nicht in Verbindung steht. Dies ist darauf zurückzuführen, daß der Organismus hauptsächlich in seinem eigenen Hintergrund [interner Umgebung] oder seiner Phantasiewelt untergegangen ist.)

Dieser „Zwiebelvergleich" ist anschaulich. Dennoch kann man darüber streiten, ob der Gummiball wirklich leer ist, oder ob vielmehr auch Faktoren wie Fokus und Gewicht die Drehungen des Balls bestimmen.

Spricht man von der Anwendbarkeit von luziden Träumen in der Psychotherapie oder Prävention, drängt sich vor allem ein Begriff auf: *Selbstintegration.* Dazu James Simkin in seinen „Minilectures" (1976, S 89):

„According to the Gestalt therapy framework, everything in your dream is some aspect of yourself, and in effect when you are dreaming, you are writing your own script... Most therapies see the dream as a disguised message. In Gestalt therapy, the message is an existential existence..." (Üs. d. Verf.: Nach dem Denken der Gestalttherapie ist alles im Traum ein Aspekt der Persönlichkeit des Träumers, und so schreibt man, wenn man träumt, sein eigenes Lebensskript. ...Die meisten Therapieformen interpretieren den Traum als eine verschlüsselte Nachricht. In der Gestalttherapie ist die Nachricht existentiell gegenwärtig...)

Demnach stellt der Traum also eine Möglichkeit dar, *abgespaltene Anteile* sichtbar zu machen. Er eröffnet damit das Potential, diese in die Persönlichkeit zu integrieren.

Was bedeutet das für den Klartraum? Im luziden Traum wissen wir, daß wir träumen und entscheidend ins Geschehen eingreifen können – das heißt, gleichsam an Ort und Stelle eine Integration einleiten können. Ich erinnere mich an einen meiner Träume, in dem ich mir bewußt war, daß ich träumte. Ich konnte mir daher erlauben, vor einem Rottweiler nicht davonzulaufen, sondern stehen zu bleiben und abzuwarten:

„Ich befinde mich in meiner Wohnung. Der Küchenplafond ist verschwunden. Ich sehe den Dachboden, der aus Holz ist und durchlässig scheint. Von ganz oben kommen Sonnenstrahlen herein. ‚Aber da kann doch jeder in meine Wohnung, da muß ich von nun an Reisepaß und Geld immer mit mir herumtragen', denke ich.

Ich sehe auf dem oberen Geschoß eine Art Bettstatt. ‚Da haben sich ja ein paar ‚Sandler' häuslich niedergelassen! Irgendetwas stimmt da nicht!... Träume ich? Ja, vielleicht!' Ich spüre, wie sich die Szene verdunkelt und verschwimmt. Jetzt werde ich wohl gleich aufwachen. Jetzt drehen!', sage ich mir. ‚Mein Traum-Ich um die eigene Achse drehen! La Berge empfiehlt das, um in den Traum zurückzukommen.' Tatsächlich finde ich mich in ähnlichen Räumen wieder. Ich träume und weiß, daß ich träume, jetzt kann ich experimentieren!

Ich sehe viele Leute hier und freue mich ‚dabei' zu sein. Was ist da im Nebenzimmer? Ein Rottweiler mit Herrl. Vor diesen Hunden habe ich mich schon immer gefürchtet! ‚Bleib' stehen, schau' ihn dir an, den Hund!', sage ich zu mir. Dann starre ich diesen Vierbeiner tatsächlich an. Was ich so oft gelesen und erzählt bekommen habe funktioniert plötzlich: der Rottweiler verformt sich. Er wird größer, wird zu einem rostbraunen Etwas aus grobem Stoff. Der ist ja ungeheuer verspielt! Ein Kopf schält sich aus dem Stoff, ein junger Mann!

Ich marschiere weiter. Ich habe mir immer vorgenommen, Traumfiguren zu bitten, mich in künftigen Träumen daran zu erinnern, daß ich träume. Ich drehe mich um. Ein eher vergeistigter Jüngling steht hinter mir. Aber auf meine Bitte gibt er mir keine Antwort, so als ob mein Ansinnen absurd wäre.

Ich frage die Leute, wer sie seien. Sie verziehen das Gesicht und meinen: ‚Das siehst du doch! Wieso stellst du so dumme Fragen?'

Ich merke die Anstrengung der Konzentration und beschließe, den Traum zu beenden, mich umzudrehen und weiterzuschlafen."

Es gibt bereits einige Psychotherapeuten, die das Klarträumen in der Psychotherapie vorstellen und anwenden: Andrew Brylowsky als Psychiater in Texas; Norbert Sattler als gestalttheoretisch orientierter Psychotherapeut in Deutschland und ich selbst hier in Wien.

Vorsicht und schrittweises Vorgehen scheinen bei der Heranziehung dieser Methode, wie erwähnt, besonders angebracht. Beim Lesen der Minilectures drängt sich eine weitere Sichtweise von Wach- und Traumwelt auf. Wie beim Vexierbild wechseln abhängig von Konzentration und Blickwinkel *Figur und Hintergrund:* das Wachleben als Figur und das Traumleben als Hintergrund. Das würde nach Simkin dem Skriptmodell entsprechen; der Traum als Figur und das Wachleben als Hintergrund – wie bei der „Traumarbeit" in einer Therapiesituation. Petzold (1977, S 149) beschreibt seine Gedanken dazu: „Der Traum ist ein Weise des In-der- und Zur-Welt-Seins des Menschen. Die Welt ist sein Hintergrund, den er „bewoht", aus dem er hervorgeht und auf den er gerichtet ist."

Zusammenfassend, bzw. ergänzend möchte ich noch einige Gesetze der Gestalttheorie (Metzger 1975) und Aspekte der Gestalttherapie, der Integrativen Gestalttherapie und der Integrativen Therapie nennen, in denen mir das Konzept des Klarträumens gut integrierbar scheint:

– Im Klartraum wird je nach *„Gefordertheit der Lage"* und nicht nach einem konstruierten Prinzip interveniert;

– Das Modell *Vordergrund/Hintergrund* läßt sich im Wachleben genauso wie im Traumleben wiederfinden;

– *Die Tendenz zur guten Gestalt* ist als Gesetzmäßigkeit akzeptiert (luzides Träumen als Möglichkeit einen Traum eigenständig „abzurunden");

– *Eigenverantwortlichkeit* ist Thema: der Träumer gestaltet seine Träume und handelt selbst in seinen kühnsten Träumen eigenverantwortlich;

– Das Vertrauen des Gestaltansatzes in den *Selbstheilungsprozeß* ermöglicht den Traum als Medium der Eigentherapie sinnvoll und ohne komplizierte Deutungen für die Einleitung der Selbstheilung anzuwenden;

- Nach Perls steht das *Phänomen* (des Traumes) und nicht die Interpretation im Vordergrund: in der Unmittelbarkeit des (Traum-)Erlebens wirkt der Träumer sowohl als Betroffener wie auch als Handelnder. Eine darübergeschobene Ebene wie etwa die Interpretation durch den Therapeuten wird überflüssig;
- Die Gestalttheorie sowie die Gestalttherapie, Integrative Gestalttherapie und Integrative Therapie können im Gegensatz zur Psychoanalyse, durch ihr *ganzheitliches Konzept* den Gedanken zulassen, daß das Unbewußte per se (im Traum) mit dem Überbewußten bzw. den Ichinstanzen gleichzeitig auftreten kann; sogar *Topdog und Underdog* schließen einander in ihrer Präsenz und gegenseitigen Beeinflussung bzw. Abhängigkeit nicht notwendigerweise aus. Ganz im Gegenteil: es kann zur *Integration* kommen; Petzold (1977, S 151) beschreibt seine Auffassung des psychotherapeutischen Umgangs mit Träumen: „Der Traum in seiner integrativen Funktion hat die Aufgabe 1. der Verarbeitung von Konflikten, 2. der Assimilation von abgespaltenen Elementen, 3. der Klärung von Konfluenzen, 4. der Artikulation von unerledigten Situationen, mit dem Ziel, daß Möglichkeiten gefunden werden, diese offenen Situationen zu schließen. 5. Schließlich hat der Integrationsprozeß im Traum einen evolutiv-kreativen Aspekt: er trägt zur Entfaltung der Persönlichkeit und ihrer Potentiale bei."

Was scheint schließlich integrativer, als im Stadium angeblich tiefer Unbewußtheit, sich plötzlich all seiner Bewußtseins- und Handlungsmöglichkeiten bewußt zu werden und diese dann auch noch nutzen zu können? Überträgt man das psychotherapeutische Potential von luziden Träumen auf die „vier Ebenen der therapeutischen Tiefung" der Integrativen Therapie (Petzold 1977, S 155), ergibt sich, daß die Ebene der Reflexion, die der Vorstellungen und Affekte, die der Involvierung im Traum im Klartraum erlebbar und vollziehbar sind, die Ebene der autonomen Körperreaktion müßte unter der Prämisse, daß die Verbindung zur Körpermotorik, bzw. der Sensu-motorische Regelkreis, wie Tholey ihn nennt unterbrochen, bzw. eingeschränkt ist und somit nur zum Teil durchlebt und verändert werden kann, im direkten Erlebnissinn ausgeschlossen werden.

Paul Tholey, der im deutschen Sprachraum wohl bekannteste Oneironaut ist Gestalttheoretiker und wurde durch seine Überlegungen über die (Wahrnehmung der) Wirklichkeit zum Klarträumer. Die Wirklichkeit, wie sie von der Gestalttheorie aufgefaßt wird, bildet sich in unseren Köpfen ab. Sie wird tagsüber von äußeren Einflüssen genährt. Nächtens spiegelt sie sich von der Weiterleitung äußerer Reize weitgehend ungestört als unsere ureigenste Kreation in unseren Träumen wider.

Betrachtet man das Träumen als eine Art mentalen Verdauungsvorgang, macht Durchkauen, Lösen und Nährstoffe integrieren Sinn. Gegebenenfalls ist das Ferment „Bewußtsein" beizumengen.

Petzold (1977, S 170) gibt den Traum eines Klienten bei Therapieende wieder und nennt ihn abskonditiven Traum, weil er, wie er schreibt, dem Menschen seine Tiefe erschließt: „Ich werde mir plötzlich bewußt, daß ich schon einige Zeit träume. Ich gehe durch eine Landschaft von Kristallen. Eigentlich fließe ich. Hindurchfließen durch Diamant. Ich habe das starke Gefühl, zu berühren ohne zu berühren, ein Gefühl von unendlicher Gegenwart. Kristallin. Von innen alles sehend und von außen. Dieser Zustand hält an, und ich habe das Gefühl, hier ist etwas wichtiges. Der Begriff 'kristallin' setzt sich in meinem Bewußtsein fest, während das Licht in den Kristallen weiterfließt, ich weiterfließe. Ich spüre, wie sich mein Bewußtsein zurückzieht und ich weiter zerstrahle, und das läßt mir wieder deutlich werden, daß ich träume. Die Landschaft verdunkelt sich. Ich versuche das Licht festzuhalten; es entgleitet mir; ich fühle mich 'nach oben' gerissen. Ich will jetzt nicht erwachen und merke, wie ich erwache. Das Gefühl des Lichts hallt noch in mir nach..." Petzold (1977, S 148) zitiert Merleau-Ponty wenn er meint: „Im Traum können wir 'die stummen Worte fassen, die das Sein raunt'."

Zum Abschluß erlaube ich mir, noch ein bißchen zu visionieren und nenne einige Möglichkeiten, wie uns das luzide Träumen unterstützen und bereichern kann:

- Kinder könnten ihre Alpträume in Klarträume umwandeln oder sich einfach aufwecken und dadurch die Schrecken der Nacht bändigen;
- Folteropfer oder Opfer anderer traumatischer Erlebnisse könnten ihre Schlafenszeit verlängern und vielleicht mit Hilfe des Klarträumens die traumatischen Erlebnisse bewältigen und integrieren;
- Bei Therapiesitzungen am „Hotseat" wird versucht, Abgespaltenes zu integrieren und Traumfiguren nachzuspüren, wodoch die Möglichkeit bestünde, dies dirket im Traum als Rollenspiel durchzuführen;

- Ein „Proben" oder „Durchspielen" von ängstigenden oder schwierigen Situationen im Traum oder im Klartraum könnte u. U. unser Denk-, Gefühls- und Handlungsspektrum erweitern;
- Konditionierung oder Desensibilisierung geträumt statt vorgestellt ist für einige Patientengruppen, wie z. B. Phobiker als Unterstützung in der Therapie denkbar;
- Nächtliche Asthmaattacken, die häufig dem REMschlaf entspringen und von „schlechten" Träumen begleitet werden, könnten möglicherweise durch das luzide Träumen bis zu einem gewissen Grad kontrollierbar werden;
- Nach dem Verlust von geliebten Personen wird oft berichtet, daß sie in der Folge in den Träumen der Hinterbliebenen auftauchen: der luzide Traum bietet die Möglichkeit sich noch einmal auseinanderzusetzen, zu begegnen oder Abschied zu nehmen;
- Kekulé hat die Struktur des Benzolrings „geträumt"; Otto Loewi das Prinzip der Neurotransmitter;
- Besonders viele Berichte gibt es über Training in Träumen und speziell in luziden Träumen, sei es Training von Bewegungsabfolgen, wie beim Tennis oder Golf oder von Kreativem wie Gesang, Schauspiel, Sprachen und anderen „Lustbarkeiten", wodurch Virtuosität verfeinert wird;
- Nicht zuletzt wird das luzide Träumen als ein Weg zur Spiritualität, zu unbewußtem Wissen beschrieben – als ob ein „innerer Spiegel geputzt" würde.

Stephen La Berge, dem führenden Experten im angloamerikanischen Sprachraum, der sich vorwiegend experimentellen Untersuchungen in seinem Labor an der Stanford University widmet und derzeit versucht, die Induktion von Klarträumen zu instrumentalisieren, schreibt in seinem Buch „Lucid Dreaming" (1985, p 167):

„As they appear to me today, applications of lucid dreaming generally fall into four broad areas: scientific exploration; health and inner growth; creative problem solving, rehearsal, and decision making; wish fulfillment and recreation." (Üs. d. Verf.: Heute bin ich der Auffassung, daß sich die Anwendungsmöglichkeiten des Klarträumens in vier Bereiche unterteilen lassen: wissenschaftliche Forschung, Gesundheit und inneres Wachstum, kreatives Problemlösen, Wunscherfüllung und Regeneration.)

Es ist unbegreiflich, daß sich der „Normalneurotiker" durch seine Klarträume nicht schon lange selbst hilft und sich nicht schon längst dieses Pools an Befreiung, Freiheit, Freude und Kraft als Lern-und Spielwiese erobert hat. Er könnte ihn therapeutisch nutzen, sportliche Fertigkeiten trainieren, zu Kreativität und Phantasie direkt zugreifen, sich hedonistisch amüsieren oder Spiritualität entwickeln. Und das Ganze auch noch im Zustand körperlicher Erholung: schließlich verbringen wir bekanntlich etwa ein Zehntel unseres Lebens im REM-schlaf bzw. ein Drittel im Schlaf.

Sei der Traum der Königsweg zum Unbewußten oder so flüchtig wie ein Bild-Gedanke, er ist eine Kreation des Menschen, die er regelmäßig und häufig erfährt. Warum sich also hier den Genuß der Bewußtheit und Freiheit verwehren?

Freud hat als Reaktion auf die politischen Verhältnisse des letzten Jahrhunderts Erkennen und Wissen zur Emanzipation und Selbstwerdung als Weg aus Krankheit und Abhängigkeit angeregt (Schorske 1981, S 181 ff).

In diesem Sinne: Träumen Sie gut!

## Literatur

D'Hervey de Saint-Denis J M L Marquis (1982) Dreams and the means of directing them. Duckworth, London [herausgegeben von Schatzman M und übersetzt von Fry N aus dem Französischen: Les Reves et Les Moyens de Les Diriger. Amyat, Paris, 1867]

Freud S (1960) Die Traumdeutung. Fischer, Frankfurt/Main (erste Ausgabe 1900)

Holzinger B (1994) Der Luzide Traum. WUV, Wien

La Berge S (1985) Lucid dreaming. J P Tarcher, Los Angeles

Leuner H C (1962) Die experimentelle Psychose. Springer, Berlin Heidelberg

Metzger W (1975) Gesetze des Sehens. Waldemar Kramer, Frankfurt/Main

Norbu N (1992) Traum – Yoga. O W Barth, Bern

Perls F, Hefferline R F, Goodman P (1979) Gestalttherapie. Klett-Cotta, Stuttgart

Petzold H (1977) Theorie und Praxis der Traumarbeit in der Integrativen Therapie. Integrative Therapie 3/4: 147–175

Petzold H (1992) Integrative Therapie: Schriften zu Theorie, Methodik und Praxis. Junfermann, Paderborn

Schorske C E (1981) Fin-de-siècle Vienna. Random House, New York

Simkin J (1976) Gestalt therapy. Minilectures. Celestial Arts, Millbrae

Tholey P (1987) Schöpferisch Träumen. Falken Verlag, Niederhausen

Van Eeden F W (1913) A study of dreams. Proc Soc Psych Res 26: 431–461

Zeitlhofer J, Rieder A, Kapfhammer G, Bolitschek J, Skrobal A, Holzinger B, Lechner H, Saletu B, Kunze M (1994) Zur Epidemiologie von Schlafstörungen in Österreich. Wien Klin Wochenschr 106/3: 86–88

# Burnout und seine Prävention bei Helfern und Hilfesuchenden

## G. Sonneck

Ein spezifisches Gesundheitsrisiko der helfenden Berufe ist das Burn-out-Syndrom Es ist charakterisiert durch emotionale Erschöpfung, Depersonalisierung im Sinne der Distanzierung von anderen Menschen und ihren Problemen sowie Leistungsunzufriedenheit bzw. reduzierte persönliche Leistungsfähigkeit, Leistungseinbuße. (Maslach und Jackson 1981)

**Tabelle 1.** Aspekte des Burnout-Syndroms

- Emotionale Erschöpfung
- Depersonalisierung
- Leistungseinbuße

Unter emotionaler Erschöpfung (Tabelle 2) verstehen wir Müdigkeit schon beim Gedanken an die Arbeit, chronische Müdigkeit von früh bis spät, Tag und Nacht. Schlafstörungen, Schlaflosigkeit, erhöhte Krankheitsanfälligkeit, körperliche Beschwerden und auch herabgesetzte Libido.

**Tabelle 2.** Emotionale Erschöpfung

- Müdigkeit (schon bei Gedanken an die Arbeit)
- Chronische Müdigkeit
- Schlaflosigkeit
- Krankheitsanfälligkeit
- Diffuse körperliche Beschwerden

Depersonalisierung bedeutet negative, zynische Einstellung gegenüber Kollegen, negative Gefühle gegenüber Patienten/Klienten/Schü-
lern und Studenten, Schuldgefühle, Einschränkung von sozialen Kontakten, Rückzug in die eigenen vier Wände, Vermeidungsverhalten, Reduzierung der Arbeit auf das Nötigste.

**Tabelle 3.** Depersonalisierung = Dehumanisierung

- Negative, zynische Einstellung zu Kollegen
- Negative Gefühle zu Patienten, Klienten
- Schuldgefühle
- Rückzug
- Vermeidungsverhalten
- Reduzierung der Arbeit

Der wesentliche Aspekt ist die Leistungsunzufriedenheit, die reduzierte Leistungsfähigkeit (Tabelle 4). Erfahrungen der Erfolgs- und
Machtlosigkeit, fehlende Anerkennung, mangelndes Feedback, Insuffizienzgefühle, chronische Überforderung und sexuelle Leistungseinbuße.

**Tabelle 4.** Leistungsunzufriedenheit – reduzierte Leistungsfähigkeit

- Erfahrungen der Erfolgs- und Machtlosigkeit
- Fehlende Anerkennung
- Insuffizienzgefühle
- Überforderung

In einer eigenen Untersuchung (Sonneck 1992) haben wir mit Hilfe des Maslach-Burnout Fragebogens verschiedene helfende Berufe untersucht und gefunden, daß gerade bei Ärzten das Burnout-Syndrom
durch eine besonders hohe Depersonalisierung gekennzeichnet ist,
weshalb sie sich offenbar noch relativ leistungsfähig halten, obwohl sie
schon sehr erschöpft sind. Daß dies auf die Qualität der Arbeit Auswirkungen haben muß, und daß dies einer der Gründe für die öffentliche
Kritik ist, daß Ärzte nur an Krankheiten und nicht an Patienten interessiert sind, ist evident (Abb. 1).
   Dieses Syndrom führt zu einem Stadium der vitalen Instabilität
(Sonneck et al. 1976), das in gewisser Weise eine Vorentwicklung eines
präsuizidalen Zustandes darstellt.

**Tabelle 5.** Vitale Instabilität

- Depression – Dysphorie
- Erregbarkeit
- Gehemmtheit
- Ängstlichkeit
- Ruhelosigkeit
- Hoffnungslosigkeit
- Irritierbarkeit

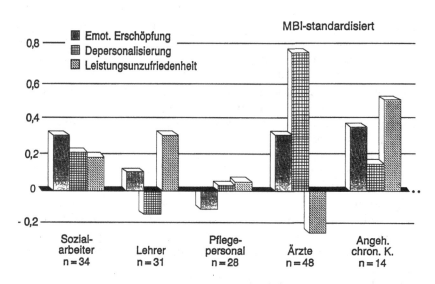

**Abb 1.** Burnout nach Berufsgruppen

Burnout tritt jedoch nicht nur bei Helfern auf. In eigenen Untersuchungen (Sonneck et al. 1994) konnte festgestellt werden, daß offenbar eine chronische Erkrankung (in diesem Fall Morbus Crohn, bzw. Colitis ulcerosa) und die damit verbundenen Belastungen nach relativ kurzer Erkrankungsdauer (etwa 2 Jahre) in einem hohen Prozentsatz (63%) bei Männern und Frauen in gleicher Weise zu Burnout führt. 11% von diesen befinden sich in einem äußerst kritischen Zustand. Das Burnout bei diesen PatientInnen ist neben Demoralisierung und Antriebsverlust ganz besonders durch die körperliche und seelische (gefühlsmäßige) Erschöpfung charakterisiert und besteht möglicherweise ab dem Auftreten im allgemeinen unverändert über den weiteren

Krankheitsverlauf und zunehmendem Alter. Bei Frauen, insbesondere
was Demoralisierung und Antrieb betrifft, ist es etwas deutlicher ausgeprägt. Bei Berufstätigen ist Burnout etwas weniger ausgeprägt als bei
Nichtberufstätigen. Dies äußert sich insbesondere in geringerer Demoralisierung, aber auch in weniger deutlicher Erschöpfung und An-
triebseinbuße.
Wichtigste Strategien zur Prävention und Bewältigung sind einerseits personenbezogene, organisations- sowie institutionsbezogene Strategien. Eine wichtige Maßnahme zur Burnout-Prävention ist es, Zeitdruck abzubauen, Verantwortung z. B. im Team zu teilen und insbesondere die Arbeit so zu organisieren, daß nicht überzogene, sondern
realistische Ziele festgelegt werden, die Effizienzkontrolle und Feedback überhaupt erst ermöglichen. Ausgangspunkt jeder Prävention
und Intervention ist daher die gründliche Analyse der Situation: Welche Umweltbedingungen sind die ausschlaggebenden, welche Bedürfnisse und Ziele des Individuums werden vernachlässigt, welche Fähigkeiten sind unterentwickelt, welche normativen Vorstellungen sind allenfalls unrealistisch, welche Glaubenssätze (z. B. wie männlich muß
ich als Frau sein?) und Denkmuster dysfuntional, welche Informationen fehlen und wo läßt sich mit dem besten Aufwand/Nutzen Verhältnis etwas zum Besseren ändern und ein Stück Autonomie wiedergewin-
nen. Frühzeitige womöglich routinemäßig angebotene Supervision
bzw. Betreuung und Unterstützung der Angehörigen chronisch
(Schwer-) Kranker sowie Fort- und Weiterbildung bzw. Information
sind Maßnahmen, die zu Burnout-Prävention und Bewältigung viel beitragen können, und überdies auch die Bestrebungen um verbesserte
Arbeitsbedingungen unmittelbar günstig beeinflussen.

**Tabelle 6.** Die wichtigsten Strategien gegen Burnout sind

– Zeitdruck zu vermeiden durch bessere zeitliche Organisation
– Teilung der Verantwortung durch Teamarbeit
– Definieren realistischer und nicht-utopischer Ziele, die die Voraussetzung
  für Evaluation und Feedback sind
– sowie letztendlich regelmäßige Supervision, die nicht nur zur Bewältigung
  der Arbeitsbelastungen viel beitragen kann, sondern auch die Bestrebungen
  um verbesserte Arbeitsbedingungen unmittelbar günstig beeinflußt.

Umgang mit Burnout als chronisch Kranker:
1. An sich selber wahrnehmen, wie weit bin ich erschöpft, demorali-
   siert und antriebslos

2. Dies nicht als notwendiges Übel hinnehmen, sondern überlegen, welche Belastungen im Zusammenhang mit meinem Befinden stehen könnten:

Da ist sicher zu einem guten Teil die Erkrankung selbst, natürlich insbesondere, wenn sie gerade wieder aktiv ist und Therapien keine Erleichterung bringen, aber auch: Stelle ich vielleicht zu hohe (unrealistische) Anforderungen an mich?

Kann ich akzeptieren, daß ich krank bin und habe ich mein Leben darauf abgestimmt, oder will ich meine Krankheit nicht wahrhaben und mich andauernd an die Welt der „Gesunden" anpassen? Welche Aufgaben meines täglichen Lebens belasten mich am meisten, welche sezten mir am meisten zu, und wie kann ich mich dabei entlasten, und wer kann mich dabei unterstützen: Sind dies Berufskollegen, andere Familienmitglieder, FreundInnen und Bekannte, organisierte Hilfsmöglichkeiten, KollegInnen des ÖMCCV, eine Selbsthilfegruppe, psychologische Beratung bis hin zu Psychotherapie.

Habe ich ausreichend „Freizeit", kann ich mich ausreichend entspannen, wie und wo kann ich Entspannung lernen (Autogenes Training oder Progressive Entspannungsübungen nach Jacobson). Hilft mir ein Ortswechsel, ein Urlaub, ein Erholungsaufenthalt oder eine Kur? Welche Voraussetzungen brauche ich dazu?

Nehme ich mich selbst und auch mich in meinen Bedürfnissen wichtig genug?

Habe ich ausreichend beobachtet, was mir gut tut, und wie kann ich mir das verschaffen? Was ist es, was mich ausbrennt, wie kann ich dieses vermeiden, abschwächen, leichter nehmen, abgeben, was kann mir dabei helfen?

Die Anzahl dieser Fragen zeigt, daß man auch als chronisch Kranke/r einem Burnout nicht hilflos ausgeliefert ist. Es gibt eine Reihe von Möglichkeiten, mit den Belastungen, die eine chronische Krankheit mit sich bringt, so umzugehen, daß eine gewisse Lebensqualität erreicht werden kann. Auch hier sind es oft nur kleine Veränderungen, die schon eine große Wirkung haben können.

## Literatur

Maslach G, Jackson S E (1981) The measurement of experienced burnout. J Occup Beh 2: 99–113

Sonneck G (1992) Das Burnout-Syndrom. Entstehung – Folgen – Bewältigung. Imagination 4: 4–19

Sonneck G, Grünberger J, Ringel E (1976) Experimental contribution of the evaluation of suicidal risk of depressive patients. Psychiatr Clin 9: 84–96
Sonneck G, et al (1994) Burnout bei Patienten mit Morbus Crohn bzw. Colitis Ulcerosa. Crohnicle 10 (1): 10–17

# Im Schatten der Burnout Debatten

## Ein Diskussionsbeitrag zu Fragen der Burnout Prophylaxe

### B. Schmid-Siegel und E. Mixa

## 1. Debatte um Burnout wird geführt (Einstieg zu Forschungsstand, Definition, Entwicklung und betroffenen Gruppen)

*Das Burnout-Syndrom* ist in Wissenschaft und Forschung seit Mitte der 70er Jahre Thema (Freudenberger 1974) und wurde in den 80er Jahren als Arbeitsbeslastungsphänomen im Kontext mit Streßforschung verstärkt diskutiert und beforscht. Im weiteren Verlauf kam es zur Differenzierung und Ausweitung auf Forschungsbereiche wie Arbeits- und Organisationspsychologie sowie -soziologie, weiters wurden auch geschlechts- und sozialisationsspezifische Aspekte miteinbezogen (u. a. Maslach und Jackson 1985, Williams 1989, ein guter Literaturüberblick findet sich bei Burisch 1989).

In Österreich gibt es Untersuchungen seit Ende der 80er Jahre v. a. zu Fragestellungen des Burnout-Syndroms im Gesundheitswesen, speziell zur Situation von ÄrztInnen (vgl.: Sonneck 1994, Hausärzte-Studie von Karazman et al. 1994).

In den letzten Jahren wurde „Burnout" zunehmend zum Modethema, aus dem wissenschaftlichen Diskurs eine öffentliche Diskussion, im Schatten derselben stehen jedoch oft genug gesellschaftliche Bezüge und Bedingungen der betroffenen Berufsgruppen, wie z. B. das Delegieren von Aufgaben mit nahezu unlösbaren Anforderungen an diese, Veränderungen der Burnout (mit)verursachenden Arbeits- und Lebensbedingungen sowie geschlechtsspezifische Aspekte.

*Burn-out*

Freudenberger führte 1974 den Begriff bei Drogenberatern ein und beschrieb damit einen Zustand des „Ausgebranntseins" (Freudenberger 1974): „Das Feuer der Begeisterung für den Beruf erlischt." Er definierte ihn als „...Zustand, der sich langsam, über einen Zeitraum von andauernden Streß und Energieeinsatz entwickelt." (Freudenberger und North 1994, S 26) Dies kann bis zur beruflichen „inneren Kündigung" führen (Pines et al. 1985).

Das Burnout-Syndrom wurde in der Internationalen Klassifikation psychischer Störungen, ICD-10, als Krankheitsbild unter der Ziffer Z 73.0 in der Gruppe mit dem Übertitel „Probleme verbunden mit Schwierigkeiten bei der Lebensbewältigung" aufgenommen.

Die Symptomatik wurde an anderer Stelle in diesem Buch bereits behandelt.

*Entwicklung eines Burnout-Syndroms*

Man kann bei der Entwicklung eines Burnout-Syndroms 12 Stadien unterscheiden (Freudenberger und North 1994, S 38):

1. Der Zwang sich zu beweisen
2. Verstärkter Einsatz
3. Subtile Vernachlässigung eigener Bedürfnisse
4. Verdrängung von Konflikten und Bedürfnissen
5. Umdeutung von Werten
6. Verstärkte Verleugnung der aufgetretenen Probleme
7. Rückzug
8. Beobachtbare Verhaltensänderungen
9. Depersonalisation/Verlust des Gefühls für die eigene Persönlichkeit
10. Innere Leere
11. Depression
12. Völlige Burn-out Erschöpfung

## *Betroffene Gruppen*

„Mit Ausnahme einiger weniger (Berufs-, d. V.) Kategorien handelt es sich sämtlich um Berufe oder Rollen, von denen nicht nur Hilfe im technischen Sinne erwartet wird (also Versorgen, Beraten, Anleiten, Heilen, Schützen), sondern auch emotionale Zuwendung, die, weil professioneller Natur, beim Ausbleiben von Gegenseitigkeit nicht versiegen darf." (Burisch 1989, S 11) Es sind dies u. a. SozialarbeiterInnen, Krankenschwestern und Pflegepersonal, ÄrztInnen, in Beratungsstellen Tätige, Beschäftigungs- und PsychotherapeutInnen und LehrerInnen (ebd., S 10 f).

Kafry (1985) untersuchte Angehörige verschiedener Berufsgruppen, die höchsten Mittelwerte für Überdruß fand sie bei den Gruppen Sozialarbeit, Krankenpflege und Erziehung.

Betroffen sind somit v. a. Berufsgruppen, welche mit hohen Erwartungen konfrontiert sind zu heilen, zu helfen, zu entwickeln und Probleme zu lösen. Zum Teil sind sie mit Hilfebedürftigen konfrontiert, welche in einem „sozialen Ghetto" stehen, wie Asylwerber, Süchtige, psychisch Kranke und Pflegebedürftige. Gesellschaftspolitische Probleme werden an diese Berufsgruppen delegiert wie z. B. Altenpflege an Pflegepersonal; soziale Integrations- bzw. Resozialisationsaufgaben von Randgruppen an SozialarbeiterInnen und PsychotherapeutInnen, wobei die Unmöglichkeit dieser Aufgabe zum Teil vorgegeben ist (z. B. Betreuung Alkohol- und Drogenabhängiger). PflichtschullehrerInnen sehen sich mit unterschiedlichen Ansprüchen und Erwartungen von Schülern, Eltern und Gesellschaft sowie der Tatasache, zunehmend Sozialisations- vor Bildungsaufgaben übernehmen zu müssen, konfrontiert.

Zunehmend wurde der Begriff des Burnout-Syndroms auch bei Berufsgruppen, die nicht zu den klassisch „helfenden" zählen, verwendet, wie z. B. Polizisten, Juristen und Manager.

Heute gilt, daß jeder Mensch in jeder Berufs- und Lebenssituation davon betroffen sein kann, die Hausfrau ebenso wie der Topmanager. Inwieweit es sich hier um eine epidemische Ausbreitung des Syndroms, eine unscharfe Diagnosestellung oder eine inflationäre Verwendung des Begriffes handelt, scheint zur Zeit durch seriöse Untersuchungen nicht differenzierbar.

## 2. Im Schatten stehen... (die Bedeutung gesellschaftlicher Bezüge und Bedingungen der Berufsgruppen, persönlicher Risikofatoren, geschlechtsspezifischer Aspekte und Präventionsmaßnahmen)

### *Berufsbelastungen*

Diese sind bei den gefährdeten Berufsgruppen unterschiedlich stark ausgeprägt und in unterschiedlichem Maße für die Entwicklung eines Burnout-Syndroms verantwortlich.

Im institutionellen Gesundheitsbereich gibt es aufgrund der hohen Zahl von Berufsausstiegen und den daraus resultierenden Personalmangel bis hin zu Engpässen in bestimmten Bereichen zahlreiche Studien über Arbeitsbelastung und Burnout bei Pflegepersonal, im Vergleich dazu ist die Zahl der Studien und empirischen Befunde bei ÄrztInnen im angloamerikanischen und deutschsprachigen Raum viel geringer. Das Ausmaß der Arbeitsbelastung hängt v. a. vom Krankenhaus-Typ ab und steht in engem Zusammenhang zu den Arbeitsanforderungen.

Herschbach fand 1991 bei einer Analyse von Publikationen im Bereich des Pflegepersonals vier gemeinsame Aspekte (ebd., S 177):
1. Arbeitsumfang und -verteilung, Zeitdruck und Arbeitsunterbrechungen
2. Verhältnis zu den Ärzten: unklare Arbeitszuständigkeiten, unangemessene Kommunikation
3. Konflikte innerhalb der Berufsgruppe und mit Vorgesetzten
4. Umgang mit schwerkranken und sterbenden Patienten.

Bei den ÄrztInnen bezeichnen 70% die Stressbelastung als hoch bis sehr hoch, ungeregelte Arbeitszeiten (40% arbeiten mehr als 60 Std/Woche) und wenig Freizeit (53% weniger als 10 Std/Woche) sind weitere Belastungsfaktoren (Karazman 1994, News 1994).

Elsaesser beschrieb 1981 Berufsbelastungen bei PsychotherapeutInnen und führt im Wesentlichen drei verschiedene Bedingungen an, die den Grad der Belastung mitbestimmen und beeinflussen:
1. Die Art der Einrichtung und das damit verbundene Berufsbild.
2. Der unterschiedliche theoretischer Ansatz der therapeutischen Schulen.
3. Die Persönlichkeit der TherapeutInnen.

In nahezu allen Untersuchungen finden sich, unabhängig von der Berufsgruppe, als belastende Faktoren:
Hoher administrativer Aufwand

Rollenkonflikte: Unvereinbarkeit verschiedener Anforderungen
Rollenambiguität: unklare Anforderungen bedingt durch
    unklare Zielsetzungen und/oder mangelnde Information sowie
    unklare Beurteilungskriterien, die wiederum zu mangelnden
    Selbstwertgefühl und Selbstsicherheit im Berufsalltag führen
Rollenüberforderung: diese kann qualitativer und/oder quantitativer Art sein.

### Persönliche Risikofaktoren

Von Burnout betroffen sind v. a. Personen, die ursprünglich klientenzentriert, kreativ und innovativ mit einem hohen Maß an Engagement und Idealismus arbeiteten. Die Berufsentscheidung wurde oft aus eigenem Erleben und Mitgefühl getroffen; dieselben Eigenschaften, die für helfende Berufe eignen und prädisponieren, sind auch für die im Beruf auftretenden Probleme verantwortlich.

1977 erschien von W. Schmidbauer das Buch „Hilflose Helfer", in dem er ein seiner Meinung nach bei Helfenden Berufen sehr häufig anzutreffendes Persönlichkeitsprofil beschrieb und daß bei den darin Angesprochenen ein breites Echo fand.

Bei vielen „Helfern" handle es sich um Menschen, die früh lernten, für andere da zu sein und dabei jene Zuwendung, die sie anderen gaben und geben, selbst vermissen mußten (vgl. dazu auch Miller A, Das Drama des begabten Kindes). Eine in früher Kindheit erlittene, meist unbewußte und indirekte Ablehnung seitens der Eltern, die dem Kind vermittelten in seinem „So-Sein" nicht in Ordnung zu sein, führe zu einer verborgenen narzistischen Unersättlichkeit, einem Bedürfnis und Sehnsucht nach Anerkennung, Bewunderung und Bestätigung, deren Bewußtwerdung und Erkennen der Nichterfüllbarkeit durch ständige aufopfernde Hilfsbereitschaft verhindert werden solle und zu einer Vermeidung von Gegenseitigkeit in Beziehungen führe. In der weiteren Entwicklung käme es zu einer Identifizierung mit dem (elterlichen) Über-Ich und daraus resultierenden Einschränkungen des spontanen Verhaltens. „Hilflose Helfer" können sich schlecht gegenüber Wünschen und Forderungen anderer abgrenzen, diese jedoch nur schwer an andere stellen; sie neigen zu Perfektionismus und hohen Anforderungen an sich selbst bei gleichzeitig herabgesetzter Fähigkeit Hilfe, Lob und Anerkennung anzunehmen.

Eine Konstellation, die die Entwicklung eines Burnout-Syndroms nahezu prädisponiert.

Bei einer Mehrzahl der Studien über Burnout bei ÄrztInnen wird deren Persönlichkeitsstruktur als ein Hauptrisikofaktor angeführt. Neben den oben beschriebenen Merkmalen fänden sich bei ihnen zusätzlich Tendenzen zur „Zwanghaftigkeit" gepaart mit abgewehrten Todesängsten, dies unterstütze die Entwicklung von Omnipotenzansprüchen, die durch die Berufsausbildung noch verstärkt würden.

Als subjektiver Streßverstärker wirken v. a. ein niedriges Selbstwertgefühl, Vernachlässigung eigener Bedürfnisse, verleugnete Aggressionen und häufig zurückgehaltene Wut. Weitere Risikofaktoren sind ein pessimistisches Weltbild und enttäuschte Rollenerwartungen in Zusammenhang mit Berufsbildern und -mythen, z. B. haben Lehrer, Ärzte oder Pfarrer heute allein durch ihre Rolle nicht mehr so viel Autorität und Akzeptanz, als sich manche, die den Beruf wählten, noch erwarteten.

Ganz allgemein kann man sagen, daß Personen mit sehr hohen Berufsidealen, geringem Selbstvertrauen und der Tendenz zur Kompensation privater Defizite im Beruf bzw. am Arbeitsplatz besonders Burnout gefährdet sind.

### Geschlechtsspezifische Aspekte

In den oben angeführten Berufsgruppen sind mit Ausnahme der ÄrztInnen (hohes politgesellschaftliches Prestige) Frauen verstärkt vorzufinden: 93% der Krankenpflegeberufe, 83% der in Medizinisch-Technischen- und 77% der im Sozial- und Beratungsbereich Tätigen, sowie 71% der Pflicht- und SonderschullehrerInnen sind Frauen.* Das heißt, Frauen sind potentiell eher von Burnout betroffen.

Daß Frauen in sog. „helfenden", also Burnout-gefährdeten Berufen überproportional stark vertreten sind, steht u. a. im Zusammenhang mit ihrer rollenspezifischen Sozialisation, die dazu führt, daß Eigeninteressen zum Wohle anderer hintangestellt werden, gleichzeitig aber auch zu einem hohen Ausmaß an sozialer Kompetenz.

---

* Quelle: Österreichisches Statistisches Zentralamt, Volkszählung 1991, Zwischenauswertung, Wien

Von Frauen wird im Rahmen ihrer „Fortpflanzungsfunktion" die Sorge um andere, die Zurücknahme eigener Bedürfnisse, emotionale Versorgung und eine Spannungen ausgleichende Funktion im familiären Verband (daher auch in Teams!) erwartet.

Broverman et al. zeigten 1970 in einer in den USA durchgeführten Untersuchung die Unterschiede geltender Rollenstereotypien auf. Das männliche Stereotyp betrifft vor allem den Bereich „Kompetenz", das positiv-weibliche „Wärme und Ausdrucksfähigkeit". Daß diese Zuordnungen kaum einen Wandel erfahren, zeigte eine in der BRD durchgeführte Untersuchung (Barth 1989).

Als „*typisch weibliche*" Eigenschaften gelten: aggressionsgehemmt, „aufopfernd", passiv, angepaßt, leicht beeinflußbar, nicht ehrgeizig, emotional, seltener rational, religiös, einfühlsam, sanft, warmherzig, rücksichts- und mitleidsvoll.

Als „*typisch männliche*" Eigenschaften – der traditionellen Rolle als „Familienerhalter" entsprechend – gelten: sachorientiert, objektiv, rational, stabil, kraftvoll, aktiv, dominierend, entscheidungsfähig, furchtlos, zielstrebig, ehrgeizig, selbstbeherrscht, konkurrenzfreudig, kühl.

Was unschwer auffällt: „typisch männliche" Eigenschaften sind vor allem jene, die für eine berufliche Karriere erforderlich sind, d. h. daß beruflich engagierte Frauen sehr schnell in einen Rollen- und Identitätskonflikt zwischen „alten" und „neuen" Werten, zwischen wahrem Inneren (Gefühle, Bedürfnisse) und erworbenem äußerem Stil (Verhalten und Erscheinung) geraten (Freudenberger und North 1994, S 68). Wenn sie verheiratet sind und Kinder haben, werden diese Konflikte durch Mehrfachbelastung und Schuldgefühlen, den Anforderungen der Familie nicht gerecht zu werden, noch verstärkt. Daß dies bei Frauen im Gegensatz zu Männern einen signifikanten Risikofaktor für Burnout darstellt, konnte in zahlreichen Studien bereits belegt werden. Viele Frauen sind Streß und Rollenzwänge jedoch so gewöhnt, daß sie den daraus resultierenden Erschöpfungszustand als Normalzustand betrachten.

Folge dieser tiefen Verunsicherung sind u. a. zahlreiche neue „Frauen-Ratgeber", die als „Erfolgreich-, Gesund- und Begehrenswertmacher" fungieren (Mixa 1994). Von Frauen für Frauen verfaßt, tradieren sie nur zu oft die klassischen Rollenstereotypien: Männer neigen zu hierachischem Denken, Frauen streben nach Harmonie und symmetrischen Beziehungen, wobei auf ihre bessere Kommunikationsfähigkeit und Intuition verwiesen wird (Perner 1994). Ermutigung oder Strategien, diese altbekannten Muster zu ändern, fehlen zumeist, vielmehr gelte es – neben der „gestylten" Erscheinung – den Ausgleich von Polaritäten und ein den Erwartungen entsprechendes Verhalten zu perfektionieren.

In diesem Zusammenhang sei auch auf die Problematik der in letzter Zeit häufig zitierten „Feminisierung der Arbeitswelt" verwiesen. Was vordergründig als Aufwertung „weiblicher" Eigenschaften erscheint, könnte sich nur zu schnell als Bumerang im Sinne einer weiteren Festschreibung eines Rollenstereotyps und daraus resultierender Erwartungshaltung gegenüber Verhaltensmustern berufstätiger Frauen erweisen.

Geschlechtsspezifisch unterschiedliche Arbeitsstile und Stressoren, welche nicht zuletzt aus den oben angeführten Rollenerwartungen und -zuschreibungen resultieren, führen zu unterschiedlichen Auswirkungen; so zeigt sich immer wieder, daß bei Männern das Maß der Depersonalisierung meist signifikant höher ist als bei Frauen. Zu diesem Ergebnis kommt u. a. auch eine Studie zu Burnout bei LehrerInnen (Greenglass und Burke 1988, S 215 f). In dieser Studie wird die These aufgestellt, daß Männer Depersonalisierung quasi als (negative) Copingtechnik einsetzen; Frauen entwickeln eher depressive Verstimmungen und psychosomatische Symptome. Aber auch Arbeitsplatzwechsel als (kurzfristige) Lösung ist bei Frauen häufiger (siehe Krankenpflege, Sozialarbeit).

Auch die Aufgabenverteilung innerhalb von Institutionen findet nach wie vor vorwiegend rollenkonform statt, wobei die Zuschreibung von geringerem Prestige mit der Klassifizierung „traditionell weibliche Tätigkeit" eng verbunden ist. Frauen sind auch in „helfenden" Berufen v. a. an der Basis beschäftigt, d. h. in höherem Maße den Berufsbelastungen und typischen Stressoren ausgesetzt (vgl. z. B. horizontale und vertikale Seggregation bei MedizinerInnen, Mixa 1995). Aufgrund der horizontalen Seggregation weist die Bedeutung informeller Netzwerke in Institutionen und Organisationen geschlechtsspezifische Unterschiede auf, Frauen sind von ihnen abhängiger, Männer haben jedoch einen leichteren Zugang und wissen sie besser zur Erreichung ihrer beruflichen Ziele zu nützen (Nowotny 1990, S 25). Einsatz und Kompetenz von Frauen werden oft genug nicht belohnt, Kreativität und Eigeninitiative häufiger blockiert als gefördert, da Vorgesetzte als Inhaber von Machtpositionen (und dies sind noch immer zumeist Männer) Verhaltensweisen ablehnen, die ihre Position in Frage stellen und somit gefährden.

Diese internalisierten Rollenbilder können im Berufsalltag bewirken, daß (nicht nur) von Frauen Bedürfnisse nach Autonomie und Abgrenzung

a. nicht wahrgenommen und
b. als dem Berufsbild nicht entsprechend empfunden werden.

Somit müßten sich „Gesunde HelferInnen" gegenüber geschlechtspezifischen Rollenvorstellungen als auch dem Rollenbild ihrer Berufswahl emanzipieren.

## *Prävention und Prophylaxe*

In den vielen unterschiedlichen Untersuchungen, welche heute zur Burnout-Problematik vorhanden sind (vgl.dazu u. a.: Kleiber und Enzmann 1990), werden stets auch Maßnahmen zur Prävention und Bewältigung thematisiert.

Pines et al. (1985) beschreiben vier Gruppen von Möglichkeiten für die Bewältigung des Ausbrennens als Ansätze für Prävention und Therapie (zitiert nach Keel 1993, S 132).

1. *Direkte aktive Maßnahmen:*
   Abgrenzen lernen, Distanz gewinnen, Belastungen verändern, Ärger vermeiden, Befriedigung verbessern
2. *Direkte passive Maßnahmen:*
   Belastung ignorieren, Gleichgültigkeit entwickeln, Dienst nach Vorschrift, auf Ferien/Pensionierung warten
3. *Indirekte aktive Maßnahmen:*
   Aussprache, soziale Unterstützung, Einstellung ändern, Befriedigung außerhalb der Arbeit, Aussteigen (teilweise/ganz), Beförderung
4. *Indirekte passive Maßnahmen* (Überwältigung):
   Krank werden, Zusammenbrechen, Trinken, Drogen

Keel (1991) nannte als Prophylaxe eine zumindestens ausgewogene „emotionale Bilanz", d. h. Aufwand (Einsatz) und Ertrag (Befriedigung) müssen in einem sinnvollen Verhältnis stehen; Burnout sei somit Ausdruck eines „seelischen Bankrotts". Der *Einsatz* ergebe sich aus dem Maß an Zeit, Engagement (Mitverantwortung für eine zuverlässige, bestmögliche Erledigung der Aufgaben und Pflichten) und Einfühlung (bei psychischen und sozialen Problemen von KlientInnen und MitarbeiterInnen), *Befriedigung* würde v. a. aus Erfolgserlebnissen, Anerkennung und Möglichkeit zur beruflichen Selbstverwirklichung und Gemeinschaftserlebnissen resultieren.

Die Bereitschaft zur Einfühlung gegenüber MitarbeiterInnen und
Sorge um deren seelisches und körperliches Wohl wird besonders in
Einrichtungen des Gesundheitswesens oft vernachlässigt; möglicherweise Ausdruck einer Abwehr und Verleugnung der eigenen Bedürftigkeit, die zu „klaren" Rollenzuschreibungen – hier Helfer, da Patient
– führt, als auch unbewußter Aggressionen gegenüber den Hilfesu-
chenden.

Eine wichtige Präventionsmaßnahme für die Psychohygiene ist daher die Entwicklung einer „seelischen Ökonomie", Elsaesser nennt
diesbezüglich für PsychotherapeutInnen (die mit geringen Abwand-
lungen jedoch auch für andere betroffene Berufsgruppen zutreffen)
folgende Punkte (ders., 1981, S 30):
1. Ökonomischer Einsatz der Therapeutenpersönlichkeit
2. Maßnahmen zur Erhaltung der Gesundheit und des Wohlergehens,
   kein Dauerstreß
3. Schaffung von Rahmenbedingungen, innerhalb derer der Therapeut seine Arbeit leisten kann
4. Umgang mit seinem Erleben und seinen Gefühlen
5. Sinnvolle Gestaltung von Arbeits- und Privatleben
6. Auffinden von Kraftquellen und Ressourcen, die es dem Therapeuten ermöglichen, mit seiner Arbeit umzugehen und ein erfülltes Leben zu führen.

Im Bereich der persönlichen Ressourcen wurden von den interview-
ten PsychotherapeutInnen zum einen Quellen, die außerhalb der
eigentlichen therapeutischen Tätigkeit liegen, genannt: Selbsterfahrung und persönliche Therapie, reiche persönliche Erfahrung im Leben, die Kenntnis und möglichst auch die Befriedigung eigener zentraler Bedürfnisse, positiv erlebte und stützende persönliche Beziehungen, Anregung aus Büchern und durch Gespräche mit KollegInnen,
Arbeit im Team oder mit Co-Therapeuten, Lehrtätigkeit und Schreiben
von wissenschaftlichen Texten, Bewährung in anderen Berufen, Möglichkeit des Rückzugs auf sich selbst, Disziplin, Konzentration und Ge-
duld. Bezogen auf die therapeutische Tätigkeit: Interesse an der Person
der KlientInnen, Freude an deren Wachstum und am eigenen Beruf,
Abwechslungsreichtum sowie ein grundlegendes Vertrauen. (Elsaesser
1981, S 97–98)

*Veränderung der Ausbildungsbedingungen:* Bei einem Teil der Berufsgruppen sind Probleme des Berufsalltags in der Ausbildung nicht integriert. Wie lernt man sich gegenüber unterschiedlichsten und einander

zum Teil widersprechenden Wünschen und Anforderungen von KlientInnen im weitesten Sinne abzugrenzen?

Künftige Lehrer werden nicht auf die zunehmenden, durch bestimmte Verwahrlosungsformen bedingten Probleme von Kindern und Jugendlichen vorbereitet, sondern primär auf die leistungsorientierte Vermittlung von Lehrinhalten mit nachfolgender Prüfung. Sie fühlen sich daher oft der Dynamik in Klassen (zunehmende Gewalt, Aggressionspotential, Drogenkonsum, etc.) nicht gewachsen.

Auch bei medizinischen Berufen (KrankenpflegerInnen, ÄrztInnen) ist hinlänglich bekannt, daß man während der Ausbildung mit Wissen unterschiedlichster medizinischer Spezialisierungen konfrontiert, jedoch kaum auf die Probleme in der Interaktion mit PatientInnen vorbereitet wird. Die Konfrontation mit körperlichem Leid, Hilflosigkeit, Isolation, Todesangst und Sterben ist für viele in diesen Beruf Einsteigende eine absolute Überforderung.

*Supervision:* Supervision ist die psychchosoziale Beratung und Betreuung von – vorwiegend in helfenden Berufen tätigen – Personen, die Entlastung, Klärung ihrer beruflichen Identität sowie Bewahrung und Steigerung ihrer beruflichen Handlungskompetenz anstreben (zit. n. Fengler 1992, S 208).

Es gibt verschiedene Möglichkeiten der Supervision:
- Team- Supervision: Probleme der Zusammenarbeit und Teamführung sollen auf sachlicher Ebene besprochen werden.
- Balintgruppen: hier stehen persönliche, insbesonders emotionale Probleme mit PatientInnen/KlientInnen im Vordergrund.
- Supervisionsgruppen in denen Selbsterfahrung der Supervisanden im Vordergrund stehen, z. B. gestalttherapeutische oder psychodramatische Supervision.

Während Supervision in basisnahen im Sozial-, Betreuungs- und Beratungsbereich arbeitenden Teams anerkannt und heute schon nahezu selbstverständlich ist, wird sie im Gesundheitswesen zwar empfohlen, findet jedoch nicht immer die erforderliche Akzeptanz.

Supervisionsangebote im Gesundheitswesen sind zumeist in Form von Teamsupervision durch extramurale Supervisoren, wobei häufig die ersten Schwierigkeiten bei der Frage „Wer gehört zum Team ?" auftreten. In Anbetracht der Tatsache, daß der Berufsalltag von streng hierachischen Kommunikationskanälen und Entscheidungsprozessen geprägt ist, kommt dieser Frage für den weiteren Verlauf der Supervision entscheidende Bedeutung zu. Die Einbeziehung unterschiedlicher

Berufsgruppen und verschiedener hierachischer Ebenen ermöglicht eine bessere Planung und Koordination der Zusammenarbeit, das Zulassen von Ängsten, Aggressionen und Gefühlen der Überforderung ist jedoch oft nicht möglich, Konflikte mit MitarbeiterInnen und Vorgesetzten nur schwer ansprechbar. Darüberhinaus ist für Pflegepersonal aufgrund der unregelmäßigen Arbeitszeiten eine regelmäßige Teilnahme an fortlaufenden Teamveranstaltungen schwierig, Supervision wird daher oft als „Verpflichtung" außerhalb der Dienstzeit wahrgenommen. Berufsgruppenspezifische – nicht teambezogen – Balintgruppen könnten hilfreicher sein, da sie Austausch mit KollegInnen, die in anderen Bereichen arbeiten, ermöglichen; dies hilft auch die eigene Arbeitssituation zu relativieren und neue Perpektiven und Strategien kennenzulernen.

In anderen Berufsgruppen, wo die Gefährdung für das Burnout-Syndrom inzwischen hinlänglich bekannt ist, gibt es in der Regel überhaupt kein Supervisionsangebot (z. B. LehrerInnen).

### 3. Folgen der Debatte (Enttabuisierung einerseits, Burnout als Modethema, Tendenz zur Skandalisierung)

#### Burnout-Syndrom als „Modethema"

Die Zahl der Publikationen zu diesem Thema ist kaum überschaubar, zahlreiche Monographien sind dazu erschienen. Obwohl immer häufiger bei fachspezifischen Kongressen und Fortbildungsveranstaltungen vertreten, scheint dies bis jetzt jedoch keine unmittelbare Relevanz für die Betroffenen zu haben.

Auch Medien thematisieren zunehmend Burnout als Problem derer, die in sog. „helfenden" Berufen (v. a. im medizinischen Bereich) tätig sind, wobei die Art und Weise, wie diese Diskussion geführt wurde und wird z. T. „Skandalisierungscharakter" aufweist.

In Österreich rückte das „emotionale Ausbrennen" im Spitalsalltag nach den Morden im Krankenhaus Lainz erstmals in das Medieninteresse, die z. T. unzumutbaren Arbeitsbedingungen und extremen psychischen und physischen Arbeitsbelastungen von Pflegepersonal und Ärzten wurden beschrieben.

Ärzte als „Götter in Weiß" werden zu „Menschen" gemacht, indem ihre „Schwächen" oder ihre „harten Arbeitsbedingungen" in mediengerechter Art so dargestellt , daß Bedauern und Mitleid, möglicherweise aber auch innere Befriedigung bei den LeserInnen ausgelöst werden (vgl. dazu z. B. Schönberger 1995).

Gesellschaftliche Projektionen wie „Götter in Weiß" spiegeln Macht- und Ohnmachtphantasien von ÄrztInnen und PatientInnen, aber auch den Wunsch der PatientInnen, Eigenverantwortung zu delegieren. Parallel zur Entwicklung Richtung „high tech"-Medizin und Spezialistentum haben sich Ansprüche und Erwartungen zu Phantasien über „absolute Machbarkeit" und „absolute Gesundheit" entwickelt; Sterben und Tod als physiologische Normalität werden zunehmend verleugnet, verdrängt und aus dem familiären Verband an Institutionen delegiert. Gleichzeitig findet eine, die Ambivalenz spiegelnde, kritische Auseinandersetzung mit der sog. „Schulmedizin" statt, Vertreter der „Alternativmedizin" und Naturheiler rücken immer mehr in das Medieninteresse.

Positiver Effekt dieser Diskussionen ist gewiß, daß über diesen Weg Arbeitsbelastungen thematisiert und problematisiert werden. Der Mythos der schier unerschöpflichen Heils- und Tatkraft der Helfer, welcher den Berufsbildern der betroffenen Gruppen jeweils spezifisch, aber allensamt gemeinsam ist, wird relativiert. Eine positive Entwicklung, da die überproportional hohen Anforderungen und Erwartungen von KlientInnen und PatientInnen an die HelferInnen sowie von den Helfenden an sich selbst als Hauptstreßquellen und als mögliche Ursachen für die Entstehung von „Ausgebrannt-Sein" genannt werden.

Indem das Burnout-Syndrom als Krankheitsbild definiert und in diesem Zusammenhang psychische und Persönlichkeits-Faktoren vermehrt erforscht und benannt wurden, ist stets auch die Gefahr einer verstärkten Individualisierung, einer (ausschließlichen) Verlagerung der Ursachen in die („gestörte") Persönlichkeit der Betroffenen vorhanden. In vielen Publikationen wird bestimmten prädisponierenden Persönlichkeitseigenschaften breiter Raum eingeräumt (z. B. „Helfersyndrom", Schmidbauer 1977), die empirisch nicht hinlänglich belegt scheinen, in den Medien jedoch nur zu gerne aufgegriffen werden.

Während das Problem des Burnout-Syndroms im Gesundheitsbereich als solches benannt wird, verbirgt es sich bei anderen Berufsgruppen unabhängig von wissenschaftlichen Untersuchungen und empirischen Daten in der öffentlichen Diskussion hinter statistischen Zahlen bezüglich Krankenständen und Frühpensionierung, was einer daraus resultierenden (politischen) Polemik Vorschub leistet.

## Diskussion von Veränderungsmöglichkeiten

Ursprünglich ein bei den sogenannten „Helfenden Berufen" beobachtetes Phänomen, gilt heute, daß jeder Mensch in jeder Lebens- und Berufssituation von einem Burnout-Syndrom betroffen sein kann. Möglicherweise spiegeln sich darin Entwicklungen der westlichen Industriegesellschaft: in einer vorwiegend konsum-und leistungsorientierten Gesellschaft mit zunehmenden Werteverlust und Individualisierung führen Gefühle von Sinnlosigkeit gepaart mit anhaltendem Streß, Monotonie und mangelnder sozialer Anerkennung in der Berufs- und Alltagsbewältigung vermehrt zu Überforderungs- und Erschöpfungszuständen.

Bis zum Jahr 2000 werden nur mehr zehn Prozent der ÖsterreicherInnen im produktiven Bereich arbeiten, die Beschäftigungszahlen im Dienstleistungsbereich stark zunehmen. Damit wird sich auch für immer mehr ArbeitnehmerInnen das Belastungsmuster ändern: von schwerer körperlichen Anstrengung zu vermehrtem Streß und mentaler Belastung.

Werden nicht äußere, Burnout fördernde Bedingungen am Arbeitsplatz selbst – überhöhte Anforderungen an MitarbeiterInnen und Institutionen, mangelnde Unternehmenskultur, organisatorische Mängel, extrem lange Arbeitszeiten und/oder ein Übermaß an KlientInnenkontakten, wie sie in verschiedensten Studien aufgezeigt werden – problematisiert und verändert, bleibt das „individuelle Leiden" oder der Verdacht, unprofessionell zu arbeiten, bestehen.

Wichtige Voraussetzungen dafür sind Rückzugsmöglichkeit am Arbeitsplatz, Unterstützung bei der Entwicklung von Coping-Strategien, Supervision, Förderung von Fortbildungsangeboten, Abgrenzungstraining, Bildung einer „corporate identity" der Institutionen mit Bedachtnahme auf die individuellen Bedürfnisse der MitarbeiterInnen sowie Schaffung eines Problembewußtseins durch Enttabuisierung, Entindividualisierung und Entpathologisierung des Phänomens Burnout im Kreis der Betroffenen.

Institutionen müssen klarer die „Grenzen der Machbarkeit" in ihrem Aufgabenbereich erkennen und ansprechen. Wichtig ist die Abgrenzung gegenüber Zuordnung von Aufgaben beziehungsweise Lösungsansprüchen, die diese Institutionen bzw. Berufsgruppen nicht erfüllen können.

Eine seriöse Diskussion dieser Problematik erfordert, daß ein Teil dieser den Berufsgruppen zugeschobenen Aufgaben und Verantwortungen von einem breiteren Teil der Gesellschaft (wieder) übernommen werden. Prophylaxe für diese Berufsgruppen würde daher im weitesten Sinne bedeuten, daß sich die Gesellschaft eines Sozialstaates wieder als diesen tragende Einheit betrachtet und nicht mehr Aufgabenstellungen bzw. Probleme an bestimmte Institutionen und darin isoliert arbeitende Individuen delegiert.

Eine weitere prophylaktische Maßnahme wäre eine bessere Ausbildungsituation mit Bedachtnahme auf die zum Burnout-Syndrom führende Problematik.

Auf die besondere Gefährdung von Frauen wurde schon eingegangen, zusammenfassend scheinen hier v. a. eine kritische Auseinandersetzung mit und Hinterfragung von tradierten Rollenbildern und -zuschreibungen erforderlich.

Auch die hinlänglich bekannte Mehrfachbelastung von Frauen hat nach wie vor nicht zu einer Veränderung der Rollen- und Aufgabenzuteilungen in familiären Strukturen geführt. Nach wie vor sind primär Frauen für die Erfüllung von sozialen Bedürfnissen der Familienmitglieder zuständig, d. h. die Möglichkeit, die Familie als Ressourcenquelle zu nützen, ist für Frauen deutlich eingeschränkt.

## Literatur

Barth A (1989) Die neue Männlichkeit. Der Spiegel 40: 32

Broverman I K, Broverman D, Clarkson F E, Rosencrantz P, Vogel S (1970) Sex role stereotypes and clinical judgements of mental health. J Consult Clin Psychol 34: 1–7

Burisch M (1989) Das Burnout-Syndrom. Theorie der inneren Erschöpfung. Springer, Berlin Heidelberg New York Tokyo

Elsaesser P (1981) „Wenn sie dir zu nahe kommen…" Die seelische Ökonomie der Psychtherapeuten. Beltz, Weinheim Basel

Fengler I (1992) Helfen macht müde. Zur Analyse und Bewältigung von Burnout und beruflicher Deformation. Pfeiffer, München

Freudenberger H (1977) Burn-out: occupational hazard of the child care worker. Child Care Quat 56: 90–99

Freudenberger H, North G ( 1994) Burn-out bei Frauen. Über das Gefühl des Ausgebranntseins. Fischer, Frankfurt/M

Greenglass E R, Bruke R J (1988) Work and family precursors of burnout in teachers: sex differences. Sex roles. A Journal of Research 18: 215–229

Herschbach P (1991) Streß im Krankenhaus – die Belastungen von Krankenpflegekräften und Ärzten/Ärztinnen. Psychother Psychosom Med Psychol 41: 176–186

Himle D P, Jayaratne S D, Chess W A (1986) Gender differences in work stress among clinical social workers. Soc Serv Res 10 (1): 41–56

Jayaratne S, Chess W (1983) Job satisfaction and burnout in social work. In: Farber B (ed) Stress and burnout in the human service professions. Pergamon Press, New York, pp 129–141

Kafry D (1985) Forschungsbericht Anhang II. In: Pines A M, Aronson E, Kafry D (eds) Ausgebrannt. Klett-Cotta, Stuttgart

Karazman R, Geißler H, Karazman-Morawetz I (1994) Lebensqualität und Belastung von Hausärztinnen und Hausärzten in Tirol. Forschungsbericht, Österreichischer Hausärzteverband, Wien

Karazman R, Geißler H, Karazman-Morawetz I (1994) Lebensqualität, Sinn-Entwicklung, Belastung bei niederösterreichischen Hausärztinnen und Hausärzten. Forschungsbericht, Österreichischer Hausärzteverband, Wien

Keel P (1991) Spitzenmedizin: Hilfreich für die Patienten – schädlich für das Personal. Med Klin 86: 320–325

Keel P (1993) Psychische Belastungen durch die Arbeit: Burnout-Syndrom. Sozial- und Präventivmedizin 2: 131–132

Kleiber D, Enzmann D (1990) Burnout: 15 years of researsch: an international bibliography. Hogrefe, Göttingen

Maslach C, Jackson S E (1985) The role of sex and family varialbles in burnout. Sex roles 12: 837–851

Miller A (1979) Das Drama des begabten Kindes. Suhrkamp, Franfurt

Mixa E (1995) Die gläserne Decke. Arbeitsbedingungen und Karrierebarrieren für Ärztinnen. In: Frauen Gesundheit. Jahrbuch für kritische Medizin Bd 24. Argumente Verlag, S 28–47

Mixa E (1994) Erröten Sie, Madame! Anstandsdiskurse der Moderne. Centaurus Verlag, Pfaffenweiler

News (1994) „Is' was Doc?" 15/94, S 105–112

News (1995) Die Leiden der „Götter in Weiß". 22/95, S 77–82

Nowotny H (1990) Gemischte Gefühle. Über die Schwierigkeiten des Umganges von Frauen mit der Institution Wissenschaft. In: Hauser K, Nowotny H (Hrsg) Wie männlich ist die Wissenschaft? Suhrkamp, Frankfurt/M

Perner R (1993) Erfolg feminin. Anleitung zum Selbstmanagement. Service Fachverlag, Wien

Pines A M, Aronson E, Kafry D (1985) Ausgebrannt. Klett-Cotta, Stuttgart

Schmidbauer W (1977, 1992) Hilflose Helfer. Über die seelische Problematik helfender Berufe. Rowohlt, Hamburg

Schönberger A (1995) Patient Arzt. Der kranke Stand. Ueberreuter, Wien.

Schwab R L, Iwanicki E F (1992) Who are our burned out teachers? Educ Res Quart 7 (2): 5–16

Sonneck G (1994) Selbstmorde und Burnout von Ärzten. Psychother Forum 2: 1–5

Williams C A (1989) Empathy and burnout in male and female helping professionals. Research in Nursing and Health 12: 169–178

# Prophylaxe gegen die Begrenzung des Selbst

## Psychotherapie im Dienst der Persönlichkeitsentwicklung und des Wandels

### R. Fuhr und M. Gremmler-Fuhr

### Die zwei Gesichter der Psychotherapie

Psychotherapie hat eine janusköpfige Gestalt. Die eine Seite ist darauf ausgerichtet, den Menschen dabei zu unterstützen, sein Leben (wieder) angemessen zu bewältigen, Leiden zu mildern oder zumindest erträglicher zu machen, Schaden für ihn selbst und andere möglichst zu verhindern; es ist *Heilkunde* im Sinne des staatlichen Gesundheitswesens. Die andere Seite der Psychotherapie ist darauf ausgerichtet, die Abgründe der Seele des Menschen zu erforschen, dessen kreativen Potentiale freizusetzen und zu dessen Reifung und Wachstum beizutragen. Dieses Bestreben wird genährt von der Flamme der Neugier auf die vielfältigen Formen und Gestaltungsmöglichkeiten des Lebens. Psychotherapie in diesem Sinn ist eine Seelen-Lehre, die auch pädagogische Aufgaben wahrnimmt und sich zeitweise gegen gesellschaftliche Begrenzungen richten und den Aufbruch zu neuen Ufern unterstützen kann.

Der psychotherapeutisch Tätige bewegt sich in diesem Spannungsfeld, das oft genug in einem Dilemma mündet: Er will dem Klienten helfen, in der bestehenden Gesellschaft zu funktionieren und gleichzeitig will er zu dessen Wachstum und Weiterentwicklung über die selbstgesetzten Grenzen hinaus beitragen. Dieses Dilemma ist kaum jemals befriedigend zu lösen, wir können es nur ertragen und damit umgehen lernen. Ein verbreiteter Umgang mit diesem Dilemma besteht allerdings auch darin, das eine Gesicht der Psychotherapie als Seelen-Lehre zu verleugnen oder zu vergessen. Aber gerade diese Seite der Psychotherapie könnte einen wesentlichen Beitrag zur Prophylaxe leisten, einer Prophylaxe, der es nicht nur darum geht, den Krankheiten und Störungen, die das Funktionieren im Alltagsleben einschränken und behindern, vorzubeugen, sondern die in einem sehr umfassenden Sinn zur Heilung beiträgt, nicht nur des einzelnen, sondern auch des gesamten Umweltfeldes.

Psychotherapie dient also, so können wir zusammenfassend unterstellen, einerseits der Wiederherstellung der Funktionstüchtigkeit von Klienten und damit auch der *Erhaltung* der politischen und sozialen Systeme. Andererseits kann Psychotherapie auch einen Beitrag zur persönlichen Entwicklung und Reifung im jeweiligen Umweltfeld leisten, was kurzfristig durchaus auf Kosten der Funktionstüchtigkeit des Menschen gehen kann. Dieser Aspekt von Psychotherapie steht im Zeichen der *Erneuerung*.

Durch die zunehmende Professionalisierung von Psychotherapie und die Entwicklung gesetzlicher Regelungen für die Ausübung von Psychotherapie, der Bestimmung und Festschreibung von Ausbildungsanforderungen an Psychotherapeuten in vielen europäischen Ländern sowie durch die Intensivierung der Effektivitätsforschung von Psychotherapie (vgl. z. B. Grawe und Donati 1994) wird versucht, die Dienstleistungsfunktion von Psychotherapie zu verbessern und abzusichern. So notwendig diese Bemühungen um die Sicherstellung von qualifizierter Psychotherapie sein mögen, sie drohen die zweite grundlegende Funktion von Psychotherapie zu marginalisieren, zu unterdrücken oder zu vereinnahmen. Die janusköpfige Gestalt der Psychotherapie wird amputiert und bleibt als Torso zurück.

Die persönlichkeitsentwickelnde und pädagogische Funktion von Psychotherapie, die in erster Linie der Erneuerung, nicht der Erhaltung, dient – dies ist eine unserer Hauptthesen – bedarf heute allerdings eines grundlegenden Infragestellens der verbreiteten Weltsicht und der Art zu denken, da die „Krankheit" unserer Zeit mit dem Vorherrschen eines erstarrten, ingenieurmäßigen und lineal-kausalen Denken einherzugehen scheint (Bateson 1981, Berman 1984, Maturana und Varela 1987, Hayward 1990). Psychotherapie als Seelen-Lehre ist wegen des Infragestellens überkommener Denkgewohnheiten und Grundüberzeugungen mit vielen Unwägbarkeiten behaftet; sie entzieht sich überdies herkömmlichen Erfolgskriterien und geht eigen-sinnige Wege (sonst könnte sie wohl kaum dem Wandel dienen). Sie setzt dabei besonders auf die unerforschten, chaotischen und kreativen Anteile des Menschen, ohne die „kranken" und dysfunktionalen Anteile zu ignorieren.

Es geht also nicht darum, den dienstleistenden und im medizinischen Sinn heilenden Aspekt gegen den wandlungsorientierten und pädagogischen Aspekt von Psychotherapie auszuspielen. Vielmehr gilt es, die Balance wieder herzustellen zwischen den beiden Gesichtern von Psychotherapie. Da persönlichkeitsentwickelnde und pädagogische Psychotherapie allerdings immer weniger Beachtung zu finden scheint und ihre Aufgaben häufig anderen Institutionen und Strömungen wie den Sekten oder auch spirituellen Schulen, die aus anderen Kulturen importiert werden, überlassen bleiben, widmen wir uns im folgenden ausschließlich diesem speziellen prophylaktischen Aspekt von Psychotherapie.

### Historische und erkenntnistheoretische Voraussetzungen

Die Tradition der Seelenheilkunde im Sinne der persönlichen Entwicklung und des Wandels ist alt, auch wenn sie in sehr unterschiedlichen Formen und Gestalten auftrat. Es gab schon immer Menschen in jeder Gesellschaft, die in professioneller Weise über das Heilen hinaus der persönlichen und kommunalen Entwicklung des Menschen zu dienen trachteten, seien es Schamanen und weise Lehrer oder Priester. Teilweise müssen Psychotherapeuten heute, ob sie wollen oder nicht, in die Fußstapfen dieser Traditionen treten: Die Menschen erhoffen sich von ihnen Anleitung zur Gestaltung eines befriedigenden Lebens und zur Umgehensweise mit den „letzten Dingen" des Daseins (wie Tod und Sterben) und mit existentiellen Krisen und Hilfe bei der Suche nach einem Lebenssinn (vgl. Yalom 1989). In Kulturen, die sich im Übergang zu westlich orientierten Lebensformen befinden, existieren die dienstleistenden Funktionen im Sinne des westlichen Gesundheitssystems und die wachstumsorientierten Funktionen, die der Psychotherapeut heute integrieren muß, oft noch unvermittelt nebeneinander:

Ein nepalischer Bauer begibt sich auf einen beschwerlichen Fußmarsch zur Sanitätsstation eines Entwicklungshilfeprojektes, um sich wegen eines Schlangenbisses behandeln zu lassen. Nachdem er dort versorgt wurde, nimmt er nocheinmal einen mehrtägigen Fußmarsch auf sich, um bei einem Schamanen zu erfahren, warum er von der Schlange gebissen wurde und was er in seinem Leben ändern muß.

Auch in der Geschichte der Psychotherapie selbst gibt es eine reiche
Tradition der Persönlichkeitsentwicklung und des Wandels. Die Psy-
choanalyse, die humanistischen Psychotherapien oder die systemischen
Therapieansätze beschäftigen sich seit jeher nicht nur mit der „Be-
handlung" von Klienten, sondern waren oft eine Provokation für die
Herrschenden in der Gesellschaft. Sehr deutlich ausgeprägt ist dieser
Aspekt etwa im Aufkommen der Psychoanalyse. Freuds Einführung des
Unbewußten etwa war ein Affront für die herrschenden Grundüber-
zeugungen seiner Zeit. Jakob Levi Moreno begann seine Laufbahn als
Begründer des Psychodramas sowie der Soziotherapie in der Arbeit mit
Prostituierten Wiens und dem Stegreiftheater, das Mißstände im Alltag
in Szene setzte. Moreno war getragen von einer Vision der Mitmensch-
lichkeit und der Entfaltung der Kreativität und Spontaneität (Moreno
1989). Auch im Gestalt-Ansatz kommt diese Perspektive zum Tragen.
Sie führte eine Bewegung zur Befreiung der Gefühle und der Lebens-
lust in einer durch rigide Institutionen eingeengten Gesellschaft an.
Carl Rogers strebte mit seinem Konzept der personzentrierten Gesprächsführung die Beeinflussung der mitmenschlichen Umgehensweise im weitesten Sinn an und leitete Gruppen dabei an, sich ihrer
Menschenwürde bewußt zu werden und sich zu wehren.

So ist es kaum erstaunlich, daß Psychotherapie oft nachhaltige innovative Einflüsse auf die Pädagogik ausübte, zumal es der Pädagogik
an neuen kreativen Ideen und Konzepten, für die sich Lehrer und Erzieher begeistern konnten, zu fehlen schien. Beispiele hierfür finden
sich in der im Bildungswesen recht verbreiteten, von der Psychoanalytikerin Ruth C. Cohn begründeten Themenzentrierten Interaktion, im
Einzug von Rollenspielen und Soziodramen in den Schulalltag oder in
der relativ starken Verbreitung einer pädagogischen Gesprächskultur,
die wir der personzentrierten Gesprächspsychotherapie Rogers zu verdanken haben. Auch gestalttherapeutische Prinzipien wirkten auf die
Pädagogik, woraus die in einigen Bildungsinstitutionen verbreitete Ge-
staltpädagogik erwuchs.

Gestützt wird die Tendenz, Psychotherapie als Beitrag zum Wandel
und zur Erneuerung zu verstehen, auch durch revolutionäre wissenschaftliche Erkenntnisse, etwa der Kognitionsforschung, der Neuropsy-
chologie, der Theorie der Selbstorganisation und des Konstruktivismus
(Varela und Thompson 1992, Hayward 1990, von Foerster 1993) und
der Psychologie (etwa Wilber et al. 1988); einige dieser Erkenntnisse
sind bereits in der Psychotherapie wirksam geworden.

Gemein ist all diesen Ansätzen, daß sie jeweils einen grundlegenden Wandel der Grundüberzeugungen und Denkmuster fordern und begründen. Dieser Wandel betrifft das vorherrschende dualistische, mechanistische und linear-kausale Weltbild, also die Trennung zwischen Denken einerseits und Empfinden und Fühlen andererseits, zwischen Subjekt und Objekt, „innen" und „außen", „richtig" und „falsch", entweder–oder. An die Stelle dieser Spaltungen und Trennungen tritt die Forderung nach einer ganzheitlichen Sichtweise der Person und des Person-Umwelt-Feldes und damit verbunden auch nach einem zirkulären Verständnis lebendiger Prozesse. In dieses Verstehen wird der *Beobachter* selbst immer miteinbezogen, d. h. jede Aussage, die wir beispielsweise als Therapeuten über einen Klienten machen oder die ein Klient über seine Situation äußert, wird in erster Linie als Aussage über die Personen selbst, über die Art und Weise, wie sie die Welt wahrnehmen und interpretieren, angesehen und erst in zweiter Linie als Aussage über die jeweils anderen. Wir „inszenieren" die Wirklichkeit und handeln entsprechend dieser Inszenierung; an dieser mitverantworteten Wirklichkeit und den entsprechenden Folgen unseres Handelns leiden wir mehr oder weniger stark. Wir haben jedoch die Möglichkeit – so behaupten diese Ansätze –, die selbsterschaffenen Wirklichkeiten zu verändern, zumal es keine objektive Wahrheit und Richtigkeit gibt, wohl aber eine auf jede Situation bezogene Stimmigkeit und Angemessenheit der Einstellungen und Verhaltensweisen.

## Grundkonzepte einer Psychotherapie des Wandels

Wie schon angedeutet, finden sich diese Konzepte einer veränderten Welt- und Selbstsicht mehr oder weniger explizit und mehr oder weniger konsequent in einigen psychotherapeutischen Ansätzen oder sind im Keim angelegt, etwa in der Objektbeziehungstheorie, einigen humanistisch-psychologischen Konzepten und in den systemischen Ansätzen, auch in der gestalttherapeutischen Grundkonzeption, ungeachtet dessen, ob sie in der Praxis realisiert werden oder nicht (vgl. Fuhr und Gremmler-Fuhr 1995). Da es im Rahmen dieser Darstellung nicht möglich ist, die verschiedenen Ansätze genauer daraufhin zu untersuchen, inwieweit und in welcher Weise sie diesen grundlegenden Pradigmenwechsel aufgreifen und umsetzen, beschränken wir uns darauf, die uns am wichtigsten erscheinenden psychotherapeutisch relevanten Annahmen zusammenzufassen.

## Die Person/Umwelt-Einheit

Person und Umwelt erschaffen sich gegenseitig selbst. Wir gehen weder von einer gegebenen und „realen" Umwelt, noch von einer isolierten Person aus, sondern von umfassenden Einheiten, die sich im Laufe von Ereignissen und Kontaktprozessen differenzieren. Diese Einheiten in umfassenderen Einheiten grenzen sich zeitweise voneinander ab, ihre Grenzen verschieben und wandeln sich aber ständig. Aus dieser Perspektive ist das Selbst (des Klienten oder Therapeuten) immer das, womit sich die Person gerade identifiziert und gegenüber einem „Nicht-Ich" abgrenzt. Nehmen wir als Beispiel unser Körperverständnis: Wir können uns mit unserem Körper identifizieren und ihn als von der Umwelt abgetrennte Einheit verstehen. Diese Einheit können wir im rein *physischen* Sinn verstehen, indem wir uns seine Ausmaße, sein Gewicht, seine Beweglichkeit und Beschaffenheit vergegenwärtigen. Im Kontext von Psychotherapie ist dieser physische Körper aber oft viel weniger bedeutsam als das *Körperbild*, mit dem wir uns identifizieren; das Körperbild ist der physische Körper, wie er vom Geist erfahren wird. Dieses eigene Körperbild hat oft nicht allzu viel mit den physisch bestimmbaren und meßbaren Daten zu tun (wie man etwa an extremen Beispielen einer an Anorexie oder Bulimie erkrankten Person leicht erkennen kann). Darüber hinaus können wir uns mit einen *unbewußten Körper* identifizieren (in Trancezuständen oder im Traum) oder mit dem „kreativen Prozeß", also den vorbewußten, aber aktivierbaren Potentialen unserer Sinnlichkeit und Phantasie (wie es die Gestalttherapie oder das Psychodrama verstehen). Einige schamanische und spirituelle Traditionen unterscheiden darüber hinaus noch einen *magischen Körper* als Verkörperung unseres Schicksals, der uns einen Zugang zum Paranormalen gewähren kann, und schließlich einen *spirituellen oder feinstofflichen Körper,* durch den sich zeitgeschichtliche Stimmungen und Massenbewegungen manifestieren können (wie etwa in der Nazizeit – vgl. Berman 1990, 145 f). Jede eindeutige und dauerhafte Abgrenzung eines als gegeben angenommenen Körpers von anderen Anteilen der Person oder vom Umweltfeld erweisen sich daher rasch als Illusion. Vielmehr erschaffen wir unseren Körper auf Grund unserer Geschichte und Kultur, der Bedingungen der Situation und der eigenen Befindlichkeit; wir identifizieren uns mit diesem selbsterschaffenen Körper und grenzen uns auf diese Weise von einem Umweltfeld ab. Probleme, mit denen sich ein Klient konfrontiert sieht, werden daher nicht auf innerpsychische Prozesse reduziert, sondern können in unterschiedlichen Kontexten erforscht werden: innerpsychisch, zwischenmenschlich, unter institutionellen oder kulturellen und zeitgeschichtlichen Bedingungen usf.

## Muster zirkulärer Wechselbeziehungen

Die Annahme, daß es Ursachen für gegenwärtige psychische (und auch physische) Störungen und Krankheiten geben müsse, wird in einer Psychotherapie für den Wandel ersetzt durch die Einsicht, daß sich im Person-Umwelt-Feld *Muster von Wechselbeziehungen* herausbilden. Wir suchen also beim Klienten nicht nach traumatischen Kindheitserfahrungen oder besonderen Ereignissen, die die Schwierigkeiten in der Gegenwart ursächlich erklären, sondern nach Reaktionsweisen, Überzeugungen und inneren „Beschlüssen" und deren Verkörperungen, die im Zusammenspiel mit den Einflüssen und Bedingungen in bestimmten Lebenssituationen entstanden sind. Wenn wir an diesen Gewohnheiten festhalten, obwohl sich die Bedingungen der Situation wesentlich geändert haben, können sie in der Gegenwart sehr dysfunktional geworden sein (und uns und unsere Umwelt krank machen). Das Bewußtwerden dieser Muster und Gewohnheiten und ihrer Entstehungsgeschichten und unsere Mitverantwortung für die Entstehung und Aufrechterhaltung dysfunktionaler Muster und Gewohnheiten durch den psychotherapeutischen Prozeß kann uns dazu befähigen, sie zu verändern oder ganz aufzugeben. Dabei werden wir mit der Notwendigkeit des Entscheidens konfrontiert, was letztlich eine Entscheidung gegen das Leiden und für das Handeln sein kann. Je nach therapeutischem Ansatz wird es für erforderlich gehalten, die Muster aus ihrem ursprünglichen Entstehungszusammenhang nocheinmal zu erleben und zu erforschen und/oder nur in der Wirkungsweise im Hier-und-Jetzt. Allerdings ist Veränderung oder Loslassen der alten Muster und Gewohnheiten mit vielen Schwierigkeiten und Hindernissen verbunden. Obwohl sie dysfunktional sein mögen, geben sie uns Sicherheit – wir beherrschen sie und kennen uns in ihnen aus. Neue Einstellungen und Verhaltensweisen, die die alten Muster und Gewohnheiten überwinden helfen, müssen oft ganz neu unter pädagogischer Anleitung u. a. des Psychotherapeuten erlernt werden.

## *Polare Erscheinungsformen alles Lebendigen*

Erscheinungsformen des Lebendigen treten immer als Polaritäten auf: Licht ist nur denkbar im Gegensatz zu Dunkelheit, die Anziehung eines Menschen nur im Gegensatz zur Ablehnung, der Gegenpol von Trauer ist häufig Wut, von unerfüllter Liebe Haß, von übertriebener Stärke Schwäche usf. Dieser Grundgedanke, der wohl erstmals von Paul Tillich formuliert wurde (Schmidt-Lellek 1994) fand Eingang in einige Therapieansätze, wie beispielsweise in die Gestalttherapie oder in die existentielle Therapie; auch Moreno geht in seiner Soziometrie von einer grundlegenden Polarität der Anziehung und Abstoßung im menschlichen Zusammenleben aus und Robert Kegan betrachtet den therapeutisch relevanten Entwicklungsprozeß des Menschen unter der Grundpolarität von Eingebundensein und Eigenständigkeit (Kegan 1986). Das Bewußtsein von Polaritäten ersetzt das Denken in Dichothomien von entweder–oder, richtig oder falsch, gut oder schlecht.

Die Einsicht in die polare Erscheinungsform alles Lebendigen ermöglicht es uns, Ambivalenzen und Widersprüche bei uns und anderen aufzuspüren und sie aushalten, statt sie zu leugnen oder zu bekämpfen. Diese Einsicht ist überdies eine grundlegende Voraussetzung für die Akzeptanz des anderen in seiner Andersartigkeit und Einzigartigkeit im Sinne des Dialogs.

Für den Therapeuten bedeutet dieses Prinzip beispielsweise auch die Einsicht in den Widerspruch, daß er seine Klienten zwar maßgeblich beeinflussen, sie aber trotzdem nicht determinieren kann, daß er wissen kann, was für den Klienten gut ist, und der Klient dennoch das Recht hat, seinen eigenen Weg zu gehen, oder daß sich Gesprächspartner gegenseitig achten und schätzen können, auch wenn sie einzelne Verhaltensweisen am anderen kritisieren oder gar verurteilen. Für den Klienten kann es beispielsweise auch bedeuten, daß er lernt, Kritik an sich und seinem Verhalten anzunehmen und sich als Person gleichzeitig geachtet zu fühlen, oder daß Konflikte eine notwendige Erscheinung allen menschlichen Zusammenlebens sind.

## *Selbstorganisation lebendiger Einheiten*

Alle lebendigen Systeme wie eine Person oder Anteile einer Person (wie beispielsweise der Körper, die Phantasie, das Gefühlsleben etc.) sowie Gruppen und Gemeinschaften regulieren und organisieren sich in autonomer Weise selbst. Sie können von „außen" angeregt und „verstört", aber nicht ursächlich beeinflußt werden. Diese Erkenntnis aus der Selbstorganisationstheorie über die Autopoiesis setzt sich allmählich in einigen psychotherapeutischen Ansätzen durch, nicht nur in den systemischen, die sich explizit auf die Theorie der Selbstorganisation beziehen. Für die therapeutische Situation bedeutet dieses Prinzip, daß wir als Therapeuten keinen ursächlichen Einfluß auf den Klienten und dieser auf uns haben kann. Wir können uns gegenseitig stimulieren, können eine Wegstrecke vielleicht sogar gemeinsam gehen, aber letztlich ist jeder selbst verantwortlich dafür, wie er die Anregungen und Beeinflussungen aus dem Umweltfeld nutzt und umsetzt. Konsequenterweise ist es nicht möglich, Therapieerfolge vorherzubestimmen und vorherzusagen. Das Schema Diagnose-Behandlungsplan-Durchführung der Behandlung und Überprüfung der Ergebnisse, wie es der Standard im Gesundheitswesen ist, widerspricht dem Prinzip der Selbstorganisation und -regulation in krasser Weise. Folglich können auch Therapeuten letztlich nicht wissen, wodurch Heilungserfolge hervorgebracht werden: Die Muster im Wechselspiel des Umweltfeldes können sich unter verantwortlicher Mitwirkung von Therapeut und Klient wandeln; dabei mögen günstige oder ungünstige Bedingungen eine Rolle spielen und jeder seinen Teil dazu beitragen. Aber keine einzelne Methode oder Verhaltensweise, nicht einmal die Therapie als Ganzes kann für Erfolg und Mißerfolg ursächlich verantwortlich gemacht werden.

Dieses Prinzip der Selbstorganisation entbindet uns nicht der Verantwortung für die Einflußnahme auf das lebendige System des anderen. Ganz im Gegenteil: die Verantwortung im Bewußtsein der immer umfassenderen Selbstregulationsprozesse im Person-Umwelt-Feld und in den größeren Einheiten von Gruppen und Gemeinschaften einschließlich der „natürlichen" Umwelt wächst. Wir beeinflussen andere lebendige Systeme und auch diejenigen, in die wir selbst eingebunden sind, und tragen für diese Beeinflussung Verantwortung, auch wenn wir die Wirkungen nicht determinieren können. Die Einsicht in das Wissen um die Selbstorganisation alles Lebendigen könnte uns zur Demut gegenüber den eigenen begrenzten Wirkungsmöglichkeiten als Therapeuten veranlassen und die Größenphantasien, die in schnell wirkenden Therapiemethoden ihren Ausdruck finden, eindämmen.

*Praxisprinzipien für eine Psychotherapie des Wandels*

Mit Hilfe der Grundannahmen von Person-Umweltfeld-Einheiten, zirkulären Wechselbeziehungen in diesen Einheiten und Untereinheiten,
der polaren Erscheinungsformen alles Lebendigen und der Selbstorganisation lebendiger Systeme haben wir diejenigen Aspekte von Psychotherapie zu kennzeichnen versucht, die mit einer Erneuerung des Denkens, einem umfassenden Paradigmenwechsel einhergehen. Sie stellen
gleichzeitig wesentliche Elemente des Grundverständnisses einer Psychotherapie für Persönlichkeitsentwicklung und Wandel dar und können einen Beitrag zur Prophylaxe in einem umfassenden Sinn leisten.
Wir möchten nun drei Prinzipien aufzeigen, die aus diesen Grundannahmen resultieren und das praktische Geschehen in der Psychotherapie mitbestimmen können.

*Bewußtsein als Agent des Wandels*

Eine erste Folgerung besteht darin, daß das menschliche Bewußtsein
der wesentliche Agent des Wandels im psychotherapeutischen Prozeß
ist. Psychotherapie hätte demnach die Hauptaufgabe, zur Erweiterung
des Bewußtseins des Klienten beizutragen. Bewußtsein kann dabei in
mehrere Dimensionen unterschieden werden, je nachdem, welche Anteile der Person dabei vor allem im Spiel sind und auf welche Aspekte
des Umweltfeldes sich das Bewußtsein bezieht sowie welche Bewußt-
seinszustände jeweils zugänglich sind. So können wir beispielsweise unterscheiden in ein fokussiertes, auf das aktuelle Geschehen im Vordergrund gerichtetes Bewußtsein. Es ist ein Bewußtseinsmodus, der beispielsweise in der Gestalttherapie als *awareness* eine zentrale Rolle spielt.
Von diesem Bewußtseinsmodus können wir eine weitere Dimension unterscheiden, die wir in Anlehnung an östliche Traditionen als *Gewahrsein* bezeichnen. Dieser Modus ist weniger fokussiert, er ermöglicht es
uns, komplexe Zusammenhänge einer Situation unmittelbar zu erfassen. Gewahrsein wird vom Wissen gespeist, das wir erworben und integriert haben. Ein noch umfassenderer Modus des Bewußtseins wird in
der Gestalttherapie „mittlerer Modus" genannt, in östlichen Traditionen *Wuwei* oder Tun-im-Nichttun. Es ist eine Bewußtseinsqualität, die
vor jeder Differenzierung in Polaritäten liegt und die es uns ermöglicht, Widersprüche und Gegensätzlichkeiten gleichzeitig wahrzuneh-

men und gelassen zu ertragen. Mit Hilfe des mittleren Modus kann es
gelingen, uns von Identifikationen mit alten Mustern und Glaubenssät-
zen, die nicht mehr funktionsfähig und der jeweils gegenwärtigen Situation unangemessen sind, zu befreien.

Alle drei Modi (und wahrscheinlich ließen sich noch weitere Diffe-
renzierungen einführen) sind durch Psychotherapie (aber auch durch
Pädagogik) erlernbar und erweiterbar. Es versteht sich fast von selbst,
daß jeder dieser Bewußtseinsmodi im ganzheitlichen Sinn zu verstehen
ist, daß sie also Körper, Geist und Seele einbeziehen, auch wenn einzelne Aspekte der Person bei den einzelnen Modi aktiver beteiligt sind
als andere.

## Wandel durch Dialog

Eine zweite Konsequenz aus den Grundannahmem einer Psychotherapie des Wandels ist der Dialog im Sinne Martin Bubers (z. B. Buber
1983). Mit Dialog ist eine Haltung anderen Menschen gegenüber und
sind zwischenmenschliche Verhaltensweisen gemeint, die durch den
Respekt vor der Andersartigkeit des anderen und vor der Autonomie
und Selbstregulation jeder lebendigen Einheit gekennzeichnet ist;
gleichzeitig geht diese Haltung aus der Gegenseitigkeit und dem Auf-
einander-Bezogensein hervor. Der Dialog ist selbst sowohl als heilendes
Prinzip als auch als grundlegende Möglichkeit der Persönlichkeitsentwicklung und des Wandels zu verstehen. Klient und Therapeut erfahren sich in der gemeinsamen Arbeit und in der dadurch genährten
(oder auch gestörten) Beziehung (wobei immer auch alte Beziehungserfahrungen eine Rolle spielen und als Übertragung und Gegenüber-
tragung deutlich werden können), im Vertrauen und Mißtrauen, im
Sich-Verpassen ebenso wie im Sich-Verstehen und Sich-Bestätigt-Füh-
len. Der Dialog wird in dieser Art von Therapie nicht als Bedingung
und Voraussetzung dafür angesehen, daß man therapeutisch an den jeweiligen Problemen des Klienten effektiv arbeiten kann, sondern die
Gestaltung des Dialogs, das Kämpfen um Verständigung, Trauer und
Ärger über das Sich-Verpassen sowie die Freude über die intensive Begegnung sind die therapeutische Arbeit oder machen zumindest einen
wesentlichen Teil dieser Arbeit aus. Dialog ist hier also nicht als Norm
etwa der Einfühlungsfähigkeit, Akzeptanz und Zuwendung oder als
Satz von zwischenmenschlichen Verhaltensregeln zu verstehen, sondern als Grundprinzip der Wirklichkeitskonstruktion. Dialog folgt ganz

logisch aus den zuvor erläuterten Grundannahmen für eine Psychotherapie der Persönlichkeitsentwicklung und des Wandels.

### Vom Opfer-Sein zur Urheberschaft

Die dritte Konsequenz, die wir aus den Grundannahmen ziehen wollen, ist die Auseinandersetzung mit unserem Opfer-Sein und die Möglichkeit des Wandels zu einen autonomen Selbst- und Weltverständnis.
Da dieses Praxisprinzip recht konkrete und weitreichende Auswirkungen hat, möchten wir es etwas ausführlicher darstellen.

Die Grundhaltung des Opfer-Seins entspricht dem mechanistischen, linear-kausalen Denken: Wir suchen nach Ursachen für unsere
Schwierigkeiten und Probleme bei uns selbst und anderen. Da wir
durch unsere institutionelle Erziehung und Ausbildung und durch das
gesellschaftliche Umfeld von diesem Denken durchdrungen sind, ist
wohl kaum jemand frei von der Gewohnheit, sich als Opfer (oder auch
als Täter) zu verstehen. Ein anschauliches kleines literarisches Beispiel
für dieses Phänomen liefert uns Benjamin Hoff in seinem Buch *Tao te
Puh* (in welchem er sich auf Milnes *Puh der Bär* bezieht), als er sich der
Gestalt I-Ahs, dem Esel zuwendet. Hoff nennt diese Grundhaltung die
„I-Ah-Einstellung": „Sagen wir einfach, während in Kaninchens kleiner
Welt Wissen nur aufs Schlausein ausgerichtet ist und Eule ihr Wissen
nur benutzt, um weise zu erscheinen, macht I-Ah von seinem Wissen
nur Gebrauch, um sich über irgend etwas zu beklagen. Die I-Ah-Einstellung ist, wie jeder, der sie nicht teilt, leicht erkennen kann, aller
Weisheit und Glückseligkeit im Wege und verhindert so ziemlich jeden
wirklichen Fortschritt im Leben". (Hoff 1984, 26)

Es wäre jedoch zu kurz gegriffen, die Opfer-Haltung nur an einer
sich beklagenden, im weitesten Sinne depressiven Qualität festmachen
zu wollen. Die Opfer-Haltung läßt durchaus andere Schattierungen zu,
die es mitunter schwierig machen, sie zu erkennen. So kann die Opfer-
haltung mit Humor durchsetzt sein, in den sich jedoch ironische oder
zynische Züge einschleichen und dem die gelassene Qualität des wohl-
wollenden Über-Sich-Selbst-Lachen-Könnens fehlt.

Die Opfer-Haltung, von der wir hier sprechen, ist sehr grundlegen-
der Art. Sie ist nicht auf bestimmte Persönlichkeitsstile und -störungen
begrenzt, sondern durchzieht mehr oder weniger jeden von uns. Wann
immer wir nicht bereit sind, Mitverantwortung für unser Fühlen, Denken und Handeln sowie unsere Wirklichkeit zu übernehmen, sind wir

in der Opfer-Haltung. Wenn wir beispielsweise durch eine Prüfung fallen, dann können wir das opfergemäß erleben als „Es ist mir passiert" oder „Wieder mal Pech gehabt", oder wir können es als mitverantwortliches „Ich habe es nicht geschafft, die Prüfung zu bestehen" begreifen. In der Opfer-Haltung interpretieren wir uns als unterlegen und erleben die Welt als übermächtig und feindselig, was in der Regel Reaktionsbildungen nach sich zieht, die uns leicht zu Tätern werden läßt. Wir versuchen dann in unserer Phantasie oder tatsächlich, unsere „Gegner" (zu denen beispielsweise Partner, Kollegen, Untergebene, Klienten werden können, aber auch Institutionen, die sich wegen ihrer Anonymität besonders für Machtprojektionen eignen) zu bekämpfen, indem wir trotzig, wütend, beleidigt, arrogant, betont unterwürfig oder übertrieben selbstbewußt reagieren. Keine dieser Phantasien und Verhaltensweisen führt allerdings dazu, daß sich unser Zustand grundsätzlich ändert. Im Gegenteil: Es ist, als zementiere man damit Machtverhältnisse und unsere Unterlegenheit oder die Angst davor.

In der Therapie kommen wir früher oder später an den Punkt, wo sich diese Problematik sehr grundsätzlich stellt. Diese Entwicklung ist am leichtesten nachvollziehbar, wenn wir beispielsweise die Auseinandersetzung mit den eigenen Eltern betrachten. Zunächst wird sich der Klient bewußt, was er in seiner Kindheit entbehren oder erleiden mußte; darauf reagiert er wahrscheinlich mit Gefühlen der Trauer, Wut und Enttäuschung oder auch Haß. In der weitergehenden Auseinandersetzung kann sich der Blick des Klienten für sich und seine Beziehung zu seinen Eltern jedoch weiten; er kann sich zum einen seine Kindheits-Situation einmal aus der Perspektive seiner Eltern anschauen und dabei die Enttäuschungen und Verärgerungen begreifen, die wir ihnen aus ihrer (vielleicht sehr verengten oder gar krankhaft verzerrten Sicht) zufügten und sich seines Teils an Verantwortung aus erwachsener Sicht – so gering er für das Kind auch gewesen sein mag – bewußt werden. Zum anderen kann der Klient realisieren, daß er heute kein Kind mehr ist, der Zurückweisungen, Diskriminierungen oder Bedrohungen nicht mehr hilflos ausgeliefert ist und neue Möglichkeiten des Reagierens hat. Dieser Prozeß kann einen Wandel einleiten, der durch den Übergang vom Opfer-Sein zur Meisterschaft über das eigene Leben gekennzeichnet ist. Wir können dann – um noch bei unserem Beispiel zu bleiben – unseren Eltern nicht mehr die alleinige Schuld dafür geben, was wir heute aus unserem Leben machen. Damit leugnen wir nicht, daß unsere Eltern ihren Anteil daran haben, welche Bewältigungsstrategien wir in für uns schwierigen oder bedrohlichen Situationen gelernt haben. Sie tragen nach wie vor die Mitverantwortung für das Feld, das sie für uns mitgeschaffen haben; aber es unterliegt im wesentlichen unseren eigenen Möglichkeiten, was wir gegenwärtig daraus machen. In der Auseinandersetzung mit unseren Eltern stehen wir dann also vor der Frage, ob wir weiterhin Opfer unserer Erziehung bleiben und leiden oder ob wir handeln wollen.

Die Opfer-Haltung hat tiefgreifende Wurzeln, die nahezu all unser Fühlen, Denken und Handeln durchziehen. Sie kann beispielsweise auch das Resultat von Introjekten mit unterschiedlicher Mächtigkeit sein. Es macht dabei einen Unterschied, ob ein solches Introjekt heißt: „Du sollst nicht immer so faul sein!" oder: „Du bringst es bei Deiner Faulheit sowieso nie zu etwas!" Während wir im ersten Fall noch prinzipiell die Möglichkeit haben, uns mit dem Vorwurf auseinanderzusetzen, werden wir im zweiten Fall in unserem So-sein getroffen und als Versager im Leben festgeschrieben. Wir erleben uns diesem mächtigen Introjekt oder zynischen Über-Ich gegenüber machtlos.

Wenn wir glauben, daß es an diesem Punkt wirklich kein Entrinnen vor diesem zynischen Über-Ich gibt, sind unsere Entwicklungsmöglichkeiten erschöpft. Die Schwierigkeit besteht jetzt darin, aus diesem sich selbst regulierenden und verstärkenden System der zynischen Beschuldigung und des Sich-machtlos-Fühlens auszusteigen. Dazu müssen wir uns von dem Introjekt, das wir „geschluckt" haben, befreien. Genau dies aber fällt uns aus verschiedenen Gründen sehr schwer: Zum einen ziehen wir mannigfaltige Sekundärgewinne aus unserem Opfer-Status; wenn wir uns ihrer bewußt werden, müssen wir entscheiden, ob wir auf diese „Gewinne" verzichten wollen. Zum anderen brauchen wir, um uns von diesen zynischen Instanzen zu befreien, viel Energie und das Bewußtsein, daß wir selbst die letzte Instanz sind, die entscheidet, was für uns gut ist und was nicht, was wir wollen und was nicht. Die Auseinandersetzung mit der zynischen Instanz, gegenüber der wir uns als Opfer empfinden, ist allerdings nur das extremste Beispiel für einen grundlegenden Wandel der Einstellung uns selbst und der Welt gegenüber, in deren Verlauf wir zur Einsicht kommen können, daß wir unsere Wirklichkeit mit-inszenieren und folglich auch verändern können.

### Berufspolitische Konsequenzen

Psychotherapie für Persönlichkeitsentwicklung und Wandel, die prophylaktische Aufgaben in einem über Krankheitsvorbeugung hinausgehenden Sinn erfüllen kann, droht durch neuere gesundheitspolitische Entwicklungen in vielen europäischen Ländern marginalisiert, unterdrückt und in die Privatsphäre jedes einzelnen oder in Sekten und esoterische Zirkel verlagert zu werden. Dies können problematische Auswirkungen von Psychotherapeutengesetzen (die beispielsweise in Österreich verabschiedet, in Deutschland vorbereitet werden) oder von verbindlichen Chartas (beispielsweise in der Schweiz) und durch die vielfach angestrebte Registrierung von Psychotherapeuten nach festgelegten Anforderungsprofilen (auf europäischer Ebene) sein. Der Aspekt von Psychotherapie, auf den wir hier unser Augenmerk legen, ist jedoch nicht so leicht verwaltbar und berechenbar, wie eine Psychotherapie, die sich darauf beschränkt, seelische Störungen und Krankheiten zu behandeln und zu kurieren. Wenn eine persönlichkeitsbildende, pädagogische, der Erneuerung dienende und daher auch in einem umfassenden Sinn vorbeugende Psychotherapie jedoch von den Psychotherapeuten und ihren Institutionen ernst genommen und ihr das Recht eingeräumt würde, neben der zweifellos notwendigen dienstleistenden Psychotherapie bestehen zu können, hätte dies nachhaltige Konsequenzen für die psychotherapeutische Berufspolitik und das professionelle Selbstverständnis von Psychotherapeuten und langfristig auch für das Therapieverständnis von Klienten. Einige, uns wesentlich erscheinende Konsequenzen möchten wir abschließend skizzieren:

1. Die Ausbildungsgänge zum Psychotherapeuten sind im Vergleich zu früheren Jahren in den meisten Psychotherapieschulen (als Folge von Gesetzgebung und Konkurrenzdruck auf dem Markt) durchstrukturiert und genügen professionell anerkannten Anforderungen, was sich etwa in Auswahlverfahren, Mindeststundenzahlen für Selbsterfahrung, Theorievermittlung und Methodenlehre, Lehrtherapie, Supervision und Kontrollanalyse niederschlägt. Damit kann sichergestellt werden, daß angehende Psychotherapeuten ihr Handwerk gründlich nach dem neuesten Wissensstand erlernen und die Mindestvoraussetzungen erhalten, die erforderlich sind, um verantwortlich mit Klienten umzugehen. Dabei droht der prohylaktische Aspekt von Psychotherapie, wie wir ihn hier skizziert haben, jedoch weitgehend zu verschwinden. Der angehende Therapeut, der nach vielen Jahren des Propädeutikums, der Ausbildung in einem anerkannten Verfahren und der Praxissupervision mit etlichen Prüfungen endlich das Zertifikat als Psychotherapeut erhält, fühlt sich verständlicherweise für seinen Beruf qualifiziert. Dabei wird leicht in

den Hintergrund gedrängt, daß eine Psychotherapie zu erlernen, die beide genannten Aspekte integriert, nur als lebenslange Aufgabe verstanden werden kann. Dies gilt insbesondere für den Aspekt des Wandels und der Persönlichkeitsentwicklung, der sich jedem standardisierten Prüfungsverfahren entzieht. Eine Psychotherapie, die diese Aspekte ernst nimmt, könnte daher Zertifikate nur im Sinne einer speziellen Erlaubnis erteilen: Es ist die Erlaubnis, sich überwiegend allein und in eigener Verantwortung auf den Weg zu einem lebenslangen, persönlich bedeutsamen Lernen in der Auseinandersetzung mit sich selbst und Klienten zu begeben. Der Absolvent darf von nun an eigenverantwortlich Lehrer sein, muß sich aber immer wieder auch als Schüler verstehen. Das Zertifikat überläßt es dem formal ernannten Psychotherapeuten, selbst zu bestimmen, wann er sich fähig und in der Lage fühlt, Klienten zu betreuen; er ist nicht per se durch das Zertifikat dazu ermächtigt.

2. In der professionellen Diskussion der letzten Jahre spielt die Weiterentwicklung von Krankheitslehren, Diagnoseverfahren und Behandlungsmethoden sowie die wissenschaftlich-empirische Erforschung der Wirksamkeit von Therapie eine besondere Rolle. Der Erforschung der Grundannahmen der einzelnen Therapierichtungen und der Psychotherapie insgesamt (der erkenntnistheoretischen, philosophischen, anthropologischen, lern- und entwicklungstheoretischen usw. Annahmen) kommt dagegen eine sehr bescheidene Bedeutung zu. Eine angemessene Berücksichtigung einer Psychotherapie für Persönlichkeitsentwicklung und Wandel würde in diesem Zusammenhang bedeuten, daß die Therapieschulen gründlich darauf hin durchforstet werden müßten, welche Beiträge sie leisten für Persönlichkeitsentwicklung und Wandel, für die Beweglichkeit des Denkens sowie für Gesundheit im globalen Person-Umweltfeld, das im höchsten Maß bedroht ist. Die Ergebnisse solcher Forschung wären dann allerdings an anderen Kriterien zu prüfen als denjenigen, die für wissenschaftlich-empirische Forschung gelten. Solche Kriterien sind in Ansätzen ausgearbeitet und könnten weiterentwickelt werden (z. B. Ludewig 1988). Sie wären wichtig, weil es nicht darum gehen kann, die Literatur der Heilsversprechungen und Menschheitserrettung, wie sie das New Age vielfach hervorgebracht hat, zu vermehren, sondern auf eine solide wissenschaftliche Grundlage zu stellen. Daß diese Erkenntnisse Eingang finden müßten in die Curricula der Therapieausbildungen, versteht sich von selbst.

3. Eine Psychotherapie für den Wandel läßt sich mit von den Krankenkassen und Gesundheitsinstitutionen verwalteten Patienten (im ursprünglichen Sinn des Wortes) kaum durchführen. Hier scheint uns eine der größten Hürden für eine prophylaktische und bildende Psychotherapie zu liegen. Die Rolle, die einem Patienten im Rahmen des Gesundheitssystems zugewiesen und die im Verlauf von Behandlungen immer wieder bestätigt wird (die Umbenennung in „Klient" im Rahmen der Psychotherapie ist ein erster Schritt, der allerdings an der Rollenzuweisung grundsätzlich nichts ändert), verstärkt die von uns zuvor skizzierte Opferhaltung, statt die Klienten zur Meisterschaft über ihre Wirklichkeit und ihr Leben anzuleiten. Ein Ernstnehmen des erneuernden Aspekts von Psychotherapie würde dem Klienten nicht nur ein Mitspracherecht über die Art und Länge von Therapie, sondern auch einen beachtlichen Anteil an der finanziellen Beteiligung zumuten. Das Geben und Nehmen in der Therapeut-Klient-Beziehung müßte der freien Verhandlung zwischen den Partnern zugänglich sein, da der Dialog über das gegenseitige Vertrauen, den Gewinn, den man aus der gemeinsamen Arbeit zieht oder die Kritik, die man aneinander hat, als wesentlicher Teil der therapeutischen Arbeit selbst betrachtet werden müssen.

Psychotherapie hat zu Zeiten immer wieder einmal eine Pionier-Funktion erfüllt, wie dies an der Geschichte der Entstehung und Entwicklung der Psychoanalyse durch Freud, der Gestalttherapie durch Fritz und Laura Perls und Paul Goodman, der Körpertherapie durch Wilhelm Reich, dem Psychodrama durch Moreno, der systemischen Therapie durch Gregory Bateson u.v.a. deutlich werden kann. Psychotherapie könnte also ein Medium des lebens- und gegenwärtig wohl auch überlebensnotwendigen Wandels sein, wie bescheiden ihr Beitrag auch eingeschätzt werden mag. Die Frage ist offen, ob es uns gelingen kann, Psychotherapie vor der vollständigen Vereinnahmung durch eine verwaltete, kontrollierte und determinierbare und eben deshalb letztlich tote Welt zu retten.

### Literatur

Bateson G (1981) Ökologie des Geistes. Suhrkamp, Frankfurt
Berman M (1984) Wiederverzauberung der Welt. Dianus-Trikont, München

Berman M (1990) Coming to our senses. Body and spirit in the hidden history of the west. Unwin, London
Buber M (1983) Ich und Du. Schneider, Heidelberg
Foerster H v (1993) Wissen und Gewissen: Versuch einer Brücke. Suhrkamp, Frankfurt
Fuhr R, Gremmler-Fuhr M (1995) Gestalt-Ansatz. Grundkonzepte und Modelle aus neuer Perspektive. EHP, Köln
Grawe K, et al (1994) Psychotherapie im Wandel – Von der Konfession zur Profession. Hogrefe, Göttingen
Hayward J W (1990) Die Erforschung der Innenwelt. Scherz, Bern München
Hoff B (1984) Tao Te Puh. Das Buch vom Tao und von Puh dem Bären. Synthesis, Essen
Kegan R (1986) Die Entwicklungsstufen des Selbst. Kindt, München
Ludewig K (1988) Nutzen, Schönheit, Respekt – Drei Grundkategorien für die Evaluation von Therapien. System Familie 1: 103–114
Maturana H, Varela F (1987) Der Baum der Erkenntnis. Scherz, Bern
Moreno J L (1989) Psychodrama und Soziometrie. EHP, Köln
Schmidt-Lellek Ch (1994) Paul Tillich. Gestalttherapie 2: 4–11
Varela F J, Thompson E (1992) Der Mittlere Weg der Erkenntnis. Scherz, Bern
Wilber K, et al (1988) Psychologie der Befreiung. Scherz, Bern
Yalom I (1989) Existentielle Psychotherapie. EHP, Köln

# Angaben zu den Autoren

**Dr. Renate Hutterer-Krisch,** geb. 1955, Dr. phil., Klinische Psychologin, Gesundheitspsychologin und Psychotherapeutin in freier Praxis. Lehrbeauftragte in der Fachsektion „Integrative Gestalttherapie" im Österreichischen Arbeitskreis für Gruppentherapie und Gruppendynamik, Analytikerin beim Österreichischen Verein für Individualpsychologie, Supervisorin, Coaching, Selbstmanagementtrainings, Teamsupervisionen; Lehrbeauftragte an den Universitäten Wien und Klagenfurt. Publikationen und Vorträge im Bereich der Psychotherapie, Psychologie, Prophylaxe, Klinischen Psychologie, Psychosomatik, Psychiatrie und Ethik.

**Dr. Vera Pfersmann,** geb 1960. Dr. med., Fachärztin für Psychiatrie und Neurologie, Univ.-Ass. der Psychiatrischen Universitätsklinik in Wien. Vorlesungstätigkeit für die Themenbereiche: Drogenabhängigkeit, Frauen und Psychiatrie; Psychotherapeutin (Ausbildung in Gestalttherapie beim Österreichischen Arbeitskreis für Gruppentherapie und Gruppendynamik, Arbeit in freier Praxis, Publikationen und Vorträge im Bereich der Klinischen Psychiatrie, Drogenabhängigkeit und Psychotherapie.

**DSA Ingrid Shukri Farag,** geb. 1952 in Kairo, Ägypten, bis 1983 als Elektrotechnikerin im mittleren Management in der Wirtschaft in Wien und Zürich tätig, später Sozialarbeiterin in einer Lebensberatungsstelle, seit 1988 als Psychotherapeutin und Supervisorin in freier Praxis tätig, Ausbildungen in systemischer Familientherapie im Österreichischen Arbeitskreis für Gruppentherapie und Gruppendynamik (ÖAGG), in Psychodrama im Österreichischen Arbeitskreis für Gruppentherapie und Gruppendynamik (ÖAGG) und in Hypnose in der Milton Erickson Gesellschaft Austria (MEGA), Gründungsmitglied des Instituts für Systemische Therapie (IST) in Wien, Vorsitzende des Wiener Landesverbandes für Psychotherapie (WLP).

**Dr. phil. Oskar Frischenschlager,** Univ. Doz., geb. 1951 in Graz. Ass. Prof. am Institut für Medizinische Psychologie der Universität Wien, Psychotherapeut, Lehranalytiker im Wiener Kreis für Psychoanalyse und Selbstpsychologie.

**Dr. Reinhold Popp,** Univ. Prof., geb. am 3. 2. 1949 in Salzburg (Österreich). Studium der Pädagogik und Politikwissenschaft an der Universität Salzburg. Universitätsdozent für Erziehungswissenschaften an der Universität Innsbruck (seit 1986). a.o. Universitätsprofessor (tit. 1995). Direktor der Akademie für Sozialarbeit-Salzburg (seit 1984). Leiter von Lehrgängen für das „Psychotherapeutische Propädeutikum" und für „Supervision" an der SOZAK-Salzburg. Leitung des Ludwig Boltzmann-Instituts für ang. Sportpsychologie und Freizeitpädagogik – Außenstelle Salzburg (seit 1988). Psychotherapeut (Individualpsychologie nach A. Adler) klinischer Psychologe, Gesundheitspsychologe und Supervisor. Seit 1975 Leitung mehrerer Forschungsprojekte u. a. zu folgenden Schwerpunkten: Freizeit-, Kultur- und Sozialplanung, Gemeinwesen- bzw. Stadtteilarbeit, Freizeitpädagogik, präventive Sozialpädagogik/Sozialarbeit, pädagogische und soziologische Freizeitwissenschaft, pädagogische Berufsfeldforschung, Methodologie und Methodik sozialwissenschaftlicher (insbesondere erziehungswissenschaftlicher) Begleit- und Evaluationsforschung. Umfangreiche Lehrtätigkeit an Akademien und Universitäten, rege Vortragstätigkeit sowie eine Vielzahl von Publikationen – vorwiegend bezogen auf die o. g. Arbeitsschwerpunkte.

**Dr. Kathleen Höll-Stoffl,** Psychotherapeutin in freier Praxis. Integrative Gestalttherapie, Politologin/Soziologin, Lehrbeauftragte im Österreichischen Arbeitskreis für Gruppentherapie und Gruppendynamik (ÖAGG) und an der Universität Wien.

**Dr. Franz N. Brandner,** nach dem humanistischen Gymnasium in Disentis absolvierte ich das Psychologiestudium an der Universität Zürich 1975. Neben verhaltens- und gesprächspsychotherapeutischen Ausbildungssequenzen widmete ich mich insbesondere der daseinsanalytischen Psychotherapie- und Psychosomatik-Ausbildung, welche ich 1982 abschloß. Als Schulpsychologe in einer Züricher Privatschule lernte ich vor allem die Psychopathologie des Kinder- und Jugendlichenalters kennen. In meiner Praxis arbeite ich mit Erwachsenen als Daseinsanalytiker. Seit 1987 bin ich Kontrollanalytiker der Daseinsanalytiker und arbeite gelegentlich in der Ausbildung mit. In einem kleineren Rahmen bin ich als Supervisor in psychosozialen Institutionen tätig. Seit 1989 bin ich Vorstandsmitglied des Schweizer Psychotherapeuten-Verbandes SPV/ASP und setze mich für die Belange der Psychotherapie ein.

**Dr. Karl Purzner,** Medizinstudium an der Universität Wien, Weiterbildung zum Facharzt für Psychiatrie und Neurologie am Psychiatrischen Krankenhaus der Stadt Wien Baumgartner Höhe, Ausbildung zum Psychoanalytiker in der Wiener Psychoanalytischen Vereinigung (WPV) und im Institut für angewandte Psychoanalyse Düsseldorf, Mitarbeit an der Familienberatungsstelle der WPV, Leiter des Instituts für angewandte Psychoanalyse Wien, Psychoanalytischer Berater des Anna-Freud-Kindergartens in Wien, Forschungs-, Lehr- und Supervisionstätigkeit im psychiatrischen, pädagogischen und psychoanalytischen Bereich, sowohl außeruniversitär als auch universitär, Prozeßberatung bei Aufbau- und Reformprozessen psychosozialer Einrichtungen, Managementposition in der klinischen Psychiatrie, Prozeßberatung im Rahmen der Wiener Psychiatriereform.

**Wolfgang Halapier,** Management Trainer, Berater Organisationsentwicklung; **Brigitte Holzinger,** Psychologin, Trainerin, Psychotherapeutin; **Scerstine Puddu,** Psychotherapeutin.
Alle jahrelange Tätigkeit im Arbeitslosenbereich, Konzeption und Durchführung von Arbeitslosenprojekten, Veröffentlichungen, Leitung zahlreicher Kurse für Arbeitslose.

**Mag. Eva Pritz,** geb. 1952 in Wien. Psychotherapeutin und Klinische Psychologin. Tätig in freier Praxis als Psychotherapeutin und in der Weiterbildung von Ärzten und psychosozialen Berufen. Von 1992 bis 1994 Leitung der ÖBVP-Arbeitsgruppe zur psychotherapeutischen Betreuung Bosnischer Flüchtlinge.

**Dr. phil. Ursula Wirtz,** Klinische Psychologin, Analytische Psychotherapeutin, Lehranalytikerin und Dozentin am C. G. Jung Institut Zürich, Gastdozentin in USA, Gastprofessorin in Österreich, Autorin zahlreicher Veröffentlichungen zum Thema sexuelle Gewalt, Mißbrauch in Psychotherapien etc.

**Dr. Elisabeth Salem,** geboren 1947, Soziologiestudium, Psychotherapeutin (Integrative Gestalttherapie), Supervisorin, langjährige Erfahrung in verschiedenen psychosozialen Institutionen; zur Zeit in freier Praxis in Wien tätig.

**Mag. Dr. Reinhard Skolek,** Vorsitzender und Lehranalytiker der Österreichischen C. G. Jung Gesellschaft. Bereich Politik und Verwaltung an der NÖ Landesakademie. Leitung des Psychotherapeutischen Propädeutikums Krems. Mitglied des Psychotherapiebeirats.

**Ing. Bernhard Dolleschka,** freiberuflicher Organisationstrainer und Psychotherapeut; Grundberuf Medizin-Techniker; graduiert im ÖAGG als Gruppentrainer, Supervisor, OE-Lehr-Trainer und Gruppenpsychotherapeut; arbeitet auf der wissenschaftlichen Basis der Gruppendynamik und Systemtheorie.

**Wolfgang Döring,** Jahrgang 1950. Wien, Studium: Betriebswirtschaft, Wirtschaftspädagogik, eingetragener Psychotherapeut (gestalttheoretische Psychotherapie), nach 17 Jahren Personal-, Organisationsentwicklung und strategisch-personalpolitischer Arbeit als interner Berater einer großen österreichischen Bank, freiberufliche Tätigkeit mit den Schwerpunkten: Organisationsentwicklung, Integrationsprozesse bei Fusionen, Management- und Persönlichkeitsentwicklung, Konfliktarbeit, Supervision/Coaching, Projektbegleitung, Bildungskonzepte für Organisationen. Psychotherapie.

**Dr. Rudolf Karazman,** Psychotherapeut, Psychiater und Arbeitsmediziner. Leiter des „Institut für betriebliche Gesundheitsförderung – IBG-Österreich". Univ. Ass. an der Universitätsklinik für Psychiatrie Wien. Lektor an der Medizinischen Fakultät der Universität Wien und Leiter der § 48-Forschungsgruppe zu „Psychischen Erkrankungen und Arbeitswelt".

**Dr. phil. Michael Lenert,** Klinischer Psychologe, Gesundheitspsychologe; seit 1975 arbeits- und organisationspsychologische Forschung und Beratung; seit 1980 klinisch-psychologische Diagnostik, Beratung und Behandlung in freier Paxis, Psychotherapeut in Ausbildung unter Supervision (Verhaltenstherapie, dynamische Gruppenpsychotherapie).

**Dr. Gert Ahrer,** geb. 1948, war von 1990–95 Personaldirektor und Mitglied der Geschäftsleitung der Österreich-Tochter eines multinationalen Mineralölkonzerns. Er ist Psychotherapeut und ordentliches Mitglied des Vereins für Individualpsychologie. Weiters ist er Lektor an der OPEN University Cambridge/ Wien sowie Teamsupervisor und seit 1996 Programm-Direktor am Ashridge Management College in Großbritannien.

**Dr. phil. Ingeborg Luif,** geb. 1950, Klin. und Gesundheitspsychologin, Psychotherapeutin, Gestaltberaterin und Gestalttherapeutin (ÖAGG), group worker und Dyn. Gruppenpsychotherapeutin (ÖAGG), Lehrsupervisorin, Mitarbeiterin beim ÖAGG-Curriculum Supervision, Arbeit in freier Praxis als Psychotherapeutin und Supervisorin.

**Dr. Toni Reinelt,** Univ. Doz., Klinischer Psychologe, Psychotherapeut (Individualpsychologie), Lehrtherapeut (Funktionelle Entspannung), Lehranalytiker (Individualpsychologie). Univ. Klinik für Neuropsychiatrie des Kindes- und Jugendalters, Sonder- und Heilpädagogik (Interfakultär). Institut für Sonder- und Heilpädagogik, Institut für Erziehungswissenschaft.

**Dr. phil. Vera Zimprich,** geboren 1944 in Wien, verheiratet, drei Kinder, Psychologiestudium, Ausbildung in Integrativer Gestalttherapie im ÖAGG, halbjähriger USA-Aufenthalt, Arbeit auf Kinderpsychiatrie Cornell University New York, seit 1976 eigene psychotherapeutische Praxis für Kinder und Jugendliche mit Schwerpunkt Psychosomatik und Schulschwierigkeiten. Klinische Psychologin, Gesundheitspsychologin, Psychotherapeutin für Kinder und Jugendliche des ÖAGG, Leitung der Weiterbildung für Kinder- und Jugendlichenpsychotherapie des ÖAGG.

**Dr. Christine Andreas,** Fachärztin für Psychiatrie und Neurologie, Lehrtherapeutin in dynamischer Gruppenpsychotherapie, psychoanalytische und gestalttherapeutische Ausbildung, Oberärztin im Psychiatrischen Krankenhaus Baumgartner Höhe Wien; zwei Kinder.

**Manuela E. Klein,** geb. 1969 in Graz; Studium der Psychologie in Graz und Wien; (mit Schwerpunkt Frauenforschung und Forschung zum Geschlechterverhältnis) Mitarbeiterin der „Initiative Frauenforschung" am psychologischen Institut Wien; einjährige Selbsterfahrung in Integrativer Gestalttherapie; seit 1994 als Betreuerin im suchttherapeutischen Bereich tätig; lebt und studiert in Wien.

**Dr. Brigitte Holzinger,** Klinische- und Gesundheitspsychologin; integrative Gestalttherapie (iA), Psychotherapeutin in freier Praxis, Lektorin der Univ. Wien am Institut für Psychologie. Thema Schlaf- und Traumforschung, Gründungsmitglied der österr. Gesellschaft für Schlafmedizin und Schlafforschung, mehrmaliger Studienaufenthalt in USA (Stanford, University of California L.A. und Harvard).

**Dr. med. Gernot Sonneck,** Univ. Prof., provisorischer Vorstand des Instituts für Med. Psychologie an der Med. Fakultät der Univ. Wien, Facharzt für Psychiatrie, Klinischer- und Gesundheitspsychologie, Psychotherapeut (Individualpsychologie – Lehranalytiker), Vorsitzender der
Studienkommission Medizin, Forschungsschwerpunkte: Suizidologie,
Krisenlehre, Burnout. Verheiratet, 2 Töchter.

**Dr. Brigitte Schmid-Siegel,** geb. 1956, Fachärztin für Psychiatrie und
Neurologie, Psychotherapeutin. Univ. Ass. an der Universitätsklinik für
Psychiatrie, Wien; jahrelange Tätigkeit im Drogenbereich. Leiterin ei-
ner Arbeitsgruppe zur Erforschung psychiatrischer und psychosozialer
Aspekte der Gesundheit von Frauen. Lektorin an der Universität Wien,
Vorlesung: „Frauen und Psychiatrie", „Relevanz geschlechtsspezifischer
Rollenbilder für die PatientInnen/ÄrztInnen-Interaktion". Workshops
zu den Themen: Macht- und Ohnmachtsverhätnisse, Rollenkonflikte
und Burnout von Frauen im Gesundheitswesen.
**Dr. Elisabeth Mixa,** geb. 1961, Soziologin und Psychotherapeutin i.A.,
seit 1993 Vertragsassistentin am Institut für Medizinische Psychologie,
Medizinische Fakultät der Universität Wien. Arbeits- und Forschungsschwerpunkte: Frauenforschung im Bereich der Arbeits- und Gesund-
heitssoziologie (Burnout, Arbeitsbelastungen und -bedingungen für
Ärztinnen im Wissenschaftsbetrieb; Berufsverläufe und -bilder; Frauen-
karrieren) sowie Forschungsarbeiten zu medial und wissenschaftlich
vermittelten Geschlechterkonstruktionen (historische und aktuelle Anstandsdiskurse um „die Frau"; Frauen und Psychiatrie).

**Martina Gremmler-Fuhr,** M.A. (Pädagogik), studierte Pädagogik, Ger-
manistik und Anthropologie; Ausbildung in Gestalttherapie und -bera-
tung; Weiterbildung in Tanzimprovisation, Tanztheater und Körperbil-
dung. Heute ist sie freiberuflich tätig als Gestalttherapeutin (DVG), Supervisorin und Trainerin in sozialen, pädagogischen und therapeutischen Arbeitsfeldern sowie als Verlagslektorin. Sie leitet in Kooperation
mit ihrem Mann das Gestalt-Zentrum Göttingen.
**Dr. phil. Reinhard Fuhr,** war nach seinem Studium in Anglistik, Geo-
graphie und Philosophie zunächst als Universitätslektor in Pakistan
und dann als Gymnasiallehrer sowie als Didaktischer Leiter einer Ge-
samtschule tätig. Heute ist er Akademischer Oberrat am Pädagogischen
Seminar der Universität Göttingen. Aus- und Weiterbildung in Gestalttherapie und gruppenpädagogischen Methoden. Vorstandsmitglied
der Deutschen Vereinigung für Gestalttherapie e. V. (DVG) wie auch

der European Association for Gestalt Therapy (EAGT). Er leitet die Redaktion der Zeitschrift Gestalttherapie.

Seit vielen Jahren beschäftigen sich die Autoren mit persönlich bedeutsamen Lernprozessen im Grenzbereich von Pädagogik und Therapie. Sie veröffentlichten einzeln und gemeinsam Zeitschriftenartikel und Bücher über Lehren und Lernen, Beratung und Therapie. Gemeinsam schrieben sie Faszination Lernen (1988) und Dialogische Beratung (1991) und Gestalt-Ansatz (1995), alle bei der Edition Humanistische Psychologie, Köln.

# SpringerNews

Renate Hutterer-Krisch (Hrsg.)

## Fragen der Ethik in der Psychotherapie

1996. 4 Abbildungen. XVIII, 699 Seiten.
Broschiert DM 98,–, öS 690,–
Hörerpreis: öS 552,–
ISBN 3-211-82710-2

„Das Übel gedeiht nie besser, als wenn ein Ideal davorsteht"
(Karl Kraus). Die Offenheit sich selbst gegenüber ist in der Psychotherapie ein Wert, der zur grundlegenden Basis der Berufsausübung zählt. In diesem Sinne beschäftigt sich dieses Buch
mit kritischen Stellen in der Ausübung der Psychotherapie.
Ethisch verantwortliches Handeln läßt sich letztlich nicht durch
Gesetze und Richtlinien erzwingen. Sie können die Psychotherapeutinnen und Psychotherapeuten nicht entbinden, selbstver-
antwortlich ihre therapeutische Grundhaltung und ihr Handeln
ständig unter dem Gesichtspunkt der ethischen Verpflichtungen
zu reflektieren, die sich aus ihrer Aufgabe ergeben. Die Autoren
dieses Bandes setzen sich sehr praxisbezogen mit der selbst-
verantwortlichen psychotherapeutischen Berufsausübung auseinander.

# SpringerPsychotherapie

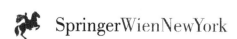 SpringerWienNewYork

P.O.Box 89, A-1201 Wien • New York, NY 10010, 175 Fifth Avenue
Heidelberger Platz 3, D-14197 Berlin • Tokyo 113, 3-13, Hongo 3-chome, Bunkyo-ku

# SpringerNews

Renate Hutterer-Krisch (Hrsg.)

## Psychotherapie mit psychotischen Menschen

Zweite, erweiterte Auflage
1996. 24 Abbildungen. XXVII, 879 Seiten.
Broschiert DM 160,–, öS 1120,–
Hörerpreis: öS 896,–
ISBN 3-211-82838-9

Dieses Buch gibt einen Überblick über den Stand der derzeit vorliegenden Möglichkeiten auf dem Gebiet der psychotherapeutischen Behandlung psychotischer Störungen. Theoretische und praktische Aspekte der Behandlung psychotischer Störungen werden aus der Sicht bekannter Vertreter verschiedener psychotherapeutischer Schulen (tiefenpsychologische, verhaltenstherapeutische, humanistische, systemische Methoden usw.) dargestellt. Dabei wird deutlich, wie wichtig Psychotherapie als Ergänzung zur psychiatrisch medikamentösen Behandlung ist, um eine angemessene Behandlung zu gewährleisten. Bei der zweiten, erweiterten Auflage wurde die Gelegenheit wahrgenommen, Beiträge aus der Sicht der Bürgerhilfe, der Psychiatriebetroffenen, einer psychotherapeutisch orientierten psychiatrischen Station und medikamentenfrei arbeitender Psychotherapeuten/Fachärzte für Psychiatrie und Neurologie zu ergänzen.

SpringerPsychotherapie

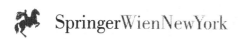

SpringerWienNewYork

P.O.Box 89, A-1201 Wien • New York, NY 10010, 175 Fifth Avenue
Heidelberger Platz 3, D-14197 Berlin • Tokyo 113, 3-13, Hongo 3-chome, Bunkyo-ku

# Springer-Verlag
## und Umwelt